骨与关节疾病的胎儿起源

陈廖斌　汪　晖　主编

科学出版社

北　京

内 容 简 介

　　本书就骨关节炎、骨质疏松症存在宫内发育起源问题，从软骨和骨的宫内发育着手，充分认识骨关节炎与骨质疏松症的宫内发育起源现象。这些研究与前期流行病学调查研究结论吻合，证实了骨关节炎和骨质疏松症均属于代谢综合征范畴并具有宫内起源。作者团队创新性地提出，孕期不良环境导致的宫内母源性糖皮质激素过暴露可诱导胎儿发育迟缓及出生后骨与关节相关疾病易感，并进一步提出胎源性骨与关节疾病发生的"两种编程"和"两次打击"学说。

　　希望本书的出版能够拓展、加深同道们对骨与关节疾病病因的认识，对从事胎源性疾病研究的学者及关节外科临床医生有所帮助、借鉴，更希望是对骨与关节疾病的发育起源研究起到抛砖引玉的作用。

图书在版编目(CIP)数据

骨与关节疾病的胎儿起源 / 陈廖斌，汪晖主编. —北京：科学出版社，2020.3

ISBN 978-7-03-055853-4

Ⅰ.①骨…　Ⅱ.①陈…　②汪…　Ⅲ.①骨疾病-病理学　②关节疾病-病理学Ⅳ.①R680.2

中国版本图书馆CIP数据核字（2017）第304650号

责任编辑：罗　静　岳漫宇 / 责任校对：郑金红
责任印制：吴兆东 / 封面设计：图阅盛世

科学出版社 出版
北京东黄城根北街 16 号
邮政编码：100717
http://www.sciencep.com

北京虎彩文化传播有限公司 印刷
科学出版社发行　各地新华书店经销
*
2020 年 3 月第 一 版　开本：720 × 1000 1/16
2020 年 3 月第一次印刷　印张：19 1/2
字数：459 000

定价：180.00 元
（如有印装质量问题，我社负责调换）

《骨与关节疾病的胎儿起源》编著者名单

主　编：陈廖斌　汪　晖

编　者(按姓氏拼音排序)：

陈　彪　倪曲波　秦　俊

谭　杨　铁　楷　文印宪

序

20 世纪 90 年代，英国学者 Barker 从始自 1911 年的英国赫特福德郡居民的出生和健康档案中发现，存在出生体重低、身长短及头围偏小等问题的婴儿比正常婴儿成年后更容易患上高血压、冠心病、2 型糖尿病和骨质疏松症等疾病，并在 *Lancet* 上发表了该研究结果，认为"生命早期的某些现象为孩子的终身打上了烙印"。这也是"健康与疾病的发育起源 (DOHaD) 学说"的发源，并由此延伸出胎源性疾病的概念。新近的流行病学研究也提示，骨关节炎及骨质疏松症等骨科常见疾病具有宫内起源性。

武汉大学中南医院骨科陈廖斌教授和基础医学院汪晖教授夫妇在临床和基础领域共同研究，在骨关节炎及骨质疏松症等疾病的宫内起源研究领域开展了大量创新性研究工作，证实其具有宫内起源性，并系统阐明了其宫内编程机制，取得了原创性成果。

作为两位主编的好友，与他们认识 15 年来，深感二位的勤奋与智慧。作为同学，我还记得 2004 年春在教育部校长大厦第 22 期高校中青班学习时汪晖教授作为副组长为同学热情服务的情景。作为同道，我和陈教授在学术工作与临床研究领域也有长期交流和合作。他们两位在基础研究领域均颇有造诣，取得了系列研究成果，本书就是他们共同努力的成果结晶。因此，陈廖斌教授请我为该书写序，我欣然同意。

该书在陈廖斌教授和汪晖教授研究工作的基础上，从生理发育到病理发生、从环境到个体、从母体到胎儿、从基础研究到临床应用等方面阐述了骨与软骨发育、骨关节炎与骨质疏松症宫内起源、胎源性骨与关节疾病的病因及防治，涵盖表观遗传、细胞编程、疾病早期预警等前沿内容。纵观本领域，该书是第一部骨科疾病宫内起源系统专著，有很多作者的研究结果、理论与思考，能为同行学者进一步研究国际热点问题——"DOHaD 学说"提供理论基础。

该书给我留下了深刻印象，概括起来有以下几点：一是前沿性，健康与疾病的宫内起源是目前多学科的研究热点和前沿，尤其在冠心病、肥胖、糖尿病等代谢相关疾病研究领域，而该书则开了骨科研究领域的先河；二是前瞻性，在目前骨科临床医生还关注眼下病怎么治、刀怎么开的时候，该书就已着眼疾病的起源，并提出了一系列预警和防治策略；三是系统性，该书从骨与软骨发育的病理、生理，骨与关节疾病宫内起源机制，疾病早期预警和防治等方面进行了系统论述，构建了骨与关节疾病宫内起源的理论体系。我相信该书一定会成为成年骨与关节疾病宫内起源研究的重要参考书，指导学者深入研究，具有里程碑意义与作用。

北京大学运动医学研究所所长、教授

2019 年 1 月 31 日

前　言

早在 20 世纪 90 年代初，英国学者 Barker 就基于大规模流行病学调查结果，发现低出生体重患儿成年后代谢综合征、糖尿病、高血压等疾病的发生率增加，并提出"成人疾病发育起源"假说。近二十年来，多国学者开展了大量有关孕期不良环境、胎儿出生体重与成年慢性疾病之间的相关性研究，并基于循证医学研究结果提出人类疾病起源的新概念——"健康与疾病的发育起源"（Developmental Origins of Health and Disease，DOHaD）。宫内编程机制是指宫内时期多种损伤所致组织形态和功能出现永久性改变的过程，被认为是"DOHaD"学说的主要机制。"宫内内分泌发育编程"假说是其中最被认可的学说之一，该假说认为不良的宫内环境会引起胎儿多种内分泌轴发育改变，一方面引起胎儿生长迟缓，另一方面增加外周组织对代谢激素的敏感性，以最大化利用能量并确保胎儿存活。胎儿出生后在过营养环境下会出现"追赶式生长"，进而增加发展为胰岛素抵抗、代谢综合征的风险。

传统观点认为，骨关节炎和骨质疏松症均为老年退行性疾病。但 1993 年 Hamed 等首次发现低出生体重个体成年后骨质疏松症的发病率增加，2003 年 Sayer 等首次基于流行病学调查发现，低出生体重和骨关节炎的发病率存在相关性，这些资料提示，骨关节炎和骨质疏松症可能存在宫内发育起源。本书就骨关节炎、骨质疏松症存在宫内发育起源问题，从软骨和骨的宫内发育着手，充分认识骨关节炎与骨质疏松症的宫内发育起源现象，深入探讨孕期不良环境、宫内发育迟缓与两者之间的关系，阐明孕期不良环境导致骨关节炎和骨质疏松症发育起源的宫内编程机制，为进一步解析国际热点问题——"DOHaD 学说"提供理论与实验依据。作者对胎源性骨与关节疾病的系统解析，国内外未见报道。

骨与软骨的正常结构和功能与其发育过程密切相关，其发育是一个多因素共同参与、调控的复杂过程，包括宫内胚胎期和出生后两个时期，而不同发育时期具备相应的组织形态学特点与调控环境。认识骨与软骨的整个发育过程，对于正确理解胎源性骨与软骨疾病的发病机制具有重要的参考价值。间充质干细胞是一类来源于骨髓及多种组织的基质细胞，具有良好的增殖与分化潜能，可分化为骨与软骨组织。其分化过程受到多种因素的调节。了解间充质干细胞的成骨与成软骨分化过程，有助于正确认识骨与软骨发育及相关胎源性疾病的发生、发展过程。

骨关节炎是中老年人的常见病和多发病，是一种以关节软骨慢性退行性病变为主要病理特征的关节疾病。作者团队通过系统研究，发现宫内母源性糖皮质激素过暴露介导了胎儿发育迟缓，其在出生前后不同时期的软骨发育不良是胎源性骨关节炎发生的共性诱因。孕期不良环境通过宫内高糖皮质激素引起细胞外基质合成和软骨胆固醇流出系统低功能编程改变，导致低质量软骨形成。针对宫内不良环境暴露的子代，通过检测血液或关节组织中特异性标志基因的表观遗传标志，可早期预警胎源性疾病，从而有助于孕期、出生后环境及生活方式的改善，减少胎源性成年骨关节炎的发生。

骨质疏松症是一种以骨量减少和骨组织微结构退化为特征的骨骼疾病，随着社会人口老龄化的进展，骨质疏松症成为一个重要的公共健康问题。虽然对骨质疏松症的病因及机制进行了大量研究，但其具体机制仍不明确。孕期不良环境所致的母源性糖皮质激素过暴露，诱导子代成骨出现糖皮质激素-胰岛素样生长因子1轴编程改变，使骨髓间充质干细胞增殖和成骨分化能力低下、软骨内成骨抑制，最终导致子代骨量减少及骨质疏松症发生。

明确胎源性疾病的病因学对于探讨胎源性骨与关节疾病的发生机制及早期防治均具有重要意义。作者团队首次研究证实，孕期尼古丁、咖啡因、乙醇、地塞米松暴露及孕期营养不良可致子代骨与软骨发育迟缓，表现为细胞外基质含量降低，长骨骨化中心发育障碍，并在成年后出现骨关节炎、骨质疏松症等骨与关节疾病的易感。这些研究结论与前期流行病学调查研究结论吻合，证实骨关节炎和骨质疏松症均属于代谢综合征范畴并具有宫内起源。作者团队创新性地提出，宫内母源性糖皮质激素过暴露可诱导胎儿发育迟缓及出生后骨与关节相关疾病易感，并进一步提出胎源性骨与关节疾病发生的"两种编程"和"两次打击"学说。

希望本书的出版能够拓展、加深同行对骨与关节疾病病因的认识，对从事相关领域研究的学者有所帮助、借鉴，更希望对骨与关节疾病的发育起源研究起到抛砖引玉的作用。由于水平所限，本书内容会存在一些不足之处，欢迎并感谢读者的批评指正。

陈廖斌　汪　晖

2019 年 7 月 1 日

目　录

第一部分　骨与软骨发育

第一部分　骨与软骨发育

第1章　骨与软骨的生理结构与功能

引　言

　　骨和软骨对于机体正常生理结构和功能的维持起到重要作用。软骨是一种略带弹性的无血管组织，在机体内起支持和保护作用。软骨主要分为纤维软骨和透明软骨。关节软骨系透明软骨，主要形成于胚胎时期，出生后通过细胞外基质合成维持软骨的生长，软骨细胞呈现永久化稳定表型，但增殖活性低，自我修复能力差。骨是一种致密的结缔组织，主要由骨组织构成，具有一定形态和构造，外被骨膜，内含骨髓，具有丰富的血管、淋巴管及神经。出生后骨仍不断发生新陈代谢及生长发育，同时具备修复、再生和改建的能力。常见骨与关节疾病（如骨关节炎、骨质疏松症等）的发生都伴随着骨和软骨的破坏，成人骨与软骨结构和功能的改变与骨与关节疾病的发生有着密切的关系。因此，本章就成年骨与软骨的结构和功能作简要介绍。

1.1　成年关节软骨的结构

　　在成人，关节软骨为覆盖于关节表面的一层无血管、无神经、无淋巴管的致密结缔组织，对于维持关节活动及保持关节弹性发挥着重要的作用。成人软骨主要位于关节、气管和鼻中隔，其主要功能是结构支持。

1.1.1　关节软骨的基本组成

　　关节软骨表面光滑，能减少相邻骨的摩擦，缓冲运动时产生的振动，在关节活动中起重要作用。关节软骨由软骨细胞和细胞外基质组成。关节软骨含水量超过 70%，软骨细胞仅占其总量的 1%～2%。软骨的大部分干重由两种成分组成，即Ⅱ型胶原和聚集蛋白聚糖。除此之外，细胞外基质还含有一些分子量较小的胶原蛋白和蛋白聚糖（Hunziker et al.，2014；Heinegard and Saxne，2011）。高度交联的富含Ⅱ型胶原蛋白的原纤维形成系统性定向的胶原网络，与带负电荷的聚集蛋白聚糖相结合，构成细胞外基质。

　　软骨细胞是关节软骨的唯一细胞组分，在正常成年关节软骨中软骨细胞非常稀疏，仅占组织湿重的 5%。软骨细胞是产生和维持软骨细胞外环境稳态的关键因素。细胞外基质主要是Ⅱ型胶原和非胶原蛋白、离子（主要是 Na^+ 和 Cl^-）及不溶性蛋白多糖分子形成的复杂大分子网络。Ⅱ型胶原和蛋白多糖分别占软骨湿重的 15%～22% 和 4%～7%。这种高流体结构可使营养物质和氧气从软骨细胞外基质扩散到细胞。Ⅱ型胶原为细胞外基质提供抗张强度，对于其他基质成分（如聚集蛋白聚糖）时间和空间结构的建立非常重要。聚集蛋白聚糖是一种复合高分子，包括大量硫酸化的氨基葡聚糖，后者吸引水分子形成软骨中的大聚合物。聚集蛋白聚糖和其他蛋白多糖为软骨基质提供缓冲能力，同时固定和储存生长因子。正常成人关节软骨不含血管，软骨细胞通过合成特定的血管生成抑制因子来维持关节软骨无血管组织的结构特性（Patra and Sandell，2012）。由于缺乏血管，软骨细胞通常处于缺氧和酸性的环境中，细胞外液的 pH 为 7.1～7.2，并且通过糖无氧酵解来产生能量。

　　正常关节软骨是由软骨下骨的血管和关节滑液供给营养，滑液是关节软骨的主要营养来源。营养物质从滑液进入软骨有直接弥散和收缩-舒张循环中的液体运输两种方式。与血红蛋白（65 kDa）一样的大分子可以直接通过正常的关节软骨，进入含有大量糖胺聚糖的基质中，葡萄糖等不带电荷的小溶质的扩散不受软骨基质影响。软骨溶质交换与营养供应主要通过间歇性压缩产生的泵机制，因长时间固定或脱位导致的软骨退行性病变反映出间歇性压缩泵机制对软骨营养的重要性。而在关节产生运动时，可促进溶质渗透到软骨中，承重期流体从承重区域流向软骨其他部位，当负荷消失时软骨重新膨胀进行液体交换。对处于生长期的个体，深层部分软骨发生血管化，血管穿透生长板中的软骨细胞柱。这些微小的末端毛细血管可通过基质扩散将营养物质传递到软骨细胞。然而，软骨下血管的营养供应并不被认为是正常成人关节软骨营养的主要来源，因为致密的钙化软骨层构成的屏障会阻碍营养物质的扩散（Li et al.，2013）。

　　关节软骨由几个不同的形态学组分构成，由透明软骨层延伸至软骨下骨。这些不同的软骨层次也被统称为软骨区，依据其功能分为关节面、耐压核心和软骨下骨几部分。在软骨发育成熟过程中，关节软骨由关节面直至底层钙化软骨展现出基质、胶原纤维、软骨细胞和肥大软骨细胞综合而成的渐变层次。

1.1.2　关节软骨组织的结构分层

　　关节软骨是一种高度分化的结缔组织，呈透明白色，质地光滑，周缘整齐规则，厚度为 3～7 mm，由软骨组织及其周围的软骨膜构成，通常可分为表层和固有层。成熟的关节软骨尽管厚度不大，并且组织学表现均匀，但可根据不同的组织结构分为 4 个不同区域：浅表层、中间层、放射层与软骨基质钙化层（图 1-1），也有学者把钙化层与软骨下骨总称为软骨下骨板。软骨下骨板不仅起支持作用，还参与软骨和骨髓之间的营养交换。

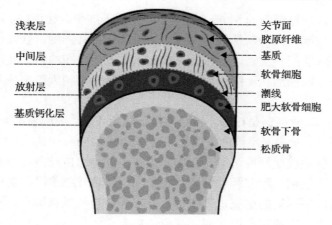

图 1-1　软骨分层

　　浅表层软骨细胞扁平，胶原纤维较薄，呈纵向排列，含有高浓度的小分子蛋白聚糖、核心蛋白聚糖和低浓度聚集蛋白聚糖。构成软骨重量 40%～60%的中间层由圆形软骨细胞组成，中间层软骨细胞被粗大的胶原纤维包围。在深部区域，软骨细胞经常被分组成列或簇。放射层为关节软骨最厚的部分，软骨细胞呈柱状排列，胶原纤维垂直排列，部分穿过潮线及钙化软骨达软骨下骨，使关节软骨牢固地附着在骨上。细胞密度从表层向深层逐渐减小，深层的细胞密度为表层的1/3～1/2。深层和中间层的软骨细胞体积是表层软骨细胞的两倍。水占表面区域湿重的 75%～80%，随着深度的增加，水分逐渐减少至 65%～70%。与中间和深层区域相比，表层区域中存在更多的胶原，除了Ⅱ型胶原以外，还可能存在Ⅰ型胶原。随着深度的增加，蛋白多糖的比例增加到深层干重的 50%。组织学上限定的潮线定义为关节软骨的边界（Simkin，2012），钙化区由软骨内骨化形成并在生长板闭合后持续存在，是未钙化的关节软骨和软骨下骨之间的重要缓冲区。软骨基质钙化层位于潮线深面，将透明软骨与软骨下骨隔开，在骨骼成熟之前，此区内的软骨细胞退变，软骨内骨化。骨骼成熟以后，基质钙化，可见无 RNA 合成能力的小软骨细胞。钙化的软骨形成一种生物复合体，其下面的骨骼是唯一适合在生理负荷条件下转移和分配机械力的生物复合结构，其中只有一小部分负荷力被软骨衰减。

1.1.3　关节软骨细胞的结构

　　由软骨细胞合成的细胞外基质包括呈三螺旋排列高度交联的Ⅱ型胶原，以及与其相互作用的其他胶原蛋白、聚集蛋白聚糖、小蛋白多糖和其他软骨特异性与非特异性基质蛋白（Hunziker et al.，2014；Heinegard and Saxne，2011）。软骨结构的变化可以显著影响其生物力学性能。

软骨细胞占软骨组织的 5%或更少,由间充质干细胞分化而来。同其他间充质干细胞来源的细胞一样,软骨细胞产生的基质环绕在其周围,软骨细胞附着在基质大分子上,细胞间不接触。成熟软骨细胞的形态因分布的位置及软骨陷窝的不同而呈现或扁或圆的形状,细胞核呈偏心性,其超微结构因细胞位置及活性的不同而不同。

在浅表层,软骨细胞呈梭形,长轴平行于软骨表面。细胞表面几乎没有胞突。细胞核呈卵圆形,核膜光滑清晰,核膜外层厚 11~12 nm,内层厚 27~30 nm,有典型的核仁,核染色质轻度边集。细胞质内有少量粗面内质网,线粒体少而小,高尔基复合体不发达,形似纤维细胞。在中间层,软骨细胞呈圆形或卵圆形,细胞表面有较长的不规则的胞突,突起可有分支。细胞核呈卵圆形,有不规则的核凹陷。细胞质有丰富的粗面内质网,其囊池内有絮状蛋白,线粒体多,高尔基复合体发达,并有多量液泡,液泡内常充满颗粒状电子致密物。核周有纤细的微丝,部分细胞内有微管,微管可能与水电解质的转移、细胞的强度和细胞的移动等功能有关。在放射层中,软骨细胞呈圆形或卵圆形,较大,垂直于软骨表面,或因收缩而出现各种不同的形状,它们往往 2 个或 4 个聚集,为同源细胞群。细胞膜呈扇状,核膜清晰,细胞器与中间层软骨细胞相似,但常有较多的脂滴。其中有较多的退变细胞。细胞外基质钙化层的软骨细胞极少,部分细胞退变、钙化。

发育生长期中的软骨和成人软骨细胞的活性不同。在关节软骨的形成和生长期,细胞密度高,代谢活动旺盛,增殖迅速,合成大量基质。随着骨骼发育成熟,细胞的代谢活性、基质合成和细胞分裂能力均下降。当骨骼生长完成后,大部分软骨细胞不分裂,但继续合成胶原、蛋白多糖和非胶原蛋白。这种基质的继续合成提示关节软骨的维持需要基质大分子网络内部的不断重建。一般认为,软骨细胞产生的酶降解基质大分子,产生的基质大分子片段诱导软骨细胞增加基质合成,以替代降解的大分子。其他因素如关节载荷的峰度和密度也影响软骨细胞的代谢。同时随着年龄增长,细胞的合成能力和对生长因子等刺激的反应能力均下降,这些变化可能限制了软骨细胞维持组织完整的能力,因而骨关节炎易于发生(Heinegard and Saxne,2011)。

1.1.4 软骨细胞外基质组成

软骨细胞外基质由密集排列的胶原纤维、蛋白多糖、水和阳离子等组成。基质中含量最多的是水,占软骨体积的 65%~80%。软骨类型和年龄不同,关节软骨水的含量也不同。基质中水分被嗜水性聚集蛋白聚糖所吸引,并呈压力依赖性流动。成人关节软骨中胶原网络的主要成分是三螺旋Ⅱ型胶原分子,其由三条相同的 α 链组成,占整个胶原含量的 90%~95%,是构成条带的主要成分,通过电镜可以观察到这些分子以 1/4 交错阵列组装在原纤维中。这些原纤维比皮肤中含

Ⅰ型胶原的原纤维薄，因为其羟基赖氨酸残基数量较多，可形成交联，并且原纤维中存在其他胶原和非胶原成分。关节软骨ⅡB 型胶原是选择性剪接的产物，缺少由人类Ⅱ型胶原基因(*COL2A1*)中外显子 2 编码的氨基前肽的 69 个氨基酸的半胱氨酸内切肽结构域(Patra et al., 2014)。该结构域存在于发育过程中由软骨细胞表达的ⅡA 型胶原和其他基质胶原类型的氨基前肽中，并且在胶原蛋白生物合成中起反馈抑制作用(McAlinden et al., 2014)。中间层软骨细胞外基质中ⅡA 型胶原蛋白再现和骨关节炎软骨深层中软骨细胞标志物 X 型胶原蛋白的表达，说明软骨细胞试图修复受损基质。

在浅表层中，基质中的胶原纤维为纤细的原纤维，由直径为 8～25 nm，4～6根原纤维汇集成束。纤维束沿切线方向交叉排列成网状，与软骨表面平行，称为"软骨的薄壳结构"，它允许滑液中某些离子及葡萄糖通过，但较大的分子如蛋白多糖、透明质酸无法通过。软骨的薄壳结构构成软骨的界面，它既耐磨又能抵抗多种应力的破坏，保护软骨不发生拉裂、断裂等。在中间层，基质的胶原纤维相互交错，弯曲斜行。胶原纤维较浅层的胶原纤维粗，直径为 10～35 nm，有 10 nm的横带周期。这类纤维往往紧紧围绕在软骨囊周边，这种特殊排列的纤维可能有保护软骨细胞免受挤压的作用。靠近细胞的基质称为疆界性基质，离软骨细胞较远的基质称为一般性基质。一般性基质中的纤维较粗，直径可达 45～55 nm、横带周期达 40 nm，纤维形成小束，束间又有大量呈网状的纤细原纤维。在放射层，基质中含有横带周期为 64 nm 的胶原纤维，其直径为 30～60 nm。纤维常有三个明显的区域，即纤细的颗粒性网状结构、纤细的原纤维网和粗大的胶原纤维网。在细胞外基质钙化层，基质胶原纤维粗大，形成拱顶状走向放射层，胶原纤维间充满钙盐结晶。

关节软骨内含有Ⅱ、Ⅵ、Ⅸ、Ⅹ、ⅩⅠ等类型胶原，其中Ⅱ、Ⅸ和ⅩⅠ型胶原构成电镜上可见的条带。Ⅸ型胶原分子与条带纤维的表层呈共价结合，并突出到基质中。Ⅸ型胶原之间也以共价结合。ⅩⅠ型胶原分子和Ⅱ型胶原分子呈共价结合，可能构成条带纤维内部结构的一部分。Ⅸ型和ⅩⅠ型胶原的作用仍不清楚，可能协助形成和稳定主要由Ⅱ型胶原构成的胶原纤维网。Ⅵ型胶原是软骨细胞邻近基质的重要成分，可能与软骨细胞和基质的附着有关。Ⅹ型胶原分布于关节软骨矿化层和生长板肥大区内，提示它与软骨的矿化有关。尽管Ⅵ、Ⅸ、ⅩⅠ、ⅩⅡ和ⅩⅣ型胶原含量较少，但它们可能具有重要的结构和功能特性。Ⅸ和ⅩⅠ型胶原对软骨是相对特异性的，而Ⅵ、ⅩⅡ和ⅩⅣ型胶原广泛分布于其他结缔组织中。Ⅵ型胶原在细胞外基质中以微原纤维存在；它可能在细胞附着中发挥作用，并且与其他基质蛋白，如透明质酸、基底膜蛋白多糖、双糖链蛋白聚糖、单聚糖或聚集蛋白聚糖的小聚集体和Ⅸ型胶原蛋白相互作用(Wilusz et al., 2014)。少量的Ⅲ型胶原存在于软骨中，而Ⅵ和Ⅲ型胶原可能在骨关节炎软骨中呈现增加趋势(Heinegard and

Saxne，2011）。Ⅸ型胶原既是蛋白多糖也是胶原蛋白，因为它在非胶原蛋白结构域中含有硫酸软骨素链附着位点。通过电镜观察可发现Ⅸ型胶原的螺旋结构域与Ⅱ型胶原肽端形成共价交联并附着于纤维表面。Ⅸ型胶原可以作为Ⅱ型胶原和蛋白多糖聚集体之间的结构中间体而起作用，用于增强原纤维网络的机械稳定性并抵抗被捕获的蛋白聚糖的溶胀压力。Ⅸ型胶原被破坏将加速软骨降解和功能丧失。Ⅺ型胶原的α3链与α1(Ⅱ)链具有相同的一级序列，并且异源三聚体型Ⅺ胶原被埋在与Ⅱ型胶原蛋白相同的原纤维中。Ⅺ型胶原可能具有调节原纤维直径的作用。最近发现的与非纤毛原纤维相关的具有间断三螺旋的胶原（FACIT）、Ⅻ型胶原和ⅪⅤ型胶原与Ⅸ型胶原在结构上相关，它们本身不形成纤维，而是通过其表面突出的区域与形成纤维的胶原共聚集并调节胶原纤维。

　　蛋白多糖约占关节软骨细胞外基质干重的40%。蛋白多糖的核心蛋白在粗面内质网内合成，但糖胺聚糖在滑面内质网内合成。而糖胺聚糖的硫酸化及其与核心蛋白的结合则发生在高尔基复合体，由分泌颗粒分泌入基质。蛋白多糖浓度随关节软骨深度的增加而升高，硫酸软骨素的浓度也随深度的增加而升高，在放射层达到峰值。压力可使硫酸软骨素链聚集，以对抗更进一步的压力，同时组织液也被挤出其分子域。随着年龄的增长，硫酸角质蛋白含量增加，而硫酸软骨素的含量减少，关节软骨内水分由75%下降至65%。聚集蛋白聚糖填充在细胞外基质纤维间空隙中，占总软骨细胞外基质蛋白多糖的90%左右。在关节软骨细胞外基质中，大多数聚集蛋白聚糖和透明质酸与联蛋白呈非共价结合，形成蛋白聚糖聚合体，大的聚合体由300个以上的聚合素分子组成。聚合体协助蛋白多糖在基质中的锚固，防止组织变形时的移位。这种聚合体有两类：一类硫酸软骨素对透明质酸盐比率低，单体较少，离心时缓慢沉淀；另一类硫酸软骨素对透明质酸盐比率高，单体多，离心时沉淀快。关节软骨的表层主要是一些小的、沉淀缓慢的聚合体，深层则两类都有。大的聚合体的丧失是关节病和关节制动后的早期变化之一。年龄增加时大的聚合体也逐渐丧失。小的不聚集的蛋白多糖则与大分子结合，可能影响细胞的功能，如修饰素和纤维调节素与Ⅱ型胶原结合，构成并稳定Ⅱ型胶原网。

　　结构糖蛋白为非胶原蛋白多糖类的糖蛋白，主要是纤维粘连蛋白和层粘连蛋白。纤维粘连蛋白为大分子黏附蛋白，聚集在软骨细胞附近的基质中，调节软骨细胞的黏附、迁移、增生和分化。层粘连蛋白主要分布在基底膜，是细胞表面结合受体的组成部分。在退化的软骨中，纤维粘连蛋白含量增加与蛋白多糖退化部位相一致。

1.1.5　软骨单位组成与功能

　　在软骨中，软骨细胞被包埋在丰富的细胞外基质内。典型的软骨由软骨细胞和周围细胞外基质组成。周围细胞外基质具有特定的分子组成和支持软骨细胞的独特物理性质。鉴于这种空间位置，周围细胞外基质在介导软骨细胞和细胞外基质之间的通信中起关键作用，因此在软骨稳态中起重要作用。周围细胞外基质的生物功能和力学性能已经被广泛研究，大部分以软骨单位形式存在。

软骨单位由细胞周基质包绕软骨细胞所形成，是关节软骨的结构、功能和代谢的基础。在软骨中，周围细胞外基质是细胞外基质的一个特殊薄层，紧邻软骨细胞。周围细胞外基质同时也被认为是软骨细胞的微环境（Poole，1997）。周围细胞外基质在功能上与细胞外基质的其他部分不一致，因为它直接介导了软骨细胞和细胞外基质之间的相互作用。另外，周围细胞外基质还参与软骨细胞基因表达及代谢产物的分泌，同时可以保护软骨细胞在力学负荷下不受损害，且起着信号转导作用等。1925 年 Benninghoff 用偏振光显微镜发现了软骨细胞周围的周围细胞外基质，从解剖学的角度首次提出了"chondron"的概念。Poole（1997）重新阐释了软骨单位的结构，认为软骨单位由周围细胞外基质包裹 1 个或几个软骨细胞所形成，其形状有单个球形和多个柱形，但在关节软骨的不同区域内，软骨单位的形态不完全相同。一般来说，软骨的大小和周围细胞外基质的体积从浅表层向深层增加（Youn et al.，2006）。利用激光共聚焦显微镜观察发现，关节软骨浅表层的软骨单位稀少，以周围细胞外基质包裹 1 个软骨细胞为主，而中间层及深层区域的软骨单位则较为丰富，周围细胞外基质包裹软骨细胞数目多为 2～4 个，这可能与软骨单位在不同区域所承受的力学负荷作用相关。在受到外力作用时，由于软骨单位分布的不均一性，关节软骨抗压能力由浅到深，逐层加强来缓解压力。有限元分析显示，在不同的软骨区，周围细胞外基质胶原纤维的硬度对软骨细胞的形状和体积有不同的影响（Korhonen and Herzog，2008）。当软骨外植体压缩10%、30%和 50%时，周围细胞外基质的体积和每个区域的软骨的高度一般情况均降低，只有表面区域的周围细胞外基质呈单一性响应（Choi et al.，2007）。有限元分析表明，分子组成，特别是胶原蛋白和蛋白多糖的含量增加，有助于改善周围细胞外基质的生物力学性能（Julkunen et al.，2009）。数学模型和力学测试表明，在不同的软骨区域，软骨细胞和周围细胞外基质在强度上相互补偿以抵抗变形（Choi et al.，2007）。

正常软骨细胞分泌多种与软骨细胞特性相关的胶原及蛋白多糖，其中Ⅱ型胶原和糖胺聚糖是主要代谢成分。除了Ⅱ型胶原和糖胺聚糖外，Ⅵ型胶原蛋白也是周围细胞外基质的主要结构成分。与其他胶原不同，Ⅵ型胶原在细胞内聚集成四聚体。Ⅵ型胶原在大多数结缔组织中形成独立的网络，但完全位于软骨的周围细胞外基质中。Ⅵ型胶原常被用作软骨单位的标志。双糖链蛋白聚糖、核心蛋白聚糖和βig-h3 的复合物促进Ⅵ型胶原的聚集和周围细胞外基质中原纤维网络的形成（Reinboth et al.，2006）。双糖链蛋白聚糖和核心蛋白聚糖连接Ⅵ型胶原原纤维与基质蛋白，后者又连接软骨细胞外基质的主要结构分子聚集蛋白聚糖和Ⅱ型胶原（Wiberg et al.，2003）。该分子复合物包括Ⅵ型胶原、双糖链蛋白聚糖、核心蛋白聚糖和基质蛋白，是周围细胞外基质的组成部分，也与周围细胞外基质的其他间质成分相互作用。周围细胞外基质也被认为是生长因子储存库，生长因子在其中被激活、降解或转运。

软骨单位在基质沉积中比软骨细胞更有活性。当软骨单位和软骨细胞在微球培养8周时，软骨单位微球的物理尺寸明显大于软骨细胞微球。同时，软骨单位微球中Ⅱ型胶原和蛋白聚糖的量也大于软骨细胞微球。此外，在应力负荷时，软骨单位比软骨细胞更大程度地上调了Ⅱ型胶原和聚集蛋白聚糖的表达（Wang et al.，2010）。完整的周围细胞外基质也平衡了软骨细胞的合成代谢和分解代谢状态。软骨单位与软骨细胞相比表达更少的基质金属蛋白酶（matrix metalloproteinase，MMP）-2、MMP-9和MMP-13（Vonk et al.，2011）。

周围细胞外基质与干细胞的成软骨分化和软骨细胞分化密切相关。例如，基底膜蛋白聚糖的结构域Ⅰ在体外促进了胚胎成纤维细胞系的成软骨分化（French et al.，2002）。基底膜蛋白聚糖是几种生长因子[包括骨形态发生蛋白2（bone morphogenetic protein-2，BMP-2）]的结合位点。通过BMP-2信号途径，基底膜蛋白聚糖调节软骨细胞分化和软骨内成骨（Jha et al.，2009）。另外，基底膜蛋白聚糖能够促进内皮细胞上血管内皮生长因子受体（vascular endothelial growth factor receptor，VEGFR）的活化，增强血管内皮生长因子（vascular endothelial growth factor，VEGF）/VEGFR信号，在软骨内成骨过程中促进血管侵入软骨模板（Ishijima et al.，2012）。

周围细胞外基质在软骨生物学中的突出作用决定了其不可避免地涉及软骨变性，如骨关节炎。基质金属蛋白酶是与细胞膜连接的蛋白酶，在周围细胞外基质中起作用，其主要是导致细胞周围的胶原降解。MMP-7被膜蛋白CD151激活，并在骨关节炎软骨周围细胞外基质中表现出蛋白水解活性增加（Fujita et al.，2006；Shiomi et al.，2005）。在软骨退化过程中，软骨单位会发生一些显著变化。例如，周围细胞外基质扩散性在早期骨关节炎的软骨中减弱（Allen，2004），与正常软骨相比，骨关节炎软骨中软骨单位的大小和周围细胞外基质密度普遍增加（Horikawa et al.，2004）。

1.2　关节软骨细胞的功能

软骨细胞的主要功能在于对机械刺激、生长因子和细胞因子的应答能力，其可能以正反馈或负反馈的方式影响正常的体内平衡。在骨关节炎患者中，软骨细胞主要通过自分泌或旁分泌方式产生分解代谢和合成代谢因子，对周围细胞外基质结构变化起作用（Goldring and Otero，2011）。然而随着年龄的增长，软骨细胞很难继续维持基质合成代谢与分解代谢之间的平衡。因此，了解关节软骨细胞的功能对于理解骨与关节疾病有重要意义。

关节软骨具有很好的弹性及延伸性，它在保护软骨下骨和维持关节活动中的作用是不可替代的。关节软骨具有多向性的胶原分布和丰富的蛋白多糖，其光滑、抗磨损的表面可吸收冲击力，使构成关节的骨间可以以最小的摩擦力相接触。滑液是关节软骨的润滑剂和软骨细胞的营养来源。润滑对于保护软骨和其他关节结构免受负荷运动相关的摩擦和剪切力至关重要。关节润滑有两个基本类别。在流体膜润滑中，软骨表面被不可压缩的流体膜分开，并且乙酰透明质酸作为润滑剂。在边界润滑中，附着于软骨表面的特殊分子允许与表面接触，同时降低摩擦系数。在受力状态下，流体膜不可压缩地被限制在相对的软骨表面之间，并防止表面接触。软骨表面的不规则性及其在压缩过程中的变形可能会增加流体的接触。这种稳定的膜在正常的人髋关节中厚约 0.1 μm，但在炎性滑液或软骨孔增加的情况下，它会变薄（Hui et al.，2012）。此外，关节软骨的组成特点也使其各具功能。

关节软骨分层排列反映了关节软骨功能适应性的生物力学变化。浅表层以剪切力为主；中间层和放射层则主要承受压力载荷；钙化软骨将关节面附着于骨上。关节软骨的物理特性由独特的纤维胶原网络决定，纤维胶原网络提供抗拉强度，穿插着聚集蛋白聚糖，聚集蛋白聚糖赋予压缩弹性。蛋白聚糖与大量的水结合到亲水性糖胺聚糖链上，这种含有紧密结合水的软骨细胞外基质具有较高强度的抗变形力。当压力释放时，蛋白聚糖含有足够的固定电荷，以便将水和小溶质渗透到细胞外基质中重吸收，然后恢复到其原始大小。

软骨细胞位于细胞外基质的软骨陷窝内，软骨陷窝被胶原纤维包绕，其周围是富含硫酸软骨素和水的蛋白多糖基质。软骨细胞生存在一个相对缺氧的环境中，细胞内沉淀有大量的糖原作为能量储备。软骨细胞可根据局部环境的需要改变自身的新陈代谢活动。在细胞因子和生长因子的调节下，软骨细胞可以精确调节蛋白酶及其抑制因子的含量，诱导细胞外基质成分的正常转化。化学信号和机械压力都能促进软骨细胞分泌细胞外基质成分。因为软骨细胞的含量比细胞外基质少，所以在维持其周围环境的稳定时每个细胞的新陈代谢率相对较高。每个软骨细胞都可以合成不同数量和种类的细胞外基质成分，同时也能以不同的速率将其降解，并对细胞外信号做出不同的反应。

软骨细胞外基质中水分的主要作用是抗压、恢复受损软骨的正常形态和保持润滑。结构大分子包括胶原、蛋白多糖和非胶原蛋白，占湿重的 20%～40%。两种主要的有机成分为 II 型胶原和聚集蛋白聚糖（Hunziker et al.，2014；Heinegard and Saxne，2011）。在大多数透明软骨内，胶原纤维约占关节软骨干重的 50%，主要提供抗张强度；蛋白多糖占 30%～35%，起固化及抗压作用，胶原纤维和蛋白多糖相互作用，稳定关节软骨细胞外基质并结合水；非胶原蛋白占 15%～20%；胶原构成纤维网，主要赋予软骨抗张强度和形状。

对软骨单位中周围细胞外基质的研究发现，当软骨细胞表面受体的整合素与细胞外基质之间进行相互作用时，都需要通过周围细胞外基质来完成，周围细胞外基质为软骨细胞提供基因表达与代谢物分泌的微环境。有研究认为，软骨单位在体外培养的初期增殖缓慢，但后期随着周围细胞外基质的降解，软骨细胞释放后能快速大量增殖，且在基因表达方面优于单纯单层软骨细胞培养(Colvin et al.,1996)。Farnsworth 等(2012)认为，周围细胞外基质的存在不仅可以有效降低细胞内的氧化反应，而且对于细胞膜表面的脂质过氧化反应也有一定的抑制作用，这些作用都有利于提高聚集蛋白聚糖、Ⅱ型胶原、Ⅵ型胶原基因的表达量，促进软骨细胞代谢物的分泌。除此之外，相比于独立的软骨细胞，软骨单位具有更多的基因表达功能，这些功能能抑制软骨细胞的肥大化和去分化。软骨单位中的周围细胞外基质在静态压力与循环负荷下可以起到保护软骨细胞的作用。Appelman(2011)研究发现，在外力负荷中，周围细胞外基质不仅可以承担部分外力作用，而且可以将其余的外力作用进行分解，从而将软骨细胞受到的伤害减到最小。当关节软骨表面受到外力负荷时，不同层次中的软骨单位就会发生相应的形态学变化，以此来缓解内部软骨细胞所承受的外力，使软骨细胞不至于形变，从而起到保护作用。Peters 等(2011)用星孢菌素诱导周围细胞外基质分解后，通过流式细胞术与 TUNEL 法检测其凋亡，发现诱导周围细胞外基质分解后的软骨细胞 9%发生凋亡，远大于未分解周围细胞外基质组的软骨细胞凋亡率(1.6%)，研究结果也说明了周围细胞外基质对软骨细胞的保护起着不可替代的作用(Sahni et al., 1999)。

1.3 成年骨的结构

骨主要分为扁平骨和长骨两大类。扁平骨主要由膜内成骨形成，长骨主要由软骨内成骨形成。

1.3.1 骨的基本结构

膜内成骨源于间充质干细胞沉积后的直接成骨分化，而在长骨的软骨内成骨过程中，间充质干细胞首先分化为软骨细胞而后转变为成骨细胞。长骨主要分为骨骺、骨干及两者之间的干骺端，骨骺与干骺端之间为生长板，生长板是增殖软骨层，其对骨的纵行生长起着非常重要的作用(图 1-2)。当骨骼生长发育过程结束时，生长板重塑为骨。骨的外形由密集的骨皮质形成，尤其在骨髓含量较多的骨干处特别坚固。在干骺端及骨骺处，皮质骨逐渐变薄，而松质骨成为主要构成部分。松质骨是由无数相互连接的骨小梁组成的海绵状网络。皮质骨的外表面和内表面被覆有成骨细胞层，称为骨膜和内骨膜。骨膜处的骨质沉积与骨内膜部位的骨吸收促进了骨骼的生长。尽管皮质骨与松质骨由相同的细胞及基质成分构成，但两者之间有显著的差异。皮质骨含有近 90%的矿化组织，使其能满足日常的力学需求，而松质骨仅含有 20%左右的矿化组织，其他构成成分包括骨髓、血管和间充质干细胞。正因为这种特殊的结构，才使得松质骨与非矿化组织有较大的接触面积，而这是骨代谢功能的基础。了解骨的结构对于理解骨与关节疾病有重要意义。

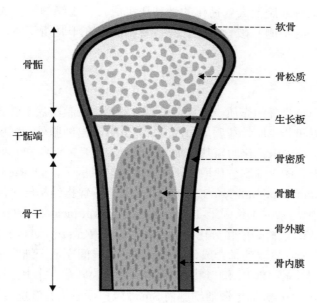

图 1-2　骨的正常结构

　　骨包括骨膜、骨质和骨髓。除关节面的部分外，新鲜骨的表面都覆有骨膜。骨膜由纤维结缔组织构成，含有丰富的神经和血管，对骨的营养、再生和感觉有重要作用。骨膜可分为内外两层，外层致密，有许多胶原纤维束穿入骨质，使之固着于骨面。内层疏松，并富含成骨细胞和破骨细胞，分别具有成骨和破骨的功能，幼年期非常活跃，直接参与骨的生成；成年时转为静止状态，一旦发生损伤如骨折等，骨膜又重新恢复功能，参与骨折的修复愈合。如果骨膜剥离太多或损伤过大，则骨折愈合困难。附着在髓腔内面和松质间隙内的膜称为骨内膜，是薄的结缔组织，也含有成骨细胞和破骨细胞，同样具有成骨和破骨的功能。

　　骨质由骨组织构成，分为骨密质和骨松质。骨密质质地致密，耐压性较大，分布于骨的表面。骨松质呈海绵状，由相互交织的骨小梁排列而成，分布于骨的内部，骨小梁的排列与骨所承受的压力和张力的方向一致，因而能承受较大的重量。

骨髓充填于骨髓腔和松质间隙内。胎儿和幼儿的骨髓内含发育阶段不同的红细胞和某些白细胞，呈红色，称为红骨髓，有造血功能。5 岁以后长骨骨干内的红骨髓逐渐被脂肪组织代替，呈黄色，称为黄骨髓，失去造血活力。但在慢性失血过多或重度贫血时，黄骨髓可转化为红骨髓，恢复造血功能。而在椎骨、髂骨、肋骨、胸骨及股骨的近端松质内，终生都是红骨髓。

1.3.2　骨的细胞组成

骨组织由数种细胞及大量钙化的骨基质组成。骨组织的细胞成分包括骨祖细胞、成骨细胞、骨细胞和破骨细胞。只有骨细胞存在于骨组织内，其他三种细胞均位于骨组织的边缘。

1.3.2.1　成骨细胞

成骨细胞源自骨髓间充质干细胞，呈长方体形，成簇覆盖于骨表面。它们代谢活跃，合成胶原和非胶原骨基质蛋白，然后将其分泌出细胞外，沉积在成骨细胞和骨表面之间，这种尚未钙化的新基质称为类骨质。类骨质沉积和其矿化之间的滞后期大约为 10 天。成骨细胞分化取决于两个关键转录因子，即 Runt 相关转录因子 2 (Runt-related transcription factor 2，Runx2) 及其下游锌指结构转录因子 1 的表达。前列腺素 E2、胰岛素样生长因子-1 (insulin-like growth factor-1，IGF-1)、甲状旁腺激素、BMP、Wnt 蛋白是成骨分化的重要刺激因子 (Karsenty et al.，2009)。例如，前列腺素 E2 是一种重要的骨合成代谢因子，并诱导间充质干细胞中骨唾液蛋白和碱性磷酸酶的表达。BMP 和与其有结构相似性的转化生长因子-β (transforming growth factor-β，TGF-β) 通过激活细胞内 Smad 蛋白促进成骨细胞分化。Wnt 蛋白、间充质干细胞上的表面受体如 Frizzled 和低密度脂蛋白受体相关蛋白 5 诱导 β-联蛋白 (β-catenin) 的活化和核易位，其诱导参与成骨细胞分化基因的转录。因此，Wnt 蛋白不仅与 BMP 紧密协同作用，而且与破骨细胞分化和功能相关的细胞核因子 (nuclear factor, NF)-κB 受体激活蛋白配体 (receptor activator of nuclear factor-κB ligand，RANKL)-骨保护素 (osteoprotegerin，OPG) 系统的受体激活剂相互作用，参与骨吸收。

1.3.2.2　骨细胞

骨细胞是骨内最丰富的细胞类型。$1~mm^3$ 的骨骼可以有多达 25 000 个骨细胞，这些骨细胞彼此连接，并且通过小管与骨表面相连，在骨内形成一个大而密集的网络，与神经系统相似。骨细胞是有许多细长突起的细胞，胞体较小，呈扁椭圆形，其所在空隙称为骨陷窝，突起所在的空隙称为骨小管。包含骨细胞的这种陷窝网络的表面和包含骨细胞相互连接的小管面积为 1000~4000 m²。未成熟的骨细胞位于类骨质中，其形态结构与成骨细胞相似，也具有产生类骨质的能力，使骨陷窝壁增添新的骨基质。随着类骨质的矿化，骨细胞逐渐成熟。成熟的骨细胞突起表面有许多可随液体流摆动的刷状微丝，刷状微丝可以感受骨小管内因骨组织受力变形而改变的电场和细胞外液的流速等，因而被认为具有生物力学感受器的功能。骨细胞质呈弱嗜碱性或嗜酸性，细胞器相对较少。相邻骨细胞的突起以缝隙连接相连，可以传递细胞间的信息和沟通细胞间的代谢活动。相邻的骨陷窝则通过骨小管彼此连通。骨陷窝和骨小管内含组织液，可为骨细胞提供营养和输送代谢产物。骨陷窝周围的薄层骨基质钙化程度较低，并可不断更新，在机体需要时，骨细胞的溶骨作用可溶解此层骨基质，使 Ca²⁺ 释放入骨陷窝的组织液中，继而进入血液，骨细胞及其突起的总面积很大，与骨基质相接触，对维持血钙的稳态水平和骨陷窝组织液中钙与血钙的交换有一定作用。

骨细胞来源于成骨细胞，随后被包埋在骨基质中。骨细胞也表达一些特异基因，这部分基因在其他细胞如成骨细胞中不存在。硬化蛋白是其中一种，它能够结合脂蛋白受体相关蛋白并阻断 Wnt 刺激的骨形成（van Bezooijen et al.，2004）。硬化蛋白的过度表达导致低骨量，而硬化蛋白的缺失导致骨密度和强度的增加。这种作用机制成功地用于通过特异性抗体抑制硬化素来增加骨量的治疗（McClung et al.，2014）。编码硬化蛋白的人类 SOST 基因的突变可导致硬化蛋白功能缺失，引起骨量增加，这就被称为硬化症。有人提出了几种局部和全身因素作为骨细胞表达硬化蛋白的可能调节剂。例如，与骨合成代谢作用有关的甲状旁腺激素的间歇给药有效地抑制了硬化蛋白的表达。

1.3.2.3　破骨细胞

破骨细胞是多核细胞，多达 20 个细胞核，并具有独特的骨吸收能力。它们直接附着在骨表面并建立吸收陷窝（Howship 陷窝）。破骨细胞的另一个特征是有一个高度折叠的质膜，面向骨基质，具有分泌和吸收蛋白质及促进离子出入破骨细胞的作用，称为皱褶缘。破骨细胞质膜与骨表面中间是发生骨吸收的部位。破骨细胞与骨表面接触后，其接触面被一个可收缩的蛋白质和紧密连接环所密封，形成一个高度酸性的局部环境。破骨细胞腹部覆盖骨表面，其背部与骨髓接触，称为基膜区。在覆盖区的周边，由游离核糖体组成的环形均质状透明带把细胞边缘和骨表面封闭起来，透明带通过足体与骨表面相连，足体内的长束状肌动蛋白细丝可穿越细胞膜，通过黏合蛋白与细胞外基质相连，使被覆盖区形成一个密封的微环境，这一过程称为破骨细胞的黏附。与此同时，破骨细胞开始极化，其密封区内靠骨面的胞膜因折叠而产生许多微细的柱样突出，形成皱褶缘，内含短束肌动蛋白细丝。皱褶缘的形成是为把含 H⁺ 的小泡和含多种溶酶体的小泡从细胞质内转运出密封微环境的胞吐作用作准备。

　　破骨细胞的骨降解由两个主要步骤组成：无机骨组分去矿化、去除有机骨基质。在骨脱矿过程中，破骨细胞通过质子泵分泌盐酸进入吸收陷窝。这个质子泵需要由腺苷三磷酸酶(ATPase)提供能量，允许质子在吸收陷窝中富集。除了质子和氯化物之外，破骨细胞还释放基质降解酶，包括抗酒石酸酸性磷酸酶(tartrate-resistant acid phosphatase，TRAP)、溶酶体组织蛋白酶 K 和其他组织蛋白酶。组织蛋白酶 K 可以有效地降解胶原和其他骨基质蛋白，其是降解胶原的主要成分。Ⅰ型胶原降解产物被皱褶缘吞食而形成小泡进入破骨细胞，运送至基膜区，最后通过转胞吞作用排出细胞外，完成整个骨吸收过程。组织蛋白酶 K 抑制剂可阻断破骨细胞功能并减缓骨吸收。皱褶缘还可以同步单向移动而成为破骨细胞的爬行工具。在破骨细胞爬行移动的骨表面可清楚地观察到一条被吸收过的痕迹。许多实验证明，缺乏皱褶缘的破骨细胞毫无骨吸收的功能。

　　20 世纪 60 年代，破骨细胞曾被认为来自于成骨细胞的融合，但之后的许多研究表明破骨细胞起源于造血干细胞而不是基质细胞系。破骨细胞起源于单核造血细胞前体细胞，并在特定信号的影响下经历一系列分化步骤，成为成熟的破骨细胞。破骨细胞分化的重要信号是巨噬细胞集落刺激因子(macrophage colony-stimulating factor，M-CSF)和 NF-κB 受体激活蛋白配体(RANKL)。在这个分化和成熟过程中，破骨细胞获得特定的标记如 TRAP，与多核巨细胞融合，多极化并与骨接触。破骨细胞生成取决于适当的微环境，其提供诸如巨噬细胞集落刺激因子和 RANKL 等必要信号和某些细胞因子如肿瘤坏死因子(tumor necrosis factor，TNF)，进一步促进破骨细胞分化。间充质干细胞表达巨噬细胞集落刺激因子和 RANKL 并可诱导破骨细胞形成，说明了骨形成和骨吸收之间的密切相互作用。

　　RANKL 是 TNF 超家族成员，是由骨细胞、前体成骨细胞和活化的 T 细胞表达的表面分子(Nakashima et al.，2011；Xiong et al.，2011；Wada et al.，2006)。在稳态条件下，其在成骨细胞系细胞中受促骨形成因子如维生素 D、甲状旁腺激素和前列腺素等诱导，因此核因子过氧化物酶体增殖物激活受体 β 是调节 RANKL 表达的重要位点(Scholtysek et al.，2013)。此外，炎性细胞因子如 TNF、白细胞介素-1(interleukin-1，IL-1)和 IL-17 可诱导 RANKL 表达(McInnes and Schett，2007；Zwerina et al.，2007；Lam et al.，2000)。RANKL 通过受体 NF-κB 受体活化因子(receptor activator of nuclear factor-κB，RANK)与单核破骨细胞前体细胞结合，从而在破骨细胞的最终分化及其骨吸收能力方面发挥作用。RANKL 与其受体 RANK 的相互作用由骨保护素所介导，其被认为是一种在体外和体内具有强烈抑制破骨细胞分化能力的可溶性因子。而骨保护素表达是由雌激素诱导的，这就解释了为什么在绝经期破骨细胞数目增加和骨吸收增加。同时 RANKL 敲除小鼠可表现出严重的骨质硬化症。鉴于 RANKL-RANK-骨保护素信号通路在骨吸收中的作用，目前将其作为人类疾病治疗的靶标越来越引起研究者的兴趣，其中一项涉及绝经后骨质疏松症的临床试验揭示了中和 RANKL 抗体(狄诺塞麦)的潜在抗骨吸收的作用(McClung et al.，2006)。除 RANKL-RANK 相互作用外，其他重要的促破骨细胞生成信号转导通路的研究都是基于与酪氨酸激酶 DAP12 和破骨细胞相关免疫球蛋白样受体(OSCAR)相互作用的骨髓细胞(TREM)2 上表达的触发受体，其都是促进破骨细胞形成的重要调节分子(Barrow et al.，2011)。

1.3.3　骨的基质组成

骨基质由有机成分和无机成分构成，含水极少。有机成分由成骨细胞分泌形成，包括大量胶原纤维(占有机成分的 95%)及少量无定形基质。无定形基质为凝胶，内含中性或弱碱性糖胺聚糖，有黏着胶原原纤维的作用。基质中还含有两种钙结合蛋白：骨钙蛋白和骨磷蛋白，前者有两个与钙亲和力强的部位，后者则存在多个钙结合部位，但只有一部分骨磷蛋白是可溶性的，其余均与胶原纤维相结合。钙结合蛋白与钙化及钙的运输有关。无机成分又称骨盐，主要为羟基磷灰石结晶，属不溶性中性盐，呈细针状，长 10~20 nm，沿胶原原纤维长轴规则排列并与之结合。有机成分与无机成分的紧密结合使骨十分坚硬。

骨基质的关键蛋白组分是 I 型胶原。胶原纤维遵循特定的方向，形成骨的层状结构基础。这种层状结构通过偏振光检查可以看到，这种特殊结构可以获得最佳的抗机械负荷能力。层状胶原结构可以平行组装(例如，沿着皮质骨表面和松质骨内部)或同心围绕血管嵌入到皮质骨的哈弗斯管中。在新骨快速沉积时，如骨折愈合期间，这种层状结构缺失，此时骨被称为编织骨。编织骨后续被重塑为层状骨，也被认为是"成熟"骨。胶原骨架的组成也有助于含有磷酸钙的纺锤体或板状羟基磷灰石晶体沉积，从而使骨基质钙化。

除了 I 型胶原之外，骨中还存在其他非胶原蛋白。其中一些如骨钙蛋白、骨桥蛋白和胎球蛋白是矿化抑制剂，作用在于平衡骨组织的矿化程度。除此之外，非胶原蛋白还具有重要的代谢功能，如通过骨钙素控制能量代谢。

1.4　骨 的 功 能

成人骨共有 206 块，分为头颅骨、躯干骨、上肢骨、下肢骨四个部分，不同部位的骨骼拥有不同的功能。骨的功能主要包括支持功能、保护功能、运动杠杆功能、造血功能及代谢功能。

1.4.1　支持功能

骨骼互相连接成一个完整的、坚硬的骨架结构，使身体保持一定的形态和姿势，对人体起着支撑和负重的作用。骨骼作为支撑系统使生物体的结构更符合力学原则。人之所以能站立、行走、负重和劳动，骨骼起着非常重要的作用，这是人体骨骼最主要的功能之一。骨骼的支持功能主要由躯干骨中的脊柱及四肢骨负担，一旦发生骨质疏松症，就会损伤这种支架功能，危害人体健康。

1.4.2　保护功能

人体骨骼按一定方式互相连接而围成一定形状的体腔，以其坚硬的结构保护腔内的各种重要脏器和骨髓。例如，头盖骨围成坚硬的颅腔，保护大脑免受外力打击；肋骨和胸椎、胸骨等围成桶状的胸腔，保护胸腔内的心脏、肺和纵膈中的器官、组织；骨盆围成的盆腔，保护子宫、膀胱；脊柱形成的椎管保护脊髓等。这种保护作用，对于防止人体内重要脏器和器官减少或免受外力的打击和伤害是不可缺少的。

1.4.3　运动杠杆功能

骨本身没有自主运动能力，骨为肌肉提供附着面，在神经系统作用下，肌肉收缩牵动骨以关节为中心做各种运动，如行走、吃饭等。

1.4.4　造血功能

骨是重要的造血器官，骨中包含骨髓。骨髓分为红骨髓和黄骨髓两种主要类型。红骨髓负责人体所有红细胞和一些白细胞的生产。红细胞的平均生产率大约为每天 2 亿个。这些细胞将维持生命的氧气带给全身组织。成年人的红骨髓主要存在于胸骨、髂骨、肋骨、颅骨、脊椎骨和长骨末端。多种白细胞也由红骨髓产生。黄骨髓主要包含脂肪细胞，但能在身体需要增加红细胞产生时转变成红骨髓。

1.4.5　代谢功能

体内大量的钙、磷储存在于骨中。骨是体内无机盐代谢的参与者和调节者。当血液中的钙、磷浓度升高时，会转移储存到骨中；当血液中的钙、磷浓度降低时，骨中的钙、磷会释放到血液中，以维持血液内钙、磷代谢的平衡。骨还参与了人体内分泌和电解质的调节，影响体内激素的分泌、代谢和电解质的平衡。

1.5　研　究　展　望

综上所述，骨与软骨是人体不可或缺的重要组织。骨与软骨在结构组合上类似，均由组织细胞和细胞外基质组成，组织细胞和细胞外基质发挥不同的作用。人体关节部位由骨、软骨共同组成，主要包括关节软骨及软骨下骨。骨关节炎是一种退行性关节疾病，表现为关节软骨退变及软骨下骨硬化。在其发病过程中，基质合成代谢和分解代谢之间的紊乱失衡导致细胞外基质的丢失、软骨细胞的去分化和凋亡。人体四肢长骨主要由骨组织组成，骨质疏松症是一种以骨量下降、骨的微细结构破坏为特征的疾病，表现为骨密度下降、脆性增加。在其发病过程中，伴随成骨细胞和破骨细胞代谢失衡导致的骨重建与骨吸收不协调。上述疾病均是由多种因素导致的骨与软骨的组成结构、功能发生异常，但骨与软骨的发育过程中不利因素是否会导致成年骨与软骨的生理甚或结构、功能出现异常，目前虽有所发现，但仍有大量的未知有待于探索、研究。

参 考 文 献

Allen D M. 2004. Heterogeneous nanostructural and nanoelastic properties of pericellular and interterritorial matrices of chondrocytes by atomic force microscopy. J Struct Biol, 145(3): 196-204

AppelmanT P. 2011. A finite element model of cell-matrix interactions to study the differential effect of scaffold composition on chondrogenic response to mechanical stimulation. J Biomech Eng-T Asme, 133(4): 410-510

Barrow A D, Raynal N, Andersen T L, et al. 2011. OSCAR is a collagen receptor that costimulates osteoclastogenesis in DAP12-deficient humans and mice. J Clin Inv, 121(9): 3505-3516

Choi J B, Youn I, Cao L, et al. 2007. Zonal changes in the three-dimensional morphology of the chondron under compression: the relationship among cellular, pericellular, and extracellular deformation in articular cartilage. J Biomech, 40(12): 2596-2603

Colvin J S, Bohne B A, Harding G W, et al. 1996. Skeletal overgrowth and deafness in mice lacking fibroblast growth factor receptor 3. Nat Genet, 12(4): 390-397

Farnsworth N, Bensard C, Bryant S J. 2012. The role of the PCM in reducing oxidative stress induced by radical initiated photoencapsulation of chondrocytes in poly (ethylene glycol) hydrogels. Osteoarthr Cartilage, 20(11): 1326-1335

French M M, Gomes R R Jr, Timpl R, et al. 2002. Chondrogenic activity of the heparan sulfate proteoglycan perlecan maps to the N-terminal domain I. J Bone Min Res, 17(1): 48-55

Fujita Y, Shiomi T, Yanagimoto S, et al. 2006. Tetraspanin CD151 is expressed in osteoarthritic cartilage and is involved in pericellular activation of pro-matrix metalloproteinase 7 in osteoarthritic chondrocytes. Arthritis Rheum-US, 54(10): 3233-3243

Goldring M B, Otero M. 2011. Inflammation in osteoarthritis. Curr Opin Rheumatol, 23(5): 471-478

Heinegard D, Saxne T. 2011. The role of the cartilage matrix in osteoarthritis. Nature Reviews Rhe, 7(1): 50-56

Horikawa O, Nakajima H, Kikuchi T, et al. 2004. Distribution of type VI collagen in chondrocyte microenvironment: study of chondrons isolated from human normal and degenerative articular cartilage and cultured chondrocytes. Jou Ort Sci, 9(1): 29-36

Hui A Y, McCarty W J, Masuda K, et al. 2012. A systems biology approach to synovial joint lubrication in health, injury, and disease. WIRES. Systems Biology and Medicine, 4(1): 15-37

Hunziker E B, Lippuner K, Shintani N. 2014. How best to preserve and reveal the structural intricacies of cartilaginous tissue. Mat Bio, 39: 33-43

Ishijima M, Suzuki N, Hozumi K, et al. 2012. Perlecan modulates VEGF signaling and is essential for vascularization in endochondral bone formation. Mat Bio, 31(4): 234-245

Jha A K, Yang W, Kirn-Safran C B, et al. 2009. Perlecan domain I-conjugated, hyaluronic acid-based hydrogel particles for enhanced chondrogenic differentiation via BMP-2 release. Bio, 30(36): 6964-6975

Julkunen P, Wilson W, Jurvelin J S, et al. 2009. Composition of the pericellular matrix modulates the deformation behaviour of chondrocytes in articular cartilage under static loading. Med Biol Eng Comput, 47(12): 1281-1290

Karsenty G, Kronenberg H M, Settembre C. 2009. Genetic control of bone formation. Annu Rev Cell Dev Bi, 25: 629-648

Korhonen R K, Herzog W. 2008. Depth-dependent analysis of the role of collagen fibrils, fixed charges and fluid in the pericellular matrix of articular cartilage on chondrocyte mechanics. J Biomech, 41(2): 480-485

Lam J, Takeshita S, Barker J E, et al. 2000. TNF-alpha induces osteoclastogenesis by direct stimulation of macrophages exposed to permissive levels of RANK ligand. J Cli Inv, 106(12): 1481-1488

Li G, Yin J, Gao J, et al. 2013. Subchondral bone in osteoarthritis: insight into risk factors and microstructural changes. Arthritis Research & Therapy, 15(6): 223

McAlinden A, Traeger G, Hansen U, et al. 2014. Molecular properties and fibril ultrastructure of types II and XI collagens in cartilage of mice expressing exclusively the alpha1(IIA) collagen isoform. Mat Bio, 34: 105-113

McClung M R, Grauer A, Boonen S, et al. 2014. Romosozumab in postmenopausal women with low bone mineral density. New Eng J Med, 370(5): 412-420

McClung M R, Lewiecki E M, Cohen S B, et al. 2006. Denosumab in postmenopausal women with low bone mineral density. New Eng J Med, 354(8): 821-831

McInnes I B, Schett G. 2007. Cytokines in the pathogenesis of rheumatoid arthritis. Nature reviews. Imm, 7(6): 429-442

Nakashima T, Hayashi M, Fukunaga T, et al. 2011. Evidence for osteocyte regulation of bone homeostasis through RANKL expression. Nat Med, 17(10): 1231-1234

Patra D, DeLassus E, McAlinden A, et al. 2014. Characterization of a murine type IIB procollagen-specific antibody. Mat Bio, 34:154-160

Patra D, Sandell L J. 2012. Antiangiogenic and anticancer molecules in cartilage. Expert Rev Mol Med, 14:14-22

Peters H C, Otto T J, Enders J T, et al. 2011. The protective role of the pericellular matrix in chondrocyte apoptosis. Tis Eng Part A, 17(15-16): 2017-2024

Poole C A. 1997. Articular cartilage chondrons: form, function and failure. J Ana, 191 (Pt 1): 1-13

Reinboth B, Thomas J, Hanssen E, et al. 2006. Beta ig-h3 interacts directly with biglycan and decorin, promotes collagen VI aggregation, and participates in ternary complexing with these macromolecules. J Bio Che, 281(12): 7816-7824

Sahni M, Ambrosetti D C, Mansukhani A, et al. 1999. FGF signaling inhibits chondrocyte proliferation and regulates bone development through the STAT-1 pathway. Gene Dev, 13(11): 1361-1366

Scholtysek C, Katzenbeisser J, Fu H, et al. 2013. PPARbeta/delta governs Wnt signaling and bone turnover. Nat Med, 19(5): 608-613

Shiomi T, Inoki I, Kataoka F, et al. 2005. Pericellular activation of proMMP-7 (promatrilysin-1) through interaction with CD151. Lab Inv, 85(12): 1489-1506

Simkin P A. 2012. Consider the tidemark. J Rhe, 39(5): 890-892

van Bezooijen R L, Roelen B A, Visser A, et al. 2004. Sclerostin is an osteocyte-expressed negative regulator of bone formation, but not a classical BMP antagonist. J Exp Med, 199(6): 805-814

Vonk L A, Doulabi B Z, Huang C, et al. 2011. Collagen-induced expression of collagenase-3 by primary chondrocytes is mediated by integrin α 1 and discoidin domain receptor 2: a protein kinase C-dependent pathway. Rhe, 50(3): 463-472

Wada T, Nakashima T, Hiroshi N, et al. 2006. RANKL-RANK signaling in osteoclastogenesis and bone disease. Trends Mol Med, 12(1): 17-25

Wang Q G, Nguyen B, Thomas C R, et al. 2010. Molecular profiling of single cells in response to mechanical force: comparison of chondrocytes, chondrons and encapsulated chondrocytes. Bio, 31(7): 1619-1625

Wiberg C, Klatt A R, Wagener R, et al. 2003. Complexes of matrilin-1 and biglycan or decorin connect collagen VI microfibrils to both collagen II and aggrecan. J Bio Che, 278(39): 37698-37704

Wilusz R E, Sanchez-Adams J, Guilak F. 2014. The structure and function of the pericellular matrix of articular cartilage. Mat Bio, 39: 25-32

Xiong J, Onal M, Jilka R L, et al. 2011. Matrix-embedded cells control osteoclast formation. Nat Med, 17(10): 1235-1241

Youn I, Choi J B, Cao L, et al. 2006. Zonal variations in the three-dimensional morphology of the chondron measured in situ using confocal microscopy. Osteoarthr Cartilage, 14(9): 889-897

Zwerina J, Redlich K, Polzer K, et al. 2007. TNF-induced structural joint damage is mediated by IL-1. P Natl Acad Sci USA, 104(28): 11742-11747

（杨　旭，铁　楷，刘翰昆）

第 2 章　骨与软骨的发育

引　言

骨骼是除牙齿外人体最坚硬的组织，骨与软骨连接为一个整体，为机体提供支持、保护等重要功能。骨与软骨的正常结构、功能与其发育过程密切相关。骨的发生、形成与生长是一个由分子、细胞，以及糖、脂质和蛋白质代谢变化所共同组成的复杂过程（Bielby et al.，2007）。骨发育分为膜内成骨及软骨内成骨两个过程（Jones and Yang，2011）。这一系列变化发生在胚胎发育的各个时期，并且在胎儿发育期间受到相应的各种生物、物理及营养因素的调节，从而促进胎儿骨骼系统的发育完善。关节软骨及其细胞外基质主要形成于出生前后的重要发育时期，这些时期的发育状况对其结构和功能有着决定性作用。同样，宫内时期成骨发育与成年峰值骨量密切相关。骨与关节软骨发育不良可致侏儒症、脆骨症（fragilitas ossium）等难治性疾病。此外，流行病学研究提示，宫内骨与软骨发育不良可导致成年后骨与关节某些其他疾病易感。作者团队的研究表明，孕期外源物（如咖啡因、尼古丁、乙醇和地塞米松）暴露可导致胎儿宫内骨与软骨发育不良，成年后骨与关节疾病易感。由此可见，骨和软骨组织发育情况与成年后多种骨与关节疾病的发生、发展有着密切的联系。因此，了解正常的骨与软骨组织发生与生长过程，将有助于正确理解本书所涉及的骨与软骨成年疾病的胎儿起源。

2.1　胚胎时期骨与软骨的发生

骨骼是全身最坚硬的组织，互相连接成一个完整的、坚硬的骨架结构，使身体保持一定的形态和姿势，对人体起着支撑和负重的作用。人能站立、行走、负重和劳动，骨骼起着非常重要的作用，这是人体骨骼最主要的功能。此外，骨还为人体提供保护、造血及储存钙和磷等多项功能。脊椎动物骨骼是内分泌和机械器官，促进运动，保护重要器官，为细胞免疫系统提供基础，并调节矿物质的稳态、代谢和雄性生育力（Oury et al.，2011；Quarles，2008）。人类四肢的发育开始于胚胎的第四周，并于第八周完成基本发育。肢芽沿纵轴并向周围生长，受控于胚芽远侧末端外胚层的增厚部、顶端外胚层嵴和中胚层基部分泌的细胞因子，并在上述各层组织间相互作用（Cooper et al.，2008）。胚胎时期骨骼的发育主要有两种模式，即软骨内成骨及膜内成骨。软骨内成骨是长骨、短骨及部分不规则骨发生发育的主要方式。膜内成骨是先由间充质分化成为胚性结缔组织膜，然后在此膜内成骨。人体的顶骨、额骨和锁骨等即以此种方式发生。

2.1.1　软骨内成骨

软骨内成骨(endochondral ossification)大致过程为：间充质干细胞首先在即将形成骨的部位聚集并形成软骨雏形(cartilage model)，逐渐分化成为软骨细胞，随后软骨细胞不断增殖并分化，在此过程中软骨细胞不断分泌细胞外基质。在软骨雏形的中央，软骨细胞率先出现肥大化分化，肥大化的软骨细胞会分泌碱性磷酸酶使其周围的细胞外基质迅速钙化。随后肥大化的软骨细胞凋亡、软骨陷窝变成较大的腔隙，预示初级骨化中心的出现。与此同时，骨膜的血管主干连同间充质干细胞、骨祖细胞、破骨细胞等穿透骨领进入退化的软骨区。破骨细胞溶解吸收钙化的细胞外基质，形成许多隧道样的小腔，称为初级骨髓腔。侵入的血管主干向两端分支，分布于初级骨髓腔内，其中间充质干细胞分化为造血组织。随之成骨细胞整齐地排列在残存的细胞外基质表面形成骨组织并将细胞外基质包围，构成过渡型的骨小梁。此时，骨干内首先出现骨化区域，称为初级骨化中心(primary ossification center)。初级骨化中心形成后，便开始了从骨干中央向两端由骨组织替换软骨组织的过程。最初形成的骨小梁不断地被破骨细胞溶解吸收，再次形成新的骨小梁，初级骨髓腔不断扩大而融合成为一个大的髓腔，称为骨髓腔。随着胚胎发育，软骨两端的软骨组织继续生长，邻近骨髓腔的软骨组织不断肥大凋亡并有新的骨组织形成。由此可见，胚胎时期长骨的软骨内成骨过程是一个复杂的、动态的过程(图 2-1)，其中包含了软骨、骨细胞的分化、移行，细胞外基质的降解，血管的生长等多个环节。研究表明，多种因素均参与了调控该复杂过程，其中包括循环中的生长激素及生长因子、自分泌及旁分泌的多种生长因子，而这些生长因子又受到组织中特定转录因子或激素的调节(Williams，2016；Jahan et al.，2014；McGee-Lawrence et al.，2014；Martinez-Sanchez and Murphy，2013)。

2.1.1.1　软骨雏形形成

人类从胚胎第 10.5 天开始，大部分间充质凝聚物形成，其中存在骨骼生长模板。这些结构中的间充质干细胞产生以 I 型胶原(collagen I)为主的细胞外基质(extracellular matrix，ECM)。随后，间充质干细胞密集并分化出软骨祖细胞，后者继而分化为圆形的软骨细胞。软骨细胞分泌由 II 型胶原(collagen II)和聚集蛋白聚糖组成的不同于间充质干细胞的细胞外基质。蛋白多糖有多种功能，如保护胶原原纤维、提供抗压力、参与各种生长因子的信号转导等(Settembre et al.，2008；Koziel et al.，2005)。软骨细胞被包埋于细胞外基质中，成为软骨组织。周围的间充质干细胞不分化成为软骨细胞，软骨细胞继续分泌 I 型胶原蛋白，并形成网状

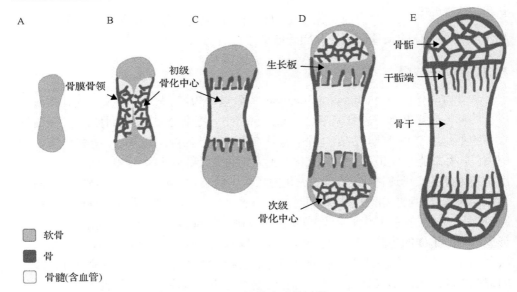

图 2-1　软骨内成骨过程

A. 未来骨骼的软骨雏形；B. 已经形成骨膜骨领，并且开始形成初级骨化中心；C. 初级骨化中心开始向软骨雏形的末端扩张；D. 在骨的两端形成次级骨化中心，在初级和次级骨化中心之间留下软骨生长板；E. 骨骼成熟已经实现，生长板软骨被骨完全替代，关节软骨仍保留于骨的末端

的结构称为软骨膜。软骨膜与软骨组织共同形成一块透明软骨，其外形与将要形成的长骨相似，称为软骨雏形。这一过程伴随着软骨特异性基因的表达，如Ⅱ型胶原 α1（collagen 2 A1，COL2A1）、Ⅸ型胶原、Ⅺ型胶原、聚集蛋白聚糖和连接蛋白等软骨细胞外基质基因（Goldring et al.，2006）。这些基因的表达在转录水平被时间和空间特异性地调控，以至于它们在软骨分化中具有不同的动态表达模式。细胞在软骨形成时获得明显的球状形态，并开始表达转录因子Sox9、Sox5和Sox6，以编码细胞外基质分子、Ⅱ型胶原和聚集蛋白聚糖（Bi et al.，1999）。这一过程中，骨形态发生蛋白、转化生长因子-β（TGF-β）超家族的成员等对于形成软骨雏形及间充质融合是必不可少的。

2.1.1.2　骨领形成

软骨膜细胞对处于软骨雏形中心的软骨细胞的成熟具有深远的影响。在人类胚胎第 10.5 天左右，位于间充质凝集中心的软骨细胞最先停止增殖并伸长变为肥大前软骨细胞。肥大前软骨细胞继续分泌Ⅱ型胶原，并提供丰富的细胞外基质。这些细胞最终停止细胞周期成为真正形态学和遗传学意义上的肥大软骨细胞。此外，肥大软骨细胞还产生另一种纤维状胶原——Ⅹ型胶原（collagen Ⅹ）（Gomez-Picos and Eames，2015）。与此同时，软骨膜细胞开始表达成骨细胞分化的重要基因——人类 Runt 相关转录因子 2（Runt-related transcription factor 2，Runx2），软骨膜深层的骨祖细胞分裂并分化为成骨细胞，并在表面产生类骨质，成骨细胞自身也被包埋其中而成为软骨细胞。同时软骨雏形中段周围的软骨膜内开始出现血管。类骨质钙化为骨基质，形成环状包围软骨雏形中段的薄层骨松质，最终成为骨领（bone collar）。X 型胶原的产生为细胞外基质周围的肥大软骨细胞矿化提供了必要条件。此时，骨领表面的软骨膜改称为骨外膜。骨外膜深层的骨祖细胞不断分化成为成骨细胞，向骨领表面及其两端添加新的骨小梁，使骨领逐渐增厚，并从软骨中段向两端延伸并逐渐增宽。

2.1.1.3　初级骨化中心及生长板形成

在肢体骨形成时，中胚层来源的软骨前体细胞在后期形成骨骼的区域凝集，分化为大量外形一样的软骨细胞，并形成原始软骨原基。在软骨原基中段（未来长骨的中段）的软骨细胞将进一步分化，不断地增殖合成大量细胞外基质，并逐步肥大化。肥大化的软骨细胞合成 X 型胶原、碱性磷酸酶诱导细胞外基质矿化。矿化的基质有毛细血管及骨髓间充质干细胞浸入，最后被骨组织替代。软骨细胞逐步从骺端向骨干分化，因此，第一个肥大细胞、骨髓间充质干细胞及血管浸入的区域是由骨干自身诱导的。一旦最早的骨干骨化点（初级骨化中心）形成，典型的骺生长板就在各骨干的骺端生成，骺生长板位于初级骨化中心与关节间隙之间；骺生长板从关节间隙到骨化中心方向依次分为：静止区、增殖区、肥大前区、肥大区；直到青春期结束，通过软骨细胞不断的分化、成熟而完成骨骼的生长（Lefebvre and Smits，2005）。静止区软骨细胞小而圆，增殖区软骨细胞呈扁柱状，肥大区软骨细胞扩大成球状。静止区软骨细胞增殖活性较低，增殖区软骨细胞增殖活性高并可增殖分化为具有强大增殖活性的扁柱状软骨细胞，扁柱状软骨细胞增殖而沿肢体纵轴排列；最后，扁柱状软骨细胞停止增殖并分化为肥大软骨细胞。上述增殖转化过程中，软骨质量及结构的调控对骨的正常生长发育具有至关重要的作用（Las Heras et al.，2012）。具有未成熟特性的关节软骨成帽状位于骺生长板末端，与关节腔相邻；在次级骨化中心出现前，关节软骨与骺生长板紧密相连。不同于增殖能力差的成年关节软骨，胚胎时期的关节软骨具有一定的增殖活性，因为有多种促有丝分裂因子作用于软骨细胞的周期蛋白而发生软骨细胞的增殖。在出生后的发育过程中，次级骨化中心在末端软骨中形成。在初级骨化中心及次级骨化中心间的局限区域即为促进肢体生长的生长板。出生后机体对生长板软骨增殖转化过程的调控与出生前对胚胎生长板的调控相似。细胞外特征性基质基因的表达，如 Ⅱ 型胶原和 X 型胶原，能够清楚地划分出各类软骨细胞。

生长板由不同成熟程度的软骨细胞所组成。在组织学上，生长板具有区分明显的三个组织带：静止层、增殖层和肥大层（Burdan et al.，2009）。生长板的每一个区域均由特定发育时期的软骨细胞亚群组成并发挥各自相应的生化特性和功能。这些结构能够促进骨纵向与横向的生长并调节发育中的骨改造和重建(Spath et al.，2011)。紧邻次级骨化中心的是生长板静止层，该层的组织学特点是在该区域的细胞外基质中分布有单一或成对的圆形软骨细胞，这些软骨细胞内含有发育完善的细胞器，这些结构能够积极参与细胞外基质蛋白多糖和胶原蛋白的合成。研究证实，Ⅱ型胶原蛋白及聚集蛋白聚糖在生长板静止层的软骨细胞外基质中含量是最高的。生长板的增殖层为扁平软骨细胞并呈柱状排列。该层细胞的细胞质拥有丰富的糖原，并含有发育完善的内质网系统，具有较强的蛋白多糖和胶原蛋白合成功能。目前学者普遍认为，生长板增殖层的功能主要是促进软骨细胞外的基质合成和软骨细胞分裂，从而进一步促进生长板的纵向生长(Byers et al.，1997)。生长板肥大层的特点为软骨细胞体积增大，从细胞形态上较增殖层细胞体积扩大了数倍。研究表明，肥大层软骨细胞虽然代谢旺盛，但这类成熟的肥大软骨细胞并不能一直生存和扩增，肥大层软骨细胞的最终命运是细胞凋亡。

2.1.1.4 次级骨化中心出现及骨骺形成

次级骨化中心是指最早出现骨祖细胞的部位。次级骨化中心通常位于长骨两端的软骨骺内，出现时间因骨种类不同而存在差异，早自出生前晚至出生后数月不等。出现的部位在骨干的两端软骨中央，周围是钙化的细胞外基质，内含软骨肥大细胞和基质小泡，细胞外基质钙化的部位可见基质小泡，二者内部和表面均有细小的羟基磷灰石结晶沉积。在胎儿及幼儿时期，骺处于软骨骨化初期，于骺软骨中出现一个或几个次级骨化中心，X 线片上表现为小点状骨性致密影，周围则是无结构的软骨组织阴影。骺软骨不断增大，其中次级骨化中心也不断由于骨化而增大，形成松质骨。次级骨化中心的发生过程与初级骨化中心相似，但骨化是从中央呈辐射状向四周进行的。次级骨化中心有一个逐渐骨化扩大的过程，当次级骨化中心增大接近骺板时，骨化中心由球形变扁，其轮廓也逐渐发育成与干骺端平行。最后以初级骨松质取代绝大部分软骨组织，使骨干两端转变为早期骨骺(Yan et al.，2014)。骺端表面始终保留薄层软骨，即关节软骨。早期骨骺和骨干之间亦保留一定厚度的软骨板，称为骺板。骨骺愈合是骺软骨板完全被骨组织代替，骨骺与骨干骨性结合，长骨停止生长发育的过程。骨骺愈合后，骺软骨板残留的遗迹称骺线。

胎龄 25 周的股骨远、近端均未发现组织学上的骨化中心；在软骨骺内，出现数目较多的软骨管。胎龄 30 周的股骨远端，骨化中心呈现团块状成群的骨祖细胞和成骨细胞，嗜碱性的类骨质填充于细胞间；骨化中心部位包含数条软骨管管壁较薄，管腔窄小，腔内含有红细胞，其旁还可见一些壁薄、不规则的管腔结构，无内容物，为静脉腔和毛细淋巴管；在骨化中心以外的地方，软骨管的管径比骨化中心内的软骨管明显粗大。胎龄 35 周的股骨远端，出现已骨化的骨化中心，位置靠近干骺端，骨小梁清晰；骨化中心部位未见软骨管组织，在骨化中心周围的软骨骺内，软骨管的数目明显较少。胎龄 30、35 周的股骨近端均未发现组织学上的骨化中心。说明胎儿股骨远端次级骨化中心初始时期，其内存在软骨管，软骨管对次级骨化中心的形成起作用。

根据国际上通用的骨骼发育分期方法，朱广友等将骨骺发育划分成 4 个期：①生发期：是指次级骨化中心开始萌发的阶段，即在骺软骨内出现化骨核，常为单个点状钙化灶。②增殖期：次级骨化中心骺侧面略凹陷，最大横径略大于干骺端最大横径，干骺开始闭合，干骺之间的骺软骨间隙变模糊。③塑形期：骨骺与骨干间隙变窄，锯齿状边缘逐渐消失，骺软骨板呈现低密度线条影。承受压力和拉力部位的骨骺外形轮廓继续发生细微变化，最终趋向于完成解剖形态的塑形。④闭合期：骨小梁开始贯穿骺软骨板，骨骺与骨干完成骨性连接，骺线成为骨性遗迹（Zhu et al.，2008）。

2.1.2　膜内成骨

间充质在将要形成骨的部位先分化成为胚性结缔组织膜，并在此部位完成膜内成骨（intramembranous ossification）。人体的顶骨、额骨等扁骨和不规则骨以此种方式发生。与软骨内成骨不同，膜内成骨的细胞来自神经外胚层的尖端神经嵴细胞（McBratney-Owen et al.，2008）或来自近轴中胚层的细胞。膜内成骨过程与血管的形成有着密切的关系。调节成骨细胞分化的转录因子 Runx2 等在其中起着决定性的作用。膜内成骨过程如下：首先在将要形成骨的部分，血管聚集增生，为成骨提供丰富的营养及血供，随后间充质干细胞逐渐密集并分裂分化为骨祖细胞，其中部分骨祖细胞增殖、分化为成骨细胞。成骨细胞分泌纤维和基质成为骨细胞，继而类骨质钙化为成骨基质，形成最早的骨组织即骨化中心。新形成的骨组织表面存在破骨细胞，通过局部的骨吸收与重建逐渐形成初级骨小梁，构成初级骨松质（Yoshida et al.，2008）。最后骨松质周围间充质分化为骨膜，膜内成骨过程见图 2-2。

2.1.3　关节软骨的动态发育

关节软骨（articular cartilage）也称为透明软骨，是高度特异的结缔组织，具有能够承受高负荷的生物力学特性。关节软骨是维持关节低摩擦无痛运动、防止关节磨损和退变的重要结构，活动关节的关节软骨要承受一生中几十年静态的、周期的、反复的高负荷。在正常生理条件下，关节软骨能耐受极高的周期负荷，数十年重复负荷作用不出现损失和退变，尤其是下肢负重关节（Brandt et al.，2008）。关节软骨能承受大约体重 5 倍的负荷。在负载时关节软骨被压缩，而后能够从形变中恢复，这种独特的生物学特性主要依靠关节软骨中的两种细胞外基质，即蛋白多糖和胶原，关节软骨内的胶原高度有序地排列成胶原网络架结构，带负电荷

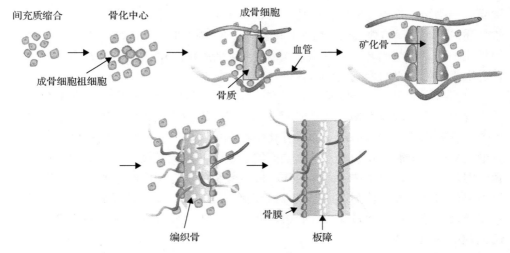

间充质缩合　　　骨化中心　　　　　成骨细胞　　　　　　　　　　　　矿化骨

成骨细胞祖细胞　　　　　　　　　　　血管

骨质

编织骨　　　　　　　骨膜　　板障

图 2-2　膜内成骨过程

的蛋白多糖镶嵌其中。蛋白多糖有高度的吸水性，吸附大量水，能调节水的流动，从而赋予软骨独特的弹性、低摩擦性和高抗压性。胶原纤维是关节软骨形态结构的主要维持者，维持蛋白多糖的含量，承担主要的力学功能。关节软骨承受负荷时，在基质内产生液体压，蛋白多糖影响软骨组织对压力负荷的反应。软骨组织对压力的反应取决于基质内液体的流动，蛋白多糖维持和调节水的流动，因而决定了软骨的压力特性。

　　在胚胎发育时期，软骨起源于中胚层间充质。在胚胎发育过程中，起源中胚层的软骨原基早于骨骼出现并构成最早的骨架。人胚第 4 周，胚体左右侧体壁先后出现两对小隆起，即上肢芽和下肢芽第 6 周，枝芽中轴的间充质干细胞增多、聚集形成肢体的雏形，肢体在雏形期无关节间隙（Chen and Wozniak，2012）。关节形成的初始标志是在类软骨样肢体雏形将形成关节的部位出现软骨细胞，这些软骨细胞数量较少，垂直于类软骨原基纵轴水平排列，随之去分化变为扁平成纤维细胞样间充质干细胞，周围细胞外基质减少，排列更加紧密（Pacifici et al.，2000）。随后，这些间充质干细胞变密、增厚，形成间带。间带分三层：中间层较薄，组织疏松；两端为两个致密层，分别覆盖在类软骨样肢体的相对骺面上。两个致密层细胞成为软骨祖细胞，随后分化为软骨细胞，这些新形成的软骨细胞附着在骨骺端，参与肢体纵向生长，并经过进一步分化形成关节软骨细胞。同时，中间层细胞通过坏死或凋亡，在相邻骨骼之间形成不连续组织，进而形成关节腔。关节腔形成的同时，伴随肌肉的收缩作用产生关节运动。间带间充质干细胞进一步分化，形成其他关节结构。间带周边的间充质干细胞增殖、发育成韧带、肌腱、关节盂和半月板等结构，间带中间层周边部位形成关节囊，关节囊内面的间充质干

细胞形成滑膜。人于妊娠 8 周关节腔发生完成时，一个成人关节的所有组成结构
已全部形成(图 2-3)。

发育时间:

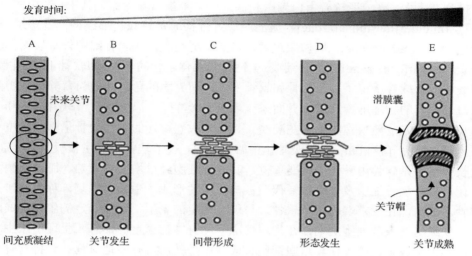

间充质凝结　　关节发生　　　间带形成　　　形态发生　　　关节成熟

图 2-3　关节形成及关节软骨发育动态
A. 间充质干细胞在未来形成关节的部位凝聚；B. 早期软骨细胞的分化；C. 间带的形成及关节腔的出现；
D. 间带的分化及软骨祖细胞的出现；E. 骺生长板的形成

2.2　出生后骨与软骨的发育

　　骨与软骨经过宫内胚胎时期的发生和发育过程，形成具有部分成年骨与软骨
所需功能的组织结构。为满足机体所需的全部结构功能，出生以后骨与软骨需要
进一步的生长发育。这一过程就包括了关节软骨的成熟及骨密质形成及骨重建。

2.2.1　关节软骨的成熟

　　经过宫内时期发育的关节软骨尚未生长为成熟的关节软骨，在出生后，还将
进行一系列的组织形态及功能的改变过程，最后发育为成熟的关节软骨。出生时，
未成熟的关节软骨厚且有血管，占骺的大部分。在生长发育过程中，未成熟的关
节软骨在骺的关节面顶端形成帽状结构，关节软骨邻近关节间隙，生长板软骨邻
近软骨下骨。软骨帽一直延续到成年，成年后生长板软骨结构消失。未成熟的关
节-骺软骨表现出从表面延伸至软骨下骨的 4 个形态学区分区域：静止区(resting
chondrocyte)、增殖区(proliferative chondrocyte)、肥大区(hypertrophic
chondrocyte)、钙化区(calcifying chondrocyte)。在儿童期直到生长停止，骺软骨(包
括生长板)一直处于骺和干骺端之间。生长板促使骨生长至成年，成年后生长板软

骨闭合消失形成骺线。

成熟关节软骨分为 4 个明显区域：①浅表层（superficial zone），厚胶原纤维平行排列在表面，高浓度核心蛋白聚糖和低浓度聚集蛋白聚糖穿插其中；②中间（过渡）层[middle（transitional）zone]，薄的胶原纤维构成哥特式拱形结构；③深层（放射）层[deep（radial）zone]，胶原束最薄，形成辐射线状；④软骨细胞外基质钙化层（calcified cartilage zone），位于潮线（未钙化和钙化软骨的分界）和软骨下骨之间。潮线和钙化软骨承担了关节软骨和软骨下骨之间界面的角色，成为营养物质扩散和血管浸润的物理屏障。这一界面还充当应力缓冲区，以促进关节软骨增压和生理负荷。在未成熟软骨中不存在潮线。具有未成熟特性的关节软骨呈帽状，位于骺末端，与关节腔相邻；在次级骨化中心出现前，关节软骨与骺生长板紧密相连。生长板软骨是软骨内骨化的重要单位，其软骨细胞经过增殖、成熟、肥大及凋亡矿化，最终被骨细胞及骨组织替代，参与骨骼的形成、生长、修复，称为过渡态软骨。然而，在骺末端的关节软骨，呈现出稳定的表型，保持一定的生物合成活性，仅经历有限的细胞周期，在生理情况下终身维持稳定的形态，呈现出永生状态，不走向成熟、肥大化。这些细胞合成细胞外基质，有序地排列和维持软骨组织结构，称为永久软骨（Ornitz，2000）。软骨管连接胎儿、新生儿的软骨和软骨下骨，被认为有助于软骨的营养供给。在生长发育期，这些软骨管如血管分支般延伸至关节-骺软骨，形成骨的咬合面、骨骺骨化中心和生长板（Clark，1990）。软骨管由血管组成，可见于胎儿关节软骨。出生后一年，软骨管逐渐减少至消失。

在出生时，初始关节软骨是高度细胞化的，由少量基质和大量细胞组成；出生后关节软骨逐渐变得更厚且基质含量更多，同时不断横向扩展形成带状结构以覆盖不断生长的骨。关节软骨是如何经历这种生长和结构模式变化的？早期研究表明，"关节滑动面下方"的增殖细胞区域是出生后关节软骨间质生长和增加关节面厚度的关键。出生后发育阶段的晚期，在亚表层区域内的软骨细胞增殖已经停止，与钙化软骨相邻的区域增殖仍在继续。Archer 等（1994）和 Hayes 等（2001）证明了增殖细胞存在于表面区域中，并提出该区域主要负责出生后关节软骨横向生长和增厚过程。此后，Hunziker 等（2007）使用溴脱氧尿苷（BrdU）在浅表区进行标记确定了一个缓慢循环细胞群，并使用 ^{3}H-胸苷标记在较深的区域中鉴定出快速增殖的软骨细胞。以上研究提示，浅表层内软骨细胞的增殖可能导致关节表面的横向扩张，与此同时，这些细胞也促进较深区域中的子细胞更快增殖，这可能是导致关节软骨组织垂直生长的原因。关节软骨成熟过程中软骨细胞增殖的模式尚不清楚。最近的遗传细胞谱系研究关注蛋白聚糖 4 基因（*Prg4*），以此探讨出生后关节软骨生长的问题（Kozhemyakina et al.，2015）。蛋白聚糖 4 基因编码多种产物，包括由关节软骨表面区细胞和滑膜细胞分泌的浅表面区蛋白（SZP），其是一种必需的关节润滑剂（Ikegawa et al.，2000）。蛋白聚糖 4 基因持续在胚胎发育晚期的关节中表达。出生后关节软骨生长和增厚不一定只需要依赖于细胞增殖，也可能涉及细胞体积显著增加和大量纵向重新排列。目前关节软骨的成熟机制尚未明确，仍需要进一步的深入研究。

2.2.2　骨密质形成及骨重建

　　构成原始骨干的初级骨松质，通过骨小梁增厚而使小梁之间的网孔变小，逐渐成为初级骨密质。初级骨密质中既无骨单位及间骨板，也无内、外环骨板。至1 岁左右，破骨细胞在原始骨密质外表面顺长轴进行分解吸收，逐渐形成凹陷深面的纵沟。骨外膜的血管及骨祖细胞等随之进入沟内，由骨祖细胞分化为成骨细胞造骨，先将纵沟封闭成管，再贴附于管壁表面，形成自外向内呈同心圆排列的哈弗斯管（Haversian canal）。其中轴始终保留一条血管通道即中央管。管内尚存的骨祖细胞贴附于最内层骨板内表面，成为骨内膜。此为第一代骨单位的形成过程。此后第二代骨单位逐渐取代第一代骨单位，这种后代骨单位取代前代骨单位的过程称为骨单位改建，也称为骨重建（bone remodeling）。骨单位出现与改建使初级骨密质成为次级骨密质。骨干伴随骨单位的相继形成而不断增粗，骨髓腔也明显扩大（Saito and Marumo，2016）。骨重建过程的正常进行对保持骨骼结构和功能及骨组成成分的稳定有着十分重要的作用。出生后骨的发育过程主要为骨长度的增加及骨密度的增长，出生后的骨重建过程和重建的结果直接影响由骨的质与量所决定的骨强度。

　　骨重建即骨的重塑，又称骨的改建。骨重建过程在细胞和组织层面进行，可以用单个骨重建单位来表示，骨重建过程分成 4 个阶段。①激活期：一组多形核破骨细胞聚集、吸附到需要更新的陈旧骨表面。②骨吸收期：破骨细胞开始吸收陈旧骨，并在陈旧骨表面向深层形成平均深度为 $40\sim60~\mu m$ 的骨陷窝，达到清除陈旧骨的目的。③逆转期：陈旧骨被吸收之后，多形核破骨细胞随之消失，单核细胞取而代之。骨陷窝内被富含糖蛋白和酸性磷酸酶成分的黏性物质沉积，7～10天陷窝被填平，但缺乏胶原成分的沉积。④成骨期：成骨细胞内合成的原胶原离开细胞进入细胞外间隙，构成含有三个螺旋结构的 I 型胶原网络，再由磷酸钙以结晶形式沉积于骨胶原网架上，形成矿化的骨基质。基质的初始矿化期为 5～10天，最长达 100 天，表现为骨矿化盐晶体在有机质特定部位聚集，是新鲜的基质矿化阶段。矿化成熟期长短不定，表现为晶体数量进一步增加，晶体体积发生变化，矿化基质进一步成熟。而骨矿晶体的大小、分布及密度都是影响骨基质机械性能的重要因素。单个骨重建单位完成上述 4 个阶段的改建过程后，即进入休止期（静止期）。当新骨发生老化后，再次进入骨的重建周期（Wiercigroch and Folwarczna，2013）。骨更新过程中破骨与成骨无论在细胞学还是组织学水平都被认为是一种偶联形式，一旦破骨与成骨过程的偶联形式发生失衡，即可导致骨量和骨质的变化(Koinuma and Imamura，2005)。

　　骨重建过程的正常进行是保持骨骼几何形态、结构特征和组成成分稳定的重要生理机制。骨的重建过程维持了骨质与骨量的动态平衡，使骨骼的物理、化学性能得以保存和维持。骨的重建具有 4 方面的功能：①使骨量保持相对恒定；②使陈旧骨得到更新；③使骨内的疲劳和微损伤得到修复；④维持骨的形态、结构及组成成分的稳定性。第一项是保存骨量的功能，后三项是骨重建、维持骨质稳定的重要功能。在出生后骨骼生长发育期，对代谢、内分泌及力学刺激均作出反应。骨重建过程包括骨的更新速度和改建形式。骨的重建过程及其结果是骨量与骨质消长的关键。骨重建过程不仅受到遗传、各种激素、细胞及生长因子、内环境及局部微环境等生物学因子的影响(Girasole and Giuliani，1995)，而且在生长、发育和退化过程中不断受到力学因素的影响与调控。骨重建过程和重建的结果直接影响由骨的质与量所决定的骨强度。

2.3　研　究　展　望

　　骨与软骨组织的发生和生长是一个非常复杂的过程，多种因素在时间上和空间上调控了这一复杂的过程，其中包括体循环的激素、自分泌及旁分泌的生长因子、特殊的转录因子介导的信号通路等。在流行病学和动物实验中均发现骨与软骨组织发育不良与成年后骨与关节疾病相关。作者团队研究表明，孕期的多种不良行为如吸烟、饮酒、咖啡摄入和糖皮质激素的使用等都能造成孕期不良环境，而孕期不良环境可以对子代器官产生发育毒性，其中就包括骨与软骨组织发育不良(Luo et al.，2015；Deng et al.，2013；Tan et al.，2012)，具体内容将在下文展开叙述。为深入理解全书内容及学术思想，骨与软骨组织的正常发育过程作为理论基础显得尤为重要；同时了解骨与软骨的发育也为进一步研究孕期不良环境暴露所致骨发育毒性奠定基础。目前，关节软骨的成熟机制尚未明确，仍需要进一步的深入研究、探索。

参 考 文 献

Archer C W, Morrison H, Pitsillides A A, et al. 1994. Cellular aspects of the development of diarthrodial joints and articular cartilage. J Anat, 184 (Pt 3): 447-456

Bi W, Deng M J, Zhang R R, et al. 1999. Sox9 is required for cartilage formation. Nat Genet, 22 (1): 85-89

Bielby R, Jones E, McGonagle D, et al. 2007. The role of mesenchymal stem cells in maintenance and repair of bone. Injury, 38 Suppl 1: S26-S32

Bradley E W, McGee-Lawrence E M, Westendorf J J, et al. 2011. Hdac-mediated control of endochondral and intramembranous ossification. Crit Rev Eukaryot Gene Expr, 21 (2): 101-113

Brandt K D, Dieppe P, Radin L E, et al. 2008. Etiopathogenesis of osteoarthritis. Rheum Dis Clin North Am, 34(3): 531-559

Burdan F, Szumilo J, Korobowicz A, et al. 2009. Morphology and physiology of the epiphyseal growth plate. Folia Histochem Cytobiol, 47(1): 5-16

Byers S, van Rooden J C, Foster B K. 1997. Structural changes in the large proteoglycan, aggrecan, in different zones of the ovine growth plate. Calcif Tissue Int, 60(1): 71-78

Chen P J, Wozniak W. 2012. Early development of the costovertebral joints. Stud Health Technol Inform, 176: 213-216

Clark J M. 1990. The structure of vascular channels in the subchondral plate. J Anat, 171: 105-115

Cooper C, Harvey N, Javaid K, et al. 2008. Growth and bone development. Nestle Nutr Workshop Ser Pediatr Program, 61: 53-68

Deng Y, Cao H, Cu F, et al. 2013. Nicotine-induced retardation of chondrogenesis through down-regulation of IGF-1 signaling pathway to inhibit matrix synthesis of growth plate chondrocytes in fetal rats. Toxicol Appl Pharmacol, 269(1): 25-33

Girasole G, Giuliani N. 1995. The physiopathology of osteoporosis: the role of local factors. Ann Ital Med Int, 10 Supp l: 9S-17S

Goldring M B, Tsuchimochi K, Ijir K. 2006. The control of chondrogenesis. J Cell Biochem, 97(1): 33-44

Gomez-Picos P, Eames B F. 2015. On the evolutionary relationship between chondrocytes and osteoblasts. Front Genet, 6: 297

Hayes A J, MacPherson S, Morrison H, et al. 2001. The development of articular cartilage: evidence for an appositional growth mechanism. AnatEmbryol (Berl), 203(6): 469-479

Hunziker E B, Kapfinger E, Geiss J. 2007. The structural architecture of adult mammalian articular cartilage evolves by a synchronized process of tissue resorption and neoformation during postnatal development. Osteoarthritis Cartilage, 15(4): 403-413

Ikegawa S, Sano M, Koshizuka Y, et al. 2000. Isolation, characterization and mapping of the mouse and human PRG4 (proteoglycan 4) genes. Cytogenet Cell Genet, 90(3-4): 291-297

Jahan E, Matsumoto A, Rafiq M, et al. 2014. Fetal jaw movement affects Ihh signaling in mandibular condylar cartilage development: the possible role of Ihh as mechanotransduction mediator. Arch Oral Biol, 59(10): 1108-1118

Jones E, Yang X. 2011. Mesenchymal stem cells and bone regeneration: current status. Injury, 42(6): 562-568

Koinuma G, Imamura M H. 2005. Bone formation and inflammation. Nihon Rinsho, 63(9): 1523-1528

Kozhemyakina E, Zhang M, Ionescu A, et al. 2015. Identification of a *Prg4*-expressing articular cartilage progenitor cell population in mice. Arthritis Rheumatol, 67(5): 1261-1273

Koziel L, Wuelling M, Schneider S, et al. 2005. Gli3 acts as a repressor downstream of Ihh in regulating two distinct steps of chondrocyte differentiation. Development, 132(23): 5249-5260

Las Heras F, Gahunia H K, Pritzker K P, et al. 2012. Articular cartilage development: a molecular perspective. Orthop Clin North Am, 43(2): 155-171,

Lefebvre V, Smits P. 2005. Transcriptional control of chondrocyte fate and differentiation. Birth Defects Res C Embryo Today, 75(3): 200-212

Luo H, Li H, Cao H, et al. 2015. Prenatal caffeine exposure induces a poor quality of articular cartilage in male adult offspring rats via cholesterol accumulation in cartilage. Sci Rep, 5: 17746

Mackie E J, Tatarczuch L, Mirams M, et al. 2011. The skeleton: a multi-functional complex organ: the growth plate chondrocyte and endochondral ossification. J Endocrinol, 211(2): 109-121

Martinez-Sanchez A, Murphy C L. 2013. miR-1247 functions by targeting cartilage transcription factor SOX9. J Biol Chem, 288(43): 30802-30814

McBratney-Owen B, Iseki S, Bamforth S D, et al. 2008. Development and tissue origins of the mammalian cranial base. Dev Biol, 322(1): 121-132

McGee-Lawrence B, Iseki S, Bamforth S D, et al. 2014. Runx2 is required for early stages of endochondral bone formation but delays final stages of bone repair in Axin2-deficient mice. Bone, 66: 277-286

Ornitz D M. 2000. FGFs, heparan sulfate and FGFRs: complex interactions essential for development. Bioessays, 22(2): 108-112

Oury F, Sumara G, Sumara O, et al. 2011. Endocrine regulation of male fertility by the skeleton. Cell, 144(5): 796-809

Pacifici C J, Prieme M, Rueger J M, et al. 2006. Cellular and molecular mechanisms of synovial joint and articular cartilage formation. Ann N Y Acad Sci, 1068: 74-86

Pacifici M, Koyama E, Shibukawa Y, et al. 2000. Development of articular cartilage: what do we know about it and how may it occur? Connect Tissue Res, 41(3): 175-184

Quarles L D. 2008. Endocrine functions of bone in mineral metabolism regulation. J Clin Invest, 118(12): 3820-3828

Saito M, Marumo K. 2016. Determinants of bone quality and strength independent of bone remodeling. Clin Calcium, 26(1): 29-41

Settembre C, Arteaga-Solis E, McKee M D, et al. 2008. Proteoglycan desulfation determines the efficiency of chondrocyte autophagy and the extent of FGF signaling during endochondral ossification. Genes Dev, 22(19): 2645-2650

Spath S S, Andrade A C, Chau M, et al. 2011. Local regulation of growth plate cartilage. Endocr Dev, 21: 12-22

Tan Y, Liu j, Deng Y, et al. 2012. Caffeine-induced fetal rat over-exposure to maternal glucocorticoid and histone methylation of liver IGF-1 might cause skeletal growth retardation. Toxicol Lett, 214(3): 279-287

Wiercigroch M, Folwarczna J. 2013. Histamine in regulation of bone remodeling processes. Postepy Hig Med Dosw (Online), 67: 887-895

Williams B O. 2016. Genetically engineered mouse models to evaluate the role of Wnt secretion in bone development and homeostasis. Am J Med Genet C Semin Med Genet, 172C(1): 24-26

Yan D, Song Y, Shen B, et al. 2014. Magnetic resonance imaging in the tibial epiphyseal growth plate development of Wistar rat. J OrthopSurg Res, 9: 39

Yoshida T, Vivatbutsiri P, Morriss-Kay G, et al. 2008. Cell lineage in mammalian craniofacial mesenchyme. Mech Dev, 125(9-10): 797-808

Zhu G Y, Fan L H, Zhang G Z, et al. 2008. Staging methods of skeletal growth by X-ray in teenagers. Fa Yi Xue Za Zhi, 24(1): 18-24

（铁 楷，高 晖）

第3章 间充质干细胞与骨、软骨发育

引　言

　　间充质干细胞是一类来源于骨髓及多种组织的基质细胞，可分化为间充质组织，如骨与软骨组织，具有良好的增殖与分化潜能，并可多向分化为不同组织。间充质干细胞对于间充质起源的组织发育同样具有重要的作用，这些组织包括肌肉、骨骼、脂肪和软骨组织。在成年个体中，间充质干细胞对于上述组织具有良好的修复作用（Caplan，2015）。骨的发育主要有膜内成骨和软骨内成骨两种形式，其中软骨内成骨是体内大部分骨骼包括四肢骨、脊椎骨、颅底骨等的发育形式。膜内成骨和软骨内成骨均起源于间充质干细胞的增殖与聚集。软骨内成骨包括软骨发生和生长板发育阶段。在软骨发生阶段，间充质干细胞分化为软骨细胞形成软骨原基。软骨原基是未来骨骼的雏形，软骨原基内的软骨细胞有序分化、增殖和排列形成典型的生长板结构。在膜内成骨发育过程中，聚集的间充质干细胞直接分化为成骨细胞；而在软骨内成骨过程中，间充质干细胞先分化为增殖软骨细胞并形成原始软骨生长板，软骨板中的软骨细胞再形成肥大软骨细胞。肥大软骨细胞停止增殖进入终末分化阶段，同时伴有成骨细胞、破骨细胞和血管侵入，成骨细胞分泌的骨基质最终取代细胞外基质实现骨化。在骺软骨的关节端，软骨细胞随着细胞外基质的形成，最终发育为关节软骨。因此，骨与软骨发育都源于同一种细胞即间充质干细胞，间充质干细胞与骨、软骨组织的发育密切相关。

　　目前关于成人骨与关节疾病发病机制的研究中，发现多种信号通路及细胞因子的病理变化与骨与关节疾病的发生相关，而这些细胞因子、信号通路同样在间充质干细胞向骨、软骨组织发育过程中发挥重要的引导与调控作用。因而，了解间充质干细胞向骨、软骨发育的过程，以及该过程中涉及的信号通路、细胞因子，对于认识骨与关节疾病的发生、发展和治疗具有重要的导向意义。

3.1　间充质干细胞与关节软骨形成

　　关节软骨的形成始于间充质干细胞的增殖分化，之后经过一系列的细胞因子、信号通路的调控，最终完成软骨细胞的分化、软骨组织的生成。了解分化过程及相关调控因素，有利于明确软骨相关疾病，尤其是发育源性软骨疾病的发生机制。

3.1.1　间充质干细胞向软骨细胞分化的过程

胚胎期软骨发育起始于肢芽处间充质干细胞的聚集，随后逐渐形成软骨原基。软骨原基内的软骨细胞有序分化、增殖和排列形成典型的生长板结构，生长板末端的致密层细胞逐渐成为软骨祖细胞，随后分化为软骨细胞。目前体外干细胞成软骨细胞分化研究均模仿体内软骨发育过程。研究发现，体外干细胞软骨定向分化与肢体软骨发育的细胞因子及信号通路相似（Hellingman et al.，2010）。间充质干细胞在体内具有分化产生软骨的能力很早就被证明了，而在体外诱导分化成软骨细胞却是一个受多种因素制约的复杂过程，目前其调控机制仍然不清晰。但大多数人认为，间充质干细胞的软骨表型分化必须具备细胞处于一种前软骨浓缩状态这一基本条件。与胚胎时期的肢芽类似，间充质干细胞在成软骨分化过程中起到的作用随着生长因子及其使用浓度、间充质干细胞的来源和细胞状态等条件的改变而变化。多种细胞因子和信号通路对其具有重要的调节作用。

3.1.2　间充质干细胞向软骨细胞分化过程中的细胞因子调控

在间充质干细胞成软骨特性中研究较多的细胞因子包括转化生长因子-β（transforming growth factor-β，TGF-β）、骨形态发生蛋白（bone morphogenetic protein，BMP）、成纤维细胞生长因子（fibroblast growth factor，FGF）和胰岛素样生长因子（insulin-like growth factor，IGF）等，尽管这些细胞因子对干细胞软骨定向分化有明显的辅助作用，但其内在的机制仍不明确。Y 染色体性别决定结构域转录因子 9（sex-determining region Y gene-box 9，Sox9）是目前被证实的骨髓间充质干细胞（bone marrow stem cell，BMSC）软骨定向分化的关键因子，在软骨细胞分化的启动阶段即发挥重要的作用，只有启动 Sox9 的表达才能促进软骨形成。

3.1.2.1　TGF-β

TGF-β 家族由一类结构与功能相关的多肽类生长因子亚家族组成，其中包括 TGF-β、激活素、BMP 和一些生长分化因子等，其主要功能为调节细胞的增殖与分化，其中 TGF-β 和 BMP 参与调控骨与软骨的生成。在哺乳动物组织中有 3 种形式的 TGF-β 存在，分别是 TGF-β1、TGF-β2 和 TGF-β3。有研究显示，在胚胎软骨形成过程中，TGF-β1 可以诱导原始的间充质干细胞分化形成软骨组织，且具有促进软骨细胞增殖和成熟、增加软骨细胞合成和分泌 II 型胶原（COL2A1）及蛋白多糖的作用。有研究发现，TGF-β1 促进间充质干细胞向骨和软骨方向分化的作用具有剂量依赖性，COL2A1 的表达与 TGF-β1 的剂量呈正相关关系。有研究将 TGF-β 基因转染到干细胞中，发现转染细胞可以表达 TGF-β 产物长达 4 周以上，可促进细胞分泌较多的透明软骨细胞外基质。Barry 等（2015）比较了 3 种 TGF-β

诱导骨髓间充质干细胞软骨分化的效果，其中 TGF-β3 诱导成软骨的作用最强，表现为更加致密的 II 型胶原和糖胺聚糖染色。但 TGF-β3 在促进 II 型胶原和糖胺聚糖基因表达的同时，也促进了软骨细胞肥大标志基因 X 型胶原基因的表达。因此，以 TGF-β 为主的诱导方案也存在早期诱导软骨细胞肥大化的缺点，表现为软骨细胞肥大标志基因如 X 型胶原基因和碱性磷酸酶基因的早期表达，这种早期肥大分化可能与组织工程透明软骨在体内的不稳定有关。Fischer 等 (2010) 通过混合共培养的方法发现人软骨细胞分泌的可溶性因子能抑制 TGF-β 诱导后的骨髓间充质干细胞早期肥大分化，而且甲状旁腺激素相关蛋白是其中重要的因子之一。尽管目前 TGF-β 是间充质干细胞成软骨诱导方法中应用最广泛的添加因子，但对于 TGF-β 的成软骨诱导机制仍需要进一步探寻。

3.1.2.2　BMP

BMP 属于 TGF-β 超家族成员，是一组具有类似结构的高度保守的功能蛋白，它具有促进软骨细胞有丝分裂和基质蛋白的合成、诱导骨髓间充质干细胞转化为软骨细胞或骨细胞的能力，并与其他细胞因子存在一定的协同作用。目前已成功分离出 40 多种 BMP，其中与骨髓间充质干细胞软骨分化相关的包括 BMP-2、BMP-4、BMP-6、BMP-7、BMP-13 和 BMP-14。在体外用含 BMP-2 的无血清培养基成功将骨髓间充质干细胞诱导分化为软骨细胞，Sekiya 等 (2005) 比较了 BMP-2、BMP-4、BMP-6 诱导人骨髓间充质干细胞向软骨分化的能力，发现 BMP-2 的效率比 BMP-4、BMP-6 高。BMP-7 在骨骼发育的不同阶段均具有一定的调节作用，表现为促进碱性磷酸酶和蛋白多糖的表达，也可辅助诱导骨髓间充质干细胞向软骨分化。有研究成功采取联合应用 TGF-β3 和 BMP-2 来分别诱导脂肪干细胞和骨髓间充质干细胞向软骨方向分化。Shen 等 (2009) 也报道 BMP-2 可以促进 TGF-β3 诱导的骨髓间充质干细胞成软骨分化。但是，当 BMP-6、TGF-β3 和地塞米松联合应用时，X 型胶原表达也同时增加，TGF-β3 和地塞米松联合应用时则未见 X 型胶原表达增加，可见更优化的联合诱导方案仍需进一步探索。

3.1.2.3　IGF

IGF 被证实是一种能有效促进软骨细胞外基质蛋白合成的细胞因子，包括 IGF-1 和 IGF-2 两种，通过结合细胞表面的 IGF-1 受体和 IGF-2 受体将调控信号传入细胞内而发挥作用，两者结构相似但生物学效应有所不同。IGF-1 可促进细胞外基质的合成，刺激 II 型胶原和蛋白多糖的产生并抑制其降解，在软骨组织中起主要作用。有研究表明，IGF-1 可诱导肢体胚芽聚集的间充质干细胞向软骨分化，表现为明显的 II 型胶原和蛋白聚糖的聚集，这种诱导作用是通过磷脂酰肌醇 3-激酶/Akt(PI3/Art) 通路来实现的。研究发现，在 IGF-1 和 TGF-β1 联合诱导情况下，骨髓间充质干细胞所形成的组织工程软骨在 Sox9 的表达及 II 型胶原、蛋白聚糖数量方面均达到与生理软骨相似的程度，提示 IGF-1 在成软骨诱导过程中具有重要作用。然而，一般认为单独应用 IGF-1 不能诱导骨髓间充质干细胞向软骨分化，IGF-1 通常与 TGF-β 或者 BMP 联合应用来促进骨髓间充质干细胞向软骨分化。但 Longobardi 等（2006）通过消除 IGF-1 的抑制因素，发现 IGF-1 对骨髓间充质干细胞具有独立的、与 TGF-β1 相似的软骨诱导作用，并且是通过独立于 TGF-β 信号通路发挥作用的。总之，目前对 IGF-1 诱导骨髓间充质干细胞成软骨的机制尚不明确，需要继续研究和验证。

3.1.2.4　FGF

FGF 是一种肝素黏合多肽，FGF 家族包括 22 个结构上相关的蛋白质，在组织细胞内广泛存在，具有促进细胞有丝分裂从而影响细胞增殖与分化的作用。根据其等电点的不同，又可分为酸性成纤维细胞生长因子（aFGF）及碱性成纤维细胞生长因子（bFGF）。bFGF 对骨髓间充质干细胞的软骨分化具有显著的促进作用，研究发现，bFGF 与骨髓间充质干细胞克隆的数目呈正相关关系，FGF-2 与 TGF-β 联合应用具有明显的促进骨髓间充质干细胞增殖和诱导成软骨作用。Yu 等（2011）的研究结果表明，10.0 μg/L 的 bFGF 可明显促进骨髓间充质干细胞的增殖分化。在单层扩增培养中，FGF-2 可以使骨髓间充质干细胞的增殖速度倍增，同时使加速增殖的细胞基因表达上调，并可显著增加骨髓间充质干细胞聚集体向软骨分化时糖胺多糖的含量。因此，FGF-2 具有促进骨髓间充质干细胞快速增殖并良好地保持其成软骨能力的作用。另有研究发现，FGF-18 对于软骨的发育也具有重要的调控作用，可以通过 FGFR-3 促进肢芽间充质干细胞向软骨分化。

3.1.3　间充质干细胞向软骨定向分化过程中的信号通路调控

Sox9 是目前被证实的间充质干细胞软骨定向分化的关键因子，在软骨细胞分化的启动阶段即发挥重要的作用（Sami et al.，2016）。*Sox9* 基因的表达与细胞外基质标志基因 *COL2A1* 的表达一致，*Sox9* 可通过结合 *COL2A1* 基因增强子区的结合位点调控其表达，因此，Sox9 是间充质干细胞向软骨定向分化的决定因子。只有启动 Sox9 的表达才能促进软骨形成。目前关于间充质干细胞软骨定向分化信号通路的研究大多是通过不同的信号转导途径最终作用于 Sox9，使间充质干细胞进一步分化为软骨细胞（图 3-1）。

3.1.3.1　TGF-β、BMP 与 Smad 信号通路

Smad 蛋白家族是介导 TGF-β 家族信号转导作用的重要信号分子，不同的 Smad 介导不同的 TGF-β 家族成员的信号转导。在哺乳动物中共存在 8 种 Smad

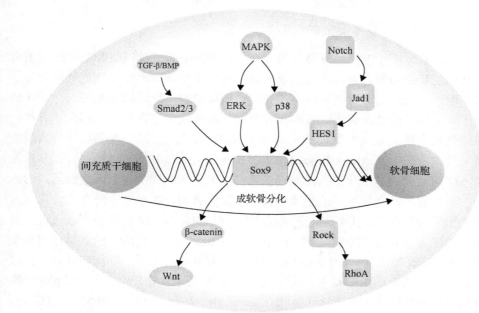

图 3-1　间充质干细胞成软骨分化的细胞因子与信号通路调控

TGF-β/BMP. 转化生长因子-β/骨形态发生蛋白；MAPK. 有丝分裂原活化蛋白激酶；ERK. 细胞外调节蛋白激酶；
HES1. Split 多毛增强子 1；Sox9. Y 染色体性别决定结构域转录因子 9

蛋白家族成员，其中受体激活型 Smad 包括 Smad1、Smad2、Smad3、Smad5、Smad8，在干细胞软骨定向分化中起重要作用。Smad 转导的 BMP 和 TGF-β 信号对软骨细胞的分化、增殖和成熟，以及细胞外基质的合成具有重要的调控作用。在细胞质内 Smad 被 TGF-β 家族信号激活后发生磷酸化改变，进入细胞核内集聚并调控各种靶基因的表达。研究发现，Smad1、Smad5 在关节软骨膜明显表达，Smad2、Smad3 在成熟软骨细胞中表达，Smad4 存在于所有类型的软骨细胞中，Smad6、Smad7 则强烈表达于已成熟的软骨组织中。以上研究表明，不同的 Smad 信号分子能够对 TGF-β 和 BMP 信号介导的软骨形成进行精确调控。Smad1、Smad2、Smad3、Smad5、Smad8 在骨髓间充质干细胞软骨定向分化的起始阶段均具有重要的调控作用，并最终通过形成基于 Sox9 的转录复合体启动软骨分化（Pan et al.，2009）。尽管 Smad2、Smad3 在结构上高度同源，但两者转导的 TGF-β 信号可能通过不完全相同的机制调控软骨形成。研究发现，*Smad3* 基因沉默后可部分阻断 TGF-β 信号，而 *Smad2* 基因沉默后则可完全阻断 TGF-β 信号。此外，当 *Smad3* 基因缺失时，只能部分阻断 TGF-β 信号对软骨细胞分化的调控，而 TGF-β 信号对软骨细胞增殖的调控则完全被阻断。因此，Smad 在转导 TGF-β 家族信号方面起到非常重要的作用，Smad 转导的 TGF-β 及 BMP 信号在干细胞软骨定向分化中存在精密的调控作用。

3.1.3.2　有丝分裂原活化蛋白激酶信号通路

有丝分裂原活化蛋白激酶是一类分布于细胞质中具有丝氨酸和酪氨酸双重磷酸化活性的蛋白激酶。有丝分裂原活化蛋白激酶信号转导通路是细胞外信号分子引起细胞核内反应的通道之一，可通过三级酶促级联反应磷酸化靶蛋白，激活转录因子，调控目的基因表达。TGF-β 介导的干细胞软骨定向分化过程中，有丝分裂原活化蛋白激酶通路也参与了 Sox9 的转录激活。目前，研究最为广泛的为细胞外调节蛋白激酶 1/2（extracellular regulated protein kinase 1/2，ERK1/2）、氨基端激酶和 p38 有丝分裂原活化蛋白激酶三条途径，其可由不同的刺激因素激活，形成不同的转导通路，介导不同的生物学效应。研究表明，氨基端激酶在软骨形成过程中的作用极其微弱，其磷酸化无明显变化，但 ERK 及 p38 在软骨形成过程中具有重要的作用（Krens，2006）。然而，p38 与 ERK 在软骨形成中的具体作用机制仍不明确。有研究表明，p38 与 ERK 在体外培养肢芽间充质干细胞向软骨分化过程中起相反的作用，ERK1/2 抑制软骨分化而 p38 促进软骨分化，且应用 p38 阻断剂可抑制软骨细胞发生肥大化和骨化（Stanton and Beier，2007）。然而，在 TGF-β1 诱导的间充质干细胞向软骨分化的过程中，ERK1/2 起促进作用。造成以上差异的原因可能与细胞种类、培养体系、培养时间的差异有关。Li 等（2010）发现，在 TGF-β/Smad 诱导的干细胞软骨定向分化过程中，p38 与 ERK 调节软骨特异基因表达的作用相反，ERK1/2 出现快速短暂的磷酸化，p38 则表现为缓慢而持续的磷酸化。以上结果提示，p38 与 ERK 通过与 TGF-β/Smad 信号通路相互作用共同调节干细胞的软骨定向分化。

3.1.3.3　Notch 信号通路

Notch 信号通路是一个在进化上高度保守的信号通路，在细胞增殖、分化、凋亡及器官发育中发挥重要的调控作用。研究表明，Notch 信号通路在软骨生成过程中起到重要的调控作用。Oldershaw 等（2008）研究了高密度三维团块培养条件下干细胞软骨分化过程中 Notch 信号通路中所有受体和配体表达的变化，发现 Notch 受体表达水平普遍下调。在 24 h 内，Notch2 受体表达水平大幅下降，但是 Notch3 受体表达水平下降幅度较前者更为明显，随后很快成为所有受体中表达量最高的受体，这可能和 Notch3 在降低人间充质干细胞的增殖能力和抑制其软骨定向分化两方面起重要作用有关。目前，关于 Notch 信号通路在人间充质干细胞软骨定向分化中作用的研究表明，JAG1 是激活 Notch 信号通路的关键配体，而且对于诱导间充质干细胞软骨定向分化也是必需的，尽管如此，但在软骨发生的后期，这条通路必须关闭。因此，Notch 信号通路在人间充质干细胞软骨定向分化中的作用是促进增殖和分化，但到了一个特定时期后又阻止其进一步的肥大分化，这种在时间上受到精确调控的 Notch 信号也许还存在一个更加具体的诱导、调控软骨发生的机制。Grogan 等(2008)发现，Notch 信号通路可通过招募 Split 多毛增强子 1(hairy and enhancer of Split1，HES1)复合物结合于 *COL2A1* 基因的增强子区位点，进而抑制人间充质干细胞的软骨定向分化；但在 TGF-β/Smad 通路作用下，可使 HES1 复合物分离，并形成 Sox9 激活复合物结合于 *COL2A1* 基因的增强子区位点，从而启动其表达，进一步诱导间充质干细胞的软骨定向分化。Haller 等(2012)的研究还发现，在胚胎干细胞软骨分化中，在早期起始阶段 Notch1 通过激活 Sox9 来调节软骨分化。以上研究的对象是成年人间充质干细胞，但在不同年龄阶段、不同物种中，Notch 信号在间充质干细胞软骨定向分化过程中是否发挥着同样的作用还有待进一步证实。

3.1.3.4　Wnt 信号通路

Wnt 信号通路由许多可调控 Wnt 信号分子合成的蛋白质组成，其通过与靶细胞上的受体结合，并进一步与来源于细胞内外的配体结合而发挥生物学效应。研究证实，Wnt 信号通路参与软骨分化的调节。研究表明，Wnt3a、Wnt5a 可通过经典与非经典的 Wnt 信号通路调节间充质干细胞的软骨分化。Tuli 等(2010)研究发现，激活 Wnt/β-catenin 信号通路可阻止人间充质干细胞向脂肪细胞和成骨细胞分化，并促进其向软骨细胞分化。短时间上调 Wnt7a 可促进软骨细胞分化，而持久的 Wnt7a 表达则起抑制作用。Wnt/β-catenin 信号通路可调控 Sox9 的表达。Sox9 是软骨分化过程中的起始转录因子，Sox9 的表达与 Wnt/β-catenin 信号通路促进软骨细胞分化密切相关。如果缺少 Sox9 的参与，Wnt/β-catenin 信号通路就不能在诱导软骨形成过程中对软骨细胞分化产生作用，表明 Wnt/β-catenin 信号通路促进软骨细胞分化的作用依赖于 Sox9 的表达。Topol 等(2009)研究表明，腺病毒介导的 *Sox9* 基因转染软骨细胞后，Wnt/β-catenin 信号通路内关键信号分子 β-catenin 会被复合体磷酸化，导致信号通路关闭，进而影响软骨细胞生长和发育。但亦有研究表明，β-catenin 信号通路激活时可抑制 Sox9 和 BMP-2 的表达，从而阻止其对细胞外基质的促合成作用(Yuasa et al.，2008)。因此，Wnt 信号通路可能通过不同途径并在不同时期参与了软骨生成过程，具有促进作用，同时也存在抑制作用，具体作用机制仍需进一步研究。

3.1.3.5　Rho 相关卷曲螺旋蛋白激酶信号通路

Rho 蛋白属于小分子G蛋白超家族的成员之一，具有 GTP 酶的活性，包括 RhoA、RhoB、RhoC 等 3 种异构体，其中 RhoA 是目前研究最为清楚的 Ras 相关单体 GTP 酶。其可通过下游的效应因子 Rho 相关卷曲螺旋蛋白激酶(ROCK)调节细胞肌动蛋白骨架的重组，从而调节细胞多种行为与功能。研究表明，RhoA/ROCK

信号通路在软骨生成过程中发挥着重要作用。RhoA 及 ROCK 在软骨生成过程中均有表达，但随着培养时间的延长，RhoA 活性逐渐下降。Kumar 和 Lassar（2009）发现，RhoA/ROCK 信号通路可能通过抑制 Sox9 的表达及其转录活性来抑制软骨生成过程，而 Sox9 正是间充质干细胞软骨定向分化的决定性转录因子，但对其具体的分子机制尚不清楚；此外，RhoA/ROCK 信号通路也调控 Sox5 及 Sox6 的表达，Sox5、Sox6 则协同 Sox9 调控软骨生成过程。此外，研究还发现，在单层或微团培养 ATDC5 细胞过程中，抑制 ROCK 活性均可使两种培养方法中细胞 Sox9 的表达增加，但它们的 II 型胶原和蛋白聚糖的表达却呈现相反的结果，表明不同的软骨前体细胞培养方法会影响 Sox9 的表达，进而改变 Sox9 靶基因的表达。然而，Kim 等（2012）的研究发现，在间充质干细胞软骨定向分化过程中抑制 RhoA 的活性可诱导软骨生成，但抑制 ROCK 的活性对软骨生成过程无明显影响，提示 RhoA 还可能通过其他分子途径调节软骨生成过程。总之，RhoA 在软骨生成过程中起着负调控作用，但其发挥生物学效应是否通过 RhoA/ROCK 信号通路和参与调控过程的具体分子机制，尚需进一步研究证实。

3.2　间充质干细胞与骨组织形成

骨组织的形成与软骨组织形成的起始阶段类似，均始于间充质干细胞的增殖分化，之后经过一系列的细胞因子、信号通路的调控，最终完成骨细胞的分化和骨组织的形成。了解成骨细胞分化过程及相关调控因素，有利于明确成骨相关疾病，尤其是发育源性成骨相关疾病的发生机制。

3.2.1　间充质干细胞向成骨细胞分化的过程

骨组织的形成是一个复杂的过程，包括骨的形成、生长、重塑，涉及不同时间、不同空间若干基因的先后表达，以及这些基因间复杂而精确的相互作用。在胚胎发育过程中，间充质干细胞向骨细胞的分化发育经历了如下过程：来源于中胚层的间充质干细胞凝集分化形成骨祖细胞，骨祖细胞趋化、早期分化为未成熟的成骨细胞，后者进一步分化为矿化成熟的成骨细胞，成骨细胞经历细胞凋亡的过程后，最终分为矿化的骨细胞（Wu et al.，2016）。在上述间充质干细胞的分化过程中，TGF-β、BMP、Runx2 等重要细胞转录因子调控成骨细胞的形成，同时 TGF-β/BMP、Wnt、Hedgehog、Notch、有丝分裂原活化蛋白激酶、甲状旁腺激素相关蛋白等经典信号通路亦参与调节，上述细胞因子与信号通路相互作用，形成复杂的信号通路调控网络，共同调控间充质干细胞的成骨分化。间充质干细胞成骨分化的过程与胚胎期骨发育形成的过程类似，受到多种因素的调节，其中信号通路、转录因子是影响间充质干细胞成骨分化最为重要的因素。

3.2.2　间充质干细胞向成骨细胞分化过程中的细胞因子调控

研究发现,Runx2 在间充质干细胞成骨分化过程中起到至关重要的作用(Xu et al., 2015)。Runx2 属于 *Runt* 相关基因家族的转录因子,是成骨分化特异性的转录因子,具有启动间充质干细胞成骨分化、促进成骨相关基因表达、调节成骨细胞形成周期、改善成骨细胞微环境、决定成骨细胞功能等重要作用,并在此过程中同时与多种信号通路及信号分子共同作用。因此,在间充质干细胞成骨分化过程中 Runx2 是核心转录因子,不同细胞因子与信号通路均围绕 Runx2 发挥其调控作用。

3.2.2.1　Wnt 家族

Wnt 家族是一类由 19 种分泌型糖蛋白组成的蛋白家族,在组织发育及稳态维持中具有重要作用。其中 Wnt3a 和 Wnt10b 与 Frizzled 受体结合,招募低密度脂蛋白受体相关蛋白 5/6 共受体激活经典的 Wnt 信号通路。经典的 Wnt 信号通路在发育过程中的作用为大家所熟知,尤其在骨发育过程中必不可少。研究发现,Wnt10b 在骨髓来源的骨祖细胞中表达(Andrade et al., 2007),Wnt10b 过表达的间充质干细胞诱导后可加速成骨分化,增加成骨细胞的密度,而 Wnt10b 缺失的小鼠其松质骨的含量显著降低。另外,非经典 Wnt 信号通路在骨形成过程中同样发挥重要作用。研究表明,人间充质干细胞成骨分化过程中,Wnt5a 起主要作用,Wnt5a 通过自分泌环促进间充质干细胞成骨分化(Briolay et al., 2013)。非经典 Wnt 信号通路中另一个重要的细胞因子是 Wnt4,可修复骨损伤。研究发现,过表达 Wnt4 的间充质干细胞可更好地分化为骨细胞并有效改善骨修复的效果(Chang et al., 2007)。因此,Wnt 蛋白家族中多种亚型均是骨发育与骨形成的重要细胞调控因子。

3.2.2.2　BMP

BMP 属于转化生长因子超家族,是最早发现具有成骨诱导作用的细胞因子之一,至今已发现 40 余种亚型。BMP 是诱导间充质干细胞向成骨方向分化的基本信号分子,其中诱导成骨作用较强的是 BMP-2、BMP-4、BMP-7。BMP 主要通过激活 Smad 通路和有丝分裂原活化蛋白激酶通路来发挥其生物学效应。BMP 在诱导间充质干细胞成骨分化的同时,可以抑制间充质干细胞向其他方向(如成脂方向)分化,从而有利于骨的生长和再生。将人 *BMP-2* 基因转染进入间充质干细胞,其可以在间充质干细胞大量表达,显著提高了间充质干细胞的成骨分化能力(Wang et al., 2014)。BMP-2、BMP-4 是间充质干细胞成骨分化信号转导的关键环节。同时,BMP 对于 Runx2 的表达具有重要的调控作用,BMP-2 可上调 Runx2 的表达和活性,从而促进间充质干细胞成骨分化。此外,BMP 之间存在协同作用机制。研究表明,BMP-4 和 BMP-7 联合应用促进间充质干细胞成骨分化的作用明显强于单独应用 BMP-4 或 BMP-7(Yuan et al.,2013)。

3.2.2.3　锌指结构转录因子

锌指结构转录因子是属于 SP 转录因子家族中一种锌指结构的转录因子,被认为是成骨分化中仅次于 Runx2 的核心转录因子,在成骨细胞中特异性表达,对于骨组织形成具有重要作用。在间充质干细胞成骨分化过程中,锌指结构转录因子位于 Runx2 下游,Runx2 结合于其启动子区进而促进其表达。研究发现,基因敲除小鼠在出生前后存在显著的骨形成障碍,且成骨表型基因的表达明显缺失;小鼠骨髓间充质干细胞过表达锌指结构转录因子可使新骨形成量增加 5 倍,过表达锌指结构转录因子的人脐带间充质干细胞成骨分化后,成骨表型基因的表达显著上升(Wang et al.,2013)。因此,虽然锌指结构转录因子位于 Runx2 的下游,但其在间充质干细胞的成骨分化过程和骨组织的发育与形成中同样发挥着不可替代的作用。

3.2.2.4　Smad

Smad 是 TGF-β 家族的下游信号分子,由 BMP 或 TGF-β 激活并发挥相应的分子效应。研究发现,在间充质干细胞成骨分化过程中,Runx2 可与 Smad2 和 Smad5 相互作用从而调节成骨表型基因的表达,且这种相互作用在骨组织的发育过程中更为显著(Javed et al.,2009)。在成骨分化时单独的 Runx2 并不能启动这一过程,需协同 Smad2 来启动成骨分化(Javed et al.,2008)。此外,在 BMP 诱导间充质干细胞成骨分化过程中,1 型多发内分泌瘤基因产物是除 Runx2 之外的必要转录因子,menin 与 Smad1/5 相互作用在多种间充质干细胞的成骨分化中发挥作用,menin 敲除会导致间充质干细胞成骨分化失败。综上,虽然 Smad 因子并不是重要的转录因子,但在间充质干细胞成骨分化过程中的协同作用不可替代,是重要的间充质干细胞成骨分化细胞调控因子。

3.2.3　间充质干细胞向成骨细胞分化过程中的信号通路调控

Runx2 是间充质干细胞成骨分化过程中最为重要的转录因子,是间充质干细胞成骨分化早期的标志。在分化过程中,Runx2 受到多个信号通路的调节,同时也是这些信号通路相互作用的结合点(图 3-2)。

3.2.3.1　BMP 信号通路

在间充质干细胞成骨分化时,BMP 通过自分泌与旁分泌方式游离于细胞外,

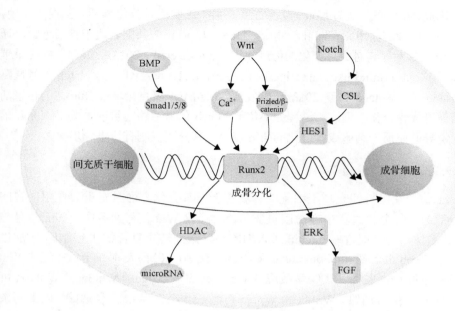

图 3-2　间充质干细胞成骨分化的细胞因子与信号通路调控

BMP. 骨形态发生蛋白；HES1. Split 多毛增强子 1；Runx2. Runt 相关转录因子 2；HDAC. 组蛋白脱乙酰酶；
microRNA. 微 RNA；ERK. 细胞外调节蛋白激酶；FGF. 成纤维细胞生长因子

与间充质干细胞受体结合激活下游细胞因子 Smad1、Smad5、Smad8、有丝分裂原
活化蛋白激酶及氨基端激酶，进一步激活经典 BMP 信号通路形成 Smad 复合物，
Smad 复合物与 Runx2 结合诱导启动成骨表型基因表达。研究发现，敲除间充质
干细胞中 Runx2 可阻止其与 Smad 复合物的相互作用，从而抑制间充质干细胞的
成骨分化(Javed et al.，2008)。此外，Smad 复合物可通过激活 Runx2 上游信号分
子间接促进其表达。另有研究发现，非经典 BMP 信号通路 TKA1/有丝分裂原活
化蛋白激酶通路可促进Runx2磷酸化并结合于共激活因子CAMP应答元件结合蛋
白诱导间充质干细胞的成骨分化。因此，有丝分裂原活化蛋白激酶通路与 Smad
信号通路共同作用交汇于Runx2在间充质干细胞成骨分化过程中发挥作用。

3.2.3.2　Notch 信号通路

Notch 信号通路包括 Notch 配体和受体、CSL 蛋白及 Notch 效应因子。Notch 信
号通路是一条保守信号转导通路，参与多种细胞生物过程。Notch 配体与受体结合
后激活信号通路，与 CSL 蛋白结合形成转录复合物激活 *HES*、*HEY* 基因发挥其生物
学效应。目前认为，Notch 信号通路可激活或抑制间充质干细胞的成骨分化。
Grogan(2008)研究发现，过表达 Notch1 可激活 Notch 信号通路诱导成骨分化。但有
研究表明,敲除 Notch 信号可促进松质骨的形成进而加速骨质疏松发生(Hilton et al.，

2008)。因此，部分研究认为 Notch 信号在间充质干细胞成骨分化早期起到促进作用，在后期则发挥抑制作用。在哺乳动物中，HES1 与 Runx2 共同表达于骨细胞中，通过调节 Runx2 发挥其对成骨分化的促进作用(Larabee et al.，2013)。策划者样转录辅激活因子 1(mastermind like transcriptional coactivator1，MAML1)是 Notch 信号通路的共激活因子，Watanabe 等(2013)研究发现，MAML1 可直接增强 Runx2 的转录活性从而促进成骨分化，但这一过程并不依赖 Notch 信号通路。目前，关于 Notch 信号通路诱导间充质干细胞成骨分化的研究较少，其分子机制有待进一步探索。

3.2.3.3　Wnt 信号通路

Wnt 信号在维持间充质干细胞的自我更新及其分化方面具有重要作用，在间充质干细胞成骨分化过程中亦扮演重要角色。经典 Wnt 信号通路中，Wnt 信号与 Frizzled 受体结合，促进 β-catenin 进入细胞核，激活转录复合物 T 细胞因子/淋巴增强因子(Tcell factor/lymphoid enhancer factor TCF/LEF)而发挥作用。非经典 Wnt 信号通路通过 Ca^{2+} 发挥其生物学效应(Fakhry et al.，2013)。Wnt3a 和 Wnt10a 可激活经典 Wnt 信号通路，Wnt4a 和 Wnt5a 可激活非经典 Wnt 信号通路，以上两条信号通路均可促进成骨分化与骨形成。Runx2 启动子区存在 TCF 调节元件的结合位点，在成骨分化过程中，Wnt 信号通路可促进 Runx2 表达，从而增加 TCF 与 Runx2 启动子区结合发挥其促进成骨分化的作用(Kook et al.，2015)。另有研究发现，骨细胞中经典 Wnt 信号通路可降低 Runx2 的表达进而抑制成骨分化(Nemoto et al.，2016)。因此，Wnt 信号通路对 Runx2 的不同生物学效应可能是由不同的细胞类型及不同的分化阶段所致。

3.2.3.4　miRNA

miRNA 是一种保守的非编码 RNA，可与 mRNA 的 3'端非编码区结合抑制 mRNA 的活性，发挥转录后调控作用。近年来，研究表明，miRNA 参与调控间充质干细胞的成骨分化，并起到抑制或促进成骨分化的作用(Kang and Hata，2015)。有研究发现，miR204 与 miR211 可通过抑制 Runx2 的转录活性而抑制干细胞的成骨分化(Huang et al.，2010)。miR205 可抑制 Runx2 的活性，最终抑制成骨细胞形成(Hu et al.，2015)。另有研究发现，miR-23a 敲除小鼠骨质无明显变化，提示其对成骨分化的作用有限(Park et al.，2015)。Huang 等(2012)发现 miR-22 可通过作用于 HDAC6 抑制其对 Runx2 的作用而促进成骨分化。因此，miRNA 可通过对 Runx2 的转录后调控来改变间充质干细胞的成骨分化能力。

3.2.3.5　其他信号通路

FGF-2 是成骨分化过程中重要的调控因子，可通过细胞外调节蛋白激酶和抑制蛋白激酶 C 信号通路激活 Runx2 并促进其表达。此外，FGF-2 还可增强 Runx2 的转录活性。研究发现，FGF-2 敲除的小鼠 Runx2 表达下降，FGF-2 与 BMP 通过 Runx2 共同作用增强间充质干细胞的成骨分化能力（Naganawa et al., 2008）。肿瘤坏死因子-α（tumor necrosis factor-α，TNF-α）可与 BMP 协同作用，发挥其对间充质干细胞成骨分化的诱导作用。与 BMP 信号通路作用相反，TNF-α 通过与有丝分裂原活化蛋白激酶信号通路中的 p38、细胞外调节蛋白激酶 1/2 和氨基端激酶结合，发挥其对 BMP 通路的拮抗作用。研究表明，TNF-α 通过激活有丝分裂原活化蛋白激酶通路下调 BMP-2 诱导的 Runx2 表达，进而抑制间充质干细胞的成骨分化（Huang et al., 2014）。

3.3　研 究 展 望

　　间充质干细胞骨、软骨分化是一个复杂的多时间、多空间生理过程，同时受到多种细胞因子、信号通路的调控。目前的研究多围绕单个细胞因子或信号通路进行，阐述其在间充质干细胞向骨、软骨分化中的作用，但这些信号通路与细胞因子的交互作用网络仍不明确，尚需要进一步深入探索。在骨与关节疾病的发生过程中，相关的细胞因子与信号通路亦发生相应的变化，使其调控作用发生改变，导致疾病的发生、发展。然而，在间充质干细胞成骨、成软骨过程中，尤其是孕期宫内环境受到诸如尼古丁、咖啡因、乙醇等不良外源性因素影响的病理条件下，上述细胞因子与信号通路发生怎样的变化，如何通过相互作用影响骨与软骨发育，进而导致成年慢性骨与关节疾病的发生，仍有待进一步研究。准确理解这些细胞因子与信号通路在生理及病理环境下的作用，对于骨与关节疾病发生与防治具有重要意义，也是未来研究的重要方向。

参 考 文 献

Andrade A C, Nilsson O, Barnes K M, et al. 2007. Wnt gene expression in the post-natal growth plate: regulation with chondrocyte differentiation. Bone, 40: 1361-1369

Barry R J, Alsalem J A, Faassen J, et al. 2015. Association analysis of TGFBR3 gene with Behcet's disease and idiopathic intermediate uveitis in a Caucasian population. Br J Ophthaimol, 99 (5): 696-699

Bian L, Zhai D Y, Tous E, et al. 2011. Enhanced MSC chondrogenesis following delivery of TGF-β3 from alginate microspheres within hyaluronic acid hydrogels in vitro and in vivo. Biomaterials, 32: 6425-6434

Briolay A, Lencel P, Bessueille L, et al. 2013. Autocrine stimulation of osteoblast activity by Wnt5a in response to TNF-α in human mesenchymal stem cells. Biochem Biophys Res Commun, 430: 1072-1077

Caplan A I. 2015. Adult mesenchymal stem cells: when, where, and how. Stem Cells Int, 2015: 628767

Chang J, Sonoyama W, Wang Z, et al. 2007. Noncanonical Wnt-4 signaling enhances bone regeneration of mesenchymal stem cells in craniofacial defects through activation of p38 MAPK. J Biol Chem, 282: 30938-30948

Fakhry M, Hamade E, Badran B, et al. 2013. Molecular mechanisms of mesenchymal stem cell differentiation towards osteoblasts. World J Stem Cells, 5(4): 136-148

Fischer J, Dickhut A, Rickert M, et al. 2010. Human articular chondrocytes secrete parathyroid hormone-related protein and inhibit hypertrophy of mesenchymal stem cells in coculture during chondrogenesis. Arthritis Rheum, 62(9): 2696-2706

Grogan S P, Olee T, Hiraoka K, et al. 2008. Repression of chondrogenesis through binding of notch signaling proteins HES-1 and HEY-1 to N-box domains in the COL2A1 enhancer site. Arthritis Rheum, 58(9): 2754-2763

Haller R, Schwanbeck R, Martini S, et al. 2012. Notch1 signaling regulates chondrogeniclineage determination through Sox9 activation. Cell Death Differ, 19(3): 461-469

Hellingman C A, Koevoet W, Kops N, et al. 2010. Fibroblast growth factor receptors in *in vitro* and *in vivo* chondrogenesis: relating tissue engineering using adult mesenchymal stem cells to embryonic development. Tissue Eng Part A, 16(2): 545-556

Hill C R, Yuasa M, Schoenecker J, et al. 2014. Jagged1 is essential for osteoblast development during maxillary ossification. Bone, 62: 10-21

Hilton M J, Tu X, Wu X, et al. 2008. Notch signaling maintains bone marrow mesenchymal progenitors by suppressing osteoblast differentiation. Nat Med, 14: 306-314

Hu N, Feng C, Jiang Y, et al. 2015. Regulative effect of mir-205 on osteogenic differentiation of bone mesenchymal stem cells (BMSCs): possible role of SATB2/Runx2 and ERK/MAPK pathway. Int J Mol Sci, 16: 10491-10506

Huang J, Zhao L, Xing L, et al. 2010. MicroRNA-204 regulates Runx2 protein expression and mesenchymal progenitor cell differentiation. Stem Cells, 28: 357-364

Huang R L, Yuan Y, Tu J, et al. 2014. Opposing TNF-alpha/IL-1 beta- and BMP-2-activated MAPK signaling pathways converge on Runx2 to regulate BMP-2-induced osteoblastic differentiation. Cell Death Dis, 5: e1187

Huang S, Wang S, Bian C, et al. 2012. Upregulation of miR-22 promotes osteogenic differentiation and inhibits adipogenic differentiation of human adipose tissue-derived mesenchymal stem cells by repressing HDAC6 protein expression. Stem Cells Dev, 21: 2531-2540

Javed A, Afzal F, Bae J S, et al. 2009. Specific residues of Runx2 are obligatory for formation of BMP2-induced Runx2-Smad complex to promote osteoblast differentiation. Cells Tissues Organs, 189: 133-137

Javed A, Bae J S, Afzal F, et al. 2008. Structural coupling of Smad and Runx2 for execution of the BMP2 osteogenic signal. J Biol Chem, 283: 8412-8422

Kang H, Hata A. 2015. The role of microRNAs in cell fate determination of mesenchymal stem cells: balancing adipogenesis and osteogenesis. BMB Rep, 48: 319-323

Kim M J, Kim S, Kim Y, et al. 2012. Inhibition of RhoA but not ROCK induces chondrogenesis of click limb mesenchymal cells. Biochem Biophys Res Commun, 418(3): 500-505

Kook S H, Heo J S, Lee J C. 2015. Crucial roles of canonical Runx2-dependent pathway on Wnt1-induced osteoblastic differentiation of human periodontal ligament fibroblasts. Mol Cell Biochem, 402: 213-223

Krens S F, Spaink H P, Snaar-Jagalska B E. 2006. Functions of the MAPK family in vertebrate-development. FEBS Lett, 580(21): 4984-4990

Kumar D, Lassar A B. 2009. The transcriptional activity of Sox9 in chondrocytes is regulated by RhoA signaling and actin polymerization. Mol Cell Biol, 29(15): 4262-4273

Larabee J L, Shakir S M, Barua S, et al. 2013. Increased cAMP in monocytes augments Notch signaling mechanisms by elevating RBPJ and transducin-like enhancer of Split (TLE). J Biol Chem, 288: 21526-21536

Li J, Zhao Z, Liu J, et al. 2010. MEK/ERK and p38 MAPK regulate chondrogenesis of rat bone marrow mesenchymal stem cells through delicate interaction with TGF-beta1/Smads pathway. Cell Prolif, 43 (4): 333-343

Longobardi L, O'RearL, Aaktlla S. 2006. Effect of IGF-1 in the chondrogenesis of bone marrow mesenchymal stem cells in the presence or absence of TGF-beta signaling. J Bone Miner Res, 21 (4): 626-636

Naganawa T, Xiao L, Coffin J D, et al. 2008. Reduced expression and function of bone morphogenetic protein-2 in bones of Fgf 2 null mice. J Cell Biochem, 103: 1975-1988

Nemoto E, Sakisaka Y, Tsuchiya M, et al. 2016. Wnt3a signaling induces murine dental follicle cells to differentiate into cement oblastic/osteoblastic cells via an osterix-dependent pathway. J Periodontal Res, 51 (2): 164-174

Oldershaw R A, Tew S R, Russell A M, et al. 2008. Notch signaling through Jagged-1 is necessary to initiate chondrogenesis in human bone marrow stromal cells but must be switched off to complete chondrogenesis. Stem Cells, 26 (3): 666-674

Pan Q, Wu Y, Lin T, et al. 2009. Bone morphogenetic protein-2 induces chromatin remodeling and modification at the proximal promoter of Sox9 gene. Biochem Biophys Res Commun, 379 (2): 356-361

Park J, Wada S, Ushida T, et al. 2015. The microRNA-23a has limited roles in bone formation and homeostasis *in vivo*. Physiol Res, 64: 711-719

Sami G, Almalki, Devendra K, et al. 2016. Key transcription factors in the differentiation of mesenchymal stem cells. Differentiation, 92 (1-2): 41-51

Sekiya I, Larson B L, Vuoriso J T, et al. 2005. Comparison of effect of BMP-2,-4,-6 on *in vitro* cartilage formation of human adult stem cells from bone marrow stroma. Cell Tissue Res, 320 (2): 269-276

Shen B, Wei A, Tao H, et al. 2009. BMP-2 enhances TGF-beta3-mediated chondrogenic differentiation of human bone marrow multipotent mesenchymal stromal cells in alginate bead culture. Tissue Eng Part A, 15 (6): 1311-1320

Stanton L A, Beier F. 2007. Inhibition of p38 MAPK signaling in chondrocyte cultures results in enhanced osteogenic differentiation of perichondral cells. Exp Cell Res, 313 (1): 146-155

Topol L, Chen W, Song H, et al. 2009. Sox9 inhibits Wntsignaling by promoting beta-catenin phosphorylation in the nucleus. J Biol Chem, 284 (5): 3323-3333

Tuli R, Tuli S, Nandi S, et al. 2003. Transforming growth factor-beta-mediated Chondrogenesis of Human Mesenchymal Progenitor Cells Involves N-cadherin and Mitogen-activated Protein Kinase and Wnt Signaling Cross-talk. Journal of Biological Chemistry, 278 (42): 41227-41236

Wang B, Huang S, Pan L, et al. 2013. Enhancement of bone formation by genetically engineered human umbilical cord-derived mesenchymal stem cells expressing osterix. Oral Surg Oral Med Oral Pathol Oral Radiol, 116 (4): e221-e229

Wang G X, Hu L, Hu H X, et al. 2014. *In vivo* osteogenic activity of bone marrow stromal stem cells transfected with Ad-GFP-hBMP-2. Genet Mol Res, 13: 4456-4465

Watanabe T, Oyama T, Asada M, et al. 2013. MAML1 enhances the transcriptional activity of Runx2 and plays a role in bone development. PLoS Genet, 9: e1003132

Wu M, Chen G, Li Y P. 2016. TGF-β and BMP signaling in osteoblast, skeletal development, and bone formation, homeostasis and disease. Bone Res, 4: 16009

Xu J, Li Z, Hou Y, et al. 2015. Potential mechanisms underlying the Runx2 induced osteogenesis of bone marrow mesenchymal stem cells. Am J Transl Res, 7 (12): 2527-2535

Yu M, Yu F, Fu S L. 2011. Differentiation of rabbit mesenchymal stem cells into chondrocytes *in vitro*. Journal of Clinical Rehabilitative Tissue Engineering Research, 15 (27): 4951-4954

Yuan S, Pan Q, Fu C J, et al. 2013. Effect of growth factors（BMP-4/7 &bFGF）on proliferation & osteogenic differentiation of bone marrow stromal cells. Indian J Med Res, 138: 104-110

Yuasa T, Otani T, Koike T, et al. 2008. Wnt/beta-catenin signaling stimulates matrix catabolic genes and activity in articular chondrocytes: its possible role in joint degeneration. Lab Invest, 88（3）: 264-274

（铁　楷，裴　赟）

第二部分　胎源性骨关节炎

第4章 成年骨关节炎及其发病机制与防治

引　言

骨关节炎是中老年人最常见的慢性骨与关节疾病，病理上表现为软骨细胞和细胞外基质的退行性改变，最终导致关节结构破坏和功能障碍，严重影响患者的生活质量。流行病学调查显示，我国骨关节炎患病率约为10%，随年龄增长其患病率递增，60岁以上人群骨关节炎患病率已高达50%，每年有近50万人因该病行关节置换手术，给社会医疗保健带来沉重的负担。随着目前及未来几十年世界经济发展和社会老龄化，骨关节炎对人类的影响日益严重。多种疾病危险因素都可导致骨关节炎的进展。最近几年，人们对骨关节炎的病因有了新的认识，扩展了目前在骨关节炎生物标志物和治疗方面的研究。因此，研究骨关节炎的流行病学，解析骨关节炎的病因成为学者面临的重要课题之一，可能为改善骨关节炎的发生、发展及寻找新的治疗方法提供重要依据。以下内容就骨关节炎流行病学、组织病变及病因的研究进展进行论述。

4.1　成年骨关节炎的流行病学研究

骨关节炎是引起中老年人关节疼痛的最常见原因，严重影响患者的生活质量。骨关节炎的流行病学研究十分复杂，分类不同、研究的关节部位不同均可导致研究结果不一致。

4.1.1　成年骨关节炎的流行病学分类

骨关节炎的流行病学分类通常分为影像学骨关节炎、症状性骨关节炎和临床骨关节炎。影像学骨关节炎一般应用 Kellgren & Lawrence (K-L) 积分法对关节的 X 线片进行分级。根据骨赘、关节间隙狭窄、骨的硬化和囊性变的严重程度，由轻至重依次分为 0~4 级，K-L 分级≥2 级则定义为影像学骨关节炎。症状性骨关节炎是指在影像学骨关节炎的基础上同时存在骨关节炎的症状，包括关节疼痛、僵硬和活动受限。临床骨关节炎是根据患者的主观症状、体格检查及美国风湿病学会分类标准诊断的骨关节炎 (Palazzo et al., 2016)。按受累关节的部位分为膝骨关节炎、手骨关节炎、髋骨关节炎、踝骨关节炎和颞颌骨关节炎等，其中患病率最高的为膝骨关节炎，其次为手骨关节炎，髋骨关节炎发病率较低。

4.1.2　成年骨关节炎的流行病学调查

不同关节部位的骨关节炎患病率不同，最常见的为膝骨关节炎。美国第三次全国健康和营养调查数据显示，症状性膝骨关节炎的患病率为 12.1%，欧洲的结果与之相似(Litwic et al.，2013)。加拿大区域性流行病学报告的膝骨关节炎患病率为 10.5%(Plotnikoff et al.，2015)。根据最新的流行病学调查数据，中国目前症状性膝骨关节炎的患病率为 8.1%，意味着我国目前大约有 1.1 亿膝骨关节炎患者(Tang et al.，2016)。膝骨关节炎的患病率随年龄增长而逐渐升高，50 岁以下患者的患病率为 5.2%，60 岁以上已达 11%，女性的患病率要明显高于男性，而且发病呈年轻化趋势。另外，由于不同地区的社会经济情况、居住环境、生活方式、医疗条件存在较大差别，不同区域的患病率也有差别。中国西北部及西南部的患病率较高，分别为 10.8%、13.7%，其次为中南部 7.8%、东北部 7.0%、东部 5.5%、北部 5.4%。农村地区的患病率是城市的 2 倍(Tang et al.，2016)。

徐苓等(2003)比较了 60 岁以上的我国北京老年男女居民与相应年龄段美国白人膝骨关节炎患病率。北京老年妇女膝关节影像学骨关节炎的患病率高达 46.6%，其中约 1/3 符合临床骨关节炎的标准，临床骨关节炎的患病率为 15.4%，高于同年龄的美国妇女(Riddle and Stratford，2013)。我国北京与美国妇女年龄标化的患病率比，膝关节影像学骨关节炎为 1.45，临床骨关节炎为 1.43，比美国妇女高 40%～50%。我国北京男性影像学骨关节炎和临床骨关节炎的患病率分别为 27.6%和 7.1%，与美国男性近似，其年龄标化的患病率比分别为 0.90 和 1.02。该研究系统地对北京城区老年人多个部位骨关节炎的患病率进行了规范的流行病学调查，发现我国北京人骨关节炎患病率较高，尤其是女性人群的膝骨关节炎的患病率明显高于美国人；有症状的膝骨关节炎的患者在北京 60 岁以上老年男女中分别占 7%和 15%。据近期统计，我国 60 岁以上的老龄人口已达 1.3 亿人，意味着我国有上千万老年人正在受此病折磨。

女性膝骨关节炎的患病率高于男性。我国北京 3 个地区 60 岁以上 2180 名居民骨关节炎调查显示，女性影像学膝骨关节炎的患病率为 42.8%，男性为 21.5%；内蒙古武川地区 8 个乡村 50 岁以上 1030 名居民骨关节炎调查显示，女性影像学膝骨关节炎的患病率为 20%，男性为 10%。韩国城南市 65 岁以上 696 名居民及第五次韩国健康与营养调查 50 岁以上 9512 名居民中，女性影像学膝骨关节炎的患病率分别为 53.8%和 43.8%，男性分别为 17.1%和 21.1%(Lee and Kim，2017；Cho et al.，2015)。内蒙古武川县 8 个乡村 50 岁以上 1030 名、黑龙江省哈尔滨市香坊区和大庆市肇州县 40～84 岁 1196 名及山西省阳城县和偏关县 16～90 岁 7126 名居民中，女性症状性膝骨关节炎的患病率为 14.1%～19.9%，也高于男性的 7.0%～12.4%。

4.2　成年骨关节炎的实验室研究

滑膜关节连接包括三类不同但又紧密联系的组织：软骨、软骨下骨和滑膜，三者在骨关节炎的发病机制中都起着重要作用。这三部分的组织损伤表现为软骨破坏，骨赘形成，软骨下骨硬化，骨髓损伤及形态学水平和生化水平上的滑膜病变，滑膜病变往往导致偶发性滑膜炎。这些部分生化分子和细胞因子水平的事件促进关节炎性病变，关节炎也逐渐发展为骨关节炎。这些分子水平事件将高度提示未来骨关节炎治疗的发展方向。

4.2.1　成年骨关节炎的软骨病变

正常关节软骨呈浅蓝白色，半透明，光滑而有光泽，具有耐磨、传导关节负荷、吸收振荡和润滑关节等功能。其基本组成成分是细胞外基质和软骨细胞。细胞外基质由蛋白多糖和胶原组成，其中胶原占 50%，多为 Ⅱ 型胶原纤维，排列规则，即由软骨下骨板斜向上延伸，达软骨表面。不同方向的纤维共同组成无数个"网状拱形结构"，软骨细胞位于其间顺胶原纤维方向排列，达软骨表面的胶原纤维平行于关节软骨呈切线方向走行，形成一切线纤维膜；蛋白多糖占 30%；软骨细胞则与基质的合成、分解有关，是软骨中的活性成分。细胞外基质的拱形结构决定了软骨的生物力学特性，即是一种含孔率很高的黏弹性物质，有很好的应力适应性。

细胞因子级联反应和炎症因子的产生所引起的细胞内外基质合成和降解失衡是骨关节炎发病机制中的关键事件。骨关节炎时软骨细胞和滑膜细胞中 IL-1β、TNF-α、基质金属蛋白酶，以及其他炎症介质如前列腺素 E2 和一氧化氮等炎性因子的生成增加(Pelletier et al.，2001)。总体而言，炎性因子通过抑制胶原蛋白和蛋白多糖合成而促进软骨退化，激活基质金属蛋白酶，并增加软骨对其他氧化损伤的易感性。

活性氧簇(reactive oxygen species，ROS)直接促进软骨细胞凋亡、细胞分解代谢和基质降解。骨关节炎软骨细胞两个重要的特征性致病性活动——过早衰老和细胞凋亡就是由一氧化氮和其他氧化损伤引起的(Afonso et al.，2007)，提示，骨关节炎是一种关节过早老化的疾病。端粒缩短是衰老的特征性表现，衰老使 β 型半乳糖苷酶表达水平升高，造成线粒体功能障碍致 ATP 产生减少。这些组织学病理改变已在骨关节炎软骨细胞中被证实。研究表明，骨关节炎软骨细胞端粒缩短、线粒体数量减少和功能障碍是氧化应激的结果。其他研究也表明，一氧化氮作为软骨细胞凋亡的中介，其水平的升高是进展性骨关节炎的共同表现。软骨细胞的过早衰老和加速凋亡证实，骨关节炎是一种与年龄、物理、化学等因素，特别是活性氧相关联的疾病(Filaire and Toumi，2012)。

4.2.2　成年骨关节炎的软骨下骨病变

软骨下骨主要是指关节软骨下的皮质骨及其下方部分松质骨。松质骨由骨小梁和小梁间隙构成，富含血管和神经，除向松质骨中骨细胞及成骨细胞提供营养外，还向不能得到关节液滋养的深层软骨提供营养。软骨下骨与软骨相比弹性较低，但仍有一定的弹性，且软骨下骨体积远超软骨，因此在关节受力过程中起到一定的缓冲和衬垫作用。软骨覆盖于软骨下骨上才形成了关节软骨特异的外在形状，使得相邻关节面间彼此嵌合且易滑动；软骨下骨维持了关节表面的特异形状，是关节运动的结构基础。

骨关节炎患者软骨下骨明显出现骨质硬化现象，具体表现为软骨下骨呈梯度性的且不均匀的硬度增加，软骨下骨重塑、骨转换增加，骨质增生甚至产生骨赘。骨关节炎软骨下骨骨质硬化的同时骨内成骨细胞也发生功能性改变。骨关节炎骨内成骨细胞对甲状旁腺激素和前列腺素的敏感性降低，合成环磷酸腺苷的能力下降。IGF 及其结合蛋白系统的激活也能促进软骨下骨成骨细胞的过度增殖，进而导致软骨下骨的增厚和硬化（Lajeunesse，2004）。过度的负重导致软骨下骨产生反复的微小损伤，微小损伤启动骨重塑过程，反复地骨重塑影响软骨下骨的硬度和结构，导致软骨潮线的扩展和硬度的增加。值得注意的是，骨关节炎进程中，破骨细胞活动的增加形成了由软骨下骨向关节软骨延伸的通道，并最终通过潮线进入正常情况下无血管组织的非钙化软骨区。这些通道的形成与软骨下骨纤维血管组织代替骨髓组织并占据骨髓腔密不可分（Walsh et al.，2010）。血管组织随之沿着这些通道由软骨下骨向非钙化软骨区生长，同时还伴随交感及感觉神经的大量长入（Suri et al.，2007）。

4.2.3　成年骨关节炎的滑膜病变

滑膜为疏松结缔组织，其内富含血管神经，可产生滑液。滑膜内衬 2～4 层扁平或立方上皮样细胞，称为滑膜细胞，正常情况下滑膜内衬于关节囊、腱鞘和滑囊。滑膜细胞与其深层的纤维细胞并无基底膜相隔，直接与纤维结缔组织或脂肪组织相连接，故关节炎症易蔓延到周围组织。滑膜细胞来源于间充质干细胞，在组织切片中，滑膜细胞的形态与成纤维细胞相同，但其细胞具有多形性，如燕麦形、卵圆形、多角形或梭形。组织培养证明，滑膜细胞有双向分化能力并有形成"膜"的倾向。电镜下，滑膜细胞由两型细胞组成：一种似巨噬细胞，称为 M 细胞，细胞质内含大量溶酶体和吞噬空泡，吞噬进入关节的内源性或外来异物；另一种似成纤维细胞，称为 F 细胞，细胞质内含丰富的粗面内质网、核糖体，能分泌透明质酸和一些黏蛋白，组成滑液。这两型细胞可能是处于不同功能状态的同一种细胞。滑膜细胞还能转运液体和电解质出入关节腔，在炎症时两型细胞都可增生。正常滑膜平滑或有微小皱褶，在关节边缘处可有小绒毛突起，其内不含血管；炎症时可形成富含血管的粗大绒毛，肉眼可见。

现在已普遍接受，骨关节炎不仅是软骨疾病，更是关节的整体性退变，疾病的进展是不可逆性改变。将骨关节炎划分为非炎性关节炎是由于其关节液白细胞计数低，但临床关节肿胀、积液等表现清楚地反映了关节滑膜的炎性病变，表明滑膜在骨关节炎的发病机制中有一定的作用(Liu-Bryan, 2013)。滑膜病理变化包括关节滑膜肥厚与内衬细胞数目的增多，经常伴随衬里下层组织淋巴细胞散在浸润(Scanzello and Goldring, 2012)。相较于类风湿性关节炎，骨关节炎的滑膜炎大多局限于病变软骨和骨骼的邻近区域。活动性炎症的滑膜释放蛋白酶类和细胞因子，可能加速邻近的软骨破坏。

滑膜产生的趋化因子和基质金属蛋白酶降解软骨。反过来，无论是机械性的还是酶学软骨破坏产物都能引起滑膜细胞释放胶原酶和其他水解酶(图 4-1)，并导致骨关节炎滑膜血管增生(Kapoor et al., 2011)。一般来说，炎症和血管增生往往同时存在。这在骨关节炎中也不例外：炎症促进血管增生，增生的血管继而增强炎症反应。炎性细胞如巨噬细胞不仅分泌促血管生成因子，还分泌某些因子刺激其他细胞（如血管内皮细胞和成纤维细胞）分泌血管内皮生长因子(vascular endothelial growth factor, VEGF)、碱性成纤维细胞生长因子(basic fibroblast growth factor, bFGF)和其他因子，进一步促进血管增生(Patil et al., 2012)。然后，血管

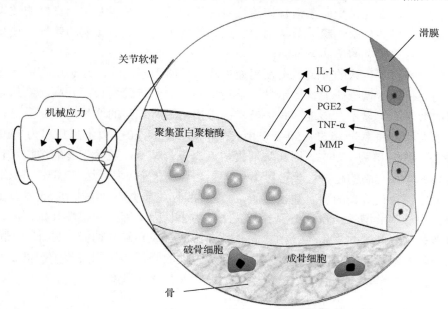

图 4-1　骨关节炎中软骨、软骨下骨和滑膜释放的炎性因子

IL-1. 白细胞介素-1；NO. 一氧化氮；PGE2. 前列腺素 2；TNF-α. 肿瘤坏死因子-α；MMP. 基质金属蛋白酶

通透性增加和黏附分子表达上调又促进了炎症反应的延续。同时，血管增生为炎性细胞和营养物质的运输提供了新的路径。

4.3　成年骨关节炎的影响因素

骨关节炎传统的风险因素主要包括年龄、性别、遗传背景、代谢和创伤等，但随着胎源性疾病学说的发展，骨关节炎与生命早期发育的联系也受到人们的重视。

4.3.1　性别与年龄因素

骨关节炎患病率女性显著高于男性，并且随着年龄增长而升高。文献研究提示，骨关节炎发病存在性别差异。针对国内西安、上海等六大行政区 40 岁以上人群的调查显示，原发性骨关节病患病率男性为 41.6%，女性为 50.4%，女性患病率高于男性。流行病学调查表明，东莞市 30 岁以上居民中，女性骨关节炎患病率显著高于男性，研究人员认为女性患病率高的一个原因可能与绝经后激素水平有关。另有调查显示，郑州市老年患者中不同性别及患病部位，女性膝关节和手关节患病率明显高于男性，研究人员认为，女性随着年龄增长雌激素水平下降和女性从事手部劳作是可能的原因。目前，国内研究多提示骨关节炎发病的性别因素与雌激素有关。但也有不同观点，有报道认为，女性激素降低的研究并未显示一致性的结论，女性接受雌激素替代治疗对降低骨关节炎发病率并无良好的效果。总体而言，男性和女性膝关节解剖学、运动学的不同和激素影响的差异，使得女性和男性骨关节炎的患病率不同。

年龄一直是公认的骨关节炎发病最主要的危险因素之一。几乎所有关于骨关节炎的流行病学调查研究均显示骨关节炎患病率随着年龄增长而升高。广东省湛江市的调研结果显示，该地区骨关节炎的患病率随着年龄的增长而不断升高，40 岁以上人群患病率为 16.5%，50 岁以上患病率为 30.2%，60 岁以上患病率为 37.9%，70 岁以上患病率为 47.5%。四川省居民的调查报告显示，随着年龄的增加，骨关节炎患病率有升高的趋势，该地区 60 岁以上年龄段患病率可达 57.3%。广州 15 岁以上居民骨关节炎的调研数据显示，67.4% 的骨关节炎患者集中在 55 岁以上人群中。随着年龄增长，软骨细胞对刺激修复的生长因子等的敏感性开始下降，软骨内糖基化终产物的累积也开始影响软骨细胞的合成和修复功能。另外，年龄的增长还有可能伴随肌力的下降和本体感觉敏感性的降低。这些关节保护机制的退行性改变和关节软骨的减少进一步增加了患骨关节炎的风险。

4.3.2　代谢综合征相关因素

关节软骨属于无血管组织，长期处于低氧环境。软骨细胞为了适应缺氧，无氧糖酵解增强，氧化磷酸化作用减弱。近年来，研究显示，成人软骨细胞代谢活跃，存在葡萄糖转运、胆固醇流出、脂肪酸和脂代谢及线粒体的能量代谢。这些不仅与正常软骨的自稳有关，还与骨关节炎的病理生理有关。软骨细胞存在的这些葡萄糖、脂肪酸、胆固醇和氧化活动，提示骨关节炎和代谢综合征有一个共同的病理生理基础。最近有人对非负重关节骨关节炎与动脉粥样硬化的关系进行了报道。根据研究结果，老年女性手骨关节炎与她们动脉粥样硬化的程度线性相关，提示二者关系密切，并独立于直接由肥胖导致的过度使用假说(Jonsson et al.，2009)。

代谢综合征这一名词由 Reaven 于 1988 年首次提出，用来描述一种致动脉粥样硬化危险因子和潜在胰岛素抵抗共同存在的状态。代谢综合征特指一组与心血管疾病发病风险增加和致死率相关联的特殊疾病状态，包括三酰甘油、高密度脂蛋白(high density lipoprotein，HDL)、收缩血压、舒张血压、血糖和体重指数的异常(Baker et al.，2009)。代谢综合征与骨关节炎致病机制的共同点随着流行病学数据的累积而逐渐凸显出来。一项流行病学调查发现，罹患骨关节炎者患代谢综合征的风险是同龄人群的 5.26 倍，即使肥胖得到控制，这一关系也仍然存在(Puenpatom and Victor，2009)。根据这些数据可以推测，仅骨关节炎就能促进心血管疾病的演进。有国外学者通过颈动脉壁厚度与代谢综合征的关联，提出颈动脉厚度可以成为衡量代谢综合征动脉异常的合理指标(Kornaat et al.，2009)。研究人员还发现腘动脉壁厚度与全身性骨关节炎存在相关性。磁共振检测显示，与对照人群相比，患全身性骨关节炎的人群的平均血管壁厚度增加。对性别、年龄和体重指数纠正后，这一关联仍然存在。这提示骨关节炎是代谢综合征的一部分，不仅只与肥胖相关。近期文献提示，骨关节炎属于代谢综合征范畴，代谢综合征相关的多种脂质和体液因子介导了骨关节炎的发生、发展(Katz et al.，2010)。

4.3.3　遗传与发育因素

遗传因素在骨关节炎的发生中有重要作用(Loughlin，2005)。但是，大量研究并没有确定对骨关节炎易感的有关基因，可能的原因是人群中相关基因的外显率低。对广州市区成人膝骨关节炎的调查结果显示，有膝骨关节炎家族史者的居民膝骨关节炎发病概率增大，遗传因素是膝骨关节炎的危险因素。对福州中老年人骨关节炎的调查显示，骨关节炎家族史阳性人群的患病率高于家族史阴性人群。对四川省部分地区汉族中老年人骨关节炎的调研结果显示，姐妹骨关节炎史为膝骨关节炎发生的危险因素。另有研究提示，母亲骨关节炎史是子代膝骨关节炎发生的危险因素。除基因因素外，也有可能是一些可遗传的表观遗传修饰所导致的前述具有遗传特征的结果。表观遗传是指不依赖基因 DNA 序列变化的一种稳定的基因表达改变。表观遗传修饰通常包括 DNA 甲基化和组蛋白乙酰化，这些修饰改变可使组织细胞快速地响应环境变化。异常的表观遗传修饰与许多导致疾病发生的环境因素或年龄相关。骨关节炎的发病同样也受到表观遗传修饰的调节。

　　近年来，大量资料显示"宫内发育起源"可能是骨关节炎的发病诱因之一。Barker 最先提出了成年疾病的"发育起源"学说（Manning et al.，2010），其通过总结大量低出生体重儿的流行病学调查结果，发现宫内发育迟缓（intrauterine growth retardation）所致的低出生体重可导致成年后心血管疾病、2 型糖尿病等疾病患病率的增高（Barker，2003）。以心血管疾病、高血糖、高血脂等为表现的代谢综合征存在典型的发育起源。而代谢综合征与骨关节炎的发病存在密切联系，因此可以推测，骨关节炎也存在发育起源。Sayer 等（2003）进行的一项大样本流行病学调查发现，在排除年龄、体重等因素的干扰后，低出生体重者发生手部骨关节炎的比例明显较高；Hussain 等（2014）对年龄大于 40 岁的 3604 名需行关节置换的髋、膝骨关节炎病例进行了回顾性分析，结果显示，低出生体重者患髋骨关节炎的风险是正常体重者的 2.04 倍，这一结果排除了年龄、性别、体重指数、体力活动等因素的影响。另外，Jordan 等（2005）也发现，出生体重和脊柱骨关节炎的患病率存在相关性，低出生体重的男性腰椎骨关节炎的患病率明显较高。这些资料提示，宫内发育迟缓个体成年后骨关节炎的患病率增加，骨关节炎可能存在发育起源。作者团队前期研究首次发现，孕期不良环境如外源物暴露和摄食限制可致子代大鼠宫内发育迟缓（Tan et al.，2016；Xu et al.，2012；Liu et al.，2012；Liang et al.，2011；Yan et al.，2005），宫内发育迟缓个体软骨持续发育不良并在成年后骨关节炎易感（Tie et al.，2016；Luo et al.，2015；Ni et al.，2015a，2015b；Deng et al.，2013；Tan et al.，2012）。宫内发育迟缓子代成年骨关节炎的高危群体正逐步被医学界关注。

　　值得提出的是，尽管有研究已经证实孕期不良环境暴露可导致子代宫内发育迟缓、出生后成年骨关节炎易感性增加，但其宫内发生的具体机制仍未完全阐明。宫内编程是指在早期发育过程中由于宫内不良环境导致的胎儿组织形态和功能永久性改变的过程（Lucas，1991）。至今，宫内发育迟缓及其成年慢性疾病易感的发生机制尚没有系统的理论体系，存在多种假说，目前"宫内内分泌发育编程"假说最受认可，该假说认为，宫内不良环境会导致胎儿多种内分泌轴的功能变化。作者基于自己近年的研究，提出孕期外源物暴露所致疾病的直接损伤机制和两种宫内编程机制，共同导致了子代骨关节炎的易感性增加（本书后文会详细阐述）。

　　表观遗传修饰是生命现象中普遍存在的一类基因调控方式，它对胚胎的正常发育及正常生命活动的维持至关重要。表观遗传修饰易受到营养和外源物等多种环境因素的影响，在胚胎时期的异常修饰可能诱导胚胎甚至成年后多种疾病的发生。表观遗传修饰方式主要包括 DNA 甲基化、组蛋白乙酰化和组蛋白甲基化。普遍认为，成人疾病的胚胎起源主要通过 DNA 甲基化和组蛋白修饰（Dolinoy et al.，2007）。作者团队近年来的系列研究成果也证实表观遗传机制参与了胎源性骨关节炎的发育起源。

4.4　成年骨关节炎的防治

目前，临床上预防与治疗骨关节炎的有效药物极为有限，骨关节炎发展到终末期主要以手术治疗为主。

4.4.1　成年骨关节炎的预防

骨关节炎的流行病学及基础实验的研究结果需要医生及科研工作者认真解析并有效传递给高危人群和患者，才能真正起到预防的作用。健康宣教、社区介入等措施既有利于开展流行病学调查，也有利于推动骨关节炎的早期防治。

对骨关节炎流行病学的研究国外开始较早，而且已经确定了一些影响骨关节炎发生、发展及影响患者功能状态的因素。Sharma 等(2006)综述了以往流行病学资料，列出了膝骨关节炎常见的发病、进展和症状相关危险因素。其中大部分影响因素是可逆的，通过改善可逆因素可以缓解骨关节炎症状，还可能延缓疾病的进展。美国老年学会骨关节炎和运动专业小组不仅介绍了膝骨关节炎的常见危险因素，还将危险因素分为可改变危险因素、潜在可改变危险因素和不可改变危险因素，用于指导临床(American Geriatrics Society Panel on Exercise and Osteoarthritis, 2001)。可以看到，即使是一些所谓不可改变的危险因素如先天畸形，也可以通过早期积极矫形手术介入，延缓或阻断骨关节炎的出现。

4.4.2　成年骨关节炎的治疗

目前，国内外均有制订的诊疗指南，所有诊疗指南都将膝骨关节炎的治疗方法归纳为 3 个方面：非药物治疗、药物治疗和手术治疗。

非药物治疗是药物治疗及手术治疗的基础，对于初次就诊、症状不严重的骨关节炎患者非药物治疗是首选治疗方法。除了止痛，所有伴或不伴并发症的骨关节炎患者的核心干涉措施都应该是陆上运动、体重管理、力量训练、游泳等水中运动，要加强患者教育和自我管理。运动是普遍推荐的临床指南，具体实施则需进行患者评估后给予个体化建议。Meta 分析表明，为改进关节功能和减轻疼痛，锻炼要小到中等程度，其效果类似于非类固醇抗炎药和止痛剂。靶向肌肉强化训练结合一般有氧运动和基于水的运动练习对于关节功能和活动受限的患者有切实的效果。伸展运动和灵活性练习则属于治疗膝骨关节炎的整体锻炼计划的一部分，可用来维持或增加关节的运动范围。监督小组集体训练和一对一训练对疼痛缓解的效果优于家庭内部运动(Bennell et al., 2013)。

目前，治疗骨关节炎的药物主要分为改善症状药物、改善病情药物及软骨保护剂。骨关节炎的主要症状是关节疼痛，而目前还没有可以阻断其病理进展的药物。因此，缓解疼痛仍是目前临床治疗骨关节炎的常用手段，常用药物有非甾体类抗炎药、阿片类镇痛药、糖皮质激素。随着病情的进展，症状难以缓解，可服用氨基葡萄糖和硫酸软骨素进行辅助治疗或采用关节腔内注射透明质酸和（或）皮质类固醇的微创疗法。但是要注意长期使用此类药物引起的不良反应。

　　手术治疗主要是针对终末期骨关节炎具有顽固性疼痛，不稳定的关节或明显丧失活动力的终末期骨关节炎患者。具体治疗方式及特点分析如下。①关节置换：由于以彻底去除的方式人工塑造、替代关节，对关节稳定性和关节处附着的肌腱、韧带、肌肉和骨骼均有影响。该术式是目前手术治疗终末期骨关节炎的主流方式，临床疗效确切、肯定。但其预后、并发症受手术操作、手术方式、医务人员经验、患者体质等多种因素的影响，因此选择这种方式需严格掌握适应证。②胫骨高位截骨：目前认为，该术式对患者近期关节功能改善、疼痛缓解和改善负重有一定的效果，但其对远期疗效尚有一些争议。该术式适应证相对局限。③关节镜下关节清理：优势在于手术创伤小，术后恢复快。关节镜手术能清除关节内病变的滑膜、游离体、退行性撕裂的半月板、组织碎屑、骨赘等，并且能处理病损软骨，但并不能去除骨关节炎病因。该术式可缓解临床症状。④腓骨近端截骨：仅适用于关节内侧间隙狭窄引起的关节内翻畸形的病例。相关研究较少，远期预后尚需进一步观察。

4.5　研　究　展　望

　　越来越多的证据显示，骨关节炎是一种多因素导致的系统性慢性疾病。除传统的力学、炎症及免疫机制外，新的骨关节炎病因学研究取得了较大发展，骨关节炎属于代谢综合征的范畴就是最近提出的新观点。此外，对骨关节炎表观遗传学的研究也取得了较大进展，已有流行病学资料证实骨关节炎存在宫内发育起源，关于其宫内起源的编程机制研究正处于起步阶段。对骨关节炎发病机制的广泛、深入研究，将为早期预防和治疗骨关节炎提供强有力的理论依据。

参 考 文 献

徐苓, Nevitt M C, Zhang Y Q, 等. 2003. 北京城区老年人膝、髋和手骨关节炎的患病率及其与美国白人患病率的比较研究. 中华医学杂志, 83(14): 1206-1209

Afonso V, Champy R, Mitrovic D, et al. 2007. Reactive oxygen species and superoxide dismutases: role in joint diseases. Joint Bone Spine, 74(4): 324-329

American Geriatrics Society Panel on Exercise and Osteoarthritis. 2001. Exercise prescription for older adults with osteoarthritis pain: consensus practice recommendations. A supplement to the AGS Clinical Practice Guidelines on the management of chronic pain in older adults. J Am Geriatr Soc, 49(6): 808-823

Baker A R, Goodloe R J, Larkin E K, et al. 2009. Multivariate association analysis of the components of metabolic syndrome from the Framingham Heart Study. BMC Proc, 3 Suppl 7: S42

Barker D J. 2003. The developmental origins of adult disease. Eur J Epidemiol, 18(8): 733-736

Bennell K L, Wrigley T V, Hunt M A, et al. 2013. Update on the role of muscle in the genesis and management of knee osteoarthritis. Rheum Dis Clin North Am, 39(1): 145-176

Cho H J, Morey V, Kang J Y, et al. 2015. Prevalence and risk factors of spine, shoulder, hand, hip, and knee osteoarthritis in community-dwelling koreans older than age 65 years. Clin Orthop Relat Res, 473(10): 3307-3314

Deng Y, Cao H, Cu F, et al. 2013. Nicotine-induced retardation of chondrogenesis through down-regulation of IGF-1 signaling pathway to inhibit matrix synthesis of growth plate chondrocytes in fetal rats. Toxicol Appl Pharmacol, 269(1): 25-33

Dolinoy D C, Weidman J R, Jirtle R L. 2007. Epigenetic gene regulation: linking early developmental environment to adult disease. Reprod Toxicol, 23(3): 297-307

Filaire E, Toumi H. 2012. Reactive oxygen species and exercise on bone metabolism: friend or enemy? Joint Bone Spine, 79(4): 341-346

Hussain S M, Wang Y, Wluka A E, et al. 2014. Association of low birth weight and preterm birth with the incidence of knee and hip arthroplasty for osteoarthritis. Osteoarthritis and Cartilage, 22: S379.

Jonsson H, Helgadottir G P, Aspelund T, et al. 2009. Hand osteoarthritis in older women is associated with carotid and coronary atherosclerosis: the AGES Reykjavik study. Ann Rheum Dis, 68(11): 1696-1700

Jordan K M, Syddall H, Dennison E M, et al. 2005. Birthweight, vitamin D receptor gene polymorphism, and risk of lumbar spine osteoarthritis. J Rheumatol, 32(4): 678-683

Kapoor M, Martel-Pelletier J, Lajeunesse D, et al. 2011. Role of proinflammatory cytokines in the pathophysiology of osteoarthritis. Nat Rev Rheumatol, 7(1): 33-42

Katz J D, Agrawal S, Velasquez M. 2010. Getting to the heart of the matter: osteoarthritis takes its place as part of the metabolic syndrome. Curr Opin Rheumatol, 22(5): 512-519

Kornaat P R, Sharma R, Geest R J, et al. 2009. Positive association between increased popliteal artery vessel wall thickness and generalized osteoarthritis: is OA also part of the metabolic syndrome? Skeletal Radiol, 38(12): 1147-1151

Lajeunesse D. 2004. The role of bone in the treatment of osteoarthritis. Osteoarthritis Cartilage, 12 Suppl A: S34-S38

Lee S, Kim S J. 2017. Prevalence of knee osteoarthritis, risk factors, and quality of life: the Fifth Korean National Health and Nutrition Examination Survey. Int J Rheum Dis, 20(7): 809-817

Liang G, Chen M, Pan X L, et al. 2011. Ethanol-induced inhibition of fetal hypothalamic-pituitary-adrenal axis due to prenatal overexposure to maternal glucocorticoid in mice. Exp Toxicol Pathol, 63(7-8): 607-611

LitwicA, Edwards M H, Dennison E M, et al. 2013. Epidemiology and burden of osteoarthritis. Br Med Bull, 105: 185-199

Liu Y, Xu D, Feng J, et al. 2012. Fetal rat metabonome alteration by prenatal caffeine ingestion probably due to the increased circulatory glucocorticoid level and altered peripheral glucose and lipid metabolic pathways. Toxicol Appl Pharmacol, 262(2): 205-216

Liu-Bryan R. 2013. Synovium and the innate inflammatory network in osteoarthritis progression. Curr Rheumatol Rep, 15(5): 323

Loughlin J. 2005. The genetic epidemiology of human primary osteoarthritis: current status. Expert Rev Mol Med 7(9): 1-12

Lucas A. 1991. Programming by early nutrition in man. Ciba Found Symp, 156: 38-50; discussion 50-35

Luo H, Li J, Cao H, et al. 2015. Prenatal caffeine exposure induces a poor quality of articular cartilage in male adult offspring rats via cholesterol accumulation in cartilage. Sci Rep, 5: 17746

Manning K, Rachakonda P S, Rai M F, et al. 2010. Co-expression of insulin-like growth factor-1 and interleukin-4 in an *in vitro* inflammatory model. Cytokine, 50 (3): 297-305

Ni Q, Tan Y, Zhang X, et al. 2015a. Prenatal ethanol exposure increases osteoarthritis susceptibility in female rat offspring by programming a low-functioning IGF-1 signaling pathway. Sci Rep, 5: 14711

Ni Q, Wang L, Wu Y, et al. 2015b. Prenatal ethanol exposure induces the osteoarthritis-like phenotype in female adult offspring rats with a post-weaning high-fat diet and its intrauterine programming mechanisms of cholesterol metabolism. Toxicol Lett, 238 (2): 117-125

Palazzo C, Nguyen C, Lefevre-Colau M M, et al. 2016. Risk factors and burden of osteoarthritis. Ann Phys Rehabil Med, 59 (3): 134-138

Patil A S, Sable R B, Kothari R M. 2012. Occurrence, biochemical profile of vascular endothelial growth factor (VEGF) isoforms and their functions in endochondral ossification. J Cell Physiol, 227 (4): 1298-1308

Pelletier J P, Martel-Pelletier J, Abramson S B. 2001. Osteoarthritis, an inflammatory disease: potential implication for the selection of new therapeutic targets. Arthritis Rheum, 44 (6): 1237-1247

Plotnikoff R, Karunamuni N, Lytvyak E, et al. 2015. Osteoarthritis prevalence and modifiable factors: a population study. BMC Public Health, 15: 1195

Puenpatom R A, Victor T W. 2009. Increased prevalence of metabolic syndrome in individuals with osteoarthritis: an analysis of NHANES III data. Postgrad Med, 121 (6): 9-20

Riddle D L, Stratford P W. 2013. Body weight changes and corresponding changes in pain and function in persons with symptomatic knee osteoarthritis: a cohort study. Arthritis Care Res (Hoboken), 65 (1): 15-22

Sayer A A, Poole J, Cox V, et al. 2003. Weight from birth to 53 years: a longitudinal study of the influence on clinical hand osteoarthritis. Arthritis Rheum, 48 (4): 1030-1033

Scanzello C R, Goldring S R. 2012. The role of synovitis in osteoarthritis pathogenesis. Bone, 51 (2): 249-257

Sharma L, Kapoor D, Issa S. 2006. Epidemiology of osteoarthritis: an update. Curr Opin Rheumatol, 18 (2): 147-156

Suri S, Gill S E, Massena de Camin S, et al. 2007. Neurovascular invasion at the osteochondral junction and in osteophytesin osteoarthritis. Ann Rheum Dis, 66 (11): 1423-1428

Tan Y, Liu J, Deng Y, et al. 2012. Caffeine-induced fetal rat over-exposure to maternal glucocorticoid and histone methylation of liver IGF-1 might cause skeletal growth retardation. Toxicol Lett, 214 (3): 279-287

Tan Y, Wu Y, Ni Q, et al. 2016. Prenatal food restriction induces poor-quality articular cartilage in female rat offspring fed a post-weaning high-fat diet and its intra-uterine programming mechanisms. Br J Nutr, 116 (8): 1346-1355

Tang X, Wang S, Zhan S, et al. 2016. The prevalence of symptomatic knee osteoarthritis in China: results from the China health and retirement longitudinal study. Arthritis Rheumatol, 68 (3): 648-653

Tie K, Tan Y, Deng Y, et al. 2016. Prenatal nicotine exposure induces poor articular cartilage quality in female adult offspring fed a high-fat diet and the intrauterine programming mechanisms. Reprod Toxicol, 60: 11-20

Walsh D A, McWilliams D F, Turley M J, et al. 2010. Angiogenesis and nerve growth factor at the osteochondral junction in rheumatoid arthritis and osteoarthritis. Rheumatology (Oxford), 49 (10): 1852-1861

Wang T, Chen M, Yan Y E, et al. 2009. Growth retardation of fetal rats exposed to nicotine inutero: possible involvement of CYP1A1, CYP2E1, and P-glycoprotein. Environ Toxicol, 24 (1): 33-42

Xu D, Wu Y, Liu F, et al. 2012. A hypothalamic-pituitary-adrenal axis-associated neuroendocrine metabolic programmed alteration in offspring rats of IUGR induced by prenatal caffeine ingestion. Toxicol Appl Pharmacol, 264 (3): 395-403

Yan Y E, Wang H, Feng Y H. 2005. Alterations of placental cytochrome P450 1A1 and P-glycoprotein in tobacco-induced intrauterine growth retardation in rats. Acta Pharmacol Sin, 26 (11): 1387-1394

（秦　俊，李　斌）

第5章 软骨发育过程中的激素、细胞因子及信号通路调控

引　言

软骨是一种独特的结缔组织，由胚胎时期的中胚层间充质干细胞分化而来。人类胚胎第 5 周时，在将要产生软骨的区域，间充质干细胞增殖聚集成细胞团，形成前软骨组织或软骨形成中心。前软骨组织中央的间充质干细胞继续增殖和分化，体积增大变圆，形成成软骨细胞并合成和分泌细胞外基质与纤维(Beier，2005)。随着细胞外基质的不断增加，相邻成软骨细胞之间的距离渐大，相互分隔开，包埋于细胞外基质内，从而进一步分化为成熟的软骨细胞。此后，在软骨内生长和软骨膜下生长两种并存的生长方式下不断形成同源细胞群及产生新的基质和纤维(Moore and Jacobs，2017)。软骨生长板是骨纵向生长的主要分化区，在软骨生长发育过程中，多种调节因子和信号通路通过不同的机制对其分化、生长等进行调节。其中，系统调节因子包括性激素、生长激素、甲状旁腺激素、胰岛素样生长因子、转化生长因子及相关信号通路等，任何一种信号通路及细胞因子表达或功能障碍都可能导致严重的软骨发育异常。本部分将对软骨发育过程中多种激素、细胞因子及信号通路的调控进行论述。

5.1　软骨发育过程中的激素调控

激素可促进软骨细胞增殖，影响软骨细胞各种炎性细胞因子的分泌，并且可调节影响软骨形成的关键蛋白的表达。因此，激素对软骨具有潜在的保护作用。但目前相关研究尚不完善，尚需进一步阐明激素在软骨发育中的作用机制，明确激素用于预防和治疗软骨相关疾病的风险与收益。

5.1.1　性激素

雌激素是长骨纵向生长及与骨量有关的青春期现象的主要决定因素。在人体内，生长高峰可能是由低水平的雌激素引发的(同时产生作用的还有生长激素的高分泌)，而生长板的融合可能是雌激素高水平分泌的单独作用所引起的。这一事实说明，超过一定浓度的雌激素可能对骨的纵向生长产生抑制作用，这可在雌激素

受体 α 及芳香酶基因突变患者的临床观察中得到证实(Bonnelye et al.，2011)。

在不同物种生长板的软骨细胞中,均有雌激素受体 α 和雌激素受体 β 的表达。这说明雌激素在骨生长板软骨细胞的增殖、分化过程中产生直接作用(Orajarvi et al.，2015)。研究表明,在雄鼠体内,雌激素受体 α 主要参与骨结构重塑的调节作用;而在雌鼠体内,两种雌激素受体均对骨结构的重塑产生影响,且二者之间的作用有协同效应。在年轻雌鼠体内,雌激素受体 α 对骨骼生长产生生理性抑制作用。在较长时间使用超过生理剂量雌激素的情况下,雌激素受体 β 对雌鼠骨生长板的愈合起促进作用(Chen et al.，2014)。正常生理浓度的雌二醇可间接作用于胚胎牛骨生长板的软骨细胞,这一研究结果说明雌二醇可与其他激素产生协同效应进而促进骨骺融合。无论男性还是女性,体内雌二醇都是骨骺融合及生长高峰结束的决定性因素,但其作用于骨生长板软骨细胞的增殖、肥大及矿化过程的具体作用机制尚未明确。

虽然有证据证实雌激素是青春期发育的主要刺激因素,但雄激素也在这个过程中发挥着独特的作用。胫骨的纵向生长和长度在骨龄没有增长的情况下却得到增长,这说明雄激素特异性地刺激骨骼的纵向生长(Antony et al.，2016)。雄激素受体缺失的鼠模型可产生骨质疏松的现象表明,雄激素在骨生长代谢过程中起着重要的作用。通过雄激素受体敲除的鼠模型可以得到许多关于雄激素在体内确切作用的重要信息。雄激素可能通过对生长轴发挥效应进而对骨骼强化过程产生主要作用,其主要作用可能通过高结合率的雄激素受体产生(Yang et al.，2010)。雄激素受体的 mRNA 及其表达的蛋白质存在于胫骨生长板中。这些研究结果提示,除雌激素之外,雄激素可能也直接作用于骨生长板的发育过程,并且导致男性和女性骨骼之间的某些不同。

5.1.2　生长激素

生长激素在软骨发育过程中与胰岛素样生长因子-1(insulin-like growth factor-1，IGF-1)共同发挥作用。研究发现,在大鼠体内试验中,局部应用 IGF-1 和生长激素可促进胫骨的生长。局部注射生长激素可使大鼠体内表达 IGF-1 的软骨细胞数增加;生长激素主要功能是作用于骨生长板软骨细胞的静止区,促进局部 IGF-1 的产生,同时 IGF-1 以旁分泌或自分泌的方式刺激增殖区软骨细胞增殖。生长激素对软骨组织的作用涉及很多胰岛素样生长因子信号系统的成分,包括配体、受体、胰岛素样生长因子结合蛋白及其相关的激活因子和抑制因子。有研究在动物和人的生长板软骨细胞中发现了生长激素受体和生长激素结合蛋白,这些支持生长激素对骨骼生长的直接作用(Butler et al.，1996)。生长激素能够增加 IGF-1 缺失的鼠生长板的增殖区宽度,进一步表明生长激素对骨生长板产生直接作用(Claramunt et al.，2017)。

5.1.3　甲状旁腺激素

甲状旁腺激素是由甲状旁腺分泌的含有 84 个氨基酸的多肽激素，是一种具有合成代谢和分解代谢双重作用的 G 蛋白偶联受体信号蛋白（Harrington et al.，2007）。研究表明，间断给予甲状旁腺激素能增加成骨细胞数目，提高其活性，促进小梁骨及皮质骨骨量增加和骨骼结构改建（Yang et al.，2017）。甲状旁腺激素主要通过作用于肾和骨的特异性受体，来调节钙和磷的动态平衡而发挥作用，是骨重塑和调节钙平衡的重要激素之一，也是调节透明软骨生长的激素或生长因子之一。因甲状旁腺激素在软骨和骨生长发育调控中起重要作用，故目前它作为一种治疗骨关节炎的潜在药物而备受关注。

软骨细胞在软骨骨化过程中经历了 4 个分化阶段：增殖、成熟、肥大、凋亡。来自不同分化阶段的软骨细胞合成了各种特异因子。例如，X 型胶原是由肥大软骨细胞特异性合成的，而细胞外基质蛋白是前肥大软骨细胞的标志物。天然的甲状旁腺激素片段能通过甲状旁腺激素/甲状旁腺激素相关蛋白 1 型受体刺激腺苷酸环化酶，抑制软骨细胞肥大分化，调节软骨发育。甲状旁腺激素相关蛋白 1 型受体表达于整个软骨细胞的增殖和前肥大分化阶段，其中以前肥大阶段向肥大阶段的过渡期表达水平最高（Harrington et al.，2007）。X 型胶原的沉积是软骨形成过程中终末分化的标志。有学者采用不同浓度的甲状旁腺激素处理动物胸骨，观察甲状旁腺激素对软骨发育的影响。结果显示，随着培养时间延长，甲状旁腺激素能显著调节软骨生长及下调 X 型胶原表达；经甲状旁腺激素处理后的软骨细胞显示出更高的生长率，提示甲状旁腺激素可促进软骨细胞增殖。研究显示，甲状旁腺激素能抑制软骨细胞分化和凋亡，这种效应与其对抗成纤维细胞生长因子受体 3 促进软骨细胞成熟有关（Ueda et al.，2007）。甲状旁腺激素/甲状旁腺激素相关蛋白可诱导体外培养的生长板软骨细胞中基质金属蛋白酶-2、基质金属蛋白酶-3、基质金属蛋白酶-9 的表达，表明甲状旁腺激素/甲状旁腺激素相关蛋白对基质金属蛋白酶有重要的调节作用，尤其是在软骨内骨化过程中对细胞外基质有降解作用。此外，研究显示，采用甲状旁腺激素孵育的肥大软骨细胞以时间和剂量依赖方式抑制 p38 激酶的活性。抑制蛋白激酶 C 能阻止甲状旁腺激素对 p38 有丝分裂原活化蛋白激酶激活的抑制，而抑制蛋白激酶 A 不能阻止这种效应。因此，对于甲状旁腺激素抑制 p38 有丝分裂原活化蛋白激酶的激活，抑制蛋白激酶 C 是必需的。通过给予甲状旁腺激素或 p38 有丝分裂原活化蛋白激酶抑制剂 SB203580 能上调肥大软骨细胞中 Bcl-2 的表达，表明 Bcl-2 位于甲状旁腺激素信号通路中 p38 有丝分裂原活化蛋白激酶的下游。通过甲状旁腺激素、SB303580 或两者共同抑制肥大软骨细胞中 p38 有丝分裂原活化蛋白激酶的激活，细胞中 X 型胶原的 mRNA 表达减少和细胞外基质蛋白表达增加。因此，抑制 p38 有丝分裂原活化蛋白激酶能使软骨细胞由肥大状态的表型向前肥大状态的表型转变，进而阻止早熟的软骨细胞肥大。以上结果均提示，在甲状旁腺激素调节软骨细胞的信号转导通路中，p38有丝分裂原活化蛋白激酶起主要作用。

5.2　软骨发育过程中的细胞因子调控

在软骨发育过程中，细胞因子起着非常重要的作用，可以为细胞黏附和生长提供环境，促进细胞的增殖和分化。这些细胞因子并非单一作用而发挥效应，而是存在于一个复杂的调节网络之中。

5.2.1　胰岛素样生长因子-1

IGF-1 是一种在人体内广泛分布、结构和功能与胰岛素相似的生长因子，由位于 12 号染色体 q 臂 23 号位点的 *igf1* 基因编码，是一条由 70 个氨基酸组成的单肽结构，拥有 3 个分子内二硫键，分子量为 17 kDa，在包括肝、肾、肌肉、骨与软骨组织等在内的众多组织器官中均可检测到它的表达。宫内时期，机体血液循环中的 IGF-1 主要由肝脏分泌，肝脏分泌的 IGF-1 进入血液系统，进而作用于全身表达胰岛素样生长因子受体 1 的细胞，起到内分泌调控作用，发挥促进细胞增殖、抗细胞凋亡及增强细胞合成功能等生物学效应，参与调节这些组织器官的发生、发育及功能维持。而随着胎儿的发育，在孕中晚期，部分脏器细胞开始具备自身合成 IGF-1 的功能，这些组织局部合成的 IGF-1 则可通过自分泌和旁分泌两种形式调控局部组织的发育及功能维持。

IGF-1 是第一个被确认为对软骨有自分泌调节作用的细胞因子，同时还能通过旁分泌作用及内分泌作用调节软骨细胞的生物活性。在胚胎发育过程中，首先起作用的是 IGF-1 的内分泌作用。来自其他更早发育的器官(如肝脏)的 IGF-1 内分泌作用于间充质干细胞，通过黏附分子使其形成间充质干细胞丛集区(Phornphutkul，2004)。间充质干细胞丛集区内的大部分细胞分化成软骨细胞，并在表面形成软骨膜。此后，这些软骨细胞体积逐渐增大，并通过有丝分裂不断增殖，分泌富含 II 型胶原及聚集蛋白聚糖的软骨特异性的基质成分(Gugjoo et al.，2017)。软骨特异性的基质成分形成的过程，也是 IGF-1 对软骨组织的主要作用方式由内分泌向自分泌和旁分泌转变的过程。在此过程中，IGF-1 促进部分软骨细胞肥大化，并分泌 X 型胶原，导致边缘的基质成分矿化，促进血管浸润，激活成骨细胞。肥大化的软骨细胞同时也促进周边软骨膜细胞向成骨细胞分化，并促使其分泌特异性基质成分，进而引起骨的发生(Ikeda et al.，2017)。

研究发现，IGF-1 是诱导胚胎时期间充质干细胞向软骨细胞分化的重要细胞因子，见图 5-1。体外实验证实，IGF-1 是促进体内广泛来源间充质干细胞成软骨

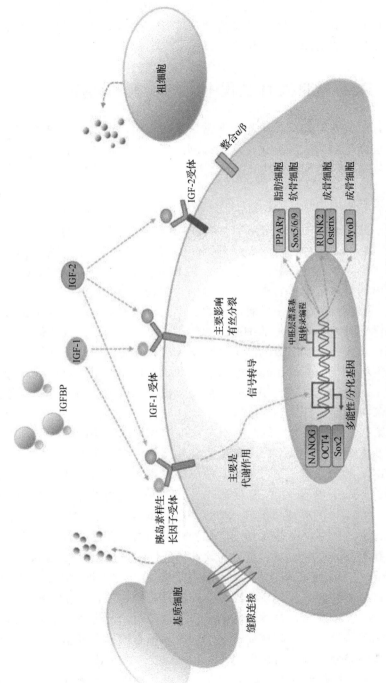

图5-1　胰岛素样生长因子在间充质干细胞分化中的作用

IGFBP. 胰岛素样生长因子结合蛋白；IGF. 胰岛素样生长因子；Sox. Y染色体性别
决定结构域转录因子；PPARγ. 过氧化物酶增殖体增殖物激活受体γ

分化的重要细胞因子。IGF-1 能促进骨膜间充质干细胞成软骨分化，且转化生长因子(transforming growth factor，TGF)β 与 IGF-1 有协同作用。骨膜间充质干细胞在 IGF-1 的持续诱导培养下，出现 IGF-1 剂量依赖性的成软骨分化；持续的 IGF-1 刺激及早期、短时间的 TGF-β 协同刺激能够增强间充质干细胞的成软骨分化，并促进软骨细胞的生长。对细胞外基质成分的检测发现，IGF-1 能够增加透明软骨特有的基质成分 II 型胶原的含量。骨髓间充质干细胞的体外培养及诱导分化也得到了类似的结果。通过体外 2D 和 3D 培养的方式，利用 IGF-1 定向诱导骨髓间充质干细胞成软骨分化发现，IGF-1 能显著诱导 2D 和 3D 培养的骨髓间充质干细胞向软骨定向分化。进一步的研究表明，无论是在 2D 还是 3D 培养条件下，IGF-1 处理的细胞内磷脂酰肌醇 3-激酶/Akt(PI3K/Akt)通路都能被激活，磷酸化 Akt 的表达上调，且核转位增加(McMahon et al.，2008)。

临床研究显示，*igf1* 基因突变的个体通常会出现宫内发育迟缓，其软骨与骨的发育障碍将持续至出生后；而宫内发育迟缓胎儿血清 IGF-1 水平在妊娠后期较对照组显著降低(Hernandez-Valencia et al.，2001)。在 *igf1* 基因敲除的小鼠身上也有类似的现象：*igf1* 全基因敲除会导致子代小鼠软骨发育障碍、骨骼系统发育迟缓，并伴随更低的体重与体长增长率。进一步的研究证实，*igf1* 全基因敲除导致了小鼠生长板软骨内软骨细胞的增殖和分化能力明显减弱，而软骨细胞凋亡则较对照组显著增加。体外培养的生长板软骨细胞给予 IGF-1 处理后，激活其 PI3K/Akt 通路，引起 NF-κB p65 的核转位，促进软骨形成(Wu et al.，2011)。研究发现，IGF-1 介导的生长板软骨分化及生长板形成与其介导的甲状旁腺激素相关蛋白表达抑制相关，软骨特异性 IGF-1 受体基因敲除的小鼠，在出生后即很快死亡，对其生长板软骨进一步研究发现，其软骨形成障碍、骨化及血管浸入延迟、细胞增殖减弱、细胞凋亡增加，并伴有生长板处甲状旁腺激素相关蛋白基因及蛋白表达增加。进一步对出生前软骨特异性 IGF-1 受体基因敲除的小鼠的生长板软骨的研究发现，IGF-1 受体基因的敲除导致甲状旁腺激素相关蛋白表达上调，进而导致生长板形成障碍，细胞凋亡增加(Wang et al.，2011)。

5.2.2　TGF-β 超家族

TGF 超家族包括 TGF-β 和骨形态发生蛋白(bone morphogenetic protein，BMP)两个亚家族。TGF-β 超家族信号通路的配体、配体拮抗分子、受体、信号转导分子均在软骨内成骨过程中发挥各自独特的作用，参与调控软骨细胞的谱系分化、增殖、成熟、凋亡和矿化。BMP 信号能起始间充质干细胞向软骨细胞分化并维持软骨细胞的特性，在软骨发生过程中起主导作用。在生长板发育过程中，BMP 信号促进软骨细胞的成熟，促进成骨，而 TGF-β 信号抑制软骨细胞的肥大分化，维持生长板中适量的软骨细胞。TGF-β 信号和 BMP 信号对于关节软骨的维持和修复都是不可或缺的。因此，TGF-β 超家族的重要作用贯穿骨骼发育过程的始终（Wu et al.，2016）。

　　软骨发生包括间充质干细胞的迁移，在特定部位发生聚集并向软骨细胞分化，继而形成软骨原基等一系列的步骤。软骨发生之后，软骨细胞定向排列，有序增殖和分化形成生长板。这一阶段对于骨骼充分发育成完整的有功能的器官十分重要。与软骨原基相比，生长板软骨中的软骨细胞类型增多，软骨细胞的成熟分化对于骨组织的生长起支配作用。TGF-β 超家族对于生长板的发育成熟发挥着重要的作用。BMP 信号倾向于诱导软骨细胞分化成熟。在细胞培养中加入 BMP-6 和 BMP-7 可以促进软骨细胞表达肥大分化的标志分子 X 型胶原。加入 BMP-2 也可以促进培养的软骨细胞表达成熟的标志分子 X 型胶原、甲状腺素/甲状旁腺激素相关多肽受体和碱性磷酸酶。在生长板内，BMP-6 是肥大软骨细胞的自分泌信号分子，调节肥大软骨细胞自身的成熟分化（Schmidl et al.，2006）。但也有一些实验结果得出了矛盾的结论，如在鸡胚中过表达 BMP-2 和 BMP-4 抑制了软骨细胞的肥大分化，在小鼠软骨细胞培养过程中过表达 Noggin 促进了软骨细胞的肥大分化。这种结果很可能是由各种 BMP 激活不同受体和下游通路的能力不同所造成的。研究证明，BMP-2 激活的细胞外调节蛋白激酶 1/2 通路与 p38 通路在调节软骨细胞肥大分化上的效应相反（Reilly et al.，2005）。由 Smad 通路介导的 BMP 信号则可促进软骨细胞成熟。Smad1、Smad5、Smad8 特异性地传递 BMP 信号，在软骨细胞中过表达 Smad1、Smad5、Smad8 能促进软骨细胞成熟，而抑制型 Smad6 能抑制 BMP 信号，抑制软骨细胞成熟。体内研究证实 Smad6 能与 Smurf1 协同抑制 BMP 信号，抑制软骨细胞的肥大分化（Shen et al.，2006）。这些体内、体外的实验结果都证实了 BMP 信号诱导软骨细胞成熟分化的作用。

　　TGF-β 信号抑制软骨细胞的成熟分化。研究发现，向培养的软骨细胞中加入 TGF-β 抑制了软骨细胞的肥大分化（Tchetina et al.，2006）。Smad2 和 Smad3 特异性地传递 TGF-β 信号，由 Smad 通路介导的 TGF-β 信号在软骨细胞成熟分化过程中的作用被基因敲除的实验加以确证。*Smad2* 基因完全敲除的小鼠胚胎早期即死亡，*Smad3* 基因完全敲除的小鼠出生后可以存活，其生长板及关节软骨肥大分化加速，说明 TGF-β 信号抑制软骨细胞的肥大，维持适当数量的未分化软骨细胞。Smurf2 降解 Smad2 和 Smad3，在生长板中高表达于增殖区，低表达于肥大区，在软骨细胞中过表达 Smurf2 促进了软骨细胞的肥大分化。这些结果证明 TGF-β 信号对于软骨细胞的成熟分化具有和 BMP 信号相反的作用。Smad 通路介导的 TGF-β 超家族信号通路在出生后的生长板软骨发育过程中有重要作用。Smad4 作为通用型 Smad，是 TGF-β 信号和 BMP 信号的枢纽，它在软骨细胞中的敲除似乎可以阐明整个 TGF-β 超家族信号在软骨内成骨过程中的作用。软骨细胞缺失 Smad4 虽然没有影响早期软骨发生，但严重影响了出生后软骨细胞的分化：静息软骨细胞分化为增殖软骨细胞受阻,肥大分化提前,增殖下降。另外,还发现 *Smad4* 基因敲除的生长板内,软骨细胞的分化方向极度紊乱,导致严重的骨骼发育畸形,这说明 TGF-β 超家族信号分子可以作为形态发生素调控生长板的有序分化和生长,而且这一作用可能独立于甲状旁腺激素相关蛋白。

随着软骨内成骨过程的终结,生长板消失,骨骼生长停止,而关节软骨细胞必须终生维持未分化的状态并保持良好的胞外基质分泌功能才能保证关节的灵活运转。关节软骨还必须抵御各种各样的损伤因素,如压力、创伤、炎症、异常代谢等,并自身调整建立新的平衡,修复受损的关节软骨,否则将导致关节软骨的消耗和侵蚀,引起关节炎。TGF-β 超家族各成员均有可能在关节软骨的维持中发挥重要作用。

TGF-β 信号对于维持关节软骨具有很重要的作用。TGF-β 信号能维持软骨细胞处于未分化状态,抑制其肥大分化,因此相对于 BMP 信号,TGF-β 信号维持关节软骨的作用更容易理解。TGF-β 的表达和功能随着年龄增长在关节软骨中逐渐衰退(Blaney Davidson et al., 2005)。*Ltbp-3* 基因敲除导致软骨细胞内 TGF-β 信号减弱,软骨细胞肥大分化提前,小鼠关节软骨发生骨化。体外实验发现,白细胞介素-1β(interleukin-1β, IL-1β)和肿瘤坏死因子-α(tumor necrosis factor-α, TNF-α)这些关节炎相关的炎症细胞因子能抑制关节软骨细胞中 TGF-β 信号的功能,TGF-β 的应用则可以对抗 IL-1 诱发的关节软骨损伤,提示 TGF-β 信号在骨关节炎疾病进程中的作用。还有研究发现,TGF-β 可抑制软骨细胞胶原的降解,促进蛋白多糖的合成;TGF-β 可通过抑制可降解细胞外基质的各类组织蛋白酶的表达来保护软骨,如可通过磷脂酰肌醇 3-激酶通路诱导基质金属蛋白酶组织抑制因子的表达来抑制关节软骨的降解(Qureshi et al., 2007),这些都有可能是 TGF-β 信号抑制关节炎发生的机制。

一般来说,BMP 信号能诱导软骨细胞的肥大分化,因此,BMP 信号对于关节软骨的维持可能起负面作用,但 BMP 信号对于关节软骨的维持同样不可或缺。关节软骨的损伤修复需要充足的 BMP 信号;IL-1β 和 TNF-α 能诱导培养的软骨细胞系和人类骨关节炎软骨细胞表达 BMP-2,使已经受损的关节软骨发生重塑和修复。BMP-6 也具有同样的效应。最近的研究发现,在出生后小鼠的关节软骨中 BMP-13 持续表达;在软骨细胞中过表达 BMP-13,能使软骨细胞维持在未分化的状态,不发生肥大分化。BMP-2 可通过磷脂酰肌醇 3-激酶抑制软骨细胞的凋亡,这也有可能是 BMP 信号维持关节软骨的机制(Sugimori et al., 2005)。

5.2.3　血管内皮生长因子

血管内皮生长因子(vascular endothelial growth factor,VEGF)又称为促血管因子或血管通透因子,是一类具有多种生物学活性的功能性糖蛋白。VEGF 分布广泛，存在于多种组织和细胞，具有强烈的促血管生成活性。它除可与内皮细胞表面受体结合，促进内皮细胞增殖、存活、迁移，诱导血管形成，增加血管通透性外，还能与造血干细胞、单核细胞、神经细胞、成骨细胞、破骨细胞、软骨细胞等表面的受体结合，引发特定的生物学效应。软骨细胞能表达多种 VEGF，细胞表面存在多种 VEGF 受体。VEGF 可通过自分泌和旁分泌方式作用于软骨细胞，调节其增殖、分化成熟、钙化凋亡等过程（Yi et al.，2014）。在软骨内成骨过程中，VEGF 主要在内皮细胞和肥大软骨细胞表达，在调节软骨细胞肥大分化、基质降解重建、软骨血管化等方面有着关键性调节作用（Beckmann et al.，2014）。

5.2.4　碱性成纤维细胞生长因子

　　碱性成纤维细胞生长因子（basic fibroblast growth factor，bFGF）广泛存在于脑、垂体、肝、肾、骨、软骨、角质细胞、血管平滑肌细胞、成肌骨细胞、星形细胞等中，能促进来源于中胚层及神经外胚层的细胞增殖、分化并调节细胞功能。有研究表明，该因子可促进血管生成、创伤愈合、组织修复与再生和胚胎的发育与分化（Li et al.，2013）。对软骨细胞来说，bFGF 既是丝裂原又是形态发生因子，关节软骨中含有生物活性的 bFGF。研究发现，在体外软骨细胞培养体系中加入 bFGF 后软骨细胞增殖加强，bFGF 还使增殖细胞稳定地向成熟软骨细胞分化（Chen et al.，2010）。

5.3　软骨发育过程中的信号通路调控

　　有多种信号通路参与调控软骨发育，其中 Wnt/β-catenin、RhoA 信号通路在软骨发育过程中占有重要地位。

5.3.1　Wnt/β-catenin 信号通路

　　Wnt 信号通路广泛存在于无脊椎动物和脊椎动物中，是一类在物种进化过程中高度保守的信号通路。在动物胚胎的早期发育、器官形成、组织再生和其他生理过程中，Wnt 信号通路具有至关重要的作用。Wnt 蛋白家族共 19 个成员，是富含半胱氨酸的分泌型糖蛋白。Wnt 蛋白可以激活多种信号通路，通常被分为经典通路（β-catenin 依赖）、钙离子通路（Usami et al.，2016）。Wnt/β-catenin 通路，也称 Wnt 经典通路，其核心组件是 β-catenin。在没有 Wnt 蛋白激活的情况下，β-catenin 会被糖原合成酶激酶-3β（glycogen synthase kinase-3β，GSK-3β）磷酸化，进而被降解。Dkk1（Dickkopf1）、分泌型卷毛相关蛋白（secreted frizzled-related protein，Sfrp）、硬化蛋白（sclerostin，SOST）是分泌型的 Wnt 抑制蛋白，可抑制 Wnt 经典通路的活性（Duan et al.，2017）。当 Wnt 蛋白与 Frizzled 受体和低密度脂蛋白受体相关蛋白 5/6 辅助受体在细胞膜表面结合后，会通过酪蛋白激酶（casein kinase，CK）诱导散乱蛋白（Dishevelled，Dvl）的磷酸化，进而抑制 GSK-3β 活性，β-catenin 会在细胞核内积累，进而激活淋巴增强因子（lymphoid enhancer factor，LEF）/T 细胞因子（T-cell factor，TCF）介导的靶基因转录。

　　Wnt 信号通路对软骨发育的调控大致可分为两个阶段，见图 5-2。第一个是从间充质干细胞分化到软骨细胞的软骨形成阶段。第二个是软骨细胞分化成为肥大软骨细胞的过程。在这两个阶段，不同的 Wnt 及其下游组件所起的调控作用各不相同（Chen et al.，2017）。在聚集后的间充质干细胞中，Wnt 经典通路的活性决定了细胞是分化为成骨细胞，还是分化为软骨细胞。使用软骨和软骨膜细胞特异表达的 COL2-Cre，敲除经典 Wnt 信号的核心组件 β-catenin，将导致间充质干细胞成骨分化的能力减弱，转而向软骨方向分化，从而使软骨膜/骨膜处的骨生成受到抑制，生成异位的软骨（Lu et al.，2013）。

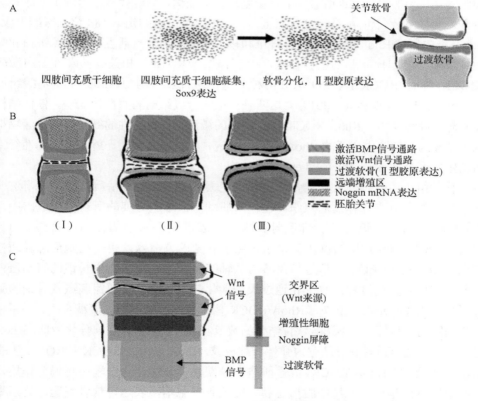

图 5-2　Wnt 作用于关节软骨发育的模型

　　经典 Wnt 信号还调控软骨细胞的肥大化和成熟过程。敲除 β-catenin 基因会使软骨细胞肥大和成熟受到抑制。β-catenin 可能激活了 Ihh 和 Runx2 信号通路，进而促进X型胶原的表达(Guidotti et al.，2017)。β-catenin也可能通过抑制甲状旁腺激素相关蛋白信号通路或通过IGF-1信号通路发挥作用。对于单个Wnt的研究表明，不同的Wnt对于软骨细胞分化的调控作用是不同的。过表达Wnt4会抑制间充质干细胞聚集，但可加速软骨细胞的终末分化(Wang et al.，2017)。Wnt14阻碍了聚集后的间充质干细胞向软骨方向的分化。Wnt3a通过β-catenin抑制间充质干细胞向软骨方向的分化(Wang et al.，2017)。Wnt5a和Wnt5b促进间充质干细胞向软骨方向的分化，并能通过差异调控周期蛋白D1和p130调控软骨细胞的增殖和分化，过表达Wnt5a和Wnt5b抑制软骨细胞的肥大化成熟(Wang et al.，2017)。

5.3.2 RhoA信号通路

RhoA蛋白属于小G蛋白超家族的亚家族成员，是GTP家族中的重要成员，是最具特征的GTP酶之一(Xu et al.，2016)。RhoA信号参与细胞有丝分裂、黏附、细胞骨架调节等过程，进而影响炎性细胞迁移、浸润，同时参与张力纤维形成和黏着斑复合体组装。RhoA是一种效应蛋白，由Rho蛋白磷酸化第188位丝氨酸组成。RhoA蛋白通过Rho激酶促进弹性纤维和梭形细胞形成。有活性的RhoA蛋白和弹性纤维能够一起控制肌动蛋白合成。Rho激酶又称Rho相关卷曲螺旋蛋白激酶(ROCK)，有ROCK Ⅰ、ROCK Ⅱ两种亚型，两种亚型均由1300个氨基酸组成(Strzelecka-Kiliszek et al.，2017)。这两种亚型的一级结构同源性达65%，催化结构域同源性高达92%。RhoA/ROCK信号通路的激活需要有活性的纤溶酶原激活物抑制因子参与，细胞内激活的RhoA有许多效应，其主要活动之一就是控制弹性纤维肌动蛋白聚合(Cartier-Michaud et al.，2012)。

软骨组织由占少部分的软骨细胞和占绝大部分的细胞外基质构成，呈半透明状，是一种具有支撑作用的组织。在调节肌动蛋白细胞骨架的所有信号通路中，RhoA信号通路在调控软骨细胞骨架重塑中起着至关重要的作用，见图5-3。RhoA/ROCK信号通路被称为肌动蛋白细胞骨架的调节器，也是细胞形态异质性的调节器。RhoA/ROCK信号通路参与从轴突生长抑制因子到生长锥的肌动蛋白细胞骨架信号换能过程。TGF-β通过表型活化的RhoA信号通路刺激软骨细胞弹性纤维形成(Hu et al.，2017)。RhoA/ROCK信号通路可抑制蛋白聚糖合成，是早期软骨细胞的分化标志，不影响软骨结节的数量和大小。在软骨细胞分化后期，RhoA蛋白过度表达可诱导软骨细胞内弹性纤维形成，RhoA蛋白是ROCK Ⅰ/ROCK Ⅱ的上游活化因子。RhoA/ROCK信号通路在早期软骨细胞分化过程中起调节作用，参与细胞骨架形成，维持细胞形态和调控软骨细胞基因表达，软骨细胞分化后期是RhoA和Racl/Cdc42拮抗期(Liang et al.，2011)。软骨细胞功能实验发现，RhoA蛋白过度表达可诱导肌动蛋白组织和弹性纤维增加，细胞增殖和蛋白多糖增加，并抑制细胞成熟和肥大，引起在转录因子Y染色体性别决定结构域的mRNA表达量减少 50%（Zhang et al.，2016）。研究发现，RhoA 信号通路可影响 Y 染色体性别决定结构域转录因子在软骨细胞中的转录活性，RhoA/ROCK 信号通路参与调节 Y 染色体性别决定结构域转录因子和肌动蛋白组织在软骨细胞中的表达，软骨细胞经 RhoA 信号通路刺激可降低 Y 染色体性别决定结构域转录因子基因转录水平（Haudenschild et al.，2010）。

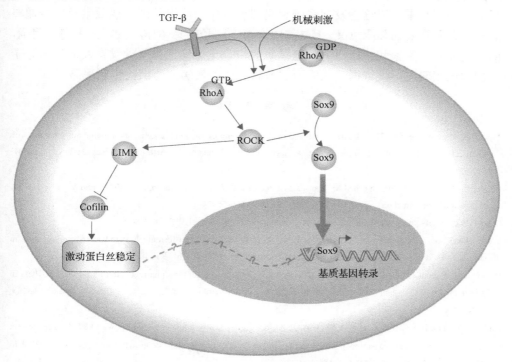

图 5-3　软骨发育中 RhoA 信号通路的建立

TGF-β. 转化生长因子-β；ROCK. Rho 相关卷曲螺旋蛋白激酶；Sox9. Y 染色体性别决定结构域转录因子 9；
LIMK. LIM 激酶；Cofilin. 丝切蛋白

Racl 和 Cdc42 可加速软骨细胞肥大分化，具有拮抗 RhoA/ROCK 信号通路的作用。软骨细胞中大量 Racl 或 Cdc42 可使 RhoA/ROCK 数量减少，从而抵消相关 GTP 酶对 RhoA 的作用（Ji et al.，2016）。有研究发现，小 GTP 酶、Rac1 和 Cdc42 可加速软骨细胞分化和凋亡，从而抑制 RhoA 活性。RhoA 也有轻度诱导软骨细胞增殖的作用，同时使软骨细胞变成纤维细胞形状。Kim 等（2012）首次发现在小鸡间充质细胞的软骨分化过程中，miR-34a 可通过软骨 RhoA/Racl 信号通路调节肌动蛋白并影响细胞骨架重排。然而当细胞成熟时其形状变成圆形或多角形，RhoA 信号通路的这种诱导软骨细胞分化的效应减弱，这表明 RhoA 信号通路不影响分化良好的软骨细胞形态。

5.4 研 究 展 望

在软骨发育过程中的系统层面和局部层面，各种激素或生长因子及信号通路对软骨细胞产生不同程度的调节作用，其中任何一种调节因子发生异常都可导致相应的病理结果，对这些发挥系统和局部调节作用的生长因子或激素及信号通路的研究有着重要的临床意义。但是其中有很多因子的具体作用机制并未完全明确，尚待进一步的实验和临床研究，这些研究将毫无疑问地为软骨发育及调节的分子生物学机制研究提供依据，从而为关节软骨相关疾病的防治提供新思路。

参 考 文 献

Antony B, Venn A, Cicuttini F, et al. 2016. Association of body composition and hormonal and inflammatory factors with tibial cartilage volume and sex difference in cartilage volume in young adults. Arthritis Care Res (Hoboken), 68(4): 517-525

Beckmann R, Houben A, Tohidnezhad M, et al. 2014. Mechanical forces induce changes in VEGF and VEGFR-1/sFlt-1 expression in human chondrocytes. Int J Mol Sci, 15(9): 15456-15474

Beier F. 2005. Cell-cycle control and the cartilage growth plate. J Cell Physiol, 202(1): 1-8

Blaney Davidson E N, Scharstuhl A, Vitters E L, et al. 2005. Reduced transforming growth factor-beta signaling in cartilage of old mice: role in impaired repair capacity. Arthritis Res Ther, 7(6): R1338-R1347

Bonnelye E, Reboul P, Duval N, et al. 2011. Estrogen receptor-related receptor alpha regulation by interleukin-1beta in prostaglandin E(2)- and cAMP-dependent pathways in osteoarthritic chondrocytes. Arthritis Rheum, 63(8): 2374-2384

Butler A A, Funk B, Breier B H, et al. 1996. Growth hormone(GH) status regulates GH receptor and GH binding protein mRNA in a tissue- and transcript-specific manner but has no effect on insulin-like growth factor-I receptor mRNA in the rat. Mol Cell Endocrinol, 116(2): 181-189

Cartier-Michaud A, Malo M, Charrière-Bertrand C, et al. 2012. Matrix-bound PAI-1 supports cell blebbing via RhoA/ROCK1 signaling. PLoS One, 7(2): e32204.

Chen B, Qin J, Wang H, et al. 2010. Effects of adenovirus-mediated bFGF, IL-1Ra and IGF-1 gene transfer on human osteoarthriticchondrocytes and osteoarthritis in rabbits. Exp Mol Med, 42(10): 684-695

Chen J, Kamiya Y, Polur I, et al. 2014. Estrogen via estrogen receptor beta partially inhibits mandibular condylar cartilage growth. Osteoarthritis Cartilage, 22(11): 1861-1868

Chen K, Quan H, Chen G, et al. 2017. Spatio-temporal expression patterns of Wnt signaling pathway during the development of temporomandibular condylar cartilage. Gene ExprPatterns, 25-26: 149-158

Claramunt D, Gil-Pena H, Fuente R, et al. 2017. Effects of growth hormone treatment on growth plate, bone, and mineral metabolism of young rats with uremia induced by adenine. Pediatr Res, 82(1): 148-154

Duan H, Yan Z, Chen W, et al. 2017. TET1 inhibits EMT of ovarian cancer cells through activating Wnt/beta-catenin signaling inhibitors DKK1 and SFRP2. GynecolOncol, 147(2):408-417

Gugjoo M B, Amarpal A, Abdelbaset-Ismail A, et al. 2017. Mesenchymal stem cells with IGF-1 and TGF-beta1 in laminin gel for osteochondral defects in rabbits. Biomed Pharmacother, 93: 1165-1174

Guidotti S, minguzzi M, Platano D, et al. 2017. Glycogen synthase kinase-3β inhibition links mitochondrial dysfunction, extracellular matrix remodelling and terminal differentiation in chondrocytes. Scientific Reports, 7(1): 12059

Harrington E K, Roddy G W, West R, et al. 2007. Parathyroid hormone/parathyroid hormone-related peptide modulates growth of avian sternal cartilage via chondrocytic proliferation. AnatRec (Hoboken), 290(2): 155-167

Haudenschild D R, Chen J, Pang N, et al. 2010. Rho kinase-dependent activation of SOX9 in chondrocytes. Arthritis Rheum, 62(1): 191-200

Hernandez-Valencia M, Zarate A, Ochoa R, et al. 2001. Insulin-like growth factor I, epidermal growth factor and transforming growth factor beta expression and their association with intrauterine fetal growth retardation, such as development during human pregnancy. Diabetes Obes Metab, 3(6): 457-462

Hu B, Xu C, Cao P, et al. 2017. TGF-beta stimulates expression of chondroitin polymerizing factor in nucleus pulposus cells through the Smad3, RhoA/ROCK1, and MAPK signaling pathways. J Cell Biochem, 119(1): 566-579

Ikeda Y, Sakaue M, Chijimatsu R. 2017. IGF-1 gene transfer to human synovial MSCs promotes their chondrogenic differentiation potential without induction of the hypertrophic phenotype. Stem Cells Int, 2017: 5804147

Ji X, Liu H, An C, et al. 2016. You-Gui pills promote nerve regeneration by regulating netrin1, DCC and Rho family GTPases RhoA, Racl, Cdc42 in C57BL/6 mice with experimental autoimmune encephalomyelitis. J Ethnopharmacol, 187: 123-133

Kim D, Song J, Kim S, et al. 2012. MicroRNA-34a modulates cytoskeletal dynamics through regulating RhoA/Rac1 cross-talk in chondroblasts. J Biol Chem, 287(15): 12501-12509

Li X, Su G, Wang J, et al. 2013. Exogenous bFGF promotes articular cartilage repair via up-regulation of multiple growth factors. Osteoarthritis Cartilage, 21(10): 1567-1575

Liang J, Feng J, Wu W K, et al. 2011. Leptin-mediated cytoskeletal remodeling in chondrocytes occurs via the RhoA/ROCK pathway. J Orthop Res, 29(3): 369-374

Lu C, Wan Y, Cao J, et al. 2013. Wnt-mediated reciprocal regulation between cartilage and bone development during endochondral ossification. Bone, 53(2): 566-574

McMahon L A, Prendergast P J, Campbell V A. 2008. A comparison of the involvement of p38, ERK1/2 and PI3K in growth factor-induced chondrogenic differentiation of mesenchymal stem cells. Biochem Biophys Res Commun, 368(4): 990-995

Moore E R, Jacobs C R. 2017. The primary cilium as a signaling nexus for growth plate function and subsequent skeletal development. J Orthop Res, 36(2): 533-545

Orajarvi M, Thesleff I, HartikainenH, et al. 2015. Effect of estrogen and food hardness on metabolism and turnover of condylar cartilage. J Oral Facial Pain Headache, 29(3): 297-307

Phornphutkul C. 2004. Insulin-like growth factor-I signaling is modified during chondrocyte differentiation. Journal of Endocrinology, 183(3): 477-486

Qureshi H Y, Ahmad R, Sylvester J, et al. 2007. Requirement of phosphatidylinositol 3-kinase/Akt signaling pathway for regulation of tissue inhibitor of metalloproteinases-3 gene expression by TGF-beta in human chondrocytes. Cell Signal, 19(8): 1643-1651

Reilly G C, Golden E B, Grasso-Knight G, et al. 2005. Differential effects of ERK and p38 signaling in BMP-2 stimulated hypertrophy of cultured chick sternal chondrocytes. Cell Commun Signal, 3(1): 3

Schmidl M, Adam N, Surmann-Schmitt C, et al. 2006. Twisted gastrulation modulates bone morphogenetic protein-induced collagen II and X expression in chondrocytes *in vitro* and *in vivo*. J Biol Chem, 281(42): 31790-31800

Shen R, Chen M, Wang Y J, et al. 2006.Smad6 interacts with Runx2 and mediates Smad ubiquitin regulatory factor 1-induced Runx2 degradation. J Biol Chem, 281 (6): 3569-3576

Strzelecka-Kiliszek A, Mebarek S, Roszkowska M, et al. 2017. Functions of Rho family of small GTPases and Rho-associated coiled-coil kinases in bone cells during differentiation and mineralization. Biochim Biophys Acta, 1861 (5 Pt A): 1009-1023

Sugimori K, Matsui K, Motomura H, et al. 2005. BMP-2 prevents apoptosis of the N1511 chondrocytic cell line through PI3K/Akt-mediated NF-kappaB activation. J Bone miner Metab, 23 (6): 411-419

Tchetina E V, Antoniou J, Tanzer M, et al. 2006. Transforming growth factor-beta2 suppresses collagen cleavage in cultured human osteoarthritic cartilage, reduces expression of genes associated with chondrocyte hypertrophy and degradation, and increases prostaglandin E (2) production. Am J Pathol, 168 (1): 131-140

Ueda K, Yamanaka Y, Harada D, et al. 2007. PTH has the potential to rescue disturbed bone growth in achondroplasia. Bone, 41 (1): 13-18

Usami Y, Gunawardena A T, Iwamoto M, et al. 2016. Wnt signaling in cartilage development and diseases: lessons from animal studies. Lab Invest, 96 (2): 186-196

Wang L, Qing L, Liu H, et al. 2017. Mesenchymal stromal cells ameliorate oxidative stress-induced islet endothelium apoptosis and functional impairment via Wnt4-beta-catenin signaling. Stem Cell Res Ther, 14; 8 (1): 188

Wang Y, Cheng Z, Elalieh H Z, et al. 2011. IGF-1R signaling in chondrocytes modulates growth plate development by interacting with the PTHrP/Ihhpathway. J Bone miner Res, 26 (7): 1437-1446.

Wu M, Chen G, Li Y P. 2016. TGF-beta and BMP signaling in osteoblast, skeletal development, and bone formation, homeostasis and disease. Bone Res, 4: 16009

Wu S, Morrison A, Sun H, et al. 2011. Nuclear factor-kappaB (NF-kappaB) p65 interacts with Stat5b in growth plate chondrocytes and mediates the effects of growth hormone on chondrogenesis and on the expression of insulin-like growth factor-1 and bone morphogenetic protein-2. J Biol Chem, 286 (28): 24726-24734

Xu H G, Ma M M, Zheng Q, et al. 2016. P120-catenin protects endplate chondrocytes from intermittent cyclic mechanical tension induced degeneration by inhibiting the expression of RhoA/ROCK-1 signaling pathway. Spine (Phila Pa 1976), 41 (16): 1261-1271

Yang J H, Menshenina J, Cunha G R, et al. 2010. Morphology of mouse external genitalia: implications for a role of estrogen in sexual dimorphism of the mouse genital tubercle. J Urol, 184 (4 Suppl): 1604-1609

Yang Y,Aghazadeh-Habashi A, Panahifar A, et al. 2017. Bone-targeting parathyroid hormone conjugates outperform unmodified PTH in the anabolic treatment of osteoporosis in rats. Drug DelivTransl Res, 7 (4): 482-496

Yi J W, Lee W S, Kim S B, et al. 2014. Effect of zoledronate on the expression of vascular endothelial growth factor-a by articular chondrocytes and synovial cells: an *in vitro* study. J Bone Metab, 21 (4): 249-255

Zhang T, Gong T, Xie J, et al. 2016. Softening substrates promote chondrocytes phenotype via RhoA/ROCK pathway. ACS Appl Mater Interfaces, 8 (35): 22884-22891

（陈　彪，王林龙）

第6章 宫内发育迟缓与胎源性骨关节炎

引　　言

骨关节炎(osteoarthritis)是中老年人的常见病和多发病,是一种以关节软骨慢性退行性病变为主要病理特征的关节疾病,表现为细胞外基质结构破坏、成分丢失和细胞凋亡,是老年人群关节疼痛和致残的主要原因。流行病学研究发现,美国超过50岁的人群中,骨关节炎的患病率仅次于心血管疾病,位居第二,累计超过2000万人,每年政府和个人直接与间接投入治疗的医疗花费高达546亿~650亿美元。在中国骨关节炎整体的患病率为4%左右,主要集中在60岁以上的人群,其中,65岁以上人群的骨关节炎患病率超过50%,75岁以上人群其患病率超过80%,政府和个人每年投入用于治疗骨关节炎的总费用也非常巨大,估计超过1500亿元。传统观点认为,骨关节炎主要由机械因素及与年龄相关的软骨退变所致,但大样本流行病学研究发现(Clynes et al., 2014; Poole et al., 2003; Sayer et al., 2003),成年后手、髋等多关节骨关节炎易感性与宫内发育迟缓相关,提示骨关节炎可能具有胎儿起源。国内外大量学者近十余年来围绕孕期不良环境、新生儿出生体重与成年后的慢性病之间的相关性展开了大量的研究,并且根据研究结果进行了循证分析,提出了关于人类疾病发源的一种新理念,即"健康与疾病的发育起源"(developmental origins of health and disease, DOHaD)理论。然而,胎源性骨关节炎的病因学复杂,病理生理机制不明,临床早期诊断和防治困难。本章将就胎儿宫内发育迟缓与胎源性成人骨关节炎之间的联系展开论述。

6.1　宫内发育迟缓

发育毒性是指父体和(或)母体接触外源物质后对子代造成的有害作用,包括结构畸形、功能障碍、生长迟缓和死亡。发育毒性对胎儿所造成的损伤可持续至成年期甚至终生。宫内发育迟缓(intrauterine growth retardation)是指胎儿在母亲的子宫内生长发育不良,是外源物所致发育毒性最常见的结局。

6.1.1　宫内发育迟缓及其远期危害

宫内发育迟缓的确切定义是在相应的孕期内,胎儿体重低于正常体重的10%或正常平均值的两个标准差。早在20世纪90年代初,Barker就基于大规模流行病学调查结果，发现低出生体重胎儿成年后的代谢综合征患病率增加。近十年来，国内外学者开展了大量有关孕期不良环境、胎儿出生体重与成年慢性疾病之间的相关性研究，并基于循证研究的结果，提出了人类疾病起源的新概念——"健康与疾病的发育起源"。

流行病学调查表明，宫内发育迟缓不仅可引起胎儿窘迫、新生儿窒息和围产儿死亡，其危害还将延续至出生后，导致子代出生后体格和智力发育低下，成年后多种慢性疾病的易感性增加，包括代谢性疾病和神经精神性疾病（Veenendaal et al.，2013；Painter et al.，2008）。例如，流行病学和临床研究已经在不同国家、不同种族人群中证实了低出生体重儿或宫内发育迟缓与成人代谢综合征之间的相关性（Gupta et al.，2007）。传统观点认为，糖尿病的病因与成年后环境和不良生活习惯有关，但近 20 年来的流行病学调查显示，糖尿病与胎儿宫内发育的不良因素暴露密切相关（Iliadou et al.，2004）。流行病学调查还表明，低出生体重可影响新生儿骨生长发育并持续到成年；成年骨质疏松的发生存在宫内发育编程（Dennison et al.，2005）。流行病学调查也提示，孕期宫内不良环境与子代罹患抑郁症风险增加密切相关（Hellemans et al.，2010）。有数据显示，肾小球硬化的发生与低出生体重有关（Ikezumi et al.，2013）。大量的动物实验也已证实，宫内不良环境所致的宫内发育迟缓，子代成年后多种疾病的易感性增加，包括非酒精性脂肪肝/糖尿病（De Blasio et al.，2007）和心血管疾病（Riviere et al.，2005）等。

6.1.2　宫内发育迟缓的病因学

宫内发育迟缓的发生除先天遗传因素外，在很大程度上还是孕期不良环境所致，包括外源环境因素和母体健康因素。孕期外源环境主要包括外源物暴露和微生物感染等。

许多外源物可造成孕期宫内环境不良，这些外源物包括：①环境毒物，如烟雾、二氧化硫、一氧化碳等。动物实验表明，出生前暴露于烟草烟雾可导致成年小鼠过激的反应行为，出生前二氧化硫暴露可导致雄性成年小鼠异常竞争行为，整个孕期一氧化碳混合空气暴露可导致子代出生后心血管发育延迟。②药物，如合成类糖皮质激素（地塞米松、倍他米松等）。产前糖皮质激素用于促进胎儿肺成熟，但令人担心的是糖皮质激素可能会抑制胎儿的发育。动物实验也表明，出生前地塞米松暴露改变了子代成年雄性大鼠心脏生长发育模式，并伴随着脉压增加（O'Sullivan et al.，2013）。③食物和饮料类，如乙醇和咖啡因。出生前乙醇暴露影响成年前期及成年期海马神经元再生，出生前慢性咖啡因暴露损害子代成年大鼠对新生事物的识别能力（Gil-Mohapel et al.，2014）。作者团队研究也证实，烟酒混合暴露，或者被动吸烟均可引起胎儿发育毒性（如体格和神经发育异常）和宫内发育迟缓（Yan et al.，2005；Li and Wang，2004）。此外，作者研究团队还发现，吲哚 3-原醇可加重被动吸烟所致的胎鼠发育毒性(Yan et al., 2006)。而且，作者研究团队证实，咖啡因、尼古丁、乙醇等外源物暴露可引起子代大鼠宫内发育迟缓(Huang et al., 2012；Xu et al., 2012a, 2011；Liang et al., 2011)。

孕期母体环境主要指母体的营养状况和疾病状态。孕妇的饮食可以通过营养物质的量直接影响胎儿的生长发育，也可通过胎儿内分泌系统间接对其产生影响。糖类、蛋白质和脂肪三大营养素在孕期缺乏均可导致不良妊娠结局的发生。孕期不良环境也可通过引起母体的生理与病理变化(如急性应激、慢性应激)而影响子代下丘脑-垂体-肾上腺(hypothalamic-pituitary-adrenal，HPA)轴发育。

6.1.3　宫内发育迟缓的影响因素

宫内发育迟缓的发生机制复杂，受到多种因素的影响，包括母体因素、胎盘因素和胎儿自身因素的影响。

6.1.3.1　母体因素

母体的病理生理状态对胎儿发育过程有深远的影响。许多研究已经表明，母体血糖皮质激素水平是孕期应激所诱导胎儿发育毒性的重要内分泌机制。从以往的研究来看，正常情况下孕妇血皮质醇水平在孕晚期约为 808.4 nmol/L (Li et al., 2012)；在大鼠中，血皮质酮水平在孕晚期快速增加，至孕 22 天达到峰值，约为 286 ng/ml，这一浓度是孕 10 天时观察到的孕期最低浓度的 134%，并且比间情期的浓度高出 34%。作者团队的研究(Feng et al., 2014；Kou et al., 2014)显示，孕期咖啡因或尼古丁暴露作为应激因子可增加大鼠母体血皮质酮水平，其水平远高于正常妊娠大鼠的浓度峰值。其他的研究也表明，出生前乙醇暴露和慢性刺激可改变母体 HPA 轴的基础调控和多巴胺能神经系统(Uban et al., 2013)。除此之外，成年期咖啡因主要通过肝脏细胞色素氧化酶 P450 1A2 (CYP1A2)代谢，产生三种主要的代谢产物——次黄嘌呤(84%)、可可碱(12%)和茶碱(4%)。研究发现，在健康成人，咖啡因的半衰期为 4～5 h，但在前 1/3 孕期延长至 10 h 左右，在后 1/3 孕期延长至 18 h(Bakker et al., 2010)。而且，母体肝脏疾病可使咖啡因的半衰期进一步延长。咖啡因在体内蓄积引起神经内分泌激素的改变，如皮质醇和儿茶酚胺的分泌增加，从而加重机体对应激的反应。

6.1.3.2　胎盘因素

胎儿与母体之间的物质交换必须通过胎盘，胎盘的损伤将导致胎儿暴露于过量的有害物质，从而影响胎儿的发育。研究表明，吸烟可影响人胎盘多种代谢酶的mRNA 表达，包括 CYP1A1 表达升高并伴随着 7-乙氧基香豆素-O-脱烷基酶、7-乙氧基异吩恶唑酮-O-脱乙基酶和芳烃羟化酶的活性增强。这将改变胎盘局部的外源物代谢,引起胚胎毒性并影响胎儿发育。作者团队研究发现,孕中晚期尼古丁暴露不仅可以通过诱导 CYP2E1 和 CYP1A1 表达引起胎盘损伤,还可以通过抑制 P-糖蛋白的表达增加胎儿对环境毒物的敏感性(Wang et al.,2009)。孕期咖啡因摄入导致大鼠严重的生殖毒性并影响胎儿的发育,其机制与母体胎盘肾素-血管紧张素系统(renin-angiotensin system,RAS)的慢性活化和 p53 依赖的胎盘细胞凋亡有关(Huang et al.,2012)。11β-羟类固醇脱氢酶 2 型(11β-hydroxysteroid dehydrogenase type 2,11β-HSD2)是高亲和力的 NAD(H)-依赖性脱氢酶,广泛表达于胎盘,其主要作用是当皮质醇(啮齿类为皮质酮)浓度过高时,起到灭活的作用。作者团队的研究已经证明孕期暴露于某些外源物(咖啡因、尼古丁、乙醇)可抑制胎盘 11β-HSD2 的表达,开放胎盘屏障,从而使胎儿过暴露于母源性高糖皮质激素(Zhou et al.,2018;Xu et al.,2012b,2011;Liang et al.,2011;Chen et al.,2007)。另外,也有研究表明,咖啡因和副黄嘌呤可降低胎盘 11β-HSD2 的表达及活性,并具有剂量依赖性,其机制可能与抑制腺苷受体 A(2B)有关(Sharmin et al.,2012)。

6.1.3.3 胎儿因素

许多外源物由于分子量小、脂溶性高,易通过胎盘进入胎儿体内。子宫是一个相对封闭的腔隙,胎儿正处于发育阶段,多种自身防御功能尚未建立而易受到伤害,因此,这些外源物可直接作用并影响胎儿发育。应用高效液相色谱和气相色谱技术,作者团队证实,孕期咖啡因和乙醇暴露后,胎鼠血咖啡因、乙醇浓度分别达 155 mmol/L 和 58.2 mmol/L,为母鼠血浓度(254 mmol/L 和 87.0 mmol/L)的 61.0% 和 66.9%(Shen et al.,2014)。在这些外源物中,咖啡因脂溶性高,可通过胎盘进入胎儿体内,也可通过胎儿吞饮羊水进一步经胃肠吸收;咖啡因吸收后主要分布于胎儿的肝脏、脑和心脏等重要器官;此外胎盘和胎肝 CYP1A2 活性较低甚至缺失(Bakker et al.,2010),也可导致咖啡因在胎儿体内蓄积。而且,胎儿可通过"逆行生物转化"将代谢产物茶碱还甲基化为咖啡因,致使咖啡因代谢减慢。除此之外,胎肾小球滤过功能不全及"羊水肠道循环"可减慢咖啡因及其代谢产物排泄。因此,咖啡因在胎儿体内的吸收、分布、代谢和排泄特征使其易蓄积,而产生直接毒性作用。

6.2 胎源性骨关节炎

胎源性成人骨关节炎简称胎源性骨关节炎,与低出生体重密切相关。

6.2.1 胎源性骨关节炎的流行病学调查

大样本流行病学研究(Hussain et al.,2014,2018;Clynes et al.,2014;Jordan al.,2005;Poole et al.,2003;Sayer et al.,2003)发现,低出生体重儿成年后手、

髋等多关节骨关节炎易感。Sayer 等(2003)为明确不同年龄段体重对临床手骨关节炎的影响，对 1946 年出生于英国的 1467 名男性和 1519 名女性进行了队列研究，收集了出生体重、童年体重和成年体重，并对受调查者 53 岁时手骨关节炎进行了诊断。结果发现，有 280 名(19%)男性和 458 名(30%)女性至少罹患一处手部关节的骨关节炎，男性手部骨关节炎的发生与低出生体重明显相关，出生体重和成年体重表现出了独立的影响，53 岁时具有最高体重和出生时具有最低体重的男性罹患骨关节炎的风险最高。但是，女性手部骨关节炎的发病与体重之间没有明显的相关性。研究者认为，男性成年后骨关节炎与出生体重的关系可能与宫内环境有关，但是机制不明。Poole 等(2003)认为，其中的机制可能与宫内编程相关，在生命早期发育的关键时期，宫内编程可能对不同系统的结构和功能造成长远的影响。Clynes 等(2014)调查了生命早期生长与手、膝和髋关节骨关节炎之间的关系，收集了 222 名男性和 222 名女性的相关信息，发现出生后第一年的低体重与临床手骨关节炎的发生明显相关，低出生体重个体更容易形成髋关节骨赘，而且出生后第一年的低体重与膝关节外侧间室骨赘数量增加明显相关。Jordan 等(2005)的研究发现，腰椎关节骨关节炎的发生也与出生体重相关，低出生体重个体成年后，腰椎小关节的骨赘明显增加。Hussain 等(2014)对 3604 名年龄大于 40 岁的髋、膝骨关节炎需行髋、膝关节置换的病例进行了临床调查，结果显示，低出生体重者患髋关节骨关节炎的风险比(hazard ratio)是正常体重者的 2.04 倍，这一结果独立于年龄、性别、体重指数、体力活动、高血压、糖尿病这些因素的影响。该学者 2018 年还发表了一项系统回顾研究，结果显示，澳大利亚 2015 年 30 477 例因骨关节炎而施行全髋关节置换的病例中，有 5273 例是低出生体重者，与之相关的还有 5791 例出生时早产，其结论是低出生体重及早产分别与髋关节骨关节炎存在明确的因果关系。

6.2.2 胎源性骨关节炎的实验室研究

越来越多的学者认为，骨关节炎属于代谢综合征范畴(Katz et al.，2010)。作者团队首次基于系列动物实验证实，孕期暴露于外源物(如咖啡因、尼古丁、乙醇)或摄食限制所致的宫内发育迟缓低出生体重子代成年后骨关节炎易感性增加；出生后的高脂饮食或在长距离跑步刺激下，低出生体重个体比正常对照更易诱发膝骨关节炎，其机制与子代关节软骨细胞外基质生成持续降低有关(Tan et al.，2018，2016；Xie et al.，2018；Tie et al.，2016a，2016b；Luo et al.，2015；Ni et al.，2015a，2015b)。具体机制详见后续章节。

6.3 宫内软骨发育不良与胎源性骨关节炎

关节、关节软骨的发育与骨关节炎之间存在许多联系。有学者提出：软骨发育不良可改变关节的几何学特征、关节的力线和细胞外基质的构成，从而诱发骨关节炎，软骨发育异常可能是骨关节炎的一个发病原因。软骨组织主要形成于胚胎时期。出生后第一年，关节软骨最厚，当关节软骨厚度达到一定程度后，浅层增殖区即停止增殖，只有深层的生长板软骨继续进行细胞分裂增殖，从而促进生长。关节软骨成熟后，很少有软骨细胞的生长与复制，只有在异常情况下，如创伤、骨关节炎和肢端肥大症等，才可见到反应性细胞复制，但这种软骨细胞的结构和功能都较异常。由此提示，关节软骨在宫内的发育质量对成年关节软骨的质量有重要影响，胎儿关节软骨发育异常可能与成年骨关节炎存在联系。

6.3.1　母源性糖皮质激素介导胎儿发育迟缓与关节软骨发育不良

宫内基础糖皮质激素水平是调节胎儿组织形态和功能成熟的关键，但过高浓度的糖皮质激素暴露则可引起胎儿的宫内发育迟缓等发育异常。在生理情况下，母源性糖皮质激素参与了胎儿的早期生长和发育，其中胎盘是调控母源性糖皮质激素进入胎儿的重要屏障。临床研究显示，宫内发育迟缓子代出生时脐带血皮质醇浓度较正常出生体重子代升高。孕期多种不良环境(如外源物、饮食、感染、低氧和应激)可致胎血糖皮质激素水平升高(Kirsten et al.，2013；Reynolds，2013；Morrison et al.，2012)。临床研究和动物实验表明，母体因治疗而需连续使用促肾上腺皮质激素(ACTH)和人工合成糖皮质激素(地塞米松、倍他米松)能使胎儿糖皮质激素暴露增多，从而导致出生低体重和器官发育不良(Newnham et al.，2002)。本书作者团队通过动物实验证实，孕期多种外源物(如咖啡因、尼古丁、乙醇)暴露可致胎鼠宫内发育迟缓发生并伴有母源性糖皮质激素过暴露(Xu et al.，2012c；Liang et al.，2011；Chen et al.，2007)。这些研究提示，孕期不良环境下胎儿母源性糖皮质激素过暴露是一个共性现象，见表 6-1。

表 6-1　孕期不良环境与胎儿母源性糖皮质激素过暴露

不良因素	处理方法	表现	种属	机制
咖啡因	孕 9～20 天 20～180 mg/kg·天 ig	胎儿血糖皮质激素水平↑	大鼠	胎盘 11β-HSD2 表达↓
乙醇	孕 11～17 天 6.4 g/kg·天 ig	胎儿血糖皮质激素水平↑	小鼠	胎盘 11β-HSD2 表达↓
尼古丁	孕 9～20 天 2.0 mg/kg·天 ih	胎儿血糖皮质激素水平↑	大鼠	胎盘 11β-HSD2 表达↓
香烟/酒精			大鼠	胎盘 P-gp 表达↓
缺氧	1%氧浓度环境培养 72 h	胎儿血糖皮质激素水平↑	滋养层细胞	胎盘 11β-HSD2 表达和活性↓
脂多糖	孕 9.5 天 100 μg/kg ip	胎儿血糖皮质激素水平↑	大鼠	胎盘组织损伤
营养不良	孕 14～21 天 50%食物限制	胎儿血糖皮质激素水平↑	大鼠	胎盘 11β-HSD2 表达↓

孕期外源物暴露所致的母源性糖皮质激素过暴露可以导致宫内发育迟缓仔鼠关节软骨 TGF-β-Smad-Sox9 通路的低功能改变，引起关节软骨发育不良并持续至出生后(Xie et al.，2018)。本书作者团队首次发现高浓度的皮质醇可直接诱导人脐带胶质间充质干细胞(Wharton jelly mesenchymal stem cell，WJ-MSC)软骨定向分化不良及骨关节炎样退变表型易感，并证实其机制为高浓度皮质醇通过激活糖皮质激素受体(GR)诱导 TGF-βR H3K9 的组蛋白去乙酰化，进而抑制 TGF-β 信号通路及软骨分化标志基因(*COL2A1* 基因和聚集蛋白聚糖基因)表达，导致软骨分化不良。由此，作者团队提出 TGF-βR 组蛋白 H3K9 去乙酰化可作为宫内发育迟缓新生儿未来成年后骨关节炎易感的预警分子标志。

转化生长因子 β 受体不受出生后低糖皮质激素的影响。这些研究提示，孕期不良环境所致的胎儿发育毒性皆伴有母源性糖皮质激素过暴露，而这很可能是孕期不良环境所致子代宫内发育迟缓发生的启动因素，并且糖皮质激素介导了胎儿宫内时期的软骨发育不良(Moisiadis and Matthews，2014)。

6.3.2　母源性糖皮质激素介导骨关节炎易感的宫内编程机制

越来越多的研究提示，糖皮质激素参与宫内编程并与表观遗传修饰异常有关，可影响胎儿生长发育，并且这种生长发育的异常可遗传到胎儿成年后的下一代(O'Donnell et al.，2017)，本书作者的研究也证实了高糖皮质激素介导的编程效应及潜在的分子机制，一些数据支持上述论断。第一，宫内发育迟缓来源的 WJ-MSC 软骨定向分化不良、TGF-βR H3K9 去乙酰化及低表达，且呈现骨关节炎样表型；第二，宫内发育迟缓新生儿脐带血为高糖皮质激素水平；第三，高糖皮质激素所致正常新生儿 WJ-MSC 软骨定向分化不良、TGF-βR H3K9 去乙酰化及低表达，且骨关节炎样表型易感；第四，高糖皮质激素可通过 GR/HDAC4 导致 TGF-βR H3K9 去乙酰化及低表达。综上，高糖皮质激素通过 GR/HDAC4 导致 TGF-βR H3K9 去乙酰化及低表达，介导了宫内发育迟缓来源的 WJ-MSC 定向软骨分化不良及骨关节炎样表型易感。高浓度的皮质醇可直接诱导人 WJ-MSC 软骨定向分化不良及骨关节炎样退变表型易感，并证实其机制为高浓度皮质醇通过激活 GR 诱导 TGF-βR 组蛋白 H3K9 去乙酰化，进而抑制 TGF-β 信号通路及软骨分化标志基因(*COL2A1* 基因和聚集蛋白聚糖基因)表达，导致软骨分化不良。由此，提出 TGF-βR 组蛋白 H3K9 去乙酰化可作为宫内发育迟缓新生儿成人后骨关节炎易感的预警分子标志。

另外，作者团队研究证实，孕期外源物(如咖啡因、尼古丁和乙醇)暴露可引起胎鼠软骨 IGF-1 信号通路及基质合成减少，这些功能变化可一直延续到出生后甚至成年，造成骨关节炎易感(Tie et al.，2016b；Ni et al.，2015a；Tan et al.，2012)；进一步发现，宫内发育迟缓子代出生后在高脂饮食下出现血胆固醇水平升高，导致关节软骨局部胆固醇蓄积，从而进一步降低关节软骨质量并诱发骨关节炎（Tie et al.，2016a；Luo et al.，2015；Ni et al.，2015b）。孕期咖啡因暴露可引起子代骨关节炎易感性增加，并存在"两种编程"和"两次打击"机制："第一种编程"为宫内高糖皮质激素所致胎关节软骨 IGF-1 低功能编程，导致软骨发育不良；"第二种编程"为肝"GC-IGF-1 轴编程"所致的成年子代高胆固醇血症，后者可增加软骨细胞局部的胆固醇蓄积。这"两种编程"构成了对关节软骨的"第一次打击"，导致关节软骨质量低下及骨关节炎易感性增加，成年"第二次打击"（如高脂饮食和过度运动），诱导或加重骨关节炎发生。

　　"节俭表型"假说最早由 Hales 和 Barker（2013）提出，该假说认为，胎儿早期遭遇营养不良时，为适应不利的宫内环境，在短期内做出有利于自己的适应性改变，而这些适应性改变为永久的"编程"。宫内不良环境下，糖皮质激素屏障开放，胎儿暴露于高浓度母源性糖皮质激素下，可以促进关键脏器的成熟，同时限制胎儿的个体发育，使骨、软骨等非关键脏器的发育受到抑制从而确保胎儿存活。作者团队发现，孕期外源物暴露所致母源性高糖皮质激素下，宫内发育迟缓子代骨、软骨发育不良（Tie et al.，2016a；Luo et al.，2015；Ni et al.，2015b，2015a；Deng et al.，2013），这可能与宫内恶劣环境下高糖皮质激素介导的"节俭表型"编程以帮助胎儿度过危险期有关。

6.4　研　究　展　望

　　母源性糖皮质激素过暴露介导的宫内发育迟缓胎儿，其宫内及出生后不同时期软骨发育相关的神经内分泌代谢编程改变、性别差异、表观遗传和跨代遗传等关键点均不是十分清楚。同时，由于孕期母源性糖皮质激素暴露的时间、剂量及物种等存在差异，现有的研究结果尚存在众多的不一致。因此，更为系统的研究应该是今后很长一段时间内亟须的。随着胎源性骨关节炎研究的不断深入，转化医学也在不断推动胎源性骨关节炎基础研究成果向临床实践或应用的转化。胎源性骨关节炎的转化研究重点在于探讨其起源机制并寻找可能的生物标志物，以用于早期预警或干预治疗。但由于目前孕期外源物暴露所致发育毒性及成年骨关节炎易感的分子机制尚不清楚，目前所确立的靶点均存在较大的局限性。但随着机制研究的不断深入和实验技术的持续发展，越来越多的可靠靶点将会被发掘。因而，基于宫内神经内分泌代谢编程改变的早期诊断可能实现胎源性骨关节炎的早期预警及防治。另外，由于婴幼儿在生长和发育时期存在较好的可塑性，适当的药物或行为干预可能有助于逆转宫内发育迟缓胎儿的发育编程改变，进而降低成年骨关节炎易感的风险。当然，加强育龄期妇女生殖卫生宣传和教育、做好宫内发育迟缓的一级预防，可从根本上预防宫内发育迟缓及胎源性骨关节炎的远期危害。

参 考 文 献

Bakker R, Steegers E A, Obradov A, et al. 2010. Maternal caffeine intake from coffee and tea, fetal growth, and the risks of adverse birth outcomes: the generation R study. The American Journal of Clinical Nutrition, 91: 1691-1698

Chen M, Wang T, Liao Z X, et al. 2007. Nicotine-induced prenatal overexposure to maternal glucocorticoid and intrauterine growth retardation in rat. Exp Toxicol Pathol, 59(3-4): 245-251

Clynes M A, Parsons C, Edwards M H, et al. 2014. Further evidence of the developmental origins of osteoarthritis: results from the Hertfordshire cohort study. J Dev Orig Health Dis, 5(6): 453-458

De Blasio M J, Dodic M, JefferiesA J, et al. 2007. Maternal exposure to dexamethasone or cortisol in early pregnancy differentially alters insulin secretion and glucose homeostasis in adult male sheep offspring. Am J Physiol Endocrinol Metab, 293(1): E75-E82

Deng Y, Cao H, Cu F, et al. 2013. Nicotine-induced retardation of chondrogenesis through down-regulation of IGF-1 signaling pathway to inhibit matrix synthesis of growth plate chondrocytes in fetal rats. Toxicol Appl Pharmacol, 269(1): 25-33

Dennison E M, Syddall H E, Sayer A A, et al. 2005. Birth weight and weight at 1 year are independent determinants of bone mass in the seventh decade: the Hertfordshire cohort study. Pediatr Res, 57(4): 582-586

Feng J H, Yan Y E, Liang G, et al. 2014. Maternal and fetal metabonomic alterations in prenatal nicotine exposure-induced rat intrauterine growth retardation. Mol Cell Endocrinol, 394(1-2): 59-69

Gil-Mohapel J, Titterness A K, Patten A R, et al. 2014. Prenatal ethanol exposure differentially affects hippocampal neurogenesis in the adolescent and aged brain. Neuroscience, 273: 174-188

Gupta M, Gupta R, Pareek A, et al. 2007. Low birth weight and insulin resistance in mid and late childhood. Indian Pediatr, 44(3): 177-184

Hales C N, Barker D J. 2013. Type 2 (non-insulin-dependent) diabetes mellitus: the thrifty phenotype hypothesis. 1992. Int J Epidemiol, 42(5): 1215-1222

Hellemans K G, Verma P, Yoon E, et al. 2010. Prenatal alcohol exposure and chronic mild stress differentially alter depressive- and anxiety-like behaviors in male and female offspring. Alcohol Clin Exp Res, 34(4): 633-645

Huang, J, Zhou S, Ping J, et al. 2012. Role of p53-dependent placental apoptosis in the reproductive and developmental toxicities of caffeine in rodents. Clin Exp Pharmacol Physiol, 39(4): 357-363

Hussain S M, Ackerman I N, Wang Y, et al. 2018. Could low birth weight and preterm birth be associated with significant burden of hip osteoarthritis? A systematic review. Arthritis Res Ther, 20: 121

Hussain S M, Wang Y, Wluka A E, et al. 2015. Association of low birth weight and preterm birth with the incidence of knee and hip arthroplasty for osteoarthritis. Arthritis Care & Research, 67(4): 502-508

Ikezumi Y, Suzuki T, Karasawa T, et al. 2013. Low birthweight and premature birth are risk factors for podocytopenia and focal segmental glomerulosclerosis. Am J Nephrol, 38(2): 149-157

Iliadou A, Cnattingius S, Lichtenstein P. 2004. Low birthweight and type 2 diabetes: a study on 11 162 Swedish twins. Int J Epidemiol, 33(5): 948-953; discussion 953-944

Jordan, K M, Syddall H, Dennison E M, et al. 2005. Birthweight, vitamin D receptor gene polymorphism, and risk of lumbar spine osteoarthritis. J Rheumatol, 32(4): 678-683

Katz J D, Agrawal S, Velasquez M. 2010. Getting to the heart of the matter: osteoarthritis takes its place as part of the metabolic syndrome. Curr Opin Rheumatol, 22(5): 512-519

Kirsten T B, Lippi L L, Bevilacqua E, et al. 2013. LPS exposure increases maternal corticosterone levels, causes placental injury and increases IL-1beta levels in adult rat offspring: relevance to autism. PLoS One, 8 (12): e82244

Kou H, Liu Y, Liang G, et al. 2014. Maternal glucocorticoid elevation and associated blood metabonomechanges might be involved in metabolic programming of intrauterine growth retardation in rats exposed to caffeine prenatally. Toxicol Appl Pharmacol, 275 (2): 79-87

Li J, Wang Z N, Chen Y P, et al. 2012. Late gestational maternal serum cortisol is inversely associated with fetal brain growth. Neurosci Biobehav Rev, 36 (3): 1085-1092

Li Y, Wang H. 2004. In utero exposure to tobacco and alcohol modifies neurobehavioral development in mice offspring: consideration a role of oxidative stress. Pharmacol Res, 49 (5): 467-473

Liang G, Chen M, Pan X L, et al. 2011. Ethanol-induced inhibition of fetal hypothalamic-pituitary-adrenal axis due to prenatal overexposure to maternal glucocorticoid in mice. Exp Toxicol Pathol, 63 (7-8): 607-611

Luo H, Li J, Cao H, et al. 2015. Prenatal caffeine exposure induces a poor quality of articular cartilage in male adult offspring rats via cholesterol accumulation in cartilage. Sci Rep, 5: 17746

MoisiadisV G, Matthews S G. 2014. Glucocorticoids and fetal programming part 2: mechanisms. Nat Rev Endocrinol, 10 (7): 403-411

Morrison J L, Botting K J, Soo P S, et al. 2012. Antenatal steroids and the IUGR fetus: are exposure and physiological effects on the lung and cardiovascular system the same as in normally grown fetuses? J Pregnancy, 2012: 839656

Newnham J P, Moss T J, Nitsos I, et al. 2002. Antenatal corticosteroids: the good, the bad and the unknown. Curr Opin ObstetGynecol, 14 (6): 607-612

Ni Q, Tan Y, Zhang X, et al. 2015a. Prenatal ethanol exposure increases osteoarthritis susceptibility in female rat offspring by programming a low-functioning IGF-1 signaling pathway. Sci Rep, 5: 14711

Ni Q, Wang L, Wu Y, et al. 2015b. Prenatal ethanol exposure induces the osteoarthritis-like phenotype in female adult offspring rats with a post-weaning high-fat diet and its intrauterine programming mechanisms of cholesterol metabolism. Toxicol Lett, 238 (2): 117-125

O'Donnell K J, Meaney M J. 2017. Fetal origins of mental health: the developmental origins of health and disease hypothesis. Am J Psychiatry, 174 (4): 319-328

O'Sullivan L, Cuffe J S, Paravicini T M, et al. 2013. Prenatal exposure to dexamethasone in the mouse alters cardiac growth patterns and increases pulse pressure in aged male offspring. PLoS One, 8 (7): e69149

Painter R C, Osmond C, Gluckman P, et al. 2008. Transgenerational effects of prenatal exposure to the Dutch famine on neonatal adiposity and health in later life. BJOG, 115 (10): 1243-1249

Poole J, Sayer A A, Cox V, et al. 2003. Birth weight, osteoarthritis of the hand, and cardiovascular disease in men. Ann Rheum Dis, 62 (10): 1029

Reynolds R M. 2013. Glucocorticoid excess and the developmental origins of disease: two decades of testing the hypothesis—2012 Curt Richter Award Winner. Psychoneuroendocrinology, 38 (1): 1-11

Riviere G, Michaud A, Breton C, et al. 2005. Angiotensin-converting enzyme 2 (ACE2) and ACE activities display tissue-specific sensitivity to undernutrition-programmed hypertension in the adult rat. Hypertension, 46 (5): 1169-1174

Sayer A A, Poole J, Cox V, et al. 2003. Weight from birth to 53 years: a longitudinal study of the influence on clinical hand osteoarthritis. Arthritis Rheum, 48 (4): 1030-1033

Sharmin S, Guan H, Williams A S, et al. 2012. Caffeine reduces 11beta-hydroxysteroid dehydrogenase type 2 expression in human trophoblast cells through the adenosine A (2B) receptor. PLoS One, 7 (6): e38082

Shen L, Liu Z, Gong J, et al. 2014. Prenatal ethanol exposure programs an increased susceptibility of non-alcoholic fatty liver disease in female adult offspring rats. Toxicol Appl Pharmacol, 274 (2): 263-273

Tan Y, Liu J, Deng Y, et al. 2012. Caffeine-induced fetal rat over-exposure to maternal glucocorticoid and histone methylation of liver IGF-1 might cause skeletal growth retardation. Toxicol Lett, 214 (3): 279-287

Tan Y, Lu K H, Li J, et al. 2018. Prenatal caffeine exprosure increases adult female offspring rat's susceptibility to osteoarthritis via low-functional programming of cartilage IGF-1 with histone acetylation. Toxicol Lett, 295:229-236

Tan Y, Wu Y, Ni Q, et al. 2016. Prenatal food restriction induces poor-quality articular cartilage in female rat offspring fed a post-weaning high-fat diet and its intra-uterine programming mechanisms. Br J Nutr, 116 (8): 1346-1355

Tie K, Tan Y, Deng Y, et al. 2016a. Prenatal nicotine exposure induces poor articular cartilage quality in female adult offspring fed a high-fat diet and the intrauterine programming mechanisms. Reprod Toxicol, 60: 11-20

Tie K, Zhang X, Tan Y, et al. 2016b. Intrauterine low-functional programming of IGF1 by prenatal nicotine exposure mediates the susceptibility to osteoarthritis in female adult rat offspring. FASEB J, 30 (2): 785-797

Uban K A, Comeau W L, Ellis L A, et al. 2013. Basal regulation of HPA and dopamine systems is altered differentially in males and females by prenatal alcohol exposure and chronic variable stress. Psychoneuroendocrinology, 38 (10): 1953-1966.

Veenendaal, M V, Painter R C, de Rooij S R, et al. 2013. Transgenerational effects of prenatal exposure to the 1944-45 Dutch famine. BJOG, 120 (5): 548-553

Wang T, Chen M, Yan Y E. 2009. Growth retardation of fetal rats exposed to nicotine in utero: possible involvement of CYP1A1, CYP2E1, and P-glycoprotein. Environ Toxicol, 24 (1): 33-42

Xie Z, Zhao Z, Yang X, et al. 2018. Prenatal nicotine exposure intergenerationally programs imperfect articular cartilage via histone deacetylation through maternal lineage. Toxicol Appl Pharmacol, 352:107-118

Xu D, Chen M, Pan X L, et al. 2011. Dexamethasone induces fetal developmental toxicity through affecting the placental glucocorticoid barrier and depressing fetal adrenal function. Environ Toxicol Pharmacol, 32 (3): 356-363

Xu D, Liang G, Yan Y E, et al. 2012a. Nicotine-induced over-exposure to maternal glucocorticoid and activated glucocorticoid metabolism causes hypothalamic-pituitary-adrenal axis-associated neuroendocrine metabolic alterations in fetal rats. Toxicol Lett, 209 (3): 282-290

Xu D, Wu Y, Liu F, et al. 2012b. A hypothalamic-pituitary-adrenal axis-associated neuroendocrine metabolic programmed alteration in offspring rats of IUGR induced by prenatal caffeine ingestion. Toxicol Appl Pharmacol, 264 (3): 395-403

Xu D, Zhang B, Liang G, et al. 2012c. Caffeine-induced activated glucocorticoid metabolism in the hippocampus causes hypothalamic-pituitary-adrenal axis inhibition in fetal rats. PLoS One, 7 (9): e44497

Yan Y E, Wang H, Feng Y H. 2005. Alterations of placental cytochrome P450 1A1 and P-glycoprotein in tobacco-induced intrauterine growth retardation in rats. Acta Pharmacol Sin, 26 (11): 1387-1394

Yan Y E, Wang H, Wang T, et al. 2006. Indole-3-carbinol alters placental cytochrome P450 1A1 and P-glycoprotein levels in rats: a potential role in intensifying fetal intrauterine growth-retardation produced by tobacco smoke. Exp Toxicol Pathol, 58 (1): 39-47

Zhang C, Xu D, Luo H, et al. 2014. Prenatal xenobiotic exposure and intrauterine hypothalamus-pituitary-adrenal axis programming alteration. Toxicology, 325C: 74-84

Zhou J, Liu F L, Yu L T, et al. 2018. nAChRs-ERK1/2-Egr-1 signaling participates in the developmental toxicity of nicotine by epigenetically down-regulating placental 11β-HSD2. Toxicol Appl Pharmacol, 344: 1-12

（齐勇建，陈　彪，肖　浩）

第7章　胎源性骨关节炎的宫内编程机制

引　言

骨关节炎(osteoarthritis)是一种以关节软骨退行性病变为主要病理特征的慢性关节疾病，是中老年人关节疼痛最常见的原因。我国骨关节炎总体患病率约为10%，随年龄增长患病率递增，60岁以上人群的患病率可高达50%。美国的骨关节炎患者达4000多万例，其中15%有明显症状，每年有近50万人因该病而接受关节置换手术(Krasnokutsky et al.，2008)。传统观点认为，骨关节炎仅为老年退行性疾病。近期新学术观点认为(Katz et al.，2010；Velasquez and Katz，2010)，骨关节炎也属于代谢综合征(metabolic syndrome，MS)范畴。Barker基于循证医学研究提出了"健康与疾病的发育起源"(developmental origins of health and disease，DOHaD)学说，在其研究中还进一步提出代谢综合征具有胎儿起源。这一学说认为，生命早期关键窗口的营养不均衡可能会永久影响或"编程"后期器官的功能改变和疾病的发生(Goldenberg et al.，2008)。流行病学调查及临床回顾性分析显示，髋关节骨关节炎与低出生体重间存在明确的因果关系(Hussain et al.，2017，2015；Clynes et al.，2014)，提示骨关节炎可能也具有宫内发育起源。

近十年来，国内外学者对胎源性骨关节炎展开了系列流行病学及实验室研究，表明胎源性骨关节炎及其潜在机制已逐渐引起人们的关注和重视。解析胎源性骨关节炎的诱因及发病机制，可为探寻胎源性骨关节炎的早期诊断和纠正性治疗策略提供理论依据。本章结合本书作者团队近年来获得的发育源性疾病的系列研究成果和国外涉及胎源性骨关节炎的回顾性研究结果，对胎源性骨关节炎的病因及宫内编程机制展开论述。

7.1　孕期不良环境导致关节软骨发育不良及骨关节炎易感

关节软骨主要形成于胚胎时期，在成年时期生长、增殖能力活性较低。关节软骨成熟后，很少有软骨细胞的生长与增殖，只有在创伤、骨关节炎和肢端肥大症等异常情况下，才可见到反应性细胞增殖，但这种软骨细胞的结构和功能都与正常软骨有着明显不同。研究表明，软骨发育不良可导致成年关节的力学特征和关节软骨细胞外基质构成异常，是诱发骨关节炎的可能原因之一(Aigner and Richter，2012；Pitsillides and Beier，2011)。因此，成年后软骨的质量与宫内胚胎时期的软骨发育有着密切的关系。宫内发育时期如暴露于外部不良环境因素，将对关节软骨的发育及功能产生终身的影响。实验表明，胎鼠暴露于宫内低水平的氯乙腈可导致出生体重降低并诱导软骨骨化中心的出现延迟、钙化区破坏及骨骼发育畸形（Ahmed et al.，2008）。另一项研究显示，过量的环氧化酶（cycloxygenase，COX）抑制剂可降低子代胎鼠的骨矿化过程（Burdan et al.，2008）。作者团队的研究发现，孕期咖啡因暴露可导致胎鼠软骨细胞外基质合成功能降低，生长板发育迟缓，生长板软骨肥大化细胞向钙化细胞分化延迟，导致胎鼠发育迟缓、骨骼长度缩短（Tan et al.，2012）。虽然关节软骨和生长板软骨性质不同，但其胚胎学来源是相同的，胎鼠关节软骨和生长板软骨的发育迟缓在一定程度上反映了孕期咖啡因暴露对软骨发育的多时空影响。作者团队还发现，孕期多种其他外源物如乙醇、尼古丁和地塞米松也可导致关节软骨发育不良并持续到成年。这种发育不良的现象与疾病发展的"编程"类似（Moisiadis and Matthews，2014），可遗传至下一代甚至多代（Xie et al.，2018），呈现跨代遗传效应。

　　另外，作者团队通过体外实验发现，尼古丁可抑制骨髓间充质干细胞 BMSC 的软骨分化，降低胎软骨细胞 COL2A1 和蛋白聚糖的表达，提示外源物对软骨发育具有直接抑制作用（Tie et al.，2018）。研究表明，软骨发育不良可能是骨关节炎的发病原因之一（Aigner and Richter，2012），可导致成年关节的力学特征和关节软骨细胞外基质构成异常，从而诱发骨关节炎（Pitsillides and Beier，2011）。作者团队也证实，孕期外源物（如咖啡因、尼古丁和乙醇）暴露可引起胎鼠软骨 IGF-1 信号通路及基质合成减少（Tie et al.，2016b；Ni et al.，2015a；Tan et al.，2012），并发现宫内发育迟缓子代出生后在高脂饮食下发生关节软骨局部胆固醇蓄积，进一步降低关节软骨质量并诱发骨关节炎（Tie et al.，2016a；Luo et al.，2015；Ni et al.，2015b）。这些提示，关节软骨在宫内的发育质量对成年关节软骨的质量有重要影响，胎儿关节软骨发育异常与成年骨关节炎存在联系。

7.2　孕期环境因素导致关节软骨发育不良的直接作用及机制

　　许多研究表明，孕期不良外源物暴露可直接引起组织器官的损伤。例如，产前乙醇暴露可通过表观遗传修饰诱导胎儿发育过程中大脑的神经生物学损伤，导致后代的认知-感知和行为缺陷（Abbott et al.，2017）。近年来越来越多的研究显示，孕期外源物可通过对胎儿软骨的直接作用，抑制其在宫内的正常发育。有研究发现，纳米二氧化钛可以通过血胎屏障和胎盘屏障，导致胎鼠发育迟缓，并诱导软骨发育障碍及骨骼畸形（Hong et al.，2017）。Kawakita 等（2008）证明，尼古丁可直接作用于生长板软骨细胞，通过抑制其肥厚分化导致骨骼生长延迟。作者团队近期的一项研究显示，尼古丁可呈剂量依赖性地降低大鼠骨髓间充质干细胞软骨聚集蛋白聚糖、*COL2A1* 和 *IGF-1* 基因的表达。表明，尼古丁可抑制骨髓间充质干细胞软骨形成的分化潜能，导致软骨分化不良(Deng et al.，2012)。进一步实验证实，产前尼古丁暴露可通过对间充质干细胞软骨聚集蛋白聚糖、COL2A1 和 IGF-1 表达的抑制和蛋白多糖生物合成的抑制直接诱导产生低分化软骨(Deng et al.，2013)。另有人员利用三维培养模型研究了乙醇对骨髓间充质干细胞向软骨分化的影响，结果显示，乙醇可通过抑制 TGF-β 信号通路而直接影响干细胞向关节软骨分化发育(Ni et al.，2015a)，并且这种抑制作用可延续至成年(Ni et al.，2018)，阐明了孕期乙醇暴露对胎关节软骨发育的直接作用。综上所述，孕期外源物暴露可直接抑制软骨分化潜能及细胞外基质合成，显著影响宫内胎儿软骨的发育过程，导致软骨发育不良并持续至出生后，在外界不良刺激下造成骨关节炎易感性增加。

7.3　母源性糖皮质激素过暴露诱导骨关节炎易感及编程机制

孕期不良环境导致的胎儿发育毒性通常合并胎儿母源性糖皮质激素过暴露，而母源性糖皮质激素过暴露很可能是孕期外源物暴露所致胎儿多疾病包括骨关节炎易感的始动环节。

7.3.1　孕期不良环境所致宫内母源性糖皮质激素过暴露现象

孕期不良环境也可通过引起母体的生理与病理变化间接影响胎儿内分泌系统从而影响胎儿发育。孕期母体急性应激、慢性应激均可影响子代下丘脑-垂体-肾上腺(hypothalamic-pituitary-adrenal，HPA)轴发育，造成个体成年后 HPA 轴功能异常及行为学改变(Emack and Matthews，2011；Glover et al.，2010)。已知糖皮质激素是 HPA 轴的终末效应激素。在生理情况下，宫内的基础糖皮质激素是调节胎儿器官、组织生长发育及功能成熟的关键调节因素，而过高的糖皮质激素水平则会影响胎儿正常发育。11β-羟类固醇脱氢酶 2 型(11β-hydroxysteroid dehydrogenase type2，11β-HSD2)可将糖皮质激素氧化成其生物灭活形式，胎盘中的 11β-HSD2 是保护胎儿免受母体糖皮质激素干扰的重要调节因素。临床研究和动物实验表明，母体连续使用 ACTH 和人工合成糖皮质激素(地塞米松、倍他米松)能使胎儿糖皮质激素暴露增多，从而导致出生低体重和器官发育不良；孕期糖皮质激素暴露所致宫内发育迟缓胎儿可出现发育相关的多组织、器官变化，最终导致成年疾病如成年高血压、2 型糖尿病及代谢综合征等的易感和发生。流行病学和动物研究表明，孕期多种不良环境因素(如外源物、饮食、感染、子痫、低氧和应激)可影响胎盘 11β-HSD2 活性，导致发育中的胎儿母源性糖皮质激素过暴露(Straley et al.，2014；Chapman et al.，2013；Muneyyrici-Delale et al.，2006；Bertram et al.，2001)，从而有"胎盘糖皮质激素屏障"的概念。作者团队系列研究表明，孕期咖啡因、尼古丁、乙醇暴露会导致母体糖皮质激素水平提高和胎盘糖皮质激素屏障开放，最终使胎儿过暴露于母源性糖皮质激素（Xu et al., 2011；Liang et al., 2011；Chen et al., 2007）。

7.3.2　宫内母源性糖皮质激素过暴露编程子代骨关节炎易感

尽管有研究已经证实孕期不良环境暴露可导致子代宫内发育迟缓、出生后成年骨关节炎易感性增加，但其宫内发生的具体机制仍未完全阐明。宫内编程是指在早期发育过程中由宫内不良环境导致的胎儿组织形态和功能永久性改变的过程。目前，"宫内内分泌发育编程"假说更受认可，该理论认为，宫内不良环境会导致胎儿多种内分泌轴的功能变化。作者团队基于近年来的系列研究，提出了孕期外源物暴露所致骨关节炎易感的糖皮质激素宫内编程机制。

7.3.2.1　IGF-1 信号通路低功能编程介导的宫内发生机制

IGF-1 是胎儿发育时期诱导干细胞（包括胚胎干细胞和间充质干细胞）富集和功能分化的重要因子，对软骨发育至关重要。IGF-1 信号通路一方面通过细胞外调节蛋白激酶（ERK）/有丝分裂原活化蛋白激酶（MAPK）的磷酸化促进软骨细胞增殖，另一方面磷酸化磷脂酰肌醇 3-激酶/Akt，分别通过固醇调节元件结合蛋白 1（SREBP1）和过氧化物酶体增殖物激活受体（PPAR）调节软骨细胞的糖脂代谢和胆固醇流出，通过 Sox9 途径促进细胞外基质 COL2A1 和蛋白多糖的合成，维持透明软骨的特征。IGF-1 信号通路作为内分泌调节系统的核心，参与了出生前后关节软骨细胞增殖、糖脂代谢、基质合成和胆固醇流出等功能，在骨关节炎的发生、发展中占有重要地位。在成人，IGF-1 通过刺激软骨细胞合成基质蛋白来抑制软骨细胞衰老和死亡。但随着年龄的增加，软骨自分泌/旁分泌 IGF-1 能力逐渐降低，此时如果持续存在外界刺激（如脂代谢紊乱、运动摩擦），将诱发骨关节炎（Tsezou et al., 2010；Tang et al., 2008）。一项通过对人体骨关节炎样本与正常对照组之间的差异表达基因的分析发现，在骨关节炎软骨中 IGF1 是下调最明显的基因之一，表明 IGF-1 在骨关节炎的发生中占有重要地位。动物实验和细胞实验均证实，糖皮质激素过暴露可导致软骨细胞增殖下降，抑制基质合成并导致软骨外基质含量下降。Fujita 等（2004）的研究发现，地塞米松可抑制软骨细胞的磷脂酰肌醇 3-激酶/Akt 的磷酸化水平及蛋白质表达，表明糖皮质激素可抑制软骨细胞的磷脂酰肌醇 3-激酶/Akt 信号通路，导致下游的不良改变；Chrysis（2005）在其研究中证实，外源性的 IGF-1 可通过激活磷脂酰肌醇 3-激酶/Akt 通路逆转由地塞米松导致的软骨细胞凋亡。

作者团队的研究显示，孕期外源物暴露所致的母源性高糖皮质激素可通过下调胎血和软骨局部 IGF-1 及其信号通路，导致细胞外基质合成功能降低和软骨发育不良。同时，这种宫内 IGF-1 信号通路低功能的表达模式会以编程的方式一直持续到成年，导致成年时期的关节软骨的 IGF-1 信号通路低功能改变、软骨质量变差或自身修复能力下降、不易耐受外界刺激（如长距离跑步）导致骨关节炎发病的风险增加。另一研究证实，孕期尼古丁暴露，尼古丁直接诱导胎儿关节软骨中 IGF-1 的低表达，同时母源性高糖皮质激素间接导致胎儿关节软骨中 IGF-1 的低功能编程，从而增加了子代成年大鼠的骨关节炎易感性（Tie et al.，2016b）。

7.3.2.2 TGF-β信号通路低功能编程介导的宫内发生机制

转化生长因子-β（transforming growth factor-β，TGF-β）超家族具有调控细胞迁移、黏附、增殖、谱系分化和凋亡等多种功能，TGF-β 属于 TGF 亚家族成员，在关节软骨的形成、生长发育、成熟及表型维持整个生物过程中扮演着重要的角色。研究表明，胚胎发育的全过程中均有 TGF-β 的表达，且在骨、软骨发生的部位表达甚高（Wang et al.，2014）。具有生物活性的 TGF-β 主要通过 TGF-β/Smad/Sox9 途径调控关节软骨细胞外基质成分聚集蛋白聚糖和 II 型胶原 α1（α1 of collagen type II，COL2A1）的表达。

TGF-β 在骨关节炎的发生、发展中同样起到关键作用。研究表明，TGF-β 信号能维持软骨细胞的未分化状态，抑制其肥大分化，对维持关节软骨稳态具有重要作用。Smad3 完全敲除小鼠和 TGF-βR2 细胞质区缺失的转基因小鼠，可发生骨关节炎表型；鼠骨关节炎模型的膝关节软骨中 TGF-β 和 Smad2 含量明显减少。Surmann-Schmitt 等认为，TGF-β 可刺激细胞外基质产生，对已经损伤的软骨有一定的修复作用（Surmann-Schmitt et al.，2009）。综上所述，TGF-β 及 Smad 信号通路在软骨功能发育和骨关节炎发生、发展中具有关键作用，TGF-β 信号通路的持续抑制很可能导致成年关节软骨质量低下，造成骨关节炎易感。有研究显示，孕期高剂量乙醇暴露可导致子代终生肢体短缩（Day et al.，2002）及平均骨龄延迟（Habbick et al.，1998），表明子代骨骼的发育出现了编程改变。作者团队发现孕期乙醇暴露仔鼠在孕 20 天的孕末产前，关节软骨细胞明显分化障碍，细胞外基质合成显著下降（Ni et al.，2015a），且在出生后延续了宫内时期的关节软骨发育不良。另外，乙醇也可通过抑制骨髓间充质干细胞中 TGF-β 信号通路的表达，导致胎软骨发育不良（Driver et al.，2015）。作者团队对孕期咖啡因暴露子代大鼠出生后软骨局部 TGF-β 信号通路的检测发现，TGF-βR1、Smad2/3 和 Sox9 的 mRNA 及蛋白质表达受到显著抑制，出生后聚集蛋白聚糖和 COL2A1 的转录活性持续降低，从而导致关节细胞外基质合成功能持续低下，且这种影响延续到了子代出生后直至成年，提示 TGF-β 信号通路存在低功能编程；同时还观察到，由于孕期咖啡因暴露的宫内发育迟缓仔鼠出生及断奶后母源性糖皮质激素的突然撤离，其血中糖皮质激素含量可随之下降（Liu et al.，2012）。

以上研究表明，孕期咖啡因暴露所致子代关节软骨 TGF-β 信号通路从宫内到出生后的低功能编程改变现象是宫内高糖皮质激素和咖啡因的编程作用所导致的，而不是出生后血高糖皮质激素的持续作用。综上所述，孕期外源物暴露可导致宫内发育迟缓仔鼠软骨 TGF-β-Smad-Sox9 通路的宫内低功能编程改变，进而影响软骨细胞增殖和细胞外基质的合成，造成关节软骨发育不良并持续至出生后，导致关节软骨在成年后对外界刺激耐受性降低，骨关节炎易感性增加。

7.3.2.3　关节软骨胆固醇流出系统障碍介导的宫内发生机制

胰岛素样生长因子-1(insulin-like growth factor-1，IGF-1) 信号通路在内分泌调节中处于至关重要的地位，参与调控宫内时期各组织和器官的分化、发育及代谢等过程。胎儿的 IGF-1 主要来自于肝脏，肝脏分泌 IGF-1 至血液后调控全身组织和器官发育，而组织和器官局部的 IGF-1 自分泌或旁分泌的调控机制则是在胚胎发育中、晚期才初步建立的，并在出生后逐步完善。宫内时期胎儿肝脏的 IGF-1 水平决定了胎儿的器官结构与功能发育状况(Agrogiannis et al.，2014；Netchine et al.，2009)，低水平 IGF-1 可诱导宫内发育迟缓的发生，并导致器官发育不良。流行病学调查显示，宫内发育迟缓可导致子代成年后代谢综合征易感，子代更容易出现血脂紊乱(Szostak-Wegierek and Szamotulska，2011)。临床证据表明，低出生体重患儿出生后血胆固醇明显升高(Huang et al.，2015；Azadbakht et al.，2014)。动物实验发现，孕期不良环境暴露子代大鼠血胆固醇升高(Santos-Silva et al.，2011；Zhang et al.，2013)，这种由宫内不良环境造成的脂质代谢异常会延续至成年，造成成年后代谢综合征易感(Rueda-Clausen et al.，2011；Drake et al.，2010)。这些研究均提示，高胆固醇血症具有宫内发育起源，并与 IGF-1 密切相关。研究发现，糖皮质激素(glucocorticoid，GC)可使多种组织及细胞内的 IGF-1 表达受抑(Inder et al.，2010)。作者团队通过多项动物实验证实，孕期不良环境暴露所致宫内发育迟缓子代血糖皮质激素和多种组织 IGF-1 存在着明显且稳定的负相关关系，两者间的联动关系称为"GC-IGF-1 轴"。作者团队研究发现，孕期咖啡因暴露(He et al.，2016)或乙醇暴露(Shen et al.，2014)，子代在宫内由于升高的血糖皮质激素降低肝脏的 IGF-1 通路表达，调节胆固醇代谢相关的转录因子(如 SREBP-2)，进而影响肝脏整体合成和输出胆固醇的能力，导致宫内胎血胆固醇水平降低；而出生后血糖皮质激素撤退，肝脏 IGF-1 通路表达在各时间点逐渐升高，最终导致子代出现追赶性生长及高胆固醇血症，而这种追赶性生长进一步加重了组织和器官功能异常及糖脂代谢紊乱(Shen et al.，2014；Kamei et al.，2011；Tosh et al.，2010)。

研究显示，关节软骨中的脂质约占 1%，它在软骨发育过程中起着重要作用。胆固醇可以在软骨从头合成，也可从滑液和软骨下骨血管中摄取。它既可作为软骨细胞的能量、信号通路分子发挥作用，又可用于细胞结构的维持。但细胞内过多的胆固醇蓄积会对细胞产生毒性进而损害细胞，正常细胞可通过胆固醇流出通路来防止细胞内胆固醇蓄积。软骨胆固醇流出通路主要通过转录因子肝脏 X 受体(liver X receptor，LXR)的胆固醇逆转运来调节。LXR 与类视黄醇 X 受体形成异源二聚体，并进一步结合 ATP 结合盒转运蛋白 A1(ATP-binding cassette transporter A1，*ABCA1*)和 *ABCG1* 基因的启动子序列，将胆固醇和磷脂运输至胞外的载脂蛋白，从而调节软骨细胞内胆固醇含量。此外，B 类 I 型清道夫受体(scavenger receptor B1，SR-BI)在 LXR 调控下参与胆固醇的逆转运。

大量研究提示，高脂饮食所致的代谢性疾病与骨关节炎高度相关(Akiyama et al.，2002；Sekiya et al.，2000)。人群调查结果表明(Li et al.，2011)，骨关节炎与心脑血管疾病关系密切，其发生与血胆固醇浓度存在显著的相关性(Hussain et al.，2015)，家族性高胆固醇血症患者关节内可见明显的胆固醇沉积，这可能与手部骨关节炎的发生相关(Wang et al.，2005)。动物实验也发现，载脂蛋白A1(apolipoprotein A1，*ApoA1*)基因敲除鼠在高脂饮食下由于 HDL 代谢改变而自发骨关节炎(Otto et al.，1997)。在细胞水平也发现，给予外源性胆固醇后，正常成人软骨细胞的 *COL2A1* mRNA 表达降低(Stricker et al.，2002)。骨关节炎患者软骨细胞中表现出以 LXR 表达低下为特征的胆固醇流出系统受抑，造成软骨细胞胆固醇蓄积，导致软骨细胞合成、分泌细胞外基质的功能受损。其机制可能是细胞内沉积的胆固醇通过与脂肪酰基的作用，影响细胞膜流动性，破坏细胞膜结构和功能，甚至导致细胞死亡。另一项研究发现，利用 LXR 激动剂可显著增强 *Apoa1* 和 *ABCA1* 的基因表达，明显促进软骨细胞内胆固醇流出和改善细胞内脂质沉积(Collins-Racie et al.，2009；Calvi et al.，2003)。由此证明，LXR 在软骨细胞胆固醇流出系统中起着关键性的作用。作者团队研究发现，孕期咖啡因暴露所致子代雄性成年大鼠在高脂饮食下，其关节软骨胆固醇含量明显升高，关节软骨细胞外基质 *COL2A1* 和聚集蛋白聚糖含量均显著下降，导致关节软骨质量下降，其机制是孕期咖啡因暴露可导致胎鼠关节软骨的 LXR 和 ABCA1 的 mRNA 及蛋白质表达降低。而出生后成年雄性大鼠软骨 LXR 和 ABCA1 蛋白表达下降。已知 TGF-β 可调控胆固醇代谢，TGF-β1 可通过 LXR 通路上调 ABCA1 和 LXR 的表达(Hu et al.，2010)。结合作者团队研究结果，孕期咖啡因暴露所致子代软骨胆固醇蓄积可能源于宫内胎鼠软骨胆固醇流出系统障碍，而软骨胆固醇流出系统障碍可能由软骨局部 TGF-β 信号通路及 IGF-1 信号通路宫内低功能编程所介导。

7.3.3 糖皮质激素介导的表观遗传机制

表观遗传修饰是生命现象中普遍存在的一类基因调控方式，对胚胎的正常发育及维持哺乳动物正常生命活动至关重要。表观遗传修饰方式主要包括 DNA 甲基化、组蛋白修饰及非编码 RNA 等，通常协同调控基因表达，且易受到营养和外源物等多种环境因素的影响，其在胚胎时期的异常修饰可能诱导胚胎甚至成年后多种疾病的发生。目前普遍认为，成人疾病的胚胎起源主要是通过 DNA 甲基化和组蛋白修饰。研究表明，宫内发育迟缓动物 IGF-1 基因启动子区存在 DNA 甲基化和组蛋白甲基化修饰，这些表观遗传修饰改变与 IGF-1 宫内编程及其成年后代谢性疾病的发生存在良好的相关性(Regan et al.，2010；Sanchez et al.，2009)。越来越多的研究提示，宫内和出生后早期的环境能影响特定基因启动子的 DNA 甲基化和组蛋白乙酰化状态，这种变化不仅伴随子代一生，还能稳定遗传至下一代(Heard and Martienssen，2014；Nijland et al.，2010；Szyf et al.，2008；Weaver et al.，2004)。

我们实验室的研究发现，孕期咖啡因暴露可引起胎肝 IGF-1 基因的组蛋白修饰异常及表达降低，导致生长板软骨 IGF-1 下游信号通路表达降低及长骨发育迟缓(Tan et al.，2012)；另一项研究则证明了孕期咖啡因暴露可通过引起大鼠体内皮质酮水平升高，软骨局部 IGF-1 局部信号通路低功能编程，IGF-1 启动子区域的 H3K9 和 H3K27 乙酰化水平降低，最终引起骨关节炎易感性增高(Tan et al.，2018)。孕期尼古丁暴露降低 F$_1$ 代和 F$_2$ 代雌性成年大鼠关节软骨中的细胞外基质和 TGF-β 信号基因表达，导致子代软骨低质量。而 COL2A1 及 TGF-β 基因启动子区 H3K9 乙酰化水平的降低则是尼古丁引起母体皮质酮在胎血中积累所致(Xie et al.，2018)。然而，由于表观遗传修饰自身的不稳定性，子代中鲜有能够稳定携带表观遗传标记的个体，因此大多数宫内编程起源疾病的研究仅持续到 F$_2$ 代(Byrnes et al.，2013；Harrison and Langley-Evans，2009；Benyshek et al.，2008；Drake et al.，2005)，能稳定遗传至 F$_3$ 代的实验案例甚少(Chamorro-Garcia et al.，2013)。基于以上事实及作者团队的研究结果，我们认为骨关节炎存在宫内起源。其机制可能与孕期外源物暴露致母源性糖皮质激素过暴露，导致 IGF-1/TGF-β 信号通路出现表观遗传修饰及持续低表达编程模式有关。

7.4　胎源性骨关节炎的"两种编程"和"两次打击"机制

综上所述，我们提出孕期不良环境所致宫内发育迟缓子代大鼠成年后骨关节炎发生存在"两种编程"和"两次打击"机制，见图 7-1。"第一种编程"为宫内高糖皮质激素所致胎关节软骨 11β-HSD2、IGF-1、TGF-β 和基质合成相关基因低功能编程，这些编程改变是母源性糖皮质激素为保证胎儿生存而对胎儿能量进行的重新分配，其发生机制与糖皮质激素/GR 激活引起软骨局部主要功能基因表观遗传修饰及表达改变有关。其结果是，一些重要脏器功能明显增强，如肝脏的三酰甘油和胆固醇合成功能；而细胞外基质合成功能受到抑制，这些变化可延续至出生后甚至一生。"第二种编程"是指母源性糖皮质激素过暴露所致、与子代出生前后机体发育相关的"GC-IGF-1 轴编程"。这种"GC-IGF-1 轴编程"在宫内表现为糖皮质激素和 IGF-1 的负相关调节，高糖皮质激素可通过抑制各组织和器官IGF-1 的表达及下游通路，降低胎儿整体代谢率，以促进胎儿"节俭表型"形成；子代出生后早期，GC-IGF-1 轴编程的存在，导致 HPA 轴低基础活性（低糖皮质激素水平）下的 IGF-1 高表达，诱导多组织和器官功能（如肝脏脂代谢、肾上腺甾体合成、成骨细胞增殖等）出现追赶性生长和代偿性发育，导致成年子代高胆固醇血症，增加软骨细胞局部的胆固醇蓄积，从而增加宫内发育迟缓子代对骨关节炎的易感性。这"两种编程"构成了对关节软骨的"第一次打击"，导致关节软骨质量低下及骨关节炎易感性增加。成年"第二次打击"（如高脂饮食、过度运动及木瓜蛋白酶），可诱导或加重骨关节炎的发生。

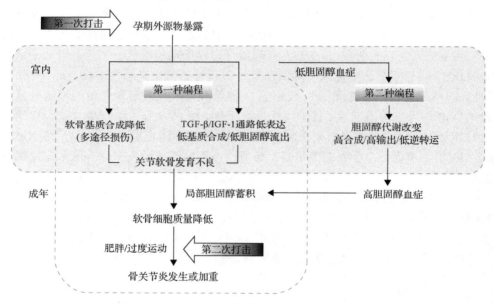

图 7-1　孕期外源物暴露所致子代成年骨关节炎易感的宫内编程机制

　　作者团队的前期研究表明，孕期咖啡因暴露所致胎源性骨关节炎存在"两种编程"和"两次打击"机制。孕期咖啡因暴露导致母体糖皮质激素水平提高和胎盘糖皮质激素屏障开放，最终引起胎儿对母源性糖皮质激素过暴露，而胎儿体内母源性糖皮质激素水平过高使 TGF-β/IGF-1 通路抑制（Tie et al.，2016b；Ni et al.，2015a），导致软骨细胞外基质合成降低，引起关节软骨发育不良。这些变化均可持续至出生后，此为"第一种编程"。另外，在宫内，母源性糖皮质激素过暴露引起的胎儿"节俭表型"导致低胆固醇血症，进而造成软骨局部胆固醇流出减少。出生后，胎儿脱离母体的高糖皮质激素影响和胎儿自身肾上腺甾体激素合成功能受抑（Liu et al.，2012），在发育环境富足条件下出现追赶性生长，肝脏脂代谢增强引起高胆固醇血症，造成软骨局部胆固醇蓄积，此为"第二种编程"。而这两种编程机制形成对软骨发育的"第一次打击"，成为母体孕期咖啡因暴露子代骨关节炎易感的基础，当成年后发生"第二次打击"，如过度运动刺激等，将诱导和加重骨关节炎的发生。

7.5　研究展望

综上所述，孕期不良环境因素引起母源性糖皮质激素过暴露对胎儿软骨的发育产生了深远的影响，包括细胞外基质合成障碍、软骨细胞发育不良和出生后对骨关节炎的易感性增加。这主要与宫内神经内分泌编程相关的"两次编程"机制及"两次打击"机制相关。近期研究表明，基因的表观遗传修饰在骨关节炎的发生机制中起到至关重要的作用，可能与孕期外源物暴露所致的母源性高糖皮质激素有关。然而，胎儿的宫内发育及出生后不同时期软骨发育的特点、具体分子机制、性别差异及跨代遗传效应仍有待阐明。近年来，关于骨关节炎的治疗虽然有所进展，但主要的干预方法仍局限于缓解关节疼痛，而延缓关节炎发生、进展的治疗手段鲜有报道。深入研究骨关节炎的胎儿发育起源及其内在发生机制，将有望在分子水平上从编程的角度对胎源性骨关节炎的进展进行干预，同时结合生活习惯的改变减轻或避免"第二次打击"，达到预防、延缓甚至治疗骨关节炎的目标。

参 考 文 献

Abbott C W, Rohac D J, Bottom R T, et al. 2017. Prenatal ethanol exposure and neocortical development: a transgenerational model of FASD. CerebCortex, 28(8): 2908-2921

Agrogiannis G D, Sifakis S, PatsourisE S, et al. 2014. Insulin-like growth factors in embryonic and fetal growth and skeletal development (Review). Mol Med Rep, 10(2): 579-584

Ahmed A E, El-Mazar H M, Nagy A A, et al. 2008. Chloroacetonitrile induces intrauterine growth restriction and musculoskeletal toxicity in fetal mouse. Toxicol Ind Health, 24(8): 511-518

Aigner T, Richter W. 2012. OA in 2011: Age-related OA—a concept emerging from infancy? Nat Rev Rheumatol, 8(2): 70-72

Akiyama H, Chaboissier M C, Martin J F, et al. 2002. The transcription factor Sox9 has essential roles in successive steps of the chondrocyte differentiation pathway and is required for expression of Sox5 and Sox6. Genes Dev, 16(21): 2813-2828

Azadbakht L, Kelishadi R, Saraf-Bank S, et al. 2014. The association of birth weight with cardiovascular risk factors and mental problems among Iranian school-aged children: the CASPIAN-III study. Nutrition, 30(2): 150-158

Bar-Lev M R, Maayan-Metzger A, Matok I, et al. 2004. Short-term outcomes in low birth weight infants following antenatal exposure to betamethasone versus dexamethasone. Obstet Gynecol, 104(3): 484-488

Benyshek D C, Johnston C S, Martin J F, et al. 2008. Insulin sensitivity is normalized in the third generation (F_3) offspring of developmentally programmed insulin resistant (F_2) rats fed an energy-restricted diet. Nutr Metab (Lond), 5: 26

Bertram C, Trowern A R, Copin N, et al. 2001. The maternal diet during pregnancy programs altered expression of the glucocorticoid receptor and type 2 11beta-hydroxysteroid dehydrogenase: potential molecular mechanisms underlying the programming of hypertension in utero. Endocrinology, 142(7): 2841-2853

Burdan F, Rozylo-Kalinowska I, Szumilo J, et al. 2008. Cyclooxygenase inhibitors affect bone mineralization in rat fetuses. Cells Tissues Organs, 187(3): 221-232

Byrnes J J, Johnson N L, Carini L M, et al. 2013. Multigenerational effects of adolescent morphine exposure on dopamine D2 receptor function. Psychopharmacology (Berl), 227(2): 263-272

Calvi L M, Adams G B, WeibrechtK W, et al. 2003. Osteoblastic cells regulate the haematopoietic stem cell niche. Nature, 425(6960): 841-846

Chamorro-Garcia R, Sahu M, Abbey R J, et al. 2013. Transgenerational inheritance of increased fat depot size, stem cell reprogramming, and hepatic steatosis elicited by prenatal exposure to the obesogentributyltin in mice. Environ Health Perspect, 121(3): 359-366

Chapman K, Holmes M, Seckl J. 2013. 11beta-hydroxysteroid dehydrogenases: intracellular gate-keepers of tissue glucocorticoid action. Physiol Rev, 93(3): 1139-1206

Chen M, Wang T, Liao Z X, et al. 2007. Nicotine-induced prenatal overexposure to maternal glucocorticoid and intrauterine growth retardation in rat. Exp Toxicol Pathol, 59(3-4): 245-251

Chrysis D, Zaman F, Chagin A S, et.al. 2005. Dexamethasone induces apoptosis in proliferative chondrocytes through activation of caspases and suppression of the Akt-phosphatidylinositol 3'-kinase signaling pathway.Endocrinology, 146(3):1391-1397

Clynes M A, Parsons C, Edwards M H, et al. 2014. Further evidence of the developmental origins of osteoarthritis: results from the Hertfordshire cohort study. J Dev Orig Health Dis, 5(6): 453-458

Collins-Racie L A, Yang Z, Arai M, et al. 2009. Global analysis of nuclear receptor expression and dysregulation in human osteoarthritic articular cartilage: reduced LXR signaling contributes to catabolic metabolism typical of osteoarthritis. Osteoarthritis Cartilage, 17(7): 832-842

Day N L, Leech S L, Richardson G A, et al. 2002. Prenatal alcohol exposure predicts continued deficits in offspring size at 14 years of age. Alcohol Clin Exp Res, 26(10): 1584-1591

Deng Y, Cao H, Cu F, et al. 2013. Nicotine-induced retardation of chondrogenesis through down-regulation of IGF-1 signaling pathway to inhibit matrix synthesis of growth plate chondrocytes in fetal rats. Toxicol Appl Pharmacol, 269(1): 25-33

Deng Y, Li T Q, Yan Y E, et al. 2012. Effect of nicotine onchondrogenic differentiation of rat bone marrow mesenchymal stem cells in alginate bead culture. Biomed Mater Eng, 22(1-3): 81-87

Drake A J, Raubenheimer P J, Kerrigan D, et al. 2010. Prenatal dexamethasone programs expression of genes in liver and adipose tissue and increased hepatic lipid accumulation but not obesity on a high-fat diet. Endocrinology, 151(4): 1581-1587

Drake A J, Walker B R, Seckl J R. 2005. Intergenerational consequences of fetal programming by in utero exposure to glucocorticoids in rats. Am J Physiol Regul Integr Comp Physiol, 288(1): R34-R38

Driver J, Weber C E, Callaci J J, et al. 2015. Alcohol inhibits osteopontin-dependent transforming growth factor-beta1 expression in human mesenchymal stem cells. J Biol Chem, 290(16): 9959-9973

Emack J, Matthews S G. 2011. Effects of chronic maternal stress on hypothalamo-pituitary-adrenal (HPA) function and behavior: no reversal by environmental enrichment. HormBehav, 60(5): 589-598

Fujita T, Fukuyama R, Enomoto H, et al. 2004. Dexamethasone inhibits insulin-induced chondrogenesis of ATDC5 cells by preventing PI3K-Akt signaling and DNA binding of Runx2. J Cell Biochem, 93(2): 374-383

Glover V, O'Connor T G, O'Donnell K. 2010. Prenatal stress and the programming of the HPA axis. Neurosci Biobehav Rev, 35(1): 17-22

Goldenberg R L, Culhane J F, Iams J D, et al. 2008. Epidemiology and causes of preterm birth. Lancet, 371 (9606): 75-84

Habbick B F, Blakley P M, Houston C S, et al. 1998. Bone age and growth in fetal alcohol syndrome. Alcohol Clin Exp Res, 22 (6): 1312-1316

Harrison M, Langley-Evans S C. 2009. Intergenerational programming of impaired nephrogenesis and hypertension in rats following maternal protein restriction during pregnancy. Br J Nutr, 101 (7): 1020-1030

He Z, Zhu C, Huang H, et al. 2016. Prenatal caffeine exposure-induced adrenal developmental abnormality in male offspring rats and its possible intrauterine programming mechanisms. Toxicol Res (Camb), 5 (2): 388-398

Heard E, Martienssen R A. 2014. Transgenerational epigenetic inheritance: myths and mechanisms. Cell, 157 (1): 95-109

Hong F, Zhou Y, Zhao X, et al. 2017. Maternal exposure to nanosized titanium dioxide suppresses embryonic development in mice. Int J Nanomedicine, 12: 6197-6204

Hu Y W, Wang Q, Ma X, et al. 2010. TGF-beta1 up-regulates expression of ABCA1, ABCG1 and SR-BI through liver X receptor alpha signaling pathway in THP-1 macrophage-derived foam cells. J AtherosclerThromb, 17 (5): 493-502

Huang Y, Li Y, Chen Q, et al. 2015. Low serum adiponectinlevels are associated with reduced insulin sensitivity and lipid disturbances in short children born small for gestational age. Clin Endocrinol (Oxf), 83 (1): 78-84

Hussain S M, Wang Y, Wluka A E, et al. 2015. Association of low birth weight and preterm birth with the incidence of knee and hip arthroplasty for osteoarthritis. Arthritis Care & Research, 67 (4): 502-508

Hussain S, Ackerman I, Wang Y, et al. 2017. Low birth weight, preterm birth and risk of hip osteoarthritis - a systematic review and economic evaluation. Osteoarthritis Cartilage, 25: S202-S203

Inder W J, Jang C, ObeyesekereV R, et al. 2010. Dexamethasone administration inhibits skeletal muscle expression of the androgen receptor and IGF-1—implications for steroid-induced myopathy. Clin Endocrinol (Oxf), 73 (1): 126-132

Iwai T, Murai J, Yoshikawa H, et al. 2008. Smad7 inhibits chondrocyte differentiation at multiple steps during endochondral bone formation and down-regulates p38 MAPK pathways. J Biol Chem, 283 (40): 27154-27164

Kamei H, Ding Y, Kajimura S, et al. 2011. Role of IGF signaling in catch-up growth and accelerated temporal development in zebrafish embryos in response to oxygen availability. Development, 138 (4): 777-786

Katz J D, Agrawal S, Velasquez M. 2010. Getting to the heart of the matter: osteoarthritis takes its place as part of the metabolic syndrome. Curr Opin Rheumatol, 22 (5): 512-519

Kawakita A, Sato K, Makino H, et al. 2008. Nicotine acts on growth plate chondrocytes to delay skeletal growth through the alpha7 neuronal nicotinic acetylcholine receptor. PLoS One, 3 (12): e3945

Krasnokutsky S, Attur M, Palmer G, et al. 2008. Current concepts in the pathogenesis of osteoarthritis. Osteoarthritis Cartilage, 16 Suppl 3: S1-S3

Li J N, Ge Y C, Yang Z, et al. 2011. The Sp1 transcription factor is crucial for the expression of 11beta-hydroxysteroid dehydrogenase type 2 in human placental trophoblasts. J Clin Endocrinol Metab, 96 (6): E899-E907

Li T F, O'Keefe R J, Chen D. 2005. TGF-beta signaling in chondrocytes. Front Biosci, 10: 681-688

Liu Y, Xu D, Feng J, et al. 2012. Fetal rat metabonome alteration by prenatal caffeine ingestion probably due to the increased circulatory glucocorticoid level and altered peripheral glucose and lipid metabolic pathways. Toxicology and Applied Pharmacology, 262: 205-216

Liang G, Chen M, Pan X L, et al. 2011. Ethanol-induced inhibition of fetal hypothalamic-pituitary-adrenal axis due to prenatal overexposure to maternal glucocorticoid in mice. Exp Toxicol Pathol, 63 (7-8): 607-611

Luo H, Li J, Cao H, et al. 2015. Prenatal caffeine exposure induces a poor quality of articular cartilage in male adult offspring rats via cholesterol accumulation in cartilage. Sci Rep, 5: 17746

Moisiadis V G, Matthews S G. 2014. Glucocorticoids and fetal programming part 2: mechanisms. Nat Rev Endocrinol, 10(7): 403-411

Muneyyrici-Delale O, Nacharaju V L, Sidell J, et al. 2006. 11beta-Hydroxysteroid dehydrogenase activity in pregnancies complicated by hydatidiform mole. Am J Reprod Immunol, 55(6): 415-419

Netchine I, Azzi S, Houang M, et al. 2009. Partial primary deficiency of insulin-like growth factor(IGF)-I activity associated with IGF1 mutation demonstrates its critical role in growth and brain development. J Clin Endocrinol Metab, 94(10): 3913-3921

Ni Q, Lu K, Li J, et al. 2018. Role of TGFbeta signaling in maternal ethanol-induced fetal articular cartilage dysplasia and adult onset of osteoarthritis in male rats. Toxicol Sci, 164(1): 179-190

Ni Q, Tan Y, Zhang X, et al. 2015a. Prenatal ethanol exposure increases osteoarthritis susceptibility in female rat offspring by programming a low-functioning IGF-1 signaling pathway. Sci Rep, 5: 14711

Ni Q, Wang L, Wu Y, et al. 2015b. Prenatal ethanol exposure induces the osteoarthritis-like phenotype in female adult offspring rats with a post-weaning high-fat diet and its intrauterine programming mechanisms of cholesterol metabolism. Toxicol Lett, 238(2): 117-125

Nijland M J, MitsuyaK, Li C, et al. 2010. Epigenetic modification of fetal baboon hepatic phosphoenolpyruvate carboxykinase following exposure to moderately reduced nutrient availability. J Physiol, 588(Pt 8): 1349-1359

Otto F, Thornell A P, Crompton T, et al. 1997. *Cbfa1*, a candidate gene for cleidocranial dysplasia syndrome, is essential for osteoblast differentiation and bone development. Cell, 89(5): 765-771

Pitsillides A A, Beier F. 2011. Cartilage biology in osteoarthritis—lessons from developmental biology. Nat Rev Rheumatol, 7(11): 654-663

Regan F M, Williams R M, McDonald A, et al. 2010. Treatment with recombinant human insulin-like growth factor(rhIGF)-I/rhIGFbinding protein-3 complex improves metabolic control in subjects with severe insulin resistance. J Clin Endocrinol Metab, 95(5): 2113-2122

Rueda-Clausen C F, Dolinsky V W, Morton J S, et al. 2011. Hypoxia-induced intrauterine growth restriction increases the susceptibility of rats to high-fat diet-induced metabolic syndrome. Diabetes, 60(2): 507-516

Sanchez C, Oskowitz A, Pochampally R R. 2009. Epigenetic reprogramming of IGF1 and leptin genes by serum deprivation in multipotential mesenchymal stromal cells. Stem Cells, 27(2): 375-382

Santos-Silva A P, Oliveira E, Pinheiro C R, et al. 2011. Effects of tobacco smoke exposure during lactation on nutritional and hormonal profiles in mothers and offspring. J Endocrinol, 209(1): 75-84

Sekiya I, Tsuji K, Koopman P, et al. 2000. SOX9 enhances aggrecan gene promoter/enhancer activity and is up-regulated by retinoic acid in a cartilage-derived cell line, TC6. J Biol Chem, 275(15): 10738-10744

Shen L, Liu Z, Gong J, et al. 2014. Prenatal ethanol exposure programs an increased susceptibility of non-alcoholic fatty liver disease in female adult offspring rats. Toxicol Appl Pharmacol, 274(2): 263-273

Straley M E, Togher K L, Nolan A M, et al. 2014. LPS alters placental inflammatory and endocrine mediators and inhibits fetal neurite growth in affected offspring during late gestation. Placenta, 35(8): 533-538

Stricker S, Fundele R, Vortkamp A, et al. 2002. Role of Runx genes in chondrocyte differentiation. Dev Biol, 245(1): 95-108

Surmann-Schmitt C, Widmann N, Dietz U, et al. 2009. Wif-1 is expressed at cartilage-mesenchyme interfaces and impedes Wnt3a-mediated inhibition of chondrogenesis. J Cell Sci, 122(Pt 20): 3627-3637

Szostak-Wegierek D, Szamotulska K. 2011. Fetal development and risk of cardiovascular diseases and diabetes type 2 in adult life. Med WiekuRozwoj, 15(3): 203-215

Szyf M, McGowan P, Meaney M J. 2008. The social environment and the epigenome. Environ Mol Mutagen, 49(1): 46-60

Tan Y, Liu J, Deng Y, et al. 2012. Caffeine-induced fetal rat over-exposure to maternal glucocorticoid and histone methylation of liver IGF-1 might cause skeletal growth retardation. Toxicol Lett, 214(3): 279-287

Tan Y, Lu K, Li J, et al. 2018. Prenatal caffeine exprosure increases adult female offspring rat's susceptibility to osteoarthritis via low-functional programming of cartilage IGF-1 with histone acetylation. Toxicol Lett, 295: 229-236

Tang T, MunetaT, Ju Y J, et al. 2008. Serum keratan sulfate transiently increases in the early stage of osteoarthritis during strenuous running of rats: protective effect of intraarticular hyaluronan injection. Arthritis Res Ther, 10(1): R13

Tie K, Tan Y, Deng Y, et al. 2016a. Prenatal nicotine exposure induces poor articular cartilage quality in female adult offspring fed a high-fat diet and the intrauterine programming mechanisms. Reprod Toxicol, 60: 11-20

Tie K, Wu M, Deng Y, et al. 2018. Histone hypo-acetylation of Sox9 mediates nicotine-induced weak cartilage repair by suppressing BMSCchondrogenicdifferentiation. Stem Cell Res Ther, 9(1): 98

Tie K, Zhang X, Tan Y, et al. 2016b. Intrauterine low-functional programming of IGF1 by prenatal nicotine exposure mediates the susceptibility to osteoarthritis in female adult rat offspring. FASEB J, 30(2): 785-797

Tosh D N, Fu Q, Callaway C W, et al. 2010. Epigenetics of programmed obesity: alteration in IUGR rat hepatic IGF1 mRNA expression and histone structure in rapid vs. delayed postnatal catch-up growth. Am J Physiol Gastrointest Liver Physiol, 299(5): G1023-G1029

Tsezou A, Iliopoulos D, Malizos K N, et al. 2010. Impaired expression of genes regulating cholesterol efflux in human osteoarthritic chondrocytes. JOrthopRes, 28(8): 1033-1039

Velasquez M T, Katz J D. 2010. Osteoarthritis: another component of metabolic syndrome? Metab Syndr Relat Disord, 8(4): 295-305

Wang W, Rigueur D, Lyons K M. 2014. TGFbeta signaling in cartilage development and maintenance. Birth Defects Res C Embryo Today, 102(1): 37-51

Wang Y, Belflower R M, Dong Y F, et al. 2005. Runx1/AML1/Cbfa2 mediates onset of mesenchymal cell differentiation toward chondrogenesis. J Bone Miner Res, 20(9): 1624-1636

Weaver I C, Cervoni N, Champagne F A, et al. 2004. Epigenetic programming by maternal behavior. Nat Neurosci, 7(8): 847-854

Xie Z, Zhao Z, Yang X, et al. 2018. Prenatal nicotine exposure intergenerationally programs imperfect articular cartilage via histone deacetylation through maternal lineage. Toxicol Appl Pharmacol, 352: 107-118

Xu D, Chen M, Pan X L, et al. 2011. Dexamethasone induces fetal developmental toxicity through affecting the placental glucocorticoid barrier and depressing fetal adrenal function. Environ Toxicol Pharmacol, 32(3): 356-363

Zhang C, Xu D, Luo H, et al. 2014. Prenatal xenobiotic exposure and intrauterine hypothalamus-pituitary-adrenal axis programming alteration. Toxicology, 325: 74-84

Zhang L, Xu D, Zhang B, et al. 2013. Prenatal food restriction induces a hypothalamic-pituitary-adrenocortical axis-associated neuroendocrine metabolic programmed alteration in adult offspring rats. Arch Med Res, 44(5): 335-345

（陈　彪，李庆贤，李　斌）

第8章　胎源性骨关节炎的表观遗传机制

引　言

骨关节炎(osteoarthritis)是一种以关节软骨退行性病变为主要病理特征的慢性关节疾病，是中老年人关节疼痛最常见的原因。传统观点认为，骨关节炎属于老年退行性疾病。然而，近期研究表明，人类基因组中许多基因的功能与骨关节炎易感性相关，这些基因的宫内低功能编程改变造成了宫内子代关节软骨发育不良和出生后关节软骨质量持续低下。诸多研究表明，孕期暴露于不利环境因素导致了胎儿软骨形成异常，这种异常具有宫内编程效应。目前认为，表观遗传修饰可能参与了这种低功能编程改变。近年来的研究证实，表观遗传修饰在软骨分化发育过程中起着重要作用。本章将阐述表观遗传修饰在关节软骨发育、胎源性骨关节炎的发病机制中的调控作用，从表观遗传修饰异常的角度认识骨关节炎的宫内发育起源。

8.1　表观遗传修饰与软骨发育

表观遗传学(epigenetics)是指在基因的 DNA 序列没有发生改变的情况下，基因功能发生了可遗传的变化，并最终导致了表型的变化。20 世纪 70 年代 DNA 甲基化首先被发现，到了 80 年代晚期和 90 年代初，已有大量的研究聚焦于 DNA 甲基化与 X 染色体失活及印记基因的关系。另一个被认识的表观遗传机制是 90 年代中期发现的组蛋白修饰和基因组调控的染色质结构重塑。2005 年有将近 2000 个 ncRNA 被发现，表观遗传学研究呈现出高速发展。以上所提到的表观遗传学调控机制与 DNA 序列一样对基因组的表达活性极其重要。此外，有一类特殊基因被称作印记基因，它们容易受到环境因素的影响，可被表观遗传编程。印记基因的特殊性在于它们 DNA 甲基化的方式在传代过程中相对稳定，且甲基化不易在发育早期被消除。

8.1.1　DNA 甲基化与软骨发育

DNA 甲基化是由 DNA 甲基转移酶(DNA methyltransferase，DNMT)催化 S-腺苷甲硫氨酸(SAM)作为甲基供体，将胞嘧啶转变为 5-甲基胞嘧啶(meC)的反应。CpG 序列通常靠近基因启动子区并簇集成岛状，称为 CpG 岛(CpG island)。这些

CpG 岛的甲基化与基因表达的抑制相关，其重要作用是使转座子沉默。病理性 DNA 去甲基化将导致基因表达异常过多，病理性 DNA 高甲基化水平则可能使本应正常表达的基因沉默。甲基化水平可受到饮食及其他环境因素的影响，特定基因的甲基化模式因细胞类型不同而不同。催化 CpG 位点甲基化的 DNA 甲基转移酶（DNMT）主要有 DNA 甲基转移酶 1、DNA 甲基转移酶 3A/3B 和 DNA 甲基转移酶 2 三种，DNA 甲基转移酶与一些辅助蛋白共同参与基因表达过程中甲基化模式的维持和调控。通常来说，DNA 的甲基化模式处于稳定状态，并可遗传给后代，这使得甲基化的异常可导致持续的沉默基因的反常表达或正常表达基因的表达抑制，因此甲基化状态的异常改变与多种疾病相关，而生理状态下的甲基化改变对调控特定基因的表达具有重要意义。

有研究表明，间充质干细胞比胚胎干细胞在 OCT4 和 NANOG 两个基因的启动子上的甲基化更多，这说明甲基化增加与间充质干细胞分化潜力相对于胚胎干细胞较低有关（Yannarelli et al.，2013）。一般认为，机体细胞种类特异性 DNA 甲基化模式发生于成年机体祖细胞的终末分化之前。利用 5-氮杂胞苷（5-azacytidine，5AC）处理细胞去除 DNA 甲基化可改变肌原细胞固有的成肌分化而诱导其自发出现成骨和成脂分化（Hupkes et al.，2011）。同样，另外一种 DNA 去甲基化制剂 5-氮-2′-脱氧胞苷酸（5-Aza-2′-deoxycytidine，5-aza-CdR）也可刺激人骨髓间充质干细胞的成骨分化。Sox 三聚体（Sox5、Sox6 和 Sox9）在软骨分化过程中有重要作用。在诱导人滑膜间充质干细胞的软骨分化过程中，软骨表型相关基因 CpG 聚集区启动子 DNA 甲基化水平非常低（Ezura et al.，2009）。当 Sox5 和 Sox9 基因启动子甲基化水平升高时，Sox5 和 Sox9 基因表达降低，软骨易于受到损伤（Kim and Im，2011）。

DNA 甲基化状态与软骨形成过程中成软骨化基因表达有关。Ezura 等（2009）研究了人滑膜源性间充质干细胞在体外形成软骨过程中 CpG 的甲基化状态，这是第一个在人间充质干细胞软骨分化过程中探究 DNA 甲基化的研究。间充质干细胞以微粒形态培养 3 周进行软骨分化后，测定了 10 个软骨表型基因序列，其中包括 Sox9、Runx2、FGFR3 和 SDF1。结果显示，软骨分化过程中这些基因稳定地处于低甲基化状态，且与基因序列改变无关。稳定的表观遗传状态说明人滑膜源性间充质干细胞可能因外界刺激而出现不同的分化趋向。另一个研究则专注于 COL10A1 启动子的去甲基化。COL10A1 启动子的去甲基化与软骨分化过程中间充质干细胞 COL10A1 的生成有关。人关节软骨细胞并不表达 COL10A1，但是体外由间充质干细胞分化而来的软骨细胞因分化过程中 COL10A1 启动子的去甲基化而表达 COL10A1（Zimmermann et al.，2008）。

8.1.2　组蛋白修饰与软骨发育

组蛋白是真核生物染色体的基本结构蛋白，是一类小分子碱性蛋白质，有 5 种类型：H_1、H_2A、H_2B、H_3、H_4，它们富含带正电荷的碱性氨基酸，能够与 DNA 中带负电荷的磷酸基团相互作用。组蛋白上的很多氨基酸可以通过各种翻译后可逆共价修饰，包括甲基化、乙酰化、磷酸化和泛素化等，形成理论上数目繁多的特定的"组蛋白密码"（histone code）来形成"开放"或"关闭"的局部染色质结构，或是决定何种蛋白质结合到特定 DNA 区域，从而调节多种 DNA 功能。组蛋白修饰是一个动态调节过程，主要受两类作用相反的酶类的调节：组蛋白乙酰转移酶（histone acetyltransferase，HAT）和组蛋白脱乙酰酶（histone deacetylase，HDAC）。HAT 催化组蛋白乙酰化，导致染色质结构松弛，促进基因转录；而 HDAC 使组蛋白去乙酰化，导致染色质浓缩，抑制基因转录。组蛋白甲基化是由组蛋白甲基转移酶（histone methyltransferase，HMT）催化完成的，甲基化发生在 H_3 和 H_4 组蛋白 N 端精氨酸或赖氨酸或组氨酸残基上。组蛋白甲基化可促进或抑制基因转录，这与组蛋白甲基化形式和被修饰的氨基酸类型等有关。组蛋白除了乙酰化、甲基化修饰以外，还有其他几种修饰方式，如磷酸化、腺苷酸化、泛素化、二磷酸腺苷核糖基化等。

近年来，全基因组染色质免疫沉淀法和深度测序被用于检测人原代间充质干细胞体外软骨形成过程中的表观遗传变化。结果表明，表观遗传学机制中组蛋白修饰，而非 DNA 甲基化，是控制间充质干细胞早期软骨分化的主要机制。其中组蛋白赖氨酸甲基化是建立细胞特异性谱系分化的表观遗传机制，H3K9 的甲基化已被证实是将体细胞重新编码为诱导多能干细胞（induced pluripotent stem cell，iPSC）的主要决定因素。在软骨细胞中，激活性 T 细胞核因子（nuclear factor of activated T-cell，NFATC）是调节细胞内环境稳定的重要转录因子。关节软骨细胞中年龄依赖的 NFAT-1 的表达受动态组蛋白甲基化的调控。另外，多梳基因家族 H3K27 位点甲基化可阻断早期生长反应因子-1（early growth response factor-1，EGR-1）进入染色质。而 EGR-1 的消除导致修饰 H3K27me3 的组蛋白甲基转移酶（enhancer of zeste homolog 2，EZH2）和修饰组蛋白 H_2A 的泛素 E3 连接酶的异常表达。此种关系表明，EGR-1 在早期软骨形成的表观遗传编码中具有重要作用以适应软骨形成过程中的早期基因和环境相互作用（Spaapen et al.，2013）。

研究显示了表观遗传机制与 Sox9（最主要的软骨分化转录因子）调控软骨表型机制之间的关系。选择性抑制 I 类和 II 类哺乳动物 HDAC 家族酶的曲古抑菌素 A（TSA）能够上调 Sox9 以增强人软骨细胞中 COL2A1 和聚集蛋白聚糖的表达。具有组蛋白乙酰化转移酶活性的共活化物 p300 可直接与 Sox9 相互作用，从而介导 Sox9 组蛋白乙酰化、激活软骨分化过程中 Sox9 相关调节机制（Furumatsu and

Asahara, 2010)。Sox9 相关的转录装置通过组蛋白乙酰化和 p300 介导激活其靶标的表达。这些研究说明表观遗传状态，包括组蛋白修饰和染色质结构改变，直接影响 Sox9 调控的软骨形成与分化。另外，Sox9 与 cAMP 应答元件结合蛋白(cAMP response elementbinding protein, CREBprotein) 和 p300 结合形成转录复合体可增加软骨中 COL2A1 的表达。由此可见，组蛋白乙酰化可通过 p300 调节 Sox9 转录因子。

8.1.3　非编码 RNA 与软骨发育

非编码 RNA 中研究得最多的是 miRNA，它是一类长度为 21～24nt 的内源性单链小分子非编码 RNA。miRNA 的主要功能是调节与个体生长、发育、疾病发生过程相关的基因的表达，在生物发育过程中发挥着重要作用。miRNA 通过互补序列与特异性的目标 mRNA 结合，从而诱导 mRNA 的分裂、降解或翻译受阻。人类基因组编码超过 2500 个 miRNA，其中一部分为组织特异性 miRNA。大量研究表明 miRNA 与软骨分化相关：miR-194 通过调控靶基因 *Sox5* 进而调控人类脂肪干细胞分化为软骨细胞(Jun et al., 2012)；miR-199a 通过作用于转录因子 Smad1 而调控软骨早期分化(Edward et al., 2009)；miR-337 通过调控 TGFBR2 的表达进而参与软骨形成(Zhong et al., 2012)；miR-365 可以抑制 HDAC4 的表达而调控软骨细胞分化(Guan et al., 2011)；miR-675 在软骨分化过程中受 Sox9 调控，并上调 COL2A1 的表达(Dudek et al., 2010)。由此可见 miRNA 在软骨分化中参与了多项过程。

在软骨分化过程中，间充质干细胞 miRNA 表达明显改变。细胞实验表明，人软骨细胞和间充质干细胞中 miR-140 的表达差异显著(Bell et al., 2011)。分化实验的结果与前述类似，人类间充质干细胞分化成为软骨细胞的过程中 miR-140 表达明显增加，而在骨关节炎发病过程中显著减少。另外，miR-199a 在 BMP-2 诱导的软骨分化过程中明显减少，说明它可能抑制早期软骨分化过程。在鼠 C3H10T1/2 干细胞或者 ATDC5 细胞系中增加 miR-199a 的表达可以抑制早期软骨分化中软骨标志物的表达，如 II 型胶原、聚集蛋白聚糖；而抑制 miR-199a 则获得相反的效果。

离体实验中常规研究软骨分化的模型是将间充质干细胞三维培养诱导其向软骨分化。近期有实验研究了人骨髓间充质干细胞分化两周与分化起始的长链非编码 RNA(long non-coding RNA，lncRNA)表达的变化(Wang et al., 2015)，有多于 3000 个 lncRNA 在软骨细胞分化过程中发生了超过两倍以上或者 1/2 以下的变化。其中 lncRNA ZBED3-AS、CTA-941F9.9 和 ENST00000433576.1 在软骨形成过程中明显升高，而 LINC00707 则明显降低。而且研究中并未提及它们是变化最为显著的 lncRNA，换而言之可能存在其他未命名的 lncRNA 变化幅度更大。但是该研究存在的一个问题是实验过程中分化两周以后细胞 COL2A1 的表达量只增加了两倍，通常情况下，COL2A1 的表达在分化末期较早期可升高几个数量级。因此更高质量的、基于更好的分化过程的 lncRNA 的表达差异分析仍然值得期待。

有实验证实 lncRNADANCR 参与了转录因子 Sox4 对人滑膜源干细胞(synovium-derived stem cell，SMSC)增殖和分化的调节(Zhang et al.，2015)。从骨关节炎患者滑囊提取的间充质干细胞被用于软骨分化，结果发现，过表达 Sox4 可增加分化两周后软骨标志物的表达。为进一步探明 Sox4 的功能，有研究分析了 lncRNA DANCR 启动子 Sox4 的结合区域。荧光和染色质免疫共沉淀(chromatin immunoprecipitation，ChIP)实验结果显示，Sox4 可以与 DNACR 的启动子相结合。利用 RNA 干扰技术抑制 DANCR 表达可显著降低 Sox4 促进软骨分化的能力，从而说明 Sox4 通过作用于 DANCR 而影响软骨分化。

E 型短趾症(一种以趾骨和跖骨缩短为特征的疾病)与 lncRNA 的改变有关(Maass et al.，2012)。这种疾病患者的细胞内 12 号染色体异位从而导致顺式调节元件 CISTR-ACT 的序列改变，CISTR-ACT 同时也是编码 lncRNA DA125942 的基因组。CISTR-ACT 基因座与甲状旁腺激素样激素(parathyroid hormone like hormone，PTHLH)基因座顺式连接，可编码出软骨调节甲状旁腺激素样激素，如反向连接 Sox9 基因座则编码出最主要的软骨分化转录因子 Sox9。在软骨分化的细胞系中敲除 DA125942 可导致 PTHLH 和 Sox9 的降低，表明该 lncRNA 可影响软骨分化中 Sox9 相关蛋白的表达。

lncRNA 和同源异型基因的相关性研究显示了它们对软骨发育的重要意义。同源异型基因是控制发育的转录因子家族，它编程整个动物头颈纵轴的发育。5′同源异型基因 A 和同源异型基因 D 簇的 lncRNA 基因可调节四肢和脊柱的生长。同源框基因转录反义 RNA(HOX transcript antisense RNA，HOTAIR)是第一个在脊椎动物中被发现的可调节同源异型基因功能的 lncRNA。HOTAIR 由同源异型基因 C 基因位点表达，可募集 EZH2 和 SUZ12 至同源异型基因 D 簇，从而利用 H3K27 的甲基化使染色质进入沉默状态，导致众多 5′同源异型基因 D 表达抑制。在小鼠中敲除 Hotair 基因可导致腰骶部和肢体腕掌骨畸形(Li et al.，2013)，说明 Hotair 基因在骨、软骨发育中的作用重大。另外，有研究显示 HOTAIR 在机械应力调节钙化的过程中有重要作用(Carrion et al.，2014)，这种特性表明 HOTAIR 在骨关节炎的发病中同样也有重要作用。

相反 HOXA 基因远端转录本(HOXA transcript at the distal tip，HOTTIP)可增加 5′同源异型基因 A 的表达从而控制肢体的生长和增长(Wang et al.，2011)。HOTTIP 通过控制染色体成环来募集 WDR5/MLL 组蛋白甲基转移酶复合体到 5′同源异型基因 A，通过 H3K4 甲基化诱导染色体活化。当 HOTAIR 反式作用时，HOTTIP 发生顺式作用，它的前移对同源异型基因 A 的表达十分重要。

　　lncRNA-HIT 基因是另一个位于同源异型基因 A 基因座的 *lncRNA* 基因，其对软骨分化的表观遗传作用重大（Carlson et al.，2015）。在哺乳动物上皮细胞向间充质干细胞转化过程中 lncRNA-HIT（由 TGF-β 诱导生成的 HOXA 副本）具有 TGF-P 反应性（Wang et al.，2015）。Carlson 等（2015）发现 lncRNA-HIT 在小鼠发育中的肢体内表达，在肢体间充质干细胞的培养过程中敲除 *lncRNA-HIT* 基因可抑制软骨分化。后续的 RNA 荧光原位杂交（fluorescence *in situ* hybridization，FISH）试验表明 lncRNA-HIT 在肢体间充质干细胞的细胞核内表达且与 p100/CBP 复合体相交联。而后续的实验证实 lncRNA-HIT 与 p100/CBP 复合体交联可维持染色体特定位置 H3K27 乙酰化从而激活 5′同源异型基因 A。除了影响同源异型基因 A 的表达，lncRNA-HIT siRNA 干扰同样可以降低其他基因的表达，如 *Bmpr1b*。这个发现解释了为什么敲除 lncRNA-HIT 可抑制鼠肢体软骨的形成，因为 *Bmpr1b* 在小鼠和人体内可抑制软骨分化。这些研究展示了 lncRNA 在软骨分化中的作用，同时提供了对软骨发育调控的另一个层面上的认知（表 8-1）。

表 8-1　非编码 RNA 对软骨分化的影响

非编码 RNA	作用靶点	对软骨发育的效应
DANCR	Sox4	促进软骨分化
lncRNA DA125942	Sox9	软骨分化所必需
HOTAIR	HOX	抑制软骨发育
HOTTIP	HOX	控制肢体的生长和增长
lncRNA-HIT	HOX	参与软骨分化

8.2　表观遗传修饰异常与胎源性骨关节炎

　　骨关节炎最主要的病理特征是关节软骨的退行性病变。软骨细胞是关节软骨中唯一的细胞成分，在生理状态下，软骨细胞负责维持细胞外基质（extracellular matrix）合成与降解之间的平衡。在骨关节炎患者中，多种细胞因子和炎性因子介导了细胞外基质的合成与降解失衡，导致关节软骨细胞外基质的丢失。骨关节炎是一种受遗传与环境等多种因素影响的疾病，包括年龄、性别、肥胖等。

　　表观遗传修饰能随体内生化因素及外界环境因素的变化而发生动态的改变。由环境因素和年龄引起的表观遗传修饰异常与多种病理状态相关。流行病学调查显示，胎儿时期的表观遗传修饰改变可能会导致某些成年疾病易感，细胞内 DNA 甲基化和组蛋白修饰异常是成人疾病胚胎起源的主要原因（Dolinoy et al.，2007）。有研究表明（Fu et al.，2009），骨关节炎可能存在这种宫内起源。作者团队发现其机制可能与孕期外源物暴露所致母源性糖皮质激素过暴露，导致调控关节软骨分化、发育和维持的关键基因出现表观遗传修饰改变，呈现持续低表达编程模式有关(Tan et al.，2012)。这种原因产生的骨关节炎称为胎源性骨关节炎，其最主要的两个病理改变是软骨发育不良所致的细胞外基质合成减少和软骨局部胆固醇蓄积，下面我们将从这两方面来认识表观遗传修饰异常如何介导胎源性骨关节炎的发生。

8.2.1　表观遗传修饰异常与软骨细胞外基质合成减少

有研究表明，宫内发育迟缓动物 IGF-1 基因启动子区存在 DNA 甲基化和组蛋白甲基化修饰，这些表观遗传修饰改变与 IGF-1 宫内编程及其成年后代谢性疾病的发生存在良好的相关性。事实上，孕期不良环境暴露致体内低 IGF-1 与子代成年骨关节炎的发生密切相关。对于宫内发育迟缓子代，组蛋白甲基化和乙酰化修饰可使肝脏 IGF-1 表达受阻(Fu et al.，2009)，从而使外周血中 IGF-1 浓度降低。胎儿发育时期低浓度的 IGF-1 阻碍了胎鼠生长板软骨的正常发育，考虑到生长板软骨和关节软骨具有同样的胚胎起源，胎儿的关节软骨发育也可能受影响，这正是骨关节炎具有胎儿起源的原因之一。

另外，转化生长因子-β(transforming growth factor-β，TGF-β)超家族在关节软骨的形成、生长发育、成熟及表型维持的整个生物过程中扮演着重要的角色，同样也发生了表观遗传改变。作者对出生前受到外界环境明显干扰的子代胎儿期和成年期软骨状态的检测提示，TGF-β、TGF-βR1、Smad2/3、Sox9、COL2A1 和聚集蛋白聚糖的启动子组蛋白乙酰化明显受到抑制，导致软骨中 TGF-β 通路蛋白、聚集蛋白聚糖和 COL2A1 的表达持续降低，从而使得关节软骨细胞外基质合成持续低下，且这种影响可延续到子代成年甚至孙代成年。由此可见，TGF-β 信号通路和细胞外基质基因启动的组蛋白乙酰化改变也参与了胎源性骨关节炎的发病(Xie et al.，2018)。

基于以上事实及作者团队研究结果，胎源性骨关节炎的发生机制可能与孕期外源物暴露所致母源性糖皮质激素过暴露，导致 IGF-1、TGF-β 信号通路和细胞外基质基因出现表观遗传改变，呈现持续低表达编程模式有关(Tan et al.，2018；Ni et al.，2018)。表观遗传改变是细胞内除遗传信息以外的其他可遗传物质发生的改变，且这种改变在发育和细胞增殖过程中能稳定传递，但是这种表观遗传改变所携带的遗传信息在整体水平上是否能稳定存在并在孙代甚至重孙代中持续表达仍有待进一步研究。研究表观遗传修饰的跨代遗传效应及其机制对认识包括骨关节炎在内的人类疾病的起源、寻找药物干预治疗的靶点具有重要理论意义和实际应用价值。

8.2.2　表观遗传修饰异常与软骨细胞胆固醇沉积

关节软骨细胞脂质代谢紊乱导致的软骨细胞胆固醇异常沉积也是软骨发育不良及成年骨关节炎易感的主要原因之一。流行病学调查显示，高胆固醇血症与全身多部位骨关节炎的发生相关，是骨关节炎的独立危险因素。Alfadhli（2010）报道在家族性高胆固醇血症患者中，手部小关节周围的胆固醇沉积与手部骨关节炎的发生密切相关。

骨关节炎软骨胆固醇流出相关基因载脂蛋白 A1（apolipoprotein A1，*Apoa1*）基因、ATP 结合盒转运蛋白 A1（ATP-binding cassette transporter A1，*ABCA1*）基因及肝脏 X 受体（liver X receptor，*LXR*）基因表达的显著降低使胆固醇在软骨细胞内异常蓄积。研究表明，与动脉粥样硬化类似，骨关节炎患者软骨细胞中也表现出以 LXR 表达低下为特征的胆固醇流出系统受抑，造成软骨细胞胆固醇蓄积（Gkretsi et al.，2011）。而细胞内胆固醇过量蓄积会产生细胞毒性，过度的胆固醇蓄积能削弱软骨细胞维持细胞外基质稳态的能力，导致软骨质量低下。同时，脂毒性破坏了微循环的正常血运，使组织的正常营养和血供受阻，造成关节软骨结构破坏。研究表明，软骨下骨微循环的内皮细胞吞噬了大量 oxLDL 后，可产生细胞毒性，引起微循环的病变而直接影响软骨下骨的血供，而软骨下骨血供的减少甚至消失是骨关节炎发生的原因之一。

近期还有研究表明，胆固醇代谢通路在胚胎的骨骼发育中至关重要，应用降胆固醇的他汀类药物不仅在成年的动物水平上起到保护细胞外基质和延缓骨关节炎发生的作用，在人的离体软骨细胞中也起到类似作用（Bush et al.，2015）。作者团队研究发现，孕期咖啡因暴露可导致胎鼠关节软骨的 LXR 和 ABCA1 的表达降低，从而导致胆固醇蓄积（Zhang et al.，2018）。考虑到 Painter 等（2007）的发现，大鼠孕期蛋白限制所致宫内发育迟缓胎鼠的肝胆固醇 7α-羟化酶（CYP7α1）表达降低，伴随着启动子区组蛋白乙酰化修饰下降和 H3K9 甲基化修饰升高。我们推测胆固醇流出系统紊乱也存在表观遗传调控。

8.3　环境因素所致胎软骨细胞的表观遗传修饰异常

很多人体疾病存在表观遗传起源，一些疾病对应异常的 DNA 甲基化或者印记基因改变（Ideraabdullah et al.，2008），这使得表观遗传在病原学上的地位日渐重要。最初关于环境影响表观遗传和表型的研究集中在植物上。后来在动物研究中，很多实验同样展现出了环境对表观遗传的影响。能影响表观遗传的因素有环境化合物、营养因素，如叶酸、无机污染物砷、空气中的多环芳香烃、可卡因、双酚 A、植物雌激素、杀真菌剂和杀虫剂。一些研究甚至显示母体的行为如母亲对后代照料行为或者母亲抑郁行为可影响后代 DNA 甲基化。大量证据表明环境因素影响表观遗传后，不同的理论相继被提出。Holliday 认为哺乳动物胚胎 DNA 甲基化与激素的作用有关，他推测母源性的致畸因子可以影响母体的激素水平从而干扰发育胚胎中 DNA 甲基化的正常分布，最终导致后代的发育异常或畸形。McLachlan 则提出，在早期发育过程中，外源性可干扰内分泌的化学物质会影响子代的成年状态，这是由于印记基因 DNA 甲基化变化产生了稳定性的遗传改变。McLachlan 理论被流行病学研究所证实：新生儿接受己烯雌酚（DES）暴露后出现了乳铁蛋白启动子的去甲基化异常。

在进化生物学中，环境因素对表观遗传的作用同样意义重大。新达尔文理论的一个假设就是进化基于 DNA 突变的随机发生，而环境不能影响这些突变的发生和频率。表观遗传提供了相关分子机制的另外一种观察角度。例如，CpG 位点的 DNA 甲基化可影响所甲基化胞嘧啶的突变频率，而 DNA 甲基化受环境影响，因此环境可通过改变 CpG 位点的甲基化来影响其突变频率（Guerrero-Bosagna et al.，2005）。如果这种现象在群体的代际传递中持续就会成为由表观遗传控制的突变频率。对 *BRCA1* 基因进化的模拟显示，甲基化导致的突变偏移确实存在（Huttley，2004）。因此从宏观人群的角度来看，环境因素通过对表观遗传学的影响，可以改变相应疾病的发生率。

脊椎动物骨与关节系统的发生是一种复杂的生命过程。胚胎期，在不同胚层的共同参与及多种系统和局部的调节因子联合作用下，最终发育成形态完整、功能正常的骨骼系统。若在胚胎发育时期，特别是在肢体形成过程中，受到不良因素的影响，则可能发生先天的发育畸形和相关的先天性疾病。诸多研究表明，孕期暴露于不利环境因素将导致软骨形成异常。动物实验证实，孕期糖皮质激素过暴露可导致雌性胎儿胫骨关节软骨变薄、雄性胎儿胫骨关节软骨浅层变薄。Paradis 和 Hales（2013）研究得出，孕期丙戊酸暴露会导致软骨形成异常，其机制与丙戊酸对组蛋白去乙酰化的抑制作用、下调 Sox9 和 Runx2 相关基因表达有关。将二噁英（2,3,7,8-tetrachlorodibenzo-dioxin，TCDD）作用于青鳉胚胎发育期的研究发现，二噁英导致软骨形成受到严重影响：间充质干细胞的凝聚，软骨细胞的增殖、分化受阻；软骨终末分化标志基因 *COL2A1* 的表达降低（Dong et al.，2012）。此外，胚胎发育期乙醇的暴露也可引起青鳉头颅变小、变短和头颅部软骨分化异常（Hu et al.，2009）。作者团队研究也表明，孕期外源物（尼古丁、咖啡）暴露导致胎儿暴露于高糖皮质激素，软骨局部 IGF-1 表达下调而致关节软骨发育异常，表现为关节软骨细胞密度降低和基质含量减少的特性（Tie et al.，2016a；Tan et al.，2012）。最终，这种关节软骨发育异常造成成年后骨关节炎易感性增加（Tie et al.，2016b；Tan et al.，2012）。软骨细胞的生长发育是一个受多种因子精密调控的过程，软骨发育相关的染色体结构或基因表达异常也会导致软骨发育异常。

8.4　若干关键问题

8.4.1　表观遗传修饰异常与胎儿"节俭表型"编程

"节俭表型"假说由 Barker 和 Hales 率先提出。这一假说认为胎儿为了适应宫内不良环境，会优先将能量供应给重要脏器的发育来首先保证其生存，但这也导致其他非重要脏器因能量供给不足而发生结构与功能的持续改变。"节俭表型"是胎儿对孕期不良环境的一种适应性反应，可以延续到出生后甚至成年时期，可导致子代成年后对多种疾病易感。作者团队研究发现，胎鼠为了适应孕期咖啡因暴露所致的宫内母源性高糖皮质激素环境，会牺牲关节软骨的供给以确保脑、肝脏等重要脏器的发育，保证自身的存活，这样就造成了关节软骨细胞外基质合成持续性降低(Tan et al.，2012)。表观遗传修饰参与了这种适应性改变。研究表明，宫内高糖皮质激素所致的 TGF-β 通路去乙酰化水平可能导致了关节软骨发育不良的宫内编程改变和多代遗传编程改变。

8.4.2　软骨发育表观遗传调控性别差异的可能机制

流行病学调查显示了跨代遗传的性别差异：祖母孕期抽烟，其孙子骨量更多，孙女则身高更高；外祖母孕期经历营养缺乏，其外孙女心理健康分数更高(van den Berg and Pinger，2016)。动物实验也观察到了类似的现象。Crews 等(2012)的实验发现，孕期接受杀真菌剂 vinclozolin 的作用可影响第 3 代雌性大鼠的交配行为，但不会影响雄性。孕期受到过应激的大鼠其第 4 代出现的表型同样存在性别差异，雄性受到的影响明显高于雌性(Ambeskovic et al.，2017)。针对上述现象，学术界有多种理论和观点。首先，不利环境可能通过影响生殖细胞的印记基因导致性别差异；其次，环境因素可能对雌性和雄性后代胎盘的影响存在差异；再次，母体应激产生的发育早期内分泌变化对不同性别胎儿内分泌代谢发育的影响可能不同；最后，只存在于 Y 染色体的性别决定基因 *SRY* 可能因为环境因素而发生不同的改变。根据作者团队的研究结果，软骨发育也同样存在性别差异，但其原因究竟如何仍有待进一步探索。

8.4.3　环境因素对软骨发育影响的跨代遗传效应

父母的遗传信息传到后代的途径主要有三种(Bohacek and Mansuy，2013)：①母亲在孕期暴露于应激或者营养限制的环境下导致母亲内分泌功能改变进而引起后代的应激反应；②母亲的行为和对后代的抚育模式可能对后代出生后的发育有长远的影响。母亲内分泌改变和行为模式改变均能够影响表观遗传调控的基因表达，进一步引起机体一系列改变从而出现多代或者跨代遗传现象。③基于实验的表观遗传基因组改变可能遗传至下一代甚至多代。表观遗传改变能够使没有接受过外环境暴露的后代表型和表观遗传调控也发生改变，从而导致神经内分泌系统和行为模式也发生变化。另外，表观遗传调控基因发生变化后机体细胞代谢对应激的反应也会发生改变，进一步影响机体器官功能和疾病的发生。

　　根据目前的研究，软骨发育的跨代遗传调节机制很可能是第一种和第三种。孕期母体的激素水平发生明显改变，孕晚期可出现下丘脑-垂体-肾上腺（hypothalamic-pituitary-adrenal，HPA）轴激活。正常情况下胎盘上的 11β-羟类固醇脱氢酶 2 型（11β-hydroxysteroid dehydrogenase type 2，11β-HSD2）可降解由孕期应激诱导产生的皮质醇从而保护胎儿免于母体 HPA 轴的作用。但是当母体孕期暴露于不利环境中时，11β-HSD2 活性降低，导致皮质醇进入胎血增加，从而对胎儿产生即刻的和长期的影响（Duthie and Reynolds，2013）。作者团队研究也发现，环境外源物如尼古丁可激活 HPA 轴使胎儿暴露于高糖皮质激素环境中，从而抑制细胞外基质的合成和软骨分化相关通路的活性（Tie et al.，2016b）。

8.5　研　究　展　望

　　综上所述，软骨发育的表观遗传调控研究正在取得较大发展，软骨发育受到环境因素影响的证据逐渐增多。由于关节软骨在出生后的发育过程中并不发生明显的变化，环境因素主要在宫内影响机体软骨的发育。与其他宫内起源的疾病一样，关节软骨疾病存在宫内发育起源的观点逐渐被流行病学家与研究者关注和证实，这其中就包括骨关节炎。胎源性骨关节炎，这种宫内起源的涉及软骨的疾病可能与出生前后受不良环境因素影响，关节软骨发育相关基因发生表观遗传学改变而致基因表达模式出现编程改变有关。关于骨关节炎宫内起源的表观遗传学机制及其跨代遗传现象和机制的研究正处于起步阶段。检测表观遗传标志物将可能是一种全新的有助于早期骨关节炎诊断的有效途径，软骨细胞中调控骨关节炎相关基因表达的 DNA 甲基化信号通路抑制剂、作用于骨关节炎特定过程的特异性 HDAC 抑制剂和以 miRNA 为基础的各种分子靶向治疗药物可能会被用于预防骨关节炎的发生或阻止病程的进展。对骨关节炎宫内起源的病因、发病机制、跨代遗传的广泛深入研究，将为加深对骨关节炎疾病实质的认识、早期预防和治疗骨关节炎提供强有力的理论依据。

参 考 文 献

Alfadhli E. 2010. Cholesterol deposition around small joints of the hands in familial hypercholesterolemia mimicking "Bouchard's and Heberden's nodes" of osteoarthritis. Intern Med, 49 (15): 1675-1676

Ambeskovic M, Soltanpour N, Falkenberg E A, et al. 2017. Ancestral exposure to stress generates new behavioral traits and a functional hemispheric dominance shift. Cereb Cortex, 27 (3): 2126-2138

Bell J T, Pai A A, Pickrell J K, et al. 2011. DNA methylation patterns associate with genetic and gene expression variation in HapMap cell lines. Genome Biol, 12 (1): R10

Bohacek J, Mansuy I M. 2013. Epigenetic inheritance of disease and disease risk. Neuropsychopharmacol, 38 (1): 220-236

Bush J R, Berube N G, Beier F. 2015. A new prescription for growth? Statins, cholesterol and cartilage homeostasis. Osteoarthr Cartilage, 23 (4): 503-506

Carlson H L, Quinn J J, Yang Y W, et al. 2015. LncRNA-HIT functions as an epigenetic regulator of chondrogenesis through its recruitment of p100/CBP complexes. PLoS Genet, 11 (12): e1005680

Carrion K, Dyo J, Patel V, et al. 2014. The long non-coding HOTAIR is modulated by cyclic stretch and WNT/β-CATENIN in human aortic valve cells and is a novel repressor of calcification genes. PLoS One, 9 (5): e96577

Crews D, Gillette R, Scarpino S V, et al. 2012. Epigenetic transgenerational inheritance of altered stress responses. Proc Natl Acad Sci USA, 109 (23): 9143-9148

Dolinoy D C, Weidman J R, Jirtle R L. 2007. Epigenetic gene regulation: linking early developmental environment to adult disease.Reprod Toxicol, 23 (3): 297-307

Dong W, Hinton D E, Kullman S W. 2012. TCDD disrupts hypural skeletogenesis during medaka embryonic development. Toxicol Sci, 125 (1): 91-104

Dudek K A, Lafont J E, Martinez-Sanchez A, et al. 2010. Type II collagen expression is regulated by tissue-specific miR-675 in human articular chondrocytes. J Biol Chem, 285 (32): 24381-24387

Duthie L, Reynolds R M. 2013. Changes in the maternal hypothalamic-pituitary-adrenal axis in pregnancy and postpartum: influences on maternal and fetal outcomes. Neuroendocrinology, 98 (2): 106-115

Edward A L, Li K, Bai X H, et al. 2009. miR-199a, A bone morphogenic protein 2-responsive microRNA, regulates chondrogenesis via direct targeting toSmad1. J Biol Chem, 284 (17): 11326-11335

Ezura Y, Sekiya I, Koga H, et al. 2009. Methylation status of CpG islands in the promoter regions of signature genes during chondrogenesis of human synovium-derived mesenchymal stem cells. Arthritis Rheum, 60 (5): 1416-1426

Fu Q, Yu X, Callaway C W, et al. 2009. Epigenetics: intrauterine growth retardation (IUGR) modifies the histone code along the rat hepatic IGF-1 gene. Faseb J, 23 (8): 2438-2449

Furumatsu T, Asahara H. 2010. Histone acetylation influences the activity of Sox9-related transcriptional complex. Acta Med Okayama, 64 (6): 351-357

Gkretsi V, Simopoulou T, Tsezou A. 2011. Lipid metabolism and osteoarthritis: lessons from atherosclerosis. Prog Lipid Res, 50 (2): 133-140

Guan Y J, Yang X, Wei L, et al. 2011. MiR-365: a mechanosensitive microRNA stimulates chondrocyte differentiation through targeting histone deacetylase 4. Faseb J, 25 (12): 4457-4466

Guerrero-Bosagna C, Sabat P, Valladares L. 2005. Environmental signaling and evolutionary change: can exposure of pregnant mammals to environmental estrogens lead to epigenetically induced evolutionary changes in embryos? Evol Dev, 7 (4): 341-350

Horton W A, Hall J G, Hecht J T. 2007. Achondroplasia. Lancet (London, England), 370 (9582): 162-172

Hu Y, Willett K L, Khan I A, et al. 2009. Ethanol disrupts chondrification of the neurocranial cartilages in medaka embryos without affecting aldehyde dehydrogenase 1A2 (Aldh1A2) promoter methylation. Comparative biochemistry and physiology. Toxicol Appl Pharm: CBP, 150 (4): 495-502

Hupkes M, van Someren E P, Middelkamp S H, et al. 2011. DNA methylation restricts spontaneous multi-lineage differentiation of mesenchymal progenitor cells, but is stable during growth factor-induced terminal differentiation. Biochim Biophys Acta, 1813 (5): 839-849

Huttley G A. 2004. Modeling the impact of DNA methylation on the evolution of BRCA1 in mammals. Mol Biol Evol, 21 (9): 1760-1768

Ideraabdullah F Y, Vigneau S, Bartolomei M S. 2008. Genomic imprinting mechanisms in mammals. Mutat Res 647 (1-2): 77-85

Jun X, Yan K, Liao W M, et al. 2012. MiR-194 regulates chondrogenic differentiation of human adipose-derived stem cells by targeting sox5. PLoS One, 7 (3): e31861

Kim S, Im G. 2011. The expressions of the SOX trio, PTHrP (parathyroid hormone-related peptide) /IHH (Indian hedgehog protein) in surgically induced osteoarthritis of the rat. Cell Bio Int, 35 (5): 529-535

Li L, Liu B, Wapinski O L, et al. 2013. Targeted disruption of Hotair leads to homeotic transformation and gene derepression. Cell Reports, 5 (1): 3-12

Maass P G, Rump A, Schulz H, et al. 2012. A misplaced lncRNA causes brachydactyly in humans. J Clin Invest, 122 (11): 3990-4002.

Ni Q B, Lu K H, Li J, et al. 2018. Role of TGFβ signaling in maternal ethanol-induced fetal articular cartilage dysplasia and adult onset of osteoarthritis in male rats. Toxicology Sci, 164 (1): 179-190

Painter R C, de Rooij S R, Hutten B A, et al. 2007. Reduced intima media thickness in adults after prenatal exposure to the Dutch famine. Atherosclerosis, 193: 421-427

Paradis F, Hales B F. 2013. Exposure to valproic acid inhibits chondrogenesis and osteogenesis in mid-organogenesis mouse limbs. Toxicol Sci, 131 (1): 234-241

Spaapen F, van den Akker G G, Caron M M, et al. 2013. The immediate early gene product EGR1 and polycomb group proteins interact in epigenetic programming during chondrogenesis. PLoS One, 8 (3): e58083

Tan Y, Liu J, Deng Y, et al. 2012. Caffeine-induced fetal rat over-exposure to maternal glucocorticoid and histone methylation of liver IGF-1 might cause skeletal growth retardation. Toxicol Lett, 214 (3): 279-287

Tan Y, Lu K H, Li J, et al. 2018. Prenatal caffeine exprosure increases adult female offspring rat's susceptibility to osteoarthritis via low-functional programming of cartilage IGF-1 with histone acetylation. Toxicol Lett, 295: 229-236

Tie K, Tan Y, Deng Y, et al. 2016a. Prenatal nicotine exposure induces poor articular cartilage quality in female adult offspring fed a high-fat diet and the intrauterine programming mechanisms. Reprod Toxicol, 60: 11-20

Tie K, Zhang X, Tan Y, et al. 2016b. Intrauterine low-functional programming of IGF1 by prenatal nicotine exposure mediates the susceptibility to osteoarthritis in female adult rat offspring. Faseb J, 30 (2): 785-797

Van den Berg G J, Pinger P R. 2016. Transgenerational effects of childhood conditions on third generation health and education outcomes. Econ Hum Biol, 23: 103-120

Wang K C, Yang Y W, Liu B, et al. 2011. A long noncoding RNA maintains active chromatin to coordinate homeotic gene expression. Nature, 472 (7341): 120-124

Wang L, Li Z, Li Z, et al. 2015. Long noncoding RNAs expression signatures in chondrogenic differentiation of human bone marrow mesenchymal stem cells. Biochem Bioph Res, 456 (1): 459-464

Xie Z, Zhao Z, Yang X, et al. 2018. Prenatal nicotine exposure intergenerationally programs imperfect articular cartilage via histone deacetylation through maternal lineage. toxicol Appl Pharmacol, 352:107-118

Yannarelli G, Pacienza N, Cuniberti L, et al. 2013. Brief report: The potential role of epigenetics on multipotent cell differentiation capacity of mesenchymal stromal cells. Stem Cells (Dayton, Ohio), 31 (1): 215-220

Zhang G H, Zhou J, Huang W, et al. 2018. Placental mechanism of prenatal nicotine exposure-reduced blood cholesterol levels in female fetal rats. Toxicol Lett, 296: 31-38

Zhang L, Chen S, Bao N, et al. 2015. Sox4 enhances chondrogenic differentiation and proliferation of human synovium-derived stem cell via activation of long noncoding RNA DANCR. J Mol Histol, 46(6): 467-473

Zhong N, Sun J, Min Z, et al. 2012. MicroRNA-337 is associated with chondrogenesis through regulating TGFBR2 expression. Osteoarthr Cartilage, 20(6): 593-602

Zimmermann P, Boeuf S, Dickhut A, et al. 2008. Correlation of COL10A1 induction during chondrogenesis of mesenchymal stem cells with demethylation of two CpG sites in the COL10A1 promoter. Arthritis Rheum, 58(9): 2743-2753

（谢　哲，秦　俊，赵　喆）

第9章　胎源性骨关节炎的早期诊治

引　言

当前，胎源性成年骨关节炎的研究重点主要在于探讨其起源机制，并寻找可能的生物标志物，以便用于早期预警及干预治疗。随着胎源性骨关节炎易感机制研究的不断深入和实验技术的持续发展，越来越多的可靠靶点将会被发掘并可能用于骨关节炎的早期诊断与防治。基于宫内神经内分泌代谢编程改变的早期诊断，可能实现胎源性骨关节炎的早期预警及防治。另外，由于婴幼儿在生长和发育时期存在较好的可塑性，适当的行为干预甚或药物治疗有望逆转宫内发育迟缓胎儿的发育编程改变，进而降低成年骨关节炎易感的风险。

9.1　胎源性骨关节炎的早期预警与诊断

多项针对低出生体重与膝、髋、腰椎骨关节炎患病率的流行病学调查发现，宫内发育迟缓的低出生体重与出生后成年骨关节炎的发生密切相关（Hussain et al.，2015）。宫内环境对生命发育过程具有持久的、决定性的影响。宫内不良环境暴露是儿童和成年期代谢综合征的易感因素，这一观点已经被越来越多的人所接受，研究表明胎源性骨关节炎也是代谢综合征在关节的具体体现。因此，我们可以通过一些在儿童或青少年期即成年前的早期检查提前发现骨关节炎的发病可能，从而早期提供相应的应对或治疗手段。

9.1.1　出生前和围产期预警

早在 20 世纪 90 年代初，Barker 基于大规模流行病学调查结果，发现低出生体重儿成年后的代谢综合征患病率增加（Barker et al.，1993；Barker，1990）。近10 年来，国内外学者开展了大量有关孕期不良环境、胎儿出生体重与成年慢性疾病之间的相关性研究（Nielsen et al.，2013）。这些流行病学调查表明，宫内发育迟缓不仅可引起胎儿窘迫、新生儿窒息和围产儿死亡，其危害还将延续至出生后，导致子代出生后体格和智力发育低下，成年后多种慢性疾病的易感性增加，包括代谢性疾病和神经精神性（Veenendaal et al.，2013；Nomura et al.，2007）疾病。大样本流行病学研究（Clynes et al.，2014；Poole et al.，2003；Sayer et al.，2003）发现，宫内发育迟缓的低出生体重儿成年后手、髋等多关节骨关节炎易感。

　　流行病学资料显示，男性低出生体重者发生手部骨关节炎的比例明显较高，女性也有相似的趋势(Sayer et al.，2003)。Clynes 等(2014)调查了生命早期生长与髋、膝骨关节炎之间的关系，结果显示，低出生体重个体更容易形成髋关节骨赘，出生后第一年的低体重与膝关节外侧间室骨赘数量增加明显相关。Hussain 等(2015)对髋、膝骨关节炎病例进行了临床调查，结果表明，低出生体重者成年后患髋关节骨关节炎的风险是正常体重者的 2.04 倍。该学者 2018 年还进行了一项系统回顾研究，其结论是低出生体重与成年髋关节骨关节炎存在明确的因果关系。这些提示，骨关节炎存在胎儿起源(Aigner and Richter，2012)。作者团队首次基于系列动物实验证实，孕期咖啡因、尼古丁、乙醇等外源物暴露或摄食限制所致的宫内发育迟缓低出生体重子代成年后关节软骨质量降低，在长距离跑步等正常关节可耐受的因素刺激下易诱发膝骨关节炎，表现出明显的骨关节炎易感性增加，而这与子代关节软骨细胞外基质生成质量持续降低有关(Tie et al.，2016b；Luo et al.，2015；Ni et al.，2015a)。胎儿时期不良环境暴露的类型也由早期的母体孕期营养不良扩展到母体孕期内分泌紊乱、化学物质暴露、精神状况异常等因素，这些都可能是胎源性骨关节炎的发生环境。因此，通过 B 超等手段检测胎儿出生前头围、体长等体征可以早期发现胎儿是否患有宫内发育迟缓；出生后记录存档胎儿体重、询问并详细记录存档产妇孕期是否存在宫内发育迟缓易感因素暴露，这些都将有助于预知或推断胎儿成年后患骨关节炎的可能性。这样做也将推动并提升我国胎源性骨关节炎的长期临床研究，从而最终造福于骨关节炎易感群体。

9.1.2　出生后早期诊断

9.1.2.1　症状和生活习惯

　　膝关节疼痛是膝骨关节炎患者最重要的主诉，但是特异性并不高，因为诸如半月板撕裂、类风湿性关节炎、滑膜软骨瘤病、痛风性关节炎等疾病都可产生类似症状。总体而言，膝关节过度使用是诱发骨关节炎的常见因素，某些特殊运动方式可能增加关节局部的负荷，诱发症状的出现，如短期内突然长时间大运动量地登山或不恰当地爬楼梯锻炼等。职业因素影响人的活动和行为模式，可能参与骨关节炎的发病。研究显示，足球运动员发生骨关节炎的风险明显高于普通人群，发病后症状也更明显(Arliani et al.，2014)。瑞典一项病例对照研究发现，骨关节炎患者骨量、脂肪量较高，而肌肉量较少，对骨关节的保护能力较弱。推测具备这些特征的人很可能更容易出现骨关节炎(Karlsson et al.，2015)。长期深蹲位或膝关节过屈臀坐于足跟位生活习惯的人群的髋股关节的负荷更大，容易发生骨关节炎；骑马放牧的族群膝关节可能长期处于高负荷状态而易于劳损。

9.1.2.2　影像学

近期的临床实践发现，无论患者是否存在症状，传统影像学检查对骨关节炎结构性改变都不敏感（Guermazi et al.，2012）。绝大部分膝关节疼痛患者在疾病早期关节平片上没有结构性改变，但随后进展为骨关节炎的风险高达 50%～80%（Kinds et al.，2012）。关节 X 线片难以实现骨关节炎的早期诊断。磁共振成像（magnetic resonance imaging，MRI）技术已经广泛应用于骨关节炎的研究领域中，MRI 能够很好地发现早期膝关节软骨病变。德国学者的研究也发现，在关节平片出现明显骨关节炎改变前，MRI 的评估有助于预测骨关节炎的发生，而功能 MRI 的彩色显像则可以更早地显示关节软骨的功能状态（Liebl et al.，2015），做到疾病前的预警。宫内发育迟缓的低出生体重儿成年后如果从事关节高负荷的职业或有易损伤关节的生活习惯，敏感的影像学检查预警有望使他们得以规避具有胎源性病因的骨关节炎的发生。

9.1.2.3　实验室检查

现有的研究数据（Mabey and Honsawek，2015）显示，白细胞介素-2（interleukin-2，IL-2）、IL-6、IL-7、IL-15、IL-18 可用于诊断的分类，随着数据的增加，这些因子可能以后可以用于辅助骨关节炎的早期诊断。瘦素能解释半数肥胖相关骨关节炎的发病，肥胖患者进行瘦素检测有助于更早地判断发病风险（Fowler-Brown et al.，2015）。而肥胖、高血脂、胆固醇流出障碍的相互关联可能让此项检查成为胎源性骨关节炎的潜在敏感诊断指标。生理状况下，X 型胶原分布于关节软骨矿化层和生长板肥大区内，它与软骨的矿化有关。血清 X 型胶原水平升高与骨关节炎发病相关，其参与软骨的破坏和炎症。半乳糖-4-表异构酶通过调节软骨多糖蛋白的合成在骨关节炎的发病中发挥重要作用（Wen et al.，2014）。骨关节炎患者软骨中人类内源性逆转录病毒存在激活现象，但是人类内源性逆转录病毒在疾病发生或恶化中起到的病因作用仍然有待证实（Bendiksen et al.，2014）。

9.2　胎源性骨关节炎的早期预防与治疗

9.2.1　出生前预防

研究发现，孕期咖啡因、尼古丁、乙醇等外源物暴露会导致子代成年后骨关节炎等多种代谢性疾病易感性增加（Tie et al.，2016；Luo et al.，2015；Ni et al.，2015a）。

已知咖啡因在人体内主要经肝脏细胞色素 P450 同工酶系统代谢氧化，其代谢产物有副黄嘌呤、可可碱和茶碱。研究发现，咖啡因在人体的半衰期（$t_{1/2}$）存在明显个体差异，主要取决于年龄、性别、肝功能强度、咖啡因代谢酶数量、妊娠状态、与其他药物的合用情况等因素。然而有关咖啡因对于骨及软骨的直接毒性作用研究较少。体外研究表明，采用 2mmol/L 咖啡因作用于体外培养新生鼠生长板软骨细胞，软骨细胞增殖、分化及凋亡均增强(Reis et al.，2013)；采用 400 μmol/L 咖啡因作用于成骨细胞，出现骨矿化延迟，软骨内成骨抑制(Barone et al.，1993)。一些流行病学调查和作者团队的研究表明，产妇的咖啡因消耗与宫内发育迟缓和胎儿长度增长受损有关，骨骼发育对长度增长至关重要。孕期咖啡因暴露可降低胎鼠股骨长度，这主要与抑制了胎鼠生长板细胞外基质的合成有关。此外，咖啡因暴露显著增加了胎鼠血液皮质酮水平，降低了肝脏和生长板软骨中的胰岛素样生长因子-1(insulin-like growth factor-1，IGF-1)mRNA 表达水平。IGF-1 信号通路组分(胰岛素样生长因子-1 受体、胰岛素受体底物-1 和丝氨酸激酶)的表达水平也降低。这些结果表明，孕期咖啡因暴露可能通过母源性糖皮质激素过暴露导致较低的 IGF-1 信号通路活性来抑制胎儿骨骼生长。

世界范围内，烟草的广泛应用对人体产生了多种负面影响。孕妇主被动吸烟会损害胎儿的健康，可导致胎儿多个脏器系统的发育异常，胎儿出生后易罹患一系列的成年性疾病。流行病学调查提示，孕期烟草暴露可以导致胎儿宫内发育迟缓，影响软骨的早期发育。在大鼠孕期吸烟的动物模型上发现，烟草暴露的胎鼠身体长度短小，骨骼的钙化程度低于对照组。流行病学研究提示，孕期吸烟可以引起胎儿的骨干长度明显较正常胎儿的短，导致胎儿早期软骨发育迟缓，延迟了软骨内成骨的进程。作者团队研究发现(Deng et al.，2013)，孕期尼古丁暴露致胎血糖皮质激素增高，胎肝和胫骨生长板细胞 IGF-1 信号通路重要基因表达降低，胎鼠骨骼发育迟缓；进一步发现，宫内胎肝脂代谢加快致血脂降低，出生后在正常/高脂饮食下出现血总胆固醇升高。孕中、晚期尼古丁暴露不仅引起了宫内发育迟缓仔鼠成年后代谢综合征，而且在骨关节炎诱发因素如跑步刺激作用后出现膝骨关节炎。

近期越来越多的学者提出(Katz et al.，2010)，骨关节炎属于代谢综合征范畴，代谢综合征相关的多种脂质和体液因子介导了骨关节炎的发生、发展。这些与 Jornayvaz 等(2016)发现低出生体重者成年代谢综合征易感相关的结果相吻合。研究表明，软骨质量的高低与骨关节炎的发生存在明显相关性(Dahlberg，2012)，宫内关节软骨发育异常可能是成年骨关节炎易感的重要原因之一(Pitsillides and Beier，2011)。作者研究团队首次证实，孕期乙醇暴露子代关节软骨细胞外基质质量在出生前、后持续降低，这可能与局部 IGF-1 信号通路出现低功能编程有关(Ni et al.，2015b)，而出生后的高脂饮食可致子代血胆固醇水平升高和关节软骨局部胆固醇沉积，从而诱发骨关节炎(Ni et al.，2015b)。而同时同等量的高脂饮食对于正常子代没有影响。

　　地塞米松是一种合成类糖皮质激素，由于其脂溶性高且容易透过胎盘进入胎儿体内，可促进胎肺成熟、减少新生儿呼吸窘迫综合征发生及显著降低围产期新生儿死亡率。因此，在临床上被广泛用于治疗多种妊娠相关疾病。但是，近年来国内外学者通过流行病学调查和动物实验发现，孕期应用地塞米松具有双刃剑效应。其中有利的一面体现在孕期使用地塞米松治疗能促进胎肺等重要脏器成熟，利于胎儿出生后存活；不利之处在于孕期地塞米松暴露可对子代造成多种近、远期危害，包括低出生体重、多脏器发育毒性和成年后多疾病易感。但由于目前孕期地塞米松暴露所致骨、软骨发育毒性及成年骨与关节疾病易感的分子机制尚不清楚，目前所确立的靶点均存在局限性。

　　由于胎源性骨关节炎起源于宫内阶段，而发病于成年期，而且成年后出现临床症状尚无有效的治疗手段逆转疾病的发生和发展，因此，明确且有效的早期诊断方法显得尤为重要。针对病因的早期干预靶点和产妇在孕期内应避免或减少香烟、咖啡、茶、酒等的摄入具有重要意义。加强育龄期妇女生殖卫生宣传和教育、做好孕期发育毒性外源物的一级预防可防止软骨发育毒性及其远期危害，从而从根本上防止胎源性骨关节炎的发生。

9.2.2　出生后预防与治疗

9.2.2.1　出生后早期预防

　　子代出生后，宫内发育迟缓所导致的关节软骨尤其是细胞外基质的低质量已无法逆转，这种软骨的低质量状态可以一直延续到成年，在成年期表现为对骨关节炎的易感性增加。有宫内发育迟缓史的新生儿成年后如能避免前述易致关节劳损的职业或改变易出现"第二次打击"的生活习惯，就有可能避免胎源性骨关节炎的发生。宫内发育迟缓的诊断和病史存档，加之医务人员的重视，有可能成为避免或预防胎源性骨关节炎发生的关键。因为到目前为止，还没有一种药物或手段可以阻断或改变这种关节软骨的低功能编程状态。

9.2.2.2　出生后治疗

　　骨关节炎的治疗目的是减轻或消除疼痛，矫正畸形，改善或恢复关节功能，改善生活质量。

　　非药物治疗是药物治疗及手术治疗的基础。对于初次发病且症状不重的骨关节炎患者，非药物治疗是首选的治疗方式，目的是减轻疼痛、改善功能。自我行为疗法：包括减轻体重，有氧锻炼，关节功能训练，肌力训练等。物理治疗：主要是增加局部血液循环、减轻炎症反应，包括热疗、水疗、超声波治疗、按摩等。行动支持：主要是减少受累关节负重，可采用手杖、拐杖、助行器等。改变负重力线：根据骨关节炎所伴发的内翻或外翻畸形情况，采用相应的矫形支具或矫形鞋，以平衡各关节面的负荷。

如果非药物治疗无效，可根据关节疼痛情况选择药物治疗。在采用口服药前，首先选择局部药物治疗。局部药物治疗可使用各种非甾体抗炎药的乳胶剂、膏剂、贴剂等。局部外用药可以有效缓解关节的轻、中度疼痛，不良反应轻微。对于中重度疼痛，可联合使用局部药物与口服非甾体抗炎药。非甾体抗炎药通过抑制环加氧酶参与前列腺素的合成来发挥作用，从而控制炎症的发展，但不能阻断骨关节炎进程。目前，非甾体抗炎药的不良反应限制了其作为临床一线药物的长期使用。非甾体抗炎药包括非选择性非甾体抗炎药和选择性环氧化酶-2 抑制剂，选择性环氧化酶-2 抑制剂的胃肠道不良反应的危险性较低。非甾体抗炎药治疗无效或不耐受的骨关节炎患者，可使用曲马多、阿片类镇痛剂，或对乙酰氨基酚与阿片类的复方制剂。非阿片类及阿片类药物由于具有较强的止痛作用及长期使用后的成瘾可能，目前已经很少用于口服缓解症状，而是更多地用于疼痛不能缓解或有禁忌证的关节炎患者和骨关节炎患者手术后的镇痛。

如果口服药物治疗效果不显著，可联合关节腔注射治疗骨关节炎。罗马大学物理医学和康复中心已经提出了关节腔内注射治疗骨关节炎的临床标准适宜性的共识。常用治疗药物包括透明质酸钠、糖皮质激素、富血小板血浆。透明质酸钠是通过对软骨细胞蛋白聚糖合成的增强、基质金属蛋白酶的减少等对软骨的降解起改善作用。对非甾体抗炎药治疗 4～6 周无效的严重骨关节炎或不能耐受非甾体抗炎药治疗、持续疼痛、炎症明显者，可行关节腔内注射糖皮质激素。富血小板血浆也已成为一种关节腔注射的常用药物，它包含许多生长因子，如血小板衍生生长因子、TGF-β、血小板衍生表皮生长因子、VEGF、IGF-1、FGF 等，这些活性蛋白都可以促进关节软骨的愈合。细胞因子治疗骨关节炎目前尚停留在研究阶段，同时存在局部半衰期过短、疗效持续时间不长，甚至可能有不可预知的危险性等缺点。其他改善病情类药物及软骨保护剂还包括氨基葡萄糖等。此类药物在一定程度上可延缓病程、改善患者症状。氨基葡萄糖是葡萄糖的一个羟基被氨基取代后的化合物，也是软骨组织的主要组成成分。氨基葡萄糖的软骨保护作用还体现在提高滑膜产生透明质酸的能力，维持关节腔内正常透明质酸水平。

骨关节炎的手术治疗方法多种多样，在选择治疗方式上应考虑到患者年龄、关节活动度、关节间隙及患者术后期望值。关节镜下骨关节炎清理术疗效显著，手术为对关节活动有较高期望的轻至中度骨关节炎保守治疗失败的患者提供了更好的选择。关节镜治疗技术虽然有创伤小、术后疼痛轻、功能恢复快等优点，但仍不适用于所有骨关节炎患者。对于关节病变程度较重、下肢力线不正、关节间隙条件差的患者更适合用开放性手术来进行力线的纠正及关节间室空间的改善。胫骨高位截骨术目前已被推广用于膝关节内侧间室关节炎的治疗。关节置换术是终末期骨关节炎患者最常见的手术治疗方式，疗效肯定、确切，但存在发生各种并发症的可能。

9.3 胎源性骨关节炎的预警生物标志物

Verma 和 Dalal(2013)对 150 例膝骨关节炎患者的血清软骨寡聚基质蛋白水平进行了检测，结果表明，血清软骨寡聚基质蛋白可作为诊断早期膝骨关节炎的一个新生物标志物，并观察到血清软骨寡聚基质蛋白含量在开始发病至 3 年内保持高水平。软骨寡聚基质蛋白是一种细胞外糖蛋白，属于血小板反应素家族，是目前应用最多的关节疾病标志物，是膝骨关节炎病程中关节软骨退行性病变早期阶段的特征性改变。因此，对该指标的检测有望作为胎源性骨关节炎的预警指标。近来发现了早期膝骨关节炎的另外一个生物标志物基质金属蛋白酶-13(matrix metalloproteinase-13，MMP-13)(Wang et al.，2013)，它属于 MMP 分类中的胶原酶，又称胶原酶-3，可直接降解细胞外基质中最具特征、含量也最多的 II 型胶原，通过破坏胶原肽链之间的肽键进行启动，继而破坏软骨的拱形纤维结构，最终使关节软骨破坏。因此 MMP-13 对 II 型胶原的裂解在骨关节炎发病中起着重要的作用(Mix et al.，2012)。

有报道，在临床宫内发育迟缓胎儿脐带血干细胞中，肝细胞核因子 4α 基因启动子区发生 DNA 甲基化修饰改变，该基因是导致幼年速发型糖尿病的重要因素(Einstein et al.，2010)。鉴于宫内发育迟缓与胎源性骨关节炎的密切联系，对肝细胞核因子 4α 基因的相关检测有可能作为胎源性骨关节炎的早期预警指标。孕早期暴露于不良环境导致 *PRKCB*、*PC*、*NCOR2* 和 *Smad3* 基因 DNA 甲基化和转录失调，这些 Notch 信号通路与脂肪合成基因可能成为肝脏相关的慢性病出生后易感的早期诊断标志物(Heo et al.，2016)。DNA 甲基化差异在组织脏器稳定存在(Ma et al.，2014)，如果早期生活环境诱导基因表观遗传调控改变，那么这些改变的表观遗传标志物可以在相应的组织被检测出，并作为早期诊断的生物标志物(Kehler et al.，2015)。但如果获取关节软骨组织做上述表观遗传标志物检测，并以之作为胎源性骨关节炎的早期诊断生物标志物，由于组织获取过程与结果的有创性，临床上并不可行。对于生物标志物来说，应该能在比较容易获得的组织如血液、唾液或颊黏膜中检测到和反映暴露水平。孕期不良环境暴露致体内低 IGF-1 与成年子代骨关节炎的发生密切相关。对于宫内发育迟缓子代，组蛋白甲基化和乙酰化修饰可使肝脏 IGF-1 表达受阻，从而使外周血中 IGF-1 浓度降低，低浓度的 IGF-1 阻碍了生长板软骨和关节软骨的正常发育。因此，对外周血中 IGF-1 的相关检测有可能作为胎源性骨关节炎的早期预警指标。

9.4　研　究　展　望

胎源性疾病的研究最先开始于代谢性疾病的流行病学调查。一系列发生于成人的涵盖高血压、糖尿病和血脂代谢异常等被统称为代谢综合征的疾病均与低出生体重有关。胎源性骨关节炎是胎源性疾病之一，主要是由于孕期不良环境导致胎儿宫内骨、软骨发育迟缓等发育毒性改变，这种宫内编程改变可从宫内持续至出生后，并在成年后接受"第二次打击"下出现有临床症状的骨关节炎。可见，胎源性骨关节炎的主要特点是起源于宫内阶段，而发病于成年期。因此，宫内时期不良环境暴露造成的组织损害可否或如何逆转、探索早期诊断的预警标志物应该是未来的研究方向。

参 考 文 献

Aigner T, Richter W. 2012. Age-related OA—a concept emerging from infancy? Nat Rev Rheumatol, 8(2): 70-72

Arliani G G, Astur D C, Yamada R K, et al. 2014. Early osteoarthritis and reduced quality of life after retirement in former professional soccer players. Clinics(Sao Paulo), 69(9): 589-594

Barker D J. 1990. The fetal and infant origins of adult disease. BMJ, 301(6761): 1111

Barker D J, Hales C N, Fall C H, et al. 1993. Type 2(non-insulin-dependent)diabetes mellitus, hypertension and hyperlipidaemia(syndrome X): relation to reduced fetal growth. Diabetologia, 36(1): 62-67

Barone L M, Tassinari M S, Bortell R, et al. 1993. Inhibition of induced endochondral bone development in caffeine-treated rats. J Cell Biochem, 52(2): 171-182

Bendiksen S, Martinez-Zubiavrra I, Tummler C, et al. 2014. Human endogenous retrovirus W activity in cartilage of osteoarthritis patients. Biomed Res Int, 2014: 698609

Clynes M A, Parsons C, Edwards M H, et al. 2014. Further evidence of the developmental origins of osteoarthritis: results from the Hertfordshire cohort study. J Dev Orig Health Dis, 5(6): 453-458

Dahlberg L. 2012. Cartilage quality, overweight and osteoarthritis: a case for new behaviour? Ann Rheum Dis, 71(1): 1-3

Deng Y, Cao H, Cu F, et al. 2013. Nicotine-induced retardation of chondrogenesis through down-regulation of IGF-1 signaling pathway to inhibit matrix synthesis of growth plate chondrocytes in fetal rats. Toxicol Appl Pharmacol, 269(1): 25-33

Einstein F, Thompson R F, Bhagat T D, et al. 2010. Cytosine methylation dysregulation in neonates following intrauterine growth restriction. PLoSOne, 5(1): e8887

Fowler-Brown A, Kim D H, Shi L, et al. 2015. The mediating effect of leptin on the relationship between body weight and knee osteoarthritis in older adults. ArthritisRheumatol, 67(1): 169-175

Guermazi A, Niu J, Hayashi D, et al. 2012. Prevalence of abnormalities in knees detected by MRI in adults without knee osteoarthritis: population based observational study(Framingham Osteoarthritis Study). BMJ, 345: e5339

Heo H J, Tozour J N, Delahaye F, et al. 2016. Advanced aging phenotype is revealed by epigenetic modifications in rat liver after in utero malnutrition. Aging Cell, 15(5): 964-972

Hussain S M, Wang Y, Wluka A E, et al. 2015. Association of low birth weight and preterm birth with the incidence of knee and hip arthroplasty for osteoarthritis. Arthritis Care Res(Hoboken), 67(4): 502-508

Jornayvaz F R, Vollenweider P, Bochud M, et al. 2016. Low birth weight leads to obesity, diabetes and increased leptin levels in adults: the CoLaus study. Cardiovasc Diabetol, 15: 73

Karlsson M K, Magnusson H, Coster M, et al. 2015. Patients with knee osteoarthritis have a phenotype with higher bone mass, higher fat mass, and lower lean body mass. Clin Orthop Relat Res, 473 (1): 258-264

Katz J D, Agrawal S, Velasquez M. 2010. Getting to the heart of the matter: osteoarthritis takes its place as part of the metabolic syndrome. Curr Opin Rheumatol, 22 (5): 512-519

Kehler L, Biro O, Lazar L, et al. 2015. Elevated hsa-miR-99a levels in maternal plasma may indicate congenital heart defects. Biomed Rep, 3 (6): 869-873

Kinds M B, Marijnissen A C, Vincken K L, et al. 2012. Evaluation of separate quantitative radiographic features adds to the prediction of incident radiographic osteoarthritis in individuals with recent onset of knee pain: 5-year follow-up in the CHECK cohort. Osteoarthritis Cartilage, 20 (6): 548-556

Liebl H, Joseph G, Nevitt M C, et al. 2015. Early T2 changes predict onset of radiographic knee osteoarthritis: data from the osteoarthritis initiative. Ann Rheum Dis, 74 (7): 1353-1359

Luo H, Li J, Cao H, et al. 2015. Prenatal caffeine exposure induces a poor quality of articular cartilage in male adult offspring rats via cholesterol accumulation in cartilage. Sci Rep, 5: 17746

Ma B, Wilker E H, Willis-Owen S A, et al. 2014. Predicting DNA methylation level across human tissues. Nucleic Acids Res, 42 (6): 3515-3528

Mabey T, Honsawek S. 2015. Cytokines as biochemical markers for knee osteoarthritis. World J Orthop, 6 (1): 95-105

Mix K S, McMahon K, McMorrow J P, et al. 2012. Orphan nuclear receptor NR4A2 induces synoviocyteproliferation, invasion, and matrix metalloproteinase 13 transcription. Arthritis Rheum, 64 (7): 2126-2136

Ni Q, Tan Y, Zhang X, et al. 2015a. Prenatal ethanol exposure increases osteoarthritis susceptibility in female rat offspring by programming a low-functioning IGF-1 signaling pathway. Sci Rep, 5: 14711

Ni Q, Wang L, Wu Y, et al. 2015b. Prenatal ethanol exposure induces the osteoarthritis-like phenotype in female adult offspring rats with a post-weaning high-fat diet and its intrauterine programming mechanisms of cholesterol metabolism. Toxicol Lett, 238 (2): 117-125

Nielsen P R, Mortensen P B, Dalman C, et al. 2013. Fetal growth and schizophrenia: a nested case-control and case-sibling study. Schizophr Bull, 39 (6): 1337-1342

Nomura Y, Wickramaratne P J, Pilowsky D J, et al. 2007. Low birth weight and risk of affective disorders and selected medical illness in offspring at high and low risk for depression. Compr Psychiatry, 48 (5): 470-478

Pitsillides A A, Beier F. 2011. Cartilage biology in osteoarthritis—lessons from developmental biology. Nat Rev Rheumatol, 7 (11): 654-663

Poole J, Sayer A A, Cox V, et al. 2003. Birth weight, osteoarthritis of the hand, and cardiovascular disease in men. Ann Rheum Dis, 62 (10): 1029

Reis A M, Raad R V, Ocarino Nde M, et al. 2013. In vitro effects of caffeine in growth cartilage of rats. Acta Ortop Bras, 21 (6): 307-309

Sayer A A, Poole J, Cox V, et al. 2003. Weight from birth to 53 years: a longitudinal study of the influence on clinical hand osteoarthritis. Arthritis Rheum, 48 (4): 1030-1033

Tie K, Tan Y, Deng Y, et al. 2016. Prenatal nicotine exposure induces poor articular cartilage quality in female adult offspring fed a high-fat diet and the intrauterine programming mechanisms. Reprod Toxicol, 60: 11-20

Veenendaal M V, Painter R C, de Rooij S R, et al. 2013. Transgenerational effects of prenatal exposure to the 1944-45 Dutch famine. BJOG, 120 (5): 548-553

Verma P, Dalal K. 2013. Serum cartilage oligomeric matrix protein(COMP) in knee osteoarthritis: a novel diagnostic and prognostic biomarker. J Orthop Res, 31(7): 999-1006

Wang M, Sampson E R, Jin H, et al. 2013. MMP13 is a critical target gene during the progression of osteoarthritis. Arthritis Res Ther, 15(1): R5

Wen Y, Qin J, Deng Y, et al. 2014. The critical role of UDP-galactose-4-epimerase in osteoarthritis: modulating proteoglycans synthesis of the articular chondrocytes. Biochem Biophys Res Commun, 452(4): 906-911

(秦　俊，黎　伟)

第三部分　胎源性骨质疏松症

第10章 成年骨质疏松症及其发病机制与防治

引 言

骨质疏松症(osteoporosis)是一种骨量降低和骨组织的定性结构异常，这种定量和定性的骨骼改变会引起骨脆性增加，导致骨折类疾病(Minisola et al., 2017)。骨质疏松症的诊断至今仍沿用1994年世界卫生组织(WHO)制定的诊断标准：骨密度低于健康成年女性峰值骨量平均值的2.5个标准差，即可诊断为骨质疏松症(1994)。骨质疏松症可发生于任何年龄，多发于中老年人，尤其是绝经后女性及老年男性。骨质疏松症对骨骼的影响是全身性的，导致骨折风险增加，尤其是髋关节、椎体和前臂远端发生骨折的风险。髋关节及椎体骨折是骨质疏松症最具破坏性的结果，可造成严重的残疾甚至死亡。随着社会人口的老龄化，骨质疏松症的患病率将会越来越高，它所带来的问题也日趋严重，给社会及家庭带来了巨大的负担。因此，骨质疏松症是一个重要的社会公共健康问题。

10.1 成年骨质疏松症的流行病学

成年骨质疏松症因其潜在的破坏性及较高的骨折发生率，而成为一个重要的公共卫生问题。流行病学显示，在英国50岁以上人群中，约有50%的女性和20%的男性会发生骨质疏松性骨折(van Staa et al., 2001)；而我国年龄大于50岁的个体中，约有20.7%的女性和14.4%的男性发生骨质疏松症。骨质疏松症对骨骼的影响是全身性的，研究表明，骨密度低的个体中几乎所有类型的骨折发生的风险都高，尤其是髋关节、椎体和前臂远端骨折，此三者早已被视为典型的骨质疏松性骨折。骨质疏松症引起的髋关节及椎体骨折最具破坏性，可造成残疾甚至死亡，导致社会及家庭经济负担上升。据估计，到2050年，美国骨质疏松性骨折的花费将达到200亿美元；在欧盟，这一数字将达到300亿美元(Wright et al., 2014)。近年来，骨质疏松性骨折在西欧和北美洲呈现出增长趋势，在亚洲其发生率也在逐渐增长(Lau, 2009)。

髋关节骨折已被用作骨质疏松症发生的国际指标。大多数髋关节骨折都发生于跌倒，其中女性占80%，90%的骨折病例超过50岁。50岁以上男女骨质疏松性骨折发生率为1:2。髋部骨折的预期患病率与年龄有一定的关系，在西方国家，当年龄在35岁时，髋部骨折患病率为2/10万；而年龄在85岁时，其发生率为

3032/10 万。其中，发达国家髋部骨折发生率较高，生活在沿海的人口髋部骨折发生率相对较高，如斯堪的纳维亚人和北美人的发生率较高；而在南欧国家其发生率几乎降低 85%，亚洲和拉丁美洲人的髋骨骨折风险也相对较低，农村地区比城市要低。椎体骨折是骨质疏松症的另一个严重的结果，通常表现为椎体的形变（楔形、双凹及压缩），如果椎体高度减少 20%或椎体面积减少 10%，可认为发生了椎体骨折（Griffith, 2015）。其主要原因为交通事故造成的创伤、运动伤、工伤等。根据欧洲脊椎骨质疏松研究（European Vertebral Osteoporosis Study，EVOS）的数据，在欧洲，椎体骨折总患病率为 12.2%，多发生于 50 岁以上的人群。在较小的年龄段，椎体骨折的发生率在两性中是相同的；而随着年龄增加，女性椎体骨折发生率明显高于男性；在美国，50 岁以上的白人妇女约有 25%存在椎体骨折，75 岁时，这个数值为 1/3（Cole et al., 2008）。中国的数据显示，北京、成都、上海三个城市 50～69 岁人群椎体骨折患病率低于 20%，其中男性约为 14%，女性和男性的患病率相似或比男性稍高。前臂远端骨折是骨质疏松症的另一个常见骨折，多由摔倒引起，其与髋部骨折相比不会引起较高的死亡率，但会造成上肢功能受限，严重影响生活、工作，最常见的类型是柯莱斯骨折（Colles fracture）。对骨质疏松症发生前臂远端骨折的流行病学研究较少，其多发于天气寒冷时，尤其是冬天，男女患病率为 1∶4（Lin et al., 2015）。

10.2　成年骨质疏松症的临床诊断

　　成年骨质疏松症没有早期的预警症状，骨折往往是首发征象，其他征象还包括腰背痛、身高逐渐下降、脊柱侧弯、驼背、呼吸功能障碍等。骨质疏松症的诊断主要通过常规 X 线检查和测量骨矿物质密度（bone mineral density，BMD）来实现，测量骨矿物质密度最常用的方法是双能 X 线吸收法（dual energy X-ray absorptiometry，DXA）。常规的 X 线检查结合 CT 或 MRI 检查对成年骨质疏松症非常灵敏，它既可以用于检测骨质减少的并发症如骨折等（骨量减少或者骨质疏松症的前兆），又可用于骨质减少的鉴别诊断，还可用于特定临床环境中的随访检查，如软骨组织钙化、继发性甲状旁腺功能亢进症或肾性骨营养不良中的骨软化症等。然而，X 线拍片对早期疾病的检测相对不敏感，需要有大量的骨丢失（约 30%）后才能在 X 线片上表现出来，主要特征是骨皮质变薄和透光性增加。骨质疏松症最常见的并发症是椎骨骨折，脊柱 X 线摄影可以帮助诊断和随访，X 线平片可通过高度损失和面积减小客观测量椎体高度，或通过多个椎体的参照来判断胸椎后凸（凹陷的驼峰）来诊断。双能 X 线吸收法被认为是诊断骨质疏松症的金标准。当骨密度小于等于 30～40 岁的健康成年女性骨密度的 2.5 个标准偏差时，诊断为骨质疏松症，用 T 分数（T-score）来表示（表 10-1）。国际临床敏感度学会指出，对 50 岁以下男性、绝经前妇女、儿童，应该使用与同年龄组比较的 Z 分数而不是峰值骨量的 T 分数来诊断骨质疏松症，并且妇女的骨质疏松症的诊断不应该单独根据骨密度测定标准来确定，骨密度会随着年龄的增长而下降。随着年龄的增长，更多的人容易出现骨质疏松症，因此骨质疏松症是一种增龄性疾病。

表 10-1　骨质疏松症诊断标准（双能 X 线）

类别	T 分数范围
正常	≥-1.0
骨量低下	-2.5<T 分数<-1.0
骨质疏松	T 分数≤-2.5
严重的骨质疏松	T 分数≤-2.5，同时伴一处或多处骨折

化学生物标志物是检测骨质退化的有用工具。测量 25-二羟维生素 D [25-(OH)D]血清水平被推荐用于存在维生素 D 吸收或代谢障碍的患者。组织蛋白酶 K 可分解骨骼中的重要成分 I 型胶原蛋白，制备的特异性抗体可以识别其相应的片段，可以作为诊断骨质疏松症的一种方法（Yasuda et al.，2005）。尿肽是一种 I 型胶原蛋白分解产物，也用作骨质疏松症的生物标志物。定量计算机断层扫描（quantitative computer tomography，QCT）也是诊断骨质疏松症的一种方法，其与双能 X 线吸收法不同之处在于，它给出了骨小梁和皮质骨的骨矿物质密度的单独估计，并以 mg/cm^3 报告精确的体积矿物质密度而不是相对 Z 分数。定量计算机断层扫描的优点在于，它可以在轴位和周边部位进行，可以从现有的 CT 扫描计算而不用单独的辐射剂量，对时间变化敏感，可以分析任何大小或形状的区域，排除不相关的组织如脂肪、肌肉和空气，并且不需要知道患者的亚群以创建临床评分（如某一年龄的所有女性的 Z 分数）。定量计算机断层扫描的缺点是，与双能 X 线吸收法相比，它需要高辐射剂量，CT 扫描仪规模庞大、昂贵，并且由于其实施的标准化程度低于骨矿物质密度测量，因此结果与操作者相关。定量超声（quantitative ultrasound，QUS）也可用于骨质疏松症的诊断，它在评估骨质疏松症方面有很多优势：机器规模小、不涉及电离辐射、可快速方便地进行测量、成本较低。跟骨是定量超声评估最常见的骨骼部位，因为它往往比皮质骨替换要快，所以它提供骨小梁代谢变化的早期可靠性较高。此外，跟骨相当平坦，可以减少重新定位错误，可应用于儿童、新生儿、早产儿和成人。

10.3　成年骨质疏松症的发生机制

骨质疏松症分为原发性和继发性两类。原发性骨质疏松症又分为绝经后骨质疏松症（I 型）、老年性骨质疏松症（II 型）和特发性骨质疏松症（包括青少年型）；

继发性骨质疏松症是指继发于任何其他疾病、药物及其他因素影响骨代谢而导致的骨质疏松。引起成年骨质疏松症的病因、机制很多。目前对成年骨质疏松症及其机制的认识存在一定的局限性，导致对其治疗也出现一定程度的争议。

10.3.1　成年骨质疏松症的基础研究

成骨细胞：骨重建是一个生理过程，主要通过生成新骨、消除旧骨，用新骨来替换旧骨来完成。而骨在更新过程中，成骨细胞(osteoblast)占有重要角色。骨形成主要依赖于足够数量的成骨细胞的募集和成骨细胞所具有的活性。成骨细胞主要从具有成骨分化潜能的骨骼干细胞(骨骼间充质干细胞或基质干细胞)募集到骨形成的表面，成骨细胞分泌骨基质并矿化，最后，成骨细胞凋亡或者转变为骨细胞，形成新生骨。而在骨质疏松症发生过程中，成骨细胞的数目减少、活性降低，骨小梁的形成减少，最终导致骨量减少、骨脆性增加(Marie and Kassem，2011)。

破骨细胞：在骨重建过程中，一方面依赖成骨细胞的骨形成，另一方面依赖于破骨细胞(osteoclast)的骨消除。破骨细胞主要来源于单核巨噬细胞谱系，其主要通过对骨的溶解，导致骨量降低，引发骨质疏松症。破骨细胞附着在骨上使其与骨骼表面之间形成一个孤立的微环境，当破骨细胞被激活后，会分泌盐酸至其与骨间的空间中，使该处 pH 降至 4.5 左右，这种强酸性环境导致矿化的骨质去矿化，主要导致 I 型胶原和非胶原蛋白组成的骨的有机基质暴露(图 10-1)；然后去矿化的有机基质被组织蛋白酶降解并分泌到孤立的微环境中。此时，破骨细胞完成了对原来的骨组织的溶解(Teitelbaum，2000)。

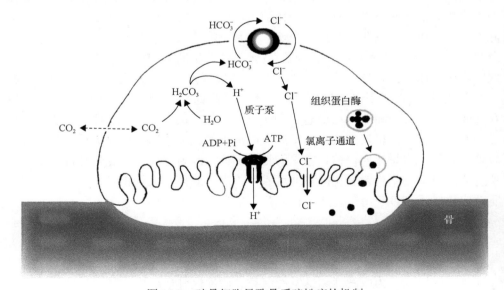

图 10-1　破骨细胞导致骨质疏松症的机制

肥大细胞：在骨质疏松症患者中，能明显观察到肥大细胞数量的增加，因此人们逐渐意识到肥大细胞与骨质疏松症之间可能存在某些联系。据报道，肥大细胞并不参与生理性的骨转换（Kroner et al.，2017）。然而，在机体发生病变时，肥大细胞可以通过诱导炎症介质的释放和募集免疫细胞而引起局部和全身炎症，调节破骨细胞的生成和活性，从而导致骨质疏松症的发生。研究表明，肥大细胞主要通过释放组胺等颗粒因子，作用于破骨细胞表面酪氨酸激酶生长因子受体来调节破骨细胞的活性（Chiappetta and Gruber，2006）。

血管生成：成骨细胞和破骨细胞的平衡作用对于骨量的调节至关重要，而血管则是二者到达相应部位的载体。因此，血管生成在骨代谢中起着重要作用。研究显示，血管生成早于骨形成，骨的脉管系统不仅为骨的形成提供营养盐、生长因子、激素、趋化因子等，还能带走骨代谢的废物，是骨与周围组织联系的桥梁。因此，骨代谢的"三元调控理论"被提出，即血管生成、成骨及破骨。在骨重建过程中，前体成骨细胞、前体破骨细胞、营养成分、生长因子和分化因子等通过血管生成被运送到骨重建区域；前体成骨细胞及前体破骨细胞会在相关细胞因子的刺激下转变为成熟的成骨细胞和破骨细胞。破骨细胞完成对骨的吸收，成骨细胞分化为骨细胞并嵌入骨基质中并矿化形成新生骨，从而完成对骨量的调节（Chim et al.，2013）。

10.3.2　内分泌相关成年骨质疏松症

内分泌因素是成年骨质疏松症发病的重要机制，各种内分泌疾病均可导致骨质疏松症的发生，如糖尿病、甲状旁腺功能亢进症、库欣综合征、性腺功能减退症、甲状腺功能亢进症等。其机制是体内各种激素代谢失去平衡，某一种激素的缺乏或过量可以通过直接或间接影响及调节骨组织骨量的变化，进而引起骨质疏松症的发生。

10.3.2.1　糖皮质激素

随着糖皮质激素广泛应用于各种免疫、炎症等疾病，由此引发的并发症也逐渐被认识，其中骨质疏松症是常见且严重的并发症之一。糖皮质激素引起的骨量丢失通过多种机制发生。一方面，过量的糖皮质激素通过增加促凋亡分子、活性氧（reactive oxygen species，ROS）和内质网应激，并抑制 Wnt/β-联蛋白及 *BMP-2* 基因表达而增加成骨细胞凋亡、缩短成骨细胞的寿命，从而改变骨细胞的增殖和代谢活性（Komori，2016）。BMP 的作用主要是通过增强核结合因子 α1 转录活性而促进 *RANKL* 基因表达，因此 BMP 受到抑制则会减少破骨细胞的生成（Soen，2012）。另一方面，过量的糖皮质激素可以减少蛋白激酶 B 和糖原合成激酶 3β 的磷酸化，从而增强 β-联蛋白的降解，还可调节 miRNA 的表达（包括调节成骨细胞谱系细胞增殖和分化的 miR-29a、miR-34a-5p 和 miR-199a-5p）；过量的糖皮质激素还通过降低骨保护素（osteoprotegerin，OPG）的表达、增加 RANKL 的表达和活性氧并延长破骨细胞的寿命来增强骨吸收，还可以通过扰乱细胞骨架而抑制破骨细胞的骨质降解能力（Komori，2016）；糖皮质激素还能降低肠钙吸收、增加肾钙排泄，并抑制下丘脑-垂体-肾上腺（hypothalamic-pituitary-adrenal，HPA）轴和垂体促性腺激素分泌来改变性腺功能，导致雌激素和雄激素的产生减少，从而诱发骨质疏松症的发生（Xu et al.，2012；Tasker and Herman，2011；McHugh et al.，2003）。另外，有报道指出，过量的糖皮质激素还会通过抑制骨组织局部肾素-血管紧张素系统（renin-angiotensin system，RAS）来增强骨吸收及抑制骨形成（Shuai et al.，2015；Zhang et al.，2014）。总之，过量的糖皮质激素通过多种复杂的机制导致骨质疏松症的发生。

10.3.2.2　性激素

流行病学显示，雌激素（estrogen）缺乏能引起成年骨质疏松症，其中一个直接证据是女性在绝经后比男性更易出现骨质疏松现象。雌激素能调节骨代谢，一方面可以直接作用于骨细胞（成骨细胞和破骨细胞的雌激素受体），另一方面能够通过调节免疫细胞和细胞因子等起到间接的调节作用。雌激素通过诱导破骨细胞凋亡和骨保护素的成骨细胞表达调节骨代谢；雌激素缺乏则会引起破骨细胞增殖及抑制成骨细胞的表达。RANKL 通过调节 BMP-2，基质糖蛋白和骨相关蛋白表达来促进血管钙化，增加成骨细胞中 NF-κB 的活性，使促进骨基质形成的重要转录因子 Fos 相关蛋白的表达降低，从而引发骨质疏松症。雌激素缺乏也可以通过上调 T 细胞及单核细胞的活性，来增加骨微环境破骨细胞因子（TNF-α 和 RANKL）的产生和增加破骨细胞前体的数量来刺激破骨细胞形成（D'Amelio et al.，2008）。雌激素缺乏可使低氧诱导因子-1α（hypoxia-inducible factor-1，HIF-1α）蛋白在破骨细胞中积累，导致破骨细胞活化和骨丢失，Miyamoto（2015）指出低氧诱导因子 1α 是破骨细胞活化所必需的。

雄激素（androgen）缺乏同样会引起骨质疏松症。研究发现，成骨细胞及破骨细胞上均有雄激素受体，睾酮可以直接作用于这两种细胞，调节骨代谢；睾酮还可以引起降钙素的分泌和影响成骨细胞对甲状旁腺激素的敏感性而间接调节骨细胞的代谢（Saylor et al.，2010）。雄激素水平下降会引起骨吸收增多、骨形成减少，使骨代谢处于负平衡状态，导致骨密度降低。雄激素缺乏主要通过降低 TGF-β 的产生及减弱骨细胞中 IGF 受体的合成来完成对骨量的调节（Kang et al.，2003）。

10.3.2.3　肾素-血管紧张素系统

流行病学和实验研究均表明，骨组织局部肾素-血管紧张素系统（renin-angiotensin system，RAS)过度激活可能是成年骨质疏松症的重要发生机制之一。RAS 主要由肾素、血管紧张素(angiotensin，Ang)、血管紧张素转换酶(angiotensin converting enzyme，ACE)和血管紧张素受体(angiotensin receptor，ATR)等组成，其中 Ang II 是肾素-血管紧张素系统的主要效应因子(Chappell，2016)。RAS 主要通过经典和非经典两个途径发挥作用，RAS 的经典途径主要通过 ACE-AngII-AT1R 轴发挥作用，非经典途径则通过 ACE-AngII-AT2R 轴和(或)ACE2-Ang(1-7)-Mas 受体轴发挥作用(Lv and Liu，2015)。某些病因引起骨组织局部 RAS 过度激活时，一方面，Ang II 可通过结合于前体成骨细胞的 AT1R 抑制 Runx2 及骨钙素表达，从而影响成骨细胞分化和成熟，导致骨基质合成及矿化减少；另一方面，Ang II 通过与前体成骨细胞表面 AT1R 结合直接刺激前体成骨细胞表达和分泌 RANKL，导致 RANKL/骨保护素表达比增加及通过增强 NADPH 氧化酶活性和刺激 ROS 产生，上调细胞外信号调节激酶信号通路，刺激成骨细胞 RANKL 表达增加，从而促进破骨细胞分化和成熟(Zhang et al.，2014b)。Ang II 与 AT2R 结合刺激前体成骨细胞释放 RANKL，Ang II 并与前体破骨细胞表面的受体 RANK 结合，促使前体破骨细胞分化为成熟的破骨细胞(Asaba et al.，2009)，最终引起骨的形成减少、骨量降低，从而诱发骨质疏松症的发生。

10.3.2.4　甲状旁腺激素

甲状旁腺激素(parathyroid hormone)是调节钙、磷代谢最为重要的激素之一，甲状旁腺激素能够促进骨形成、增加骨量及改善骨生物力学性能。甲状旁腺激素调控骨代谢的分子机制尚未完全阐明；甲状旁腺激素的缺乏可以通过降低 Wnt/β-联蛋白信号转导来降低成骨细胞的数量。Balani 等证实甲状旁腺激素 1-34 可通过增加 Wnt/β-联蛋白信号转导来增加成骨细胞的数量及加快成骨速度(Balani et al.，2017)。另外，甲状旁腺激素还能抑制间充质干细胞成脂分化的关键转录因子 PPARγ(Rickard et al.，2006)，因此，甲状旁腺激素的缺乏是导致骨质疏松症发生的机制之一。

10.3.2.5　胰岛素

胰岛素(insulin)是由胰岛 B 细胞分泌的具有多种生物学效应的激素，是调节骨形成的重要全身性因子，对于维持骨量、防止骨量丢失有着重要作用。胰岛素不足是糖尿病性骨质疏松症发生的重要原因，也是成年骨质疏松症的重要病因。胰岛素也通过对成骨细胞及破骨细胞的作用导致骨质疏松症。胰岛素受体同时存在于成骨细胞及破骨细胞中，胰岛素通过胰岛素样生长因子-1(insulin-like growth factor-1，IGF-1)的调节与成骨细胞内胰岛素受体底物-1 结合作用于胰岛素受体，促进骨形成，并通过增加胰岛素受体底物-2 的表达及磷酸化，影响骨钙素及骨胶原的合成途径，进而影响成骨细胞功能（Jackuliakand Payer，2014）。当胰岛素作用于破骨细胞时，破骨细胞被抑制，这与破骨细胞内胰岛素受体底物-2 表达水平相关。因此在胰岛素相对和(或)绝对缺乏时，破骨细胞活性增加，成骨细胞活性降低，从而引起机体骨量变化及骨质疏松症（Kawaguchi，2009）。此外，降钙素（calcitonin）、生长激素等也与成年骨质疏松症发病有关（Landin-Wilhelmsen et al.，2003；Chesnut et al.，2000）。

10.3.3 免疫相关成年骨质疏松症

自身免疫性疾病是成年骨质疏松症发生的一个重要原因，如类风湿性关节炎、系统性红斑狼疮、强直性脊柱炎等，两者之间的联系在很久之前就已经被人们认识。2000 年，Arron 提出了骨免疫学（osteoimmunology）的概念，指出骨骼系统和免疫系统存在交联，骨骼与免疫细胞存在相互作用，免疫失调则可能导致骨代谢异常（Arronand Choi，2000）。其中，T 细胞、B 细胞等均能与成骨细胞和破骨细胞相互作用，共同调节骨的形成和吸收，进而改变骨代谢的方向。

免疫反应与成年骨质疏松症的发生、发展密切相关，免疫细胞通过可溶性因子(如细胞因子)和与细胞直接接触来传递细胞-细胞信号，免疫系统这种细胞间和细胞内信号的调节是引起骨量变化的主要机制（Okada and Tanaka，2004）。一方面，T 细胞通过产生正负调节因子作用于成骨细胞或破骨细胞而影响骨代谢。活化的T 细胞可以产生 RANKL 和骨保护素及分泌可溶性 RANK，激活破骨细胞和单核巨噬细胞(前体破骨细胞)膜表面的 RANKL 受体，引起破骨细胞的形成和活化从而促进骨吸收；而非活化的 T 细胞则可能延缓骨吸收。Buchwald 等（2013）发现FoxP3（+）CD8[+]T 细胞通过 RANKL 减少骨量丢失。另一方面，B 细胞被认为直接参与骨吸收的调节，因为骨保护素主要来源于 B 细胞，B 细胞在 T 细胞的刺激下，可通过依赖于 CD40L 的机制而提高骨保护素的产生，从而对骨破坏起到抑制作用（Li et al.，2007）。Xu 等（2016）的研究表明，小鼠 B 细胞中结节性硬化蛋白 1（TSC1）的缺失引起雷帕霉素复合物 1（mTORC1）的激活，并刺激 RANKL，但抑制骨保护素表达，随后促进破骨细胞形成并引起小鼠骨质疏松症。其机制为 mTORC1 通过Akt 的负反馈失活及 β-联蛋白 mRNA 的不稳定和 β-联蛋白的下调来控制 RANKL/骨保护素。也有研究显示，B 细胞可表达 RANKL，RANKL 反过来促进 B 细胞的增殖。B 细胞在雌激素缺乏性骨丢失中也有一定作用（Weitzmann，2014）。因此，免疫相关性疾病主要通过炎症和炎性细胞因子调节成骨细胞和破骨细胞活性而导致骨质疏松症。

10.3.4 炎症相关成年骨质疏松症

研究发现，多种炎症疾病如炎性肠病、囊性纤维化、牙周炎、慢性阻塞性肺疾病等都与骨吸收有关，多种炎性因子如 TNF-α、IL、IFN-γ 等均参与骨质疏松症的发生(Tilg et al.，2008)。炎症调节骨吸收主要通过两种机制：第一，炎性细胞因子通过 NF-κB 受体激活蛋白(receptor activator of nuclear factor-κB，RANK)及其功能性配体(RANKL)，也被称为 TRANCE(TNF 相关活化诱导的细胞因子)介导破骨细胞功能；第二，炎性细胞因子通过调节巨噬细胞集落刺激因子(macrophage colony-stimulating factor，M-CSF)介导破骨细胞的发生(Lacativa and Farias，2010)。以下为炎性骨质疏松症中参与的相关因子。

10.3.4.1　RNAKL/RANK/骨保护素系统

RANKL 是肿瘤坏死因子受体，主要在前体成骨细胞及活化 T 细胞上表达，其通过直接的细胞-细胞相互作用识别破骨细胞表面上的 RANK，该过程对于破骨细胞分化、活化和存活是必需的(Trouvin and Goeb，2010)。RANKL-RANK 相互作用后会刺激几种转录因子和有丝分裂原活化蛋白激酶(mitogen-activated protein kinase，MAPK)的三个家族，增加破骨细胞的活性。此外，RANKL 诱导 c-Fos 家族的表达，并促进 Jun 蛋白和激活性 T 细胞核因子(nuclear factor-activated T cell，NFATC)的核移位，c-Fos、c-Jun 或 NFATC 的缺失或失活会导致破骨细胞不能分化，最终产生严重的骨质疏松症(Teitelbaum，2007)。骨保护素由成骨细胞分泌，可以与 RANK 竞争性结合 RANKL，可作为内源性抑制剂特异性阻断 RANKL-RANK 的相互作用，骨保护素基因敲除小鼠随着活化破骨细胞数量的增加而发展为骨质减少(Lacativa and Farias，2010)。RANKL 与骨保护素的动态平衡可使成骨和破骨维持相对平衡，许多炎性疾病可激活 RNAKL/RANK/骨保护素途径，从而影响骨代谢(Naranjo et al.，2016；Trouvin and Goeb，2010；Tilg et al.，2008)。因此，骨保护素与 RANKL 的比例决定了包括炎性疾病在内的许多病理状态的骨吸收速率。

10.3.4.2　肿瘤坏死因子-α

肿瘤坏死因子-α(TNF-α)是由 T 细胞表达的，主要通过影响破骨细胞的活性促进骨溶解的炎性因子。骨髓基质细胞和前体破骨细胞均表达 TNF-α 受体。当 TNF-α 作用于骨髓基质细胞时，产生 RANKL、巨噬细胞集落刺激因子和白细胞介素-1 并促进破骨细胞形成和活化；当 TNF-α 作用于破骨细胞时，能够抗破骨细胞凋亡，延长其寿命(Weitzmann and Pacifici，2005)。TNF-α 还能够诱导内皮细胞中的细胞间黏附分子-1(intercellular adhesion molecule-1，ICAM-1)，该分子可以与血管中的循环白细胞结合，导致淋巴细胞的积累，产生更多的 TNF-α(Tanaka et al.，2005)。TNF-α 被证实与类风湿性关节炎、恶性肿瘤、慢性炎性疾病等所引起的骨质疏松症密切相关(Gumus et al.，2013；Seriolo et al.，2006)。

10.3.4.3　白细胞介素

白细胞介素(interleukin,IL)是指在白细胞或免疫细胞间相互作用的淋巴因子,其在参与调节免疫细胞,介导 T 细胞、B 细胞活化、增殖与分化及在炎症反应中起重要作用。IL 是介导成年骨质疏松症的重要机制之一。其中,IL-1、IL-6 及 IL-10 被认为是最重要的三种参与成年骨质疏松症的淋巴因子。研究发现,IL-1β 可以增加骨保护素和 RANKL 的 mRNA 表达,导致破骨细胞活化,骨吸收增加 (Jurado et al.,2010);另外,单核细胞过度表达 IL-1 受体相关酶 M(一种破骨细胞分化和活化的中心调节因子的假性酶),参与骨质疏松的发病。IL-6 是破骨细胞生成的重要细胞因子,在骨吸收过程中起重要作用。拮抗 IL-6 或者敲除 IL-6 基因可阻止骨髓中性粒细胞和巨噬细胞增殖,阻止因骨小梁中破骨细胞增加而引起骨质疏松症。IL-10 是一种重要的抗炎因子,可使其他炎性因子如 IL-1、IL-6 的表达降低,从而抑制炎性因子介导的破骨细胞激活;IL-10 还可通过上调骨保护素的分泌、下调 RANKL 和巨噬细胞集落刺激因子 1 的表达来抑制破骨细胞的分化与成熟,从而调节机体骨量的变化。儿童特发性骨质疏松症、绝经后骨质疏松症的发病都被证实与 IL 紧密相关(Chao et al.,2010;Rusinska and Chlebna-Sokol,2005)。

10.3.4.4　其他炎性因子及抗炎因子

炎性疾病与一氧化氮(nitric oxide,NO)的产生增加和诱导型一氧化氮合酶 (inducible nitric oxide synthase,iNOS)通路的激活有关。研究发现,在利用炎症诱导的骨质疏松症动物模型中,一氧化氮的水平升高,这与骨髓部位 iNOS 的活化相关,而 iNOS 抑制剂 L-NMMA 能够逆转骨质疏松症动物模型的骨量和骨转换的变化。NO 和 iNOS 分别通过抑制成骨细胞生长及分化和介导成骨细胞凋亡而抑制骨形成,引起骨质疏松症(Armour et al.,2001)。类风湿性关节炎、强直性脊柱炎和炎性肠病可能通过此途径继发骨质疏松症。转化生长因子-β1(transforming growth factor-β1,TGF-β1)是大量分布于骨基质中的细胞因子,既能调节成骨细胞分化,又能调节破骨细胞分化。TGF-β1 能直接刺激成骨细胞迁移及通过促进破骨细胞表达 CXCL16 并募集成骨细胞间接促进成骨细胞迁移;TGF-β1 刺激成骨细胞分泌巨噬细胞集落刺激因子和 RANKL 及直接作用于破骨细胞,促进破骨细胞形成,增强破骨细胞的活性,其也可抑制破骨细胞形成,降低破骨细胞活性。TGF-β1 这种双向调节作用可能与其浓度有一定关系,低浓度促进分化,高浓度抑制分化(Ota et al.,2013)。TGF-β1 是一种抗炎因子,它还可以通过抑制 T 细胞活化,减少干扰素-γ 和 TNF-α 的生成来影响破骨细胞的生成及其活性。女性绝经后雌激素水平降低可能通过该机制导致骨质疏松症(Weitzmann and Pacifici,2007)。

10.3.5　遗传相关成年骨质疏松症

许多基因都被证明与成年骨质疏松症的发病密切相关，峰值骨量在人群中的变异有 80% 可以从遗传的角度来解释，基因多态性导致个体在生长发育时不能达到最佳峰值骨量，从而引起骨质疏松症的发生。

维生素 D 受体(vitamin D receptor，*VDR*)基因位于 12 号染色体(12q13-q14)上，由 9 个外显子和 8 个内含子构成。研究发现，*VDR* 基因有 4 个位点多态性与骨代谢密切相关，即 BsmI(b 和 B)、TaqI(t 和 T)、ApaI(a 和 A)和 FokI(f 和 F)。其中，*VDR* 基因下游的 D12S96 位点的等位基因 22 与亚洲印第安人骨质疏松症发病风险之间有明显的相关性(Raje et al.，2013)。一项 Meta 分析显示，BsmI 多态性与骨质疏松症发病相关，而 TaqI、ApaI、和 FokI 无明显相关性(Zintzaras et al.，2006)。VDR 通过介导维生素 D 的生物活性，并与视黄酸 X 受体形成异二聚体复合物来调节其他基因的表达(Yasmin et al.，2006)。*VDR* 基因突变可引起肠对钙和磷吸收不良，导致骨矿物质密度降低(Ralston and de Crombrugghe，2006)。VDR 还通过介导免疫功能改变而引起骨质疏松症。

雌激素受体(estrogen receptor，*ER*)基因是介导雌激素作用的功能基因，分为 *ERα* 基因和 *ERβ* 基因。其中，*ERα* 位于 6 号染色体(6q25)上，由 8 个外显子和 7 个内含子构成；*ERβ* 位于 14 号染色体(14q23-24.1)上，由 8 个外显子组成(Gennari et al.，2005)。其中 *ERα* 基因是介导骨质疏松症的主要基因，这可能与其片段上的 *Pvu*Ⅱ 和 *Xba*Ⅰ 限制性片段的多态性相关。*Pvu*Ⅱ 酶切位点位于第 1 内含子上，在第 2 外显子上游约 0.4 kb 处，有一点突变(T-C)(Herrington et al.，2002)；*Xba*Ⅰ 酶切位点位于 *Pvu*Ⅱ 酶切位点下游约 50bp 处，在同一内含子上，存在一点突变(A-G)(Lian et al.，2007)。位于 *ER* 基因第 1 内含子区的 *Pvu*Ⅱ、*Xba*Ⅰ 多态性与绝经后妇女骨矿物质密度之间显示下述关系：*Pvu*Ⅱ 的 PP 基因型者前臂、腰椎、股骨颈骨矿物质密度值明显低于其他基因型者(Ivanova et al.，2007)；*Xba*Ⅰ 的 xx 基因型者腰椎和髋部骨矿物质密度值明显低于其他基因型者(Ivanova et al.，2007；Rizzoli et al.，2001)。ER 基因型会显著影响峰值骨量的获得及维持。

Ⅰ 型胶原(collagen typeⅠ，*COL1*)基因由 2 条 A1 链和 1 条 A2 链组成，其编码基因 *COL1A1* 和 *COL1A2* 分别位于 17 号染色体(17q21-22)和 7 号染色体(7q21-22)上。*COL1A1* 基因第 1 内含子区转录因子 SP1 结合位点存在一个 G/T 多态，并发现具有 GG 基因型的妇女腰椎骨矿物质密度值明显高于 GT 及 Tr 基因型者(McKenna et al.，2004；Efstathiadou et al.，2001；Uitterlinden et al.，1998)。*COL1A1* 基因 SP1 位点多态性对骨强度和骨矿物质密度都有负面效应，引发成骨不全，从而导致骨质疏松症。

此外，*IGF-1* 基因、低密度脂蛋白受体相关蛋白 5(low-density lipoprotein

receptor-related protein，*LRP5*）基因、甲状旁腺激素基因、骨保护素基因等都被认为与成年骨质疏松症发病密切相关（Qin et al.，2017；Hartikka et al.，2005；Niu and Rosen，2005；Rosen，2004）。

10.3.6　表观遗传相关成年骨质疏松症

近年来的研究表明成年骨质疏松症的发生与表观遗传机制相关，表观遗传机制是指不通过改变 DNA 序列而是通过 DNA 甲基化、组蛋白修饰、染色质重塑和微小 RNA 影响基因表达的、可遗传的调控方式。而成年骨质疏松症主要受 DNA 甲基化、组蛋白修饰和微小 RNA 的调控。

DNA 甲基化是指通过 DNA 甲基转移酶将 *S*-腺苷甲硫氨酸上的甲基转移到 DNA 双链中胞嘧啶的第 5 位碳原子上，形成 5-甲基胞嘧啶。在基因组中，CpG 是维持甲基化的位点。硬化蛋白（sclerostin，*SOST*）基因缺乏后会导致骨密度升高，而硬化蛋白基因在去甲基化后表达显著上调，会导致骨量的降低（Delgado-Calle et al.，2012）。在经 5-氮胞苷处理后，成骨分化重要调控基因 *Dlx5* 的"CpG 岛"甲基化水平降低，将引起成骨分化降低。

组蛋白修饰主要是指对组蛋白尾端的许多残基的修饰（修饰的方式有甲基化、乙酰化、磷酸化、泛素化、SUMO 化、二磷酸腺苷核糖基化、生物素化、脯氨酸异构化等）形成不同的信号影响基因的表达。组蛋白去甲基化酶 Jmjd3 被认为是通过调控激活核因子 κB 受体活化因子（RANK）及其受体（RANKL）、骨保护素系统的活性，从而引起破骨细胞分化（Nakasa et al.，2011）。组蛋白去甲基化酶 KDM4B 受到骨形态发生蛋白（bone morphogenetic protein，BMP）信号系统调控，并且可以通过调节 *DLX* 基因簇而促进骨髓间充质干细胞成骨分化，影响骨质疏松症的发生（Ye et al.，2012）。

miRNA 是一种广泛存在于真核生物、长度为 20～25bp 的高度保守的非编码单链 RNA，能够通过与靶 mRNA 特异性的碱基互补配对，引起靶 mRNA 降解或者抑制其翻译，从而对基因进行转录后的表达调控。多种 miRNA（miR-146a、miR-149、miR-196a2、miR-499）参与成骨细胞及破骨细胞的调控。各种 miRNA 对骨代谢的调控机制各不一样。miR-2861 可通过抑制组蛋白脱乙酰酶 5（histone deacetylase 5，HDAC5）的表达阻碍成骨细胞的分化，和抑制骨形态发生蛋白-2（BMP-2）的表达而妨碍骨形成（Li et al.，2009）。miR-146a 通过使成纤维细胞生长因子-2（fibroblast growth factor-2，*FGF-2*）基因上的 3 个单核苷酸多态性（single nucleotide polymorphism，SNP）位点结合力降低，导致成纤维细胞生长因子-2 表达增加，刺激破骨细胞的形成，从而引发骨质疏松症（Lei et al.，2011）。miRNA 是基因表达调控的重要分子，可调节多种细胞因子，引起骨代谢紊乱，它的特异性很高，可作为新的生物学标记及靶点研究。

10.3.7　其他

维生素 D 是一种类固醇化合物，主要是维生素 D2 和维生素 D3 两种形式，其主要作用是调节钙、磷代谢。①促进肠钙吸收：1, 25(OH)2D 可快速刺激钙由肠腔经肠黏膜细胞膜向细胞内扩散，增加钙由细胞质向胞外的转运。②促进肾脏钙、磷的重吸收。③维生素 D 对骨重建的影响：通过提高血钙浓度，促进骨骼矿化；通过促成骨细胞分化促进骨形成，抑制成骨细胞凋亡；促进前体破骨细胞向成熟破骨细胞分化，促进骨吸收（Ruiz-Gaspa et al.，2010）。维生素 D 的摄入不足或吸收障碍则会影响到骨的生成及矿化，从而导致骨量降低，引起骨质疏松症。

10.4　成年骨质疏松症的早期防治

10.4.1　成年骨质疏松症的早期预防

成年骨质疏松症的预防主要是生活方式的改变，包括生活习惯、饮食、行为的改变，如避免吸烟和过量饮酒、减少糖皮质激素药物的使用和对原发疾病的早期诊治等。现普遍认为坚持锻炼可以改善骨骼健康情况，但是目前尚未有关于运动的类型、频率和持续时间的随机试验来证实。

10.4.1.1　保证充足的营养摄入

良好的营养对于预防骨质疏松症具有重要意义，包括足量的钙、维生素 D、维生素 C 和蛋白质等，建议摄入富含钙和维生素、低盐及适量蛋白质的食物。钙是身体内第 5 位重要的元素，它是骨骼的重要成分，对于保持骨骼力学特性非常重要；钙作为细胞内第二信使，通过一组钙结合蛋白，特别是钙调蛋白（calmodulin）的介导，完成传递而引发一系列细胞活动。从儿童时期起，日常饮食应有足够的钙摄入，钙影响峰值骨量的获得。高钙摄入主要来自乳制品，中国营养学会制定的成人（<50 岁）钙剂推荐量为每日 800 mg，≥50 岁者为每日 1000 mg，美国的推荐量分别为 700~1000 mg（<50 岁）和 1200 mg（≥50 岁），维生素 D 及其代谢产物可以促进小肠钙的吸收和骨的矿化，活性维生素 D（如阿法骨化醇）可以促进骨形成，增加骨钙素（bone gla protein，BGP）的生成和碱性磷酸酶（alkaline phosphatase，ALP）的活性。服用活性维生素 D 较单纯服用钙剂更能降低骨质疏松症患者椎体和椎体外骨折的发生率。维生素 D 和钙的联合制剂治疗效果比较可靠。还可以通过日照的方式促进体内维生素 D 的合成。方法是每天将皮肤暴露于阳光下，每次 15~30 min，每周两次。但应注意避免烈日灼伤皮肤。

10.4.1.2　坚持科学的锻炼方式

运动能够刺激骨改进循环，骨量的维持依赖于运动的类型、频度与抗重力效果。青春期的运动能够增加骨矿物质量，但过度的运动不仅不能增加骨矿物质量，反而使其降低，应当避免。同时，运动必须规律、持之以恒。如果运动的强度或频率降低，运动对骨的效应也将降低。体育锻炼每次至少持续 30 min，每周 2～3 次，对青少年骨密度的增加有积极的作用。当形成峰值骨量时，身体活动对儿童和青少年尤为重要，负重训练(跳跃)、有氧运动、耐力训练和举重可能对骨密度的影响较大。

10.4.1.3　保持充足的睡眠

经验证据表明，健康睡眠是预测寿命的最重要因素，比饮食、运动或遗传更为主导。长期失眠可能通过内分泌系统的几个年龄相关的改变而对骨骼健康产生不利影响(Specker et al.，2007)。睡眠不足被广泛视为影响正常发育和健康老化的威胁，有研究报道，睡眠受限的受试者变得食欲不振，体重下降，热量吸收不良(Everson and Szabo，2009)。骨质疏松症与睡眠质量差有关，研究结果表明，长期不足的睡眠会影响骨的发育、衰老、愈合和修复。另外，睡眠紊乱与骨质疏松症之间关系确切(Sasaki et al.，2016)。

10.4.1.4　其他生活方式的调整

利于骨质量的生活方式的改变包括戒烟、限酒及避免过量饮用茶、咖啡和碳酸饮料，慎用影响骨代谢的药物，减少安定、抗抑郁、催眠这类易致摔倒的药物的使用。而对于糖皮质激素的使用，日用量超过 15 mg 发生骨质疏松症的风险大，应当避免，可以通过最小剂量、间断用药来预防。而对于绝经后的女性患者，可以使用雌激素替代治疗。采取防止跌倒的各种措施也是十分必要的，如注意是否有增加跌倒危险的疾病和药物、加强自身和环境的保护措施(包括各种关节保护器)等，良好的生活方式能够很好地预防骨质疏松症的发生。

10.4.2　成年骨质疏松症的治疗

骨质疏松症治疗的主要目标是降低临床的骨折风险，特别是髋关节和椎体骨折。药物治疗期间骨矿物质密度的变化远不如骨折风险下降重要。抗骨质疏松症药物治疗的成功标志是骨矿物质密度保持稳定或增加，而且没有新发骨折或骨折进展的证据。成年骨质疏松症主要用药见表 10-2。

表 10-2　抗骨质疏松症治疗主要用药

抑制骨吸收药物	促进骨形成药物	其他药物
双磷酸盐	甲状旁腺激素类似物	活性维生素 D
RANKL 抑制剂		钙剂
选择性 ER 调节剂		锶盐
雌激素		
降钙素		

10.4.2.1　基础措施

钙剂与维生素 D 制剂既可以作为预防性用药，也可以作为治疗性用药。中国营养学会制定成人（<50 岁）每日钙摄入推荐量为 800 mg（元素钙量），绝经后妇女和老年人（≥50 岁）每日钙摄入推荐量为 1000 mg。我国老年人平均每日从饮食中获钙约 400 mg，故平均每日应补充的元素钙量为 500～600 mg。维生素 D 的成年人推荐剂量为每日 200 IU（5 μg），老年人推荐剂量为 400～800 IU（10～20 μg），治疗骨质疏松症时剂量可为每日 800～1200 IU（目前国内销售的钙剂和维生素 D 复合制剂中维生素 D 含量普遍偏少）。建议老年人血清 25-（OH）D 水平应为 30 ng/ml（75 nmol/L）以上，以降低跌倒和骨折风险。应定期监测血钙和尿钙，酌情调整剂量。但是，如果患者伴有肾结石及高尿钙，则应慎用钙剂及维生素 D 制剂。

10.4.2.2　药物干预

仅补充钙剂及维生素 D 对于骨质疏松症的治疗是远远不够的，需根据患者情况加用药物。药物治疗适应证为：已有骨质疏松症（$T \leqslant -2.5$）或已发生过脆性骨折；已有骨量减少（$-2.5 < T < -1.0$）并存在一项以上骨质疏松症危险因素者。如无条件测定骨密度，但具备以下情况者，也需药物治疗：①已发生过脆性骨折；②亚洲人骨质疏松自我筛查工具（OSTA）筛查为高风险；③骨折风险评估工具（FRAX）计算出髋部骨折发生概率≥3%或任何主要骨质疏松性骨折发生概率≥20%。

双膦酸盐（bisphosphonate）是治疗骨质疏松症的一线药物。所有的双膦酸盐均含有 P-C-P 基团及两个侧链 R_1 和 R_2，R1 可以是氢（—H）、氯化物（—Cl）或羟基（—OH），—OH 对钙晶体有很高的亲和力，可抑制骨吸收；R_2 侧链可以是氯（Cl）和更复杂的含氮（N）的有机结构，N 原子的存在增加了双膦酸盐的效力（Hampson and Fogelman，2012）。目前，用于防治骨质疏松症的双膦酸盐主要包括阿仑膦酸钠、唑来膦酸、利塞膦酸钠、依替膦酸二钠和氯膦酸二钠等。对于患有严重肾损伤的患者，不建议使用双膦酸盐，在使用双膦酸盐治疗之前，应测定患者的内生肌酐清除率。

地诺塞麦（denosumab）是 RANKL 抑制剂，是第一种被批准用于治疗绝经后骨质疏松症的生物治疗制剂,它可以降低椎体和非椎体骨折(包括髋部骨折)的风险,其用量为每年两次皮下注射。主要适用于对口服或静脉注射双膦酸盐不耐受或者有严重肾损伤[CrCl<30 ml/(min·1.73 m^2)]的患者。在使用地诺塞麦之前,必须先纠正低血钙,因此应提前检查血清钙水平;对于易发生低钙血症和矿物质代谢障碍[CrCl<30 ml/(min·1.73 m^2)]的患者, 建议在注射地诺塞麦两周内检查血清钙、磷和镁的水平(Lewiecki et al., 2014)。

选择性雌激素受体调节剂类(selective estrogen receptor modulator, SERM)不是雌激素,而是与 ER 结合后,在不同靶组织导致受体空间构象发生不同改变,从而在不同组织发挥类似或拮抗雌激素的不同生物学效应。雷洛昔芬是一种选择性雌激素受体调节剂,它能降低绝经后骨质疏松症的妇女椎体骨折的风险,但是无法降低非椎体骨折的风险,因此,雷洛昔芬不是治疗绝经后骨质疏松症的一线药物。此外,长期使用雷洛昔芬会增加女性患静脉血栓栓塞的风险(Lewiecki et al., 2014)。

绝经激素治疗(menopausal hormone therapy,MHT)类药物能抑制骨转换,减少骨丢失。临床研究已证明 MHT 包括雌激素疗法(estrogen therapy,ET)和雌、孕激素补充疗法(estrogen plus progestogen therapy,EPT),能减少骨丢失,降低骨质疏松性椎体、非椎体及髋部骨折的风险,是防治绝经后骨质疏松症的有效措施。但美国食品药品监督管理局不推荐和批准使用雌激素或者联合激素(雌激素加孕激素)治疗绝经后骨质疏松症,他们认为虽然单独使用适度的雌激素或雌激素加孕激素对降低骨折风险是有益的, 但是它给绝经后妇女带来的危害更大(Moyer,2013)。

降钙素(calcitonin)是一种钙调节激素,通过抑制骨吸收来发挥作用。其能抑制破骨细胞的活性、减少破骨细胞数量,进而减少骨量丢失并能增加骨量及骨矿物质密度,降钙素类药物的另一突出特点是能明显缓解骨痛,对骨质疏松症及其骨折引起的骨痛非常有效(Bhandari et al., 2015)。目前, 应用于临床的降钙素类制剂有两种:鳗鱼降钙素类似物和鲑降钙素。降钙素主要适用于:①高转换型骨质疏松症;②骨质疏松症性疼痛;③变形性骨炎;④急性高钙血症或高钙血症危象;⑤佩吉特病(Binkley et al., 2012)。降钙素可单独使用,也可与双膦酸盐、钙剂、维生素 D 等联合应用,但联合应用的效果是否更优, 仍有待进一步确定。但若使用降钙素超过 6 个月,则患恶性肿瘤的风险有轻微升高。

甲状旁腺激素类似物是一种合成代谢剂,主要有特立帕肽和阿达帕拉肽,是人甲状旁腺激素多肽类似物,通过促进骨形成来发挥作用。特立帕肽(rhPTH)治疗可降低男性及绝经后骨质疏松症妇女椎体和非椎体骨折的风险,但尚未发现它是否能降低髋部骨折的风险(Kaufman et al., 2005;Orwoll et al., 2003)。其用法主要是皮下注射。特立帕肽的适用人群包括对口服或静脉注射双膦酸盐不耐受的患者、在接受双膦酸盐治疗的时候已经发生骨质疏松性骨折的患者，以及骨矿物质密度的 T 评分非常低（≤3.5）的患者（Ensrud and Crandall，2017）。阿达帕拉肽用法、疗效、疗程和安全性与特立帕肽类似。

　　锶（strontium）是人体必需的微量元素之一，其化学结构与钙和镁相似，锶离子（Sr^{2+}）与骨组织有高度亲和性，服用后主要沉积在骨基质的矿物质晶体中。雷奈酸锶（strontiumranelate）是合成锶盐，研究证实，它可同时作用于成骨细胞和破骨细胞，促进前体成骨细胞分化和骨保护素分泌，具有促进骨形成和抑制骨吸收的双重作用，可降低椎体和非椎体骨折的发生风险（Deeks and Dhillon，2010）。雷奈酸锶被多国推荐为治疗骨质疏松症的用药，我国国家药品食品监督管理总局批准其用于绝经后骨质疏松症的治疗。但合并有心脑血管疾病的患者禁用。

10.5　研 究 展 望

　　成年骨质疏松症是以骨量减少、骨的微观结构退化为特征，致使骨的脆性增加和易于发生骨折的一种发生于成年人的全身性骨骼疾病。骨质疏松症与基因变异、蛋白质的表达、环境等都有密切关系，提示饮食、行为、药物等会使基因有双向的表达。我们平常需要注重生活习惯、饮食方式等，能够防止骨质疏松症的发生。近年来，一种新的观点"胎源性骨质疏松症"被提出，认为成年骨质疏松症存在胎儿起源，即孕期不良环境所致宫内发育迟缓的个体在成年期更容易出现骨质疏松症。这种观点也正在逐渐被人们接受，对其机制的研究有助于找到骨质疏松症防治的新靶点。

参 考 文 献

Armour K J, Armour K E, van't Hof R J, et al. 2001. Activation of the inducible nitric oxide synthase pathway contributes to inflammation-induced osteoporosis by suppressing bone formation and causing osteoblast apoptosis. Arthritis Rheum, 44(12): 2790-2796

Arron J R, Choi Y. 2000. Bone versus immune system. Nature, 408(6812): 535-536

Asaba Y, Ito M, Fumoto T, et al. 2009. Activation of renin-angiotensin system induces osteoporosis independently of hypertension. J Bone Miner Res, 24(2): 241-250

Balani D H, Ono N, Kronenberg H M. 2017. Parathyroid hormone regulates fates of murine osteoblast precursors *in vivo*. J Clin Invest, 127(9): 3327-3338

Bhandari K H, Asghar W, Newa M, et al. 2015. Evaluation of bone targeting salmon calcitonin analogues in rats developing osteoporosis and adjuvant arthritis. Curr DrugDeliv, 12(1): 98-107

Binkley N, Bolognese M, Sidorowicz-Bialynicka A, et al. 2012. A phase 3 trial of the efficacy and safety of oral recombinant calcitonin: the oral calcitonin in postmenopausal osteoporosis(ORACAL)trial. J Bone Miner Res, 27(8): 1821-1829

Buchwald Z S, Kiesel J R, Yang C, et al. 2013. Osteoclast-induced Foxp^{3+} CD8 T-cells limit bone loss in mice. Bone, 56(1): 163-173

Chao T H, Yu H N, Huang C C, et al.2010. Association of interleukin-1 beta(-511C/T) polymorphisms with osteoporosis in postmenopausal women. Ann Saudi Med, 30(6): 437-441

Chappell M C. 2016. Biochemical evaluation of the renin-angiotensin system: the good, bad, and absolute? Am J Physiol Heart Circ Physiol, 310(2): H137-H152

Chesnut C H, Silverman S, Andriano K, et al. 2000. A randomized trial of nasal spray salmon calcitonin in postmenopausal women with established osteoporosis: the prevent recurrence of osteoporotic fractures study. PROOF Study Group. Am J Med, 109(4): 267-276

Chiappetta N, Gruber B. 2006. The role of mast cells in osteoporosis. Semin Arthritis Rheum, 36(1): 32-36

Chim S M, Tickner J, Chow S T, et al. 2013. Angiogenic factors in bone local environment. Cytokine Growth Factor Rev, 24(3): 297-310

Cole Z A, Dennison E M, Cooper C. 2008. Osteoporosis epidemiology update. Curr Rheumatol Rep, 10(2): 92-96

Cummings S R, San Martin J, McClung M R, et al. 2009. Denosumab for prevention of fractures in postmenopausal women with osteoporosis. N Engl J Med, 361(8): 756-765

D'Amelio P, Grimaldi A, Di Bella S, et al. 2008. Estrogen deficiency increases osteoclastogenesisup-regulating T cells activity: a key mechanism in osteoporosis. Bone, 43(1): 92-100

Deeks E D, Dhillon S. 2010. Strontium Ranelate. Drugs, 70(6): 733-759

Delgado-Calle J, Sanudo C, Bolado A, 2012. DNA methylation contributes to the regulation of sclerostin expression in human osteocytes. J Bone Miner Res, 27(4): 926-937

Efstathiadou Z, Kranas V, Ioannidis J P, et al. 2001. The Sp1 COLIA1 gene polymorphism, and not vitamin D receptor or estrogen receptor gene polymorphisms, determines bone mineral density in postmenopausal Greek women. Osteoporos Int, 12(4): 326-331

Ensrud K E, Crandall C J. 2017. Osteoporosis. Ann Intern Med, 167(3): ITC17-ITC32

Everson C A, Szabo A. 2009. Recurrent restriction of sleep and inadequate recuperation induce both adaptive changes and pathological outcomes. Am J Physiol Regul Integr Comp Physiol, 297(5): R1430-R1440

Gennari L, Merlotti D, De Paola V, et al. 2005. Estrogen receptor gene polymorphisms and the genetics of osteoporosis: a HuGE review. Am J Epidemiol, 161(4): 307-320

Griffith J F. 2015. Identifying osteoporotic vertebral fracture. Quant Imaging Med Surg, 5(4): 592-602

Gumus P, Buduneli E, Biyikoglu B, et al. 2013. Gingival crevicular fluid and serum levels of APRIL, BAFF and TNF-alpha in rheumatoid arthritis and osteoporosis patients with periodontal disease. Arch Oral Biol, 58(10): 1302-1308

Hampson G, Fogelman I. 2012. Clinical role of bisphosphonate therapy. Int J Womens Health, 4: 455-469

Hartikka H, Makitie O, Mannikko M, et al. 2005. Heterozygous mutations in the LDL receptor-related protein 5(LRP5) gene are associated with primary osteoporosis in children. J Bone Miner Res, 20(5): 783-789

Herrington D M, Howard T D, Brosnihan K B, et al. 2002. Common estrogen receptor polymorphism augments effects of hormone replacement therapy on E-selectin but not C-reactive protein. Circulation, 105(16): 1879-1882

Ivanova J T, Doukova P B, Boyanov M A, et al. 2007. PvuII and XbaI polymorphisms of the estrogen receptor gene and bone mineral density in a Bulgarian population sample. Hormones(Athens), 6(1): 36-43

Jackuliak P, Payer J. 2014. Osteoporosis, fractures, and diabetes. Int J Endocrinol, 2014: 820615

Jurado S, Garcia-Giralt N, Diez-Perez A, et al. 2010. Effect of IL-1beta, PGE(2), and TGF-beta1 on the expression of OPG and RANKL in normal and osteoporotic primary human osteoblasts. J Cell Biochem, 110(2): 304-310

Kang H Y, Tsai M Y, Chang C, et al. 2003. Mechanisms and clinical relevance of androgens and androgen receptor actions. Chang Gung Med J, 26(6): 388-402

Kaufman J M, Orwoll E, Goemaere S, et al. 2005. Teriparatide effects on vertebral fractures and bone mineral density in men with osteoporosis: treatment and discontinuation of therapy.Osteoporos Int, 16(5): 510-516

Kawaguchi H. 2009. Hormones and osteoporosis update. Insulin/IGF-I and bone. Clin Calcium, 19(7): 1015-1025

Komori T. 2016. Glucocorticoid signaling and bone biology.Horm Metab Res, 48(11): 755-763

Kroner J, Kovtun A, Kemmler J, et al. 2017. Mast cells are critical regulators of bone fracture-induced inflammation and osteoclast formation and activity. J Bone Miner Res, 32(12): 2431-2444

Lacativa P G, Farias M L. 2010. Osteoporosis and inflammation. Arq Bras Endocrinol Metabol, 54(2): 123-132

Landin-Wilhelmsen K, Nilsson A, Bosaeus I, et al. 2003. Growth hormone increases bone mineral content in postmenopausal osteoporosis: a randomized placebo-controlled trial. J Bone Miner Res, 18(3): 393-405

Lau E M. 2009. The epidemiology of osteoporosis in Asia. IbmsBonekey, 6(5): 190-193

Lei S F, Papasian C J, Deng H W. 2011. Polymorphisms in predicted miRNAbinding sites and osteoporosis. J Bone Miner Res, 26(1): 72-78

Lewiecki E M, Miller P D, Harris S T, et al. 2014. Understanding and communicating the benefits and risks of denosumab, raloxifene, and teriparatide for the treatment of osteoporosis. J Clin Densitom, 17(4): 490-495

Li H, Xie H, Liu W, et al.2009. A novel microRNA targeting HDAC5 regulates osteoblast differentiation in mice and contributes to primary osteoporosis in humans. J Clin Invest, 119(2): 3666-3677

Li Y, Toraldo G, Li A, et al. 2007. B cells and T cells are critical for the preservation of bone homeostasis and attainment of peak bone mass *in vivo*. Blood, 109(9): 3839-3848

Lian K, Lui L, Zmuda J M, et al. 2007. Estrogen receptor alpha genotype is associated with a reduced prevalence of radiographic hip osteoarthritis in elderly Caucasian women. Osteoarthritis Cartilage, 15(8): 972-978

Lin X, Xiong D, Peng Y Q, et al. 2015. Epidemiology and management of osteoporosis in the People's Republic of China: current perspectives. Clin Interv Aging, 10: 1017-1033

Lv L L, Liu B C. 2015. Role of non-classical renin-angiotensin system axis in renal fibrosis. Front Physiol, 6: 117

Marie P J, Kassem M. 2011. Osteoblasts in osteoporosis: past, emerging, and future anabolic targets. Eur J Endocrinol, 165(1): 1-10

McHugh N A, Vercesi H M, Egan R W, et al. 2003. *In vivo* rat assay: bone remodeling and steroid effects on juvenile bone by pQCT quantification in 7 days. Am J Physiol Endocrinol Metab, 284(1): E70-E75

McKenna M J, Nguyen-Huynh A T, Kristiansen A G. 2004. Association of otosclerosis with Sp1 binding site polymorphism in COL1A1 gene: evidence for a shared genetic etiology with osteoporosis. OtolNeurotol, 25(4): 447-450

Minisola S, Cipriani C, Occhiuto M, et al. 2017. New anabolic therapies for osteoporosis. Intern Emerg Med, 12(7): 915-921

Miyamoto T. 2015. Mechanism underlying post-menopausal osteoporosis: HIF1alpha is required for osteoclast activation by estrogen deficiency.KeioJ Med, 64(3): 44-47

Moyer V A. 2013. Menopausal hormone therapy for the primary prevention of chronic conditions: U.S. Preventive Services Task Force recommendation statement. Ann Intern Med, 158(1): 47-54

Nakasa T, Shibuya H, Nagata Y, et al. 2011. The inhibitory effect of microRNA-146a expression on bone destruction in collagen-induced arthritis. Arthritis Rheum, 63(6): 1582-1590

Naranjo M C, Garcia I, Bermudez B, et al. 2016. Acute effects of dietary fatty acids on osteclastogenesis via RANKL/RANK/OPG system. Mol Nutr Food Res, 60 (11): 2505-2513

Niu T, Rosen C J. 2005. The insulin-like growth factor-I gene and osteoporosis: a critical appraisal. Gene, 361: 38-56

Okada Y, Tanaka Y. 2004. Immune signals in the context of secondary osteoporosis. Histol Histopathol, 19 (3): 863-866

Orwoll E S, Scheele W H, Paul S, et al. 2003. The effect of teriparatide [human parathyroid hormone (1-34)] therapy on bone density in men with osteoporosis. J Bone Miner Res, 18 (1): 9-17

Ota K, Quint P, Weivoda M M, et al. 2013. Transforming growth factor beta 1 induces CXCL16 and leukemia inhibitory factor expression in osteoclasts to modulate migration of osteoblast progenitors. Bone, 57 (1): 68-75

Qin S, Zhang Q, Zhang L. 2017. Effect of OPG gene mutation on protein expression and biological activity in osteoporosis. Exp Ther Med, 14 (2): 1475-1480

Raje M, Botre C, Ashma R. 2013. Genetic epidemiology of osteoporosis across four microsatellite markers near the VDR gene. Int J Mol Epidemiol Genet, 4 (2): 101-108

Ralston S H, de Crombrugghe B. 2006. Genetic regulation of bone mass and susceptibility to osteoporosis. Genes Dev, 20 (18): 2492-2506

Rickard D J, Wang F L, Rodriguez-Rojas A M, et al. 2006. Intermittent treatment with parathyroid hormone (PTH) as well as a non-peptide small molecule agonist of the PTH1 receptor inhibits adipocyte differentiation in human bone marrow stromal cells. Bone, 39 (6): 1361-1372

Rizzoli R, Bonjour J P, Ferrari S L. 2001. Osteoporosis, genetics and hormones. J Mol Endocrinol, 26 (2): 79-94

Rosen C J. 2004. What's new with PTH in osteoporosis: where are we and where are we headed? Trends Endocrinol Metab, 15 (5): 229-233

Ruiz-Gaspa S, Guanabens N, Enjuanes A, et al. 2010. Lithocholic acid downregulates vitamin D effects in human osteoblasts. Eur J Clin Invest, 40 (1): 25-34

Rusinska A, Chlebna-Sokol D. 2005. Evaluation of interleukin-1 and -6 in the etiopathogenesis of idiopathic osteoporosis and osteopenia in children. Arch Immunol Ther Exp (Warsz), 53 (3): 257-265

Sasaki N, Fujiwara S, Yamashita H, et al. 2016. Impact of sleep on osteoporosis: sleep quality is associated with bone stiffness index. Sleep Med, 25: 73-77

Saylor P J, Kaufman D S, Michaelson M D, et al. 2010. Application of a fracture risk algorithm to men treated with androgen deprivation therapy for prostate cancer. J Urol, 183 (6): 2200-2205

Seriolo B, Paolino S, Sulli A, et al. 2006. Bone metabolism changes during anti-TNF-alpha therapy in patients with active rheumatoid arthritis. Ann N Y Acad Sci, 1069: 420-427

Shuai B, Yang Y P, Shen L, et al.2015. Local renin-angiotensin system is associated with bone mineral density of glucocorticoid-induced osteoporosis patients. Osteoporos Int, 26 (3): 1063-1071

Soen S. 2012. Glucocorticoid-induced osteoporosis: treatment update. Clin Calcium, 22 (2): 229-235

Specker B L, Binkley T, Vukovich M, et al. 2007. Volumetric bone mineral density and bone size in sleep-deprived individuals. Osteoporos Int, 18 (1): 93-99

Tanaka Y, Nakayamada S, Okada Y. 2005. Osteoblasts and osteoclastsin bone remodeling and inflammation. Curr Drug TargetsInflamm Allergy, 4 (3): 325-328

Tasker J G, Herman J P. 2011. Mechanisms of rapid glucocorticoid feedback inhibition of the hypothalamic-pituitary-adrenal axis. Stress, 14 (4): 398-406

Teitelbaum S L. 2000. Osteoclasts, integrins, and osteoporosis. J Bone Miner Metab, 18 (6): 344-349

Teitelbaum S L. 2007. Osteoclasts: what do they do and how do they do it? Am J Pathol, 170 (2): 427-435

Tilg H, Moschen A R, Kaser A, et al. 2008. Gut, inflammation and osteoporosis: basic and clinical concepts. Gut, 57(5): 684-694

Trouvin A P, Goeb V. 2010. Receptor activator of nuclear factor-kappaB ligand and osteoprotegerin: maintaining the balance to prevent bone loss. Clin Interv Aging, 5: 345-354

Uitterlinden A G, Burger H, Huang Q, et al. 1998. Relation of alleles of the collagen typeIalpha1 gene to bone density and the risk of osteoporotic fractures in postmenopausal women. N Engl J Med, 338(15): 1016-1021

van Staa T P, Dennison E M, Leufkens H G, et al. 2001. Epidemiology of fractures in England and Wales. Bone, 29(6): 517-522

Weitzmann M N. 2014. T-cells and B-cells in osteoporosis. Curr Opin Endocrinol Diabetes Obes, 21(6): 461-467

Weitzmann M N, Pacifici R. 2005. The role of T lymphocytes in bone metabolism. Immunol Rev, 208: 154-168

Weitzmann M N, Pacifici R. 2007. T cells: unexpected players in the bone loss induced by estrogen deficiency and in basal bone homeostasis. Ann N Y Acad Sci, 1116: 360-375

Wright N C, Looker A C, Saag K G, et al. 2014. The recent prevalence of osteoporosis and low bone mass in the United States based on bone mineral density at the femoral neck or lumbar spine. J Bone Miner Res, 29(11): 2520-2526

Xu D, Zhang B, Liang G, et al. 2012. Caffeine-induced activated glucocorticoid metabolism in the hippocampus causes hypothalamic-pituitary-adrenal axis inhibition in fetal rats. PLoS One, 7(9): e44497

Xu S, Zhang Y, Liu B, et al. 2016. Activation of mTORC1 in B lymphocytes promotes osteoclast formation via regulation of beta-catenin and RANKL/OPG. J Bone Miner Res, 31(7): 1320-1333

Yasmin R, Williams R, Xu M, et al. 2006. Nuclear import of the retinoid X receptor, the vitamin D receptor, and their mutual heterodimer. J Biol Chem, 280(48): 40152-40160

Yasuda Y, Kaleta J, Bromme D. 2005. The role of cathepsins in osteoporosis and arthritis: rationale for the design of new therapeutics. Adv Drug Deliv Rev, 57(7): 973-993

Ye L, Fan Z, Yu B, et al. 2012. Histone demethylases KDM4B and KDM6B promotes osteogenic differentiation of human MSCs. Cell Stem Cell, 11(2): 50-61

Zhang Y T, Wang K Z, Zheng J J, et al. 2014a. Glucocorticoids activate the local renin-angiotensin system in bone: possible mechanism for glucocorticoid-induced osteoporosis. Endocrine, 47(2): 598-608

Zhang Y, Zhang Y, Kou J, et al. 2014b. Role of reactive oxygen species in angiotensin II: induced receptor activator of nuclear factor-kappaB ligand expression in mouse osteoblastic cells. Mol Cell Biochem, 396(1-2): 249-255

Zintzaras E, Rodopoulou P, Koukoulis G N. 2006. BsmI, TaqI, ApaI and FokI polymorphisms in the vitamin D receptor (VDR) gene and the risk of osteoporosis: a meta-analysis. Dis Markers, 22(5-6): 317-326

（谢 哲，谭 杨，谢兴奎）

第 11 章　骨细胞发育中的信号通路及体液因子调节

引　言

胚胎时期骨骼的发育主要有两种模式，即膜内成骨及软骨内成骨。膜内成骨是先由间充质分化成为胚性结缔组织膜，然后在此膜内成骨。顶骨、额骨和锁骨等片状骨主要由此方式发育而来。软骨内成骨则是长骨、短骨及部分不规则骨发生发育的主要方式。其大致过程为：间充质干细胞聚集形成软骨雏形并逐渐分化为软骨细胞，随后软骨细胞不断增殖、分化，最终逐渐肥大化并凋亡。与此同时，骨膜的血管主干连同间充质干细胞、骨祖细胞、破骨细胞等穿透骨领进入凋亡退化的软骨区。破骨细胞溶解吸收钙化的细胞外基质并形成初级骨髓腔，成骨细胞则包绕残存的细胞外基质构成过渡型的骨小梁从而构成了初级骨化中心。初级骨化中心形成后，便开始了从骨干中央向两端由骨组织替换软骨组织的过程。该过程是一个复杂的、动态的过程，其中包含了软骨细胞的分化凋亡、血管内皮细胞的移行侵入、成骨细胞和破骨细胞的分化及移行等多个相互调控的复杂环节。多种因素参与了该过程的调控。其中包括循环中的生长因子、自分泌和旁分泌的细胞因子及多种重要的信号通路。出生后长骨青春期的发育依然由软骨内成骨过程所主导，通过该过程长骨的骨量逐渐增加、骨长度逐渐增长，最终随着生长板的闭合骨发育随之结束。软骨内成骨过程对松质骨量作用十分关键，其功能不良可导致骨量减少和骨质疏松症发生。软骨内成骨涉及多种重要细胞及相关信号通路和细胞因子。

11.1　肥大软骨细胞增殖与分化过程中的信号通路及体液因子调节

软骨细胞肥大化是软骨内成骨的重要过程，多种相关信号通路和细胞因子参与了肥大软骨细胞增殖与分化过程。

11.1.1　肥大软骨细胞增殖与分化过程中的信号通路调节

调节肥大软骨细胞增殖与分化的主要信号通路包括：印第安刺猬蛋白信号通路、甲状旁腺激素相关肽信号通路、骨形态发生蛋白信号通路、胰岛素样生长因子-1 信号通路及表皮生长因子受体信号通路等。这些通路互相交叉、相互影响，共同调节肥大软骨细胞的增殖和分化。

11.1.1.1 印第安刺猬蛋白信号通路调节

印第安刺猬蛋白(Indian hedgehog, Ihh)是骨发育的主要调控因子之一，其主要功能是协调软骨细胞增殖、成骨分化。在软骨内成骨过程中，Ihh 由前肥大软骨细胞和肥大软骨细胞合成。大量研究已证实，在软骨内成骨过程中，Ihh 的主要作用是促进软骨细胞增殖和抑制软骨细胞的肥大化。研究发现，Ihh 可通过激活 Gli3 直接抑制软骨细胞的肥大化过程，其中伴随有脊椎动物独立酶(vertebrate lonesome kinase，Vlk)参与调控(Probst et al.，2013)，其也可以通过促进甲状旁腺激素相关肽(parathyroid hormone-related peptide，PTHrP)的表达而抑制软骨细胞的肥大化 (Mau et al.，2007)。Ihh 除调控软骨细胞的增殖与分化以外，在成骨细胞分化中也发挥了关键作用。已证实，Ihh 可以通过 Gli2 促进 Runt 相关转录因子(Runt-related transcription factor，Runx)2 的表达，诱导软骨膜细胞向成骨细胞分化，从而促进骨领形成和初级骨化中心的形成(Shimoyama et al.，2007)。最新研究提示，多种因素如转录因子 FoxC1、miR-467 等均参与了该过程的调控(Kureel et al.，2017)。因此，在软骨内成骨过程中，Ihh 特异性的由前肥大软骨细胞和肥大软骨细胞分泌，Ihh 既能直接及间接抑制软骨细胞肥大化并反馈性地促进增殖带软骨细胞增殖，又可以促进骨膜骨领处的间充质干细胞分化为成骨细胞，从而促进初级骨化中心的形成。它在软骨内成骨的多个环节中发挥了重要作用，协调其中多个环节从而保证长骨发育的有序进行。

11.1.1.2 甲状旁腺激素相关肽信号通路调节

甲状旁腺激素相关肽(PTHrP)最初从引起高钙血症的恶性肿瘤组织中分离出来，它与甲状旁腺激素在编码基因、分子结构和受体功能上有许多相同或相似之处。甲状旁腺激素相关肽主要在软骨膜下细胞及增殖期的软骨细胞中表达，分泌后离开这些细胞，加入到甲状旁腺激素/甲状旁腺激素相关蛋白信号转导途径。甲状旁腺激素相关肽在软骨内成骨中的作用主要是限制软骨细胞的分化和成熟，其机制是通过限制/促进细胞表达 Ihh 的能力，然后又反作用于细胞来限制/促进其自身的分泌，从而维持软骨细胞正常的增殖及分化速度。随着细胞的增殖及分化，晚期的增殖软骨细胞将远离早期的增殖细胞而失去甲状旁腺激素相关蛋白的控制，然后分化为早期的肥大软骨细胞。这一分化过程会刺激 Ihh 的分泌，Ihh 会进一步促进甲状旁腺激素相关肽的分泌，从而维持软骨细胞的增殖及分化的正常速度，这种过程一直延续到骨化的终止(Lai and Mitchell，2005)。甲状旁腺激素相关蛋白基因敲除鼠与正常鼠相比，生长板增生带明显变短，软骨细胞终末分化过程有加速和提前趋势，表明甲状旁腺激素相关蛋白通过抑制软骨细胞成熟并刺激其增殖以延长软骨内成骨过程，从而有利于骨骼在生长发育阶段形成复杂的形状和结构。如果机体过度表达甲状旁腺激素相关蛋白则将延迟软骨内成骨过程，导致个体发生短肢侏儒。研究发现，甲状旁腺激素相关肽可以激活 Sox9 转录活性，而这可能与甲状旁腺激素相关蛋白抑制软骨细胞的肥大化有关。甲状旁腺激素相关蛋白还可以与其受体结合抑制软骨细胞中 Runx2 表达，而该作用可能也是其抑制软骨细胞肥大化的调控机制之一。甲状旁腺激素相关蛋白和 Ihh 调控环路可能在软骨细胞的增殖及肥大的正常平衡中发挥了重要的调控作用，从而促进长骨发育的正常进行。

11.1.1.3　骨形态发生蛋白信号通路调节

骨形态发生蛋白（bone morphogenetic protein，BMP）是转化生长因子-β（transforming growth factor-β，TGF-β）超家族成员之一，在软骨内成骨过程中作用广泛，在软骨发生及骨组织形成过程中均发挥了重要作用。BMP 在软骨细胞中广泛表达，如增殖带软骨细胞主要表达 BMP-7，而前肥大带和肥大带软骨细胞主要表达 BMP-6（van der Eerden et al.，2003）。多项研究发现，BMP 能促进生长板中软骨细胞的增殖；但也有研究在给予软骨细胞外源性 BMP-6 处理或是激活 BMP 受体后发现，软骨细胞终末分化因子 COL10 表达上调，提示 BMP-6 信号通路可诱导软骨细胞肥大化（Grimsrud et al.，2001）。在对小鼠长骨的研究中也发现，特异性抑制软骨细胞中 BMP1A 型受体的表达后 COL10 的表达区域增宽，提示 BMP 及其下游通路表达抑制会阻碍软骨细胞的终末分化。研究证实，BMP 可以诱导 Ihh 表达，但 BMP 对软骨细胞的促增殖和促肥大化作用均独立于 Ihh，同样的，Ihh 也能诱导 BMP 家族多种亚型的表达且其对软骨细胞的促增殖作用独立于 BMP（Grimsrud et al.，2001）。研究揭示，在成骨细胞和骨细胞中也可以表达多种 BMP 亚型，如可诱导成骨细胞成熟分化的 BMP-2、BMP-4 及可抑制成骨细胞成熟分化的 BMP-3。BMP-3 在此的作用可能是负反馈调节以维持成骨细胞数量在合适的范围。综上提示，在软骨内成骨过程中不同亚型的 BMP 在不同区域的软骨细胞及成骨细胞中特异性表达并发挥各自的作用；BMP 还能与调控软骨内成骨的其他细胞因子相互作用，其具体的调控机制有待进一步探索、揭示。

11.1.1.4　胰岛素样生长因子-1 信号通路调节

作为内分泌代谢的核心因子，胰岛素样生长因子-1（insulin-like growth factor-1，IGF-1）对软骨内成骨过程的调控是全方位的。在软骨组织中，IGF-1 主要来源于软骨细胞的自分泌，它可以促进软骨细胞 DNA 合成、促进软骨细胞分化并提高细胞成熟度，促进软骨细胞增殖。离体实验证实，IGF-1 可诱导间充质干细胞向软骨细胞定向分化，在此过程中必须有转化生长因子-β1（transforming growth factor-β1，TGF-β1）的共同参与（Longobardi et al.，2006）。此外，IGF-1 还能通过下游 PI3K/Akt 信号通路促进蛋白多糖及Ⅱ型胶原等软骨细胞外基质的合成，并且使蛋白多糖的降解延缓（Veilleux and Spector，2005）。虽然 IGF-1 信号通路广泛参与了软骨细胞的定向分化、增殖和基质分泌等过程，但在软骨细胞的肥大化和终末分化方面，IGF-1 信号通路的调控却鲜有文献报道。在我们的研究中发现，孕期不良环境所致胎儿软骨内成骨不良同时有软骨细胞肥大带增宽和 IGF-1 信号通路表达降低的现象（Tan et al.，2012）。但这仅能说明 IGF-1 信号通路参与了软骨内成骨过程的调控。已知 IGF-1 可同时参与调控软骨内成骨过程中多个环节，所以其是否直接对软骨细胞的肥大化及终末分化进行调控还有待进一步研究确证。

11.1.1.5　表皮生长因子受体信号通路调节

表皮生长因子受体（epidermal growth factor receptor，EGFR）家族是一种具有酪氨酸激酶活性的跨膜糖蛋白，它可以结合并激活一系列重要的生长因子，如双调蛋白、β 细胞素、表皮生长因子（epidermal growth factor，EGF）、上皮细胞有丝分裂蛋白、上皮调节蛋白、肝素结合型 EGF 样生长因子及转录生长因子 A。而上述 7 种配体都具有一种保守的三环结构，称为 EGF 样区域。当 EGFR 与配体结合后便会形成同源二聚体，随后二聚体经过磷酸化作用激活细胞质内的多种信号通路，其中包括 Ras-Raf/有丝分裂原活化蛋白激酶及 PI3K/Akt 等多条下游信号通路（Yarden and Shilo，2007）。此外，EGFR 还可以被整合素、细胞因子受体、G 蛋白偶联受体（如甲状旁腺激素受体）和其他磷酸激酶受体（如 IGF-1R）等多种不同的信号源激活。EGFR 信号通路所调控的一系列复杂的生理学功能对细胞的增殖、分化、存活和组织的内稳态及修复都有着重要的作用。EGFR 信号通路下调会造成包括骨组织在内的多器官的功能紊乱甚至疾病的发生（Sibilia et al.，2007）。

研究发现，在软骨内成骨过程中，EGFR 下游信号通路在软骨细胞的增殖及其向肥大软骨细胞的分化环节发挥了重要作用。离体实验发现，EGFR 的配体能够促进鸟类生长板软骨细胞的增殖。在 EGFR 缺失的新生小鼠中，发现长骨中软骨细胞肥大带明显增宽，提示生理情况下 EGFR 可能促进肥大软骨细胞的终末分化或是抑制增殖区软骨细胞肥大化（Sibilia et al.，2016）。在使 EGF 过表达后，小鼠长骨软骨细胞增殖带增宽同时软骨细胞肥大化延迟，提示 EGF/EGFR 下游信号通路主要作用是抑制软骨细胞的肥大化（Chan and Wang，2000）。而我们实验室的研究则发现，抑制大鼠软骨细胞中的 EGFR 表达可导致软骨细胞终末分化和凋亡的抑制，提示 EGFR 信号通路在促进软骨细胞终末分化过程中同样发挥了重要作用（Shangguan et al.，2017）。

11.1.2　肥大软骨细胞增殖与分化过程中的体液因子调节

目前认为，调节肥大软骨细胞增殖与分化的体液因子主要有 3 种：生长激素、糖皮质激素、和甲状腺素。其中生长激素主要促进肥大软骨细胞的增殖，甲状腺素主要促进肥大软骨细胞的终末分化和凋亡，而糖皮质激素对上述过程均有抑制作用(图 11-1)。

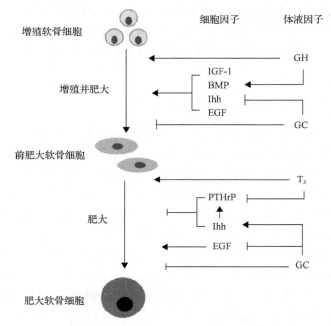

图 11-1　肥大软骨细胞发育过程中的信号通路调控

GH. 生长激素；IGF-1. 胰岛素样生长因子-1；BMP. 骨形态发生蛋白；Ihh. 印第安刺猬蛋白；
EGF. 表皮生长因子；GC. 糖皮质激素；T_3. 三碘甲状腺原氨酸；PTHrP. 甲状旁腺激素相关肽

11.1.2.1　生长激素

生长激素(growth hormone)是促进长骨乃至全身生长发育的主要激素。研究证实，生长激素可以通过直接作用和促进肝脏分泌 IGF-1 的间接作用促进长骨发育。在人体和动物实验中均发现，当生长激素受体失活后，给予外源性 IGF-1 可使长骨发育不受影响，提示生长激素主要通过促进 IGF-1 合成的方式促进长骨的发育。生长激素-IGF-1 轴对软骨内成骨的作用主要是促进软骨细胞的增殖。目前，尚未有研究提示生长激素通过任何方式影响软骨细胞的肥大化过程。

11.1.2.2　糖皮质激素

胚胎发育过程中，内源性的糖皮质激素(glucocorticoid)对于各脏器功能的发育成熟具有关键的作用。但针对内源性糖皮质激素对胚胎骨组织发育的作用的研究较为少见。研究发现，内源性糖皮质激素在干骺端的骨折愈合过程中发挥了关键作用，该研究中通过特异性敲除软骨细胞的糖皮质激素受体(glucocorticoid receptor, GR)基因发现，软骨细胞中 GR 表达的抑制可导致干骺端骨折愈合延迟，但在正常发育过程中敲除软骨细胞中 GR 基因却对正常骨发育无明显影响(Tu et al., 2014)。在胚胎的发育过程中，长骨的发育过程即软骨内成骨过程其实与干骺端骨折的愈合过程十分类似。由于出生后骨发育的影响因素主要是生长激素，该研究中糖皮质激素对正常骨发育的影响不明显，但这仍然可以提示软骨细胞中的内源性糖皮质激素可以通过其下游信号通路促进软骨内成骨过程。但过量的糖皮质激素则会对生长板的肥大软骨造成不利影响。研究发现，地塞米松可以抑制生长板肥大软骨细胞的增殖和分化，并且促进软骨细胞的凋亡(Lui and Baron, 2011)。此外，外源性的糖皮质激素还可以通过抑制 VEGF 和 IGF-1 等生长因子抑制生长板软骨的血管形成等软骨内成骨过程中的重要环节，最终导致长骨的发育迟缓(Koedam et al., 2002)。作者团队的研究发现，内源性糖皮质激素的升高可以抑制肥大软骨细胞的凋亡，从而导致软骨内成骨过程的延迟，其机制是 EGFR/氨基端激酶信号通路受到抑制(Shangguan et al., 2017)。综上提示，内源性糖皮质激素可参与调控肥大软骨细胞的软骨内成骨过程，促进长骨的发育。但过高的内源性糖皮质激素可能与外源性糖皮质激素作用一样会导致软骨内成骨不良及骨发育迟缓，但其中的分子机制可能各有不同。

11.1.2.3　甲状腺素

除生长激素外，甲状腺素(thyroid hormone, TH)也是参与调控机体生长发育过程的重要体循环激素。研究发现，在甲状腺功能低下的患者中，长骨的纵向生长迟缓、生长板变薄，软骨细胞肥大抑制，提示甲状腺素参与调控了软骨内成骨过程中软骨细胞的肥大化过程(Shao et al., 2006)。动物实验发现，甲状腺素和三碘甲状腺原氨酸(triiodothyronine, T_3)能够诱导软骨细胞的肥大化并促进软骨细胞终末分化标志基因 X 型胶原(collagen type X, COL10)基因的表达，其间并未发现甲状腺素对软骨细胞的增殖有任何作用(Bohme et al., 1992)。而在离体实验中发现，T_3 不仅可以诱导软骨细胞的肥大化、促进其终末分化和凋亡，还可以抑制生长板软骨细胞的增殖(Ahmed et al., 2007)。综上提示，在软骨内成骨过程中甲状腺素在软骨细胞的终末分化过程中起到了关键调控作用，可促进肥大软骨细胞的分化成熟和生理性死亡(凋亡)，从而推动软骨内成骨过程。

11.2　成骨细胞增殖与分化过程中的信号通路及体液因子调节

成骨细胞是骨形成的主要功能细胞，负责骨基质的合成、分泌和矿化。成骨细胞增殖的调控主要是通过对细胞周期的调控实现的，即对细胞在促有丝分裂原作用下复制 DNA 和细胞分裂进行调节。成骨细胞分化过程受遗传因素、激素水平及细胞调控因子的影响与调控。

11.2.1　成骨细胞增殖与分化过程中的信号通路

调节成骨细胞增殖和分化的信号通路与肥大软骨细胞的信号调节通路十分相似，包括印第安刺猬蛋白信号通路、骨形态发生蛋白信号通路、胰岛素样生长因子-1 信号通路及表皮生长因子受体信号通路等。除此以外，Wnt 信号通路也参与了成骨细胞增殖和分化的调节。

11.2.1.1　Ihh 信号通路

软骨内成骨过程中 Ihh 不仅是调控软骨细胞分化的关键因子，在成骨细胞分化的过程中它也发挥了十分重要的调控作用。*Ihh* 基因敲除鼠在软骨内骨中完全没有成骨细胞的存在，仅在骨膜中有少量成骨细胞。此外，软骨膜细胞需要通过 Ihh 信号通路来启动成骨细胞分化，遗传缺陷 SMO（Ihh 信号的强制性转导）的细胞在成骨细胞分化中表现出细胞自主性缺陷。在缺乏 Ihh 的情况下，软骨膜中的间充质干细胞前体不能表达 Runx2，而后者对于成骨细胞分化是必不可少的。研究发现，软骨膜细胞中 Ihh 所诱导的 Runx2 表达的激活所带来的作用可以通过诱导锌指结构转录因子的表达而弥补，提示在该过程中锌指结构转录因子可能发挥的作用是在 Runx2 的下游。除软骨膜诱导的成骨细胞分化之外，Ihh 信号通路对骨小梁骨形成也是必需的，骨祖细胞中缺乏 SMO 的胎鼠会出现松质骨量降低的现象（Long et al.，2004）。因此，由前期肥大软骨细胞和肥大软骨细胞分泌的 Ihh 及其下游信号通路调控了软骨内成骨过程中成骨细胞的成熟分化。

11.2.1.2　BMP 信号通路

在骨发育过程中，骨形态发生蛋白（bone morphogenetic protein，BMP）家族在成骨细胞的分化过程中发挥了关键作用，其中作用最为明显的是 BMP-2 和 BMP-4。通过基因敲除实验证实，成骨细胞由 Runx2 阳性向锌指结构转录因子阳性分化过程中需要 BMP-2 和 BMP-4 参与，从而促进成骨细胞的成熟。在胚胎发生过程中，缺乏 BMP-2 的小鼠存在骨形成缺陷，且该影响持续至出生后，表现为长骨骨矿物质含量明显较低、骨脆性增加和骨折愈合的能力减弱。因此，BMP-2

和 BMP-4 可能在胚胎骨发育时期调控成骨细胞分化和骨量。BMP-2 在调控出生后早期的骨矿沉积过程也发挥了重要作用。而同一家族成员的 BMP-3 的作用却正好相反，研究发现，其可抵抗 BMP-2 和 BMP-4 在体内的活性从而维持骨量的稳定，而 BMP-3 缺失的小鼠比野生型小鼠具有更多的骨小梁。最近研究发现，BMP-3 可通过与 BMP 的 Ⅱ 型受体 Acvr2b 结合而抑制 BMP-2 或 BMP-4 的信号转导。在出生后骨组织中，BMP-3 主要由成骨细胞和骨细胞产生，并且反过来抑制早期成骨细胞谱系细胞的分化（Kokabu et al.，2012）。因此，BMP-3 在负反馈机制中起作用以确保产生适当数量的成骨细胞。对 BMP 受体人骨形态发生蛋白受体 1A 的研究也支持 BMP 信号通路在骨中的重要性。在宫内或后期，成骨细胞和成骨细胞中人骨形态发生蛋白受体 1A 的缺失意外地增加了骨骼的质量（Kamiya et al.，2008）。然而，在成骨细胞分化过程中人骨形态发生蛋白受体 1A 信号通路的确切作用还没有被阐明，人骨形态发生蛋白受体 1A 似乎通过 SMAD4 促进成骨细胞功能的成熟，因为成熟成骨细胞上述中任一基因的缺失均可降低成骨细胞功能。综上，在胚胎发育时期，BMP-2、BMP-3、BMP-4 等均参与调控成骨细胞的分化，从而调控骨量的变化，而三者之间的相互作用可以使发育过程中的骨量维持在正常状态。

11.2.1.3　IGF-1 信号通路

IGF-1 在骨发育过程中，对成骨细胞的作用是较为广泛的，其可以通过下游信号通路参与调控成骨细胞的分化、增殖、胶原形成和骨矿沉积等多个方面。研究发现，骨基质中的 IGF-1 可能通过激活哺乳动物雷帕霉素靶蛋白（mammalian target of rapamycin，mTOR）诱导了间充质干细胞分化为成骨细胞，而在敲除 *IGF-1R* 基因的小鼠中，间充质干细胞可以沉积于骨表面但无法分化成为成骨细胞。离体实验也进一步验证了 IGF-1 促成骨细胞分化的功能（Reckenbeil et al.，2017）。近年来有研究表明，*Akt* 基因灭活可抑制 Runx2 诱导的成骨细胞分化作用，而磷脂酰肌醇 3-激酶抑制剂也可以抑制 IGF-1 诱导的类成骨细胞 MC3T3-E1 的移行（Nakasaki et al.，2008）。IGF-1 还可以通过有丝分裂原活化蛋白激酶通路增加 Cbfa1 的活性及增加其在成骨前体细胞（MC3T3-E1）中的表达，从而促进成骨细胞的分化。除促进成骨细胞的分化和移行以外，IGF-1 还可以促进其分泌 Ⅰ 型胶原（COL1）。COL1 是骨组织的主要有机成分，占总量的 80%～90%，对维持骨结构的完整性和骨的生物力学功能起着十分重要的作用。多项研究发现，IGF-1 在成骨细胞分泌 COL1 过程中对机械信号转化为合成代谢信号起到了重要作用，并且其他的生长因子均不能补偿局部 IGF-1 的丢失而造成的影响。IGF-1 信号通路也参与了成骨细胞的矿化过程，敲除小鼠 *IGF-1R* 基因可导致小鼠长骨松质骨量的降低；离体实验也同样证实 IGF-1 主要通过下游有丝分裂原活化蛋白激酶通路来促进成骨细胞外基质的矿化作用(Tiago et al.，2011)。

11.2.1.4　EGFR 信号通路

除了对软骨细胞的作用外，EGFR 信号通路对成骨细胞也发挥了类似的作用。大量的体外研究提示，EGFR 配体家族可以刺激成骨细胞增殖并且抑制其分化成熟(Vaidya et al.，2015)。在体实验也同样观察到了这一现象。在基因敲除小鼠模型中发现，缺少 EGFR 表现出成骨细胞增殖受损并且成骨细胞的成熟分化加速；取颅骨成骨细胞培养时发现，与野生型小鼠相比，EGFR 缺乏的小鼠颅骨成骨细胞增殖减弱而更趋向于成熟(Sibilia et al.，2016)。不同的配体与 EGFR 结合后对成骨细胞所产生的作用也各有不同，如 EGF 的过表达可使转基因小鼠成骨细胞过度增殖，从而使骨膜和骨内膜中的成骨细胞过度蓄积并且皮质骨的厚度减少。然而，槟榔碱(Betacellulin，BTC)过度表达则会明显地增加四肢长骨中皮质骨的厚度(Schneider et al.，2009)。而转化生长因子 A(TGFA)和肝素结合的内皮细胞生长因子(HBEGR)的过表达对骨形态及骨功能并没有明显的影响(Provenzano et al.，2005)。这些说明，不同的 EGFR 配体与其结合后可激活特异性的信号通路，从而发挥不同的生理学作用，而 EGFR 家族对骨组织的复杂生理学作用目前人们的了解甚少。综上，在软骨内成骨过程中 EGFR 信号通路既可以影响软骨细胞的增殖及肥大化，也可以通过影响成骨细胞的增殖和分化而影响初级骨化中心的形成，从而整体地对软骨内成骨过程和整个骨骼的生长发育进行调控。其复杂的生理学作用还有待进一步的研究与探索。

11.2.1.5　Wnt 信号通路

Wnt 蛋白主要参与调节成骨细胞的分化过程。最显著的是，小鼠缺乏 β-联蛋白(β-catenin)的间充质干细胞无法分化成为成熟的成骨细胞(Hill et al.，2005)。对于成骨细胞来说，从 Runx2 阳性阶段到锌指结构转录因子阳性阶段，继而到最终成熟分化的成骨细胞，其间均需要 β-catenin 的参与(Rodda and McMahon，2006)。与之相似，敲除间叶祖细胞中低密度脂蛋白受体相关蛋白 5 基因和低密度脂蛋白受体相关蛋白 6 基因可导致成骨细胞的丢失。间充质祖细胞或锌指结构转录因子阳性细胞中 β-catenin 的缺失可导致异位软骨的形成，而该信号通路可能是双潜能祖细胞命运的转换点(Hill et al.，2005；Rodda and McMahon，2006)。研究发现，β-catenin 信号通路可能在 Ihh 的下游起作用，因为 β-catenin 缺失不损伤软骨膜(含骨祖细胞)中的 Ihh 信号转导，而 Ihh 的去除可消除该区室中的 β-catenin 信号转导(Hu et al.，2005)。因此，在胚胎长骨发育过程中，Ihh 和 Wnt 信号通路序贯性地参与调节软骨内成骨过程中的成骨细胞分化。

11.2.2　成骨细胞增殖与分化过程中的体液因子调节

调节成骨细胞增殖与分化的体液因子主要有生长激素、糖皮质激素和甲状腺素。其中生长激素主要促进肥大软骨细胞的增殖；甲状腺素通过与多种生长因子的协同作用，间接促进成骨细胞的分化及增殖；而糖皮质激素对上述过程均有抑制作用（图 11-2）。

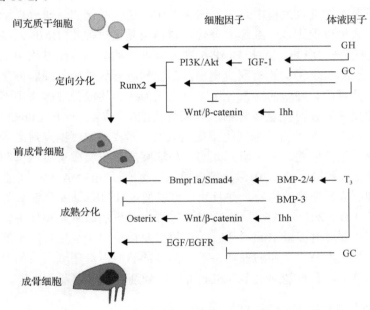

图 11-2　胚胎时期成骨细胞发育过程中的细胞因子调控

Runx2. Runt 相关转录因子 2；PI3K. 磷脂酰肌醇 3-激酶；IGF-1. 胰岛素样生长因子-1；GH. 生长激素；
GC. 糖皮质激素；Ihh. 印第安刺猬蛋白；Bmpr1a. 骨形成蛋白受体 1a；BMP. 骨形态发生蛋白；
T₃. 三碘甲状腺原氨酸；Osterix. 锌指结构转录因子；EGF. 表皮生长因子；EGFR. 表皮生长因子受体

11.2.2.1　生长激素

在正常条件下，生长激素可以促进人成骨细胞增殖和分化，并且在该过程中还发现生长激素可以促进成骨细胞自身分泌 IGF-1 和胰岛素样生长因子结合蛋白-3（insulin-like growth factor binding protein-3，IGFBP-3）。有研究提示，生长激素可以通过其受体促进成骨细胞的有丝分裂，即生长激素可以通过其直接作用促进成骨细胞的增殖。也有研究提示，生长激素可能通过与 IGF-1R 结合对成骨细胞分化及功能进行调控。该研究发现，在缺乏 IGF-1R 的情况下，生长激素所诱导的成骨细胞中 PI3K 及 Akt 磷酸化水平均明显降低，并且成骨细胞 IGF-1 和 IGFBP-3 的表达也明显降低（DiGirolamo et al.，2007）。近期对于生长激素对成骨细胞发育及功能影响的研究并没有更新的观点。综上提示，在胚胎发育过程中，生长激素对成骨细胞的作用是促进其增殖及成熟分化。生长激素既可以通过与其自身受体或 IGF-1R 结合促进成骨细胞的增殖、分化，也可以通过生长激素-IGF-1 轴间接促进成骨细胞的增殖及成熟分化。

11.2.2.2　糖皮质激素

糖皮质激素在发育过程中对成骨细胞的作用是多样化的。研究提示，低浓度的糖皮质激素可以促进成骨细胞的分化，该作用是通过促进 BMP-2、BMP-4 及 BMP-6 的表达来实现的，其中 BMP-6 在成骨细胞的早期分化过程中发挥关键作用（Luppen et al.，2003）。也有研究提出，糖皮质激素促进成骨细胞分化仅仅限于早期分化，其对成骨细胞的终末分化即分化成为成熟的成骨细胞作用不明显，这可能与糖皮质激素仅可促进成骨细胞早期分化的关键转录因子 Runx2 表达有关（Ito et al.，2007）。超过生理浓度的糖皮质激素，即较高浓度糖皮质激素对成骨细胞的作用主要是负向的。大量研究证实，高浓度的糖皮质激素可以抑制成骨细胞的增殖、分化等（Shi et al.，2015）。糖皮质激素可通过 miRNA199a 调控 Wnt 信号通路从而抑制成骨细胞的增殖，并且其还可以通过 PI3K 通路抑制成骨细胞的分化过程（Shi et al.，2015）。综上，在骨发育过程中糖皮质激素具有促进骨发育的生理作用，其主要通过促进 Runx2 和 BMP 等重要转录因子及生长因子的表达而促进成骨细胞的早期分化。在病理状态下，如多种孕期不良环境所致的母源性高糖皮质激素环境下，其可能通过多种机制抑制成骨细胞的增殖及分化等。

11.2.2.3　甲状腺素

虽然在胚胎的长骨形成过程中，甲状腺素对软骨细胞的发育发挥了重要作用，但其对成骨细胞的分化似乎不是必不可少的。很早就有研究提出，成骨细胞的生长并不需要甲状腺素的参与。但这并不意味着甲状腺素对成骨细胞没有发挥任何作用。研究发现，甲状腺素中的 T_3 和 T_4 可以通过整合素 $\alpha(V)\beta(3)$ 激活有丝分裂原活化蛋白激酶/调节细胞激酶通路促进成骨细胞的增殖。此外，甲状腺素在骨发育过程中最重要的作用是协同 EGF、FGF 及 IGF-1 等其他生长因子间接调控成骨细胞的发育（Duarte-Guterman et al.，2014）。最新研究提示，甲状腺素在软骨内成骨过程中发挥了重要的调控作用，促进了软骨细胞向成骨细胞的转分化（Aghajanian et al.，2017），软骨细胞向成骨细胞的转分化是近年来较新的学术观点。在胚胎骨发育过程中甲状腺素可能不是成骨细胞发育所必需的，但其可通过与多种生长因子的协同作用间接促进成骨细胞的增殖及分化，并且在软骨内成骨过程中发挥了关键作用。

11.3　破骨细胞增殖与分化过程中的信号通路及体液因子调节

在胚胎骨发育过程中，从初级骨化中心形成伊始，破骨细胞便开始逐渐分化成熟并参与骨化中心的骨重建过程。破骨细胞对软骨细胞外基质的吸收也保证了软骨内成骨过程具有足够的空间。所以破骨细胞的增殖、分化和移行等过程也是胚胎骨发育过程中的重要环节，在该过程中亦有多种信号通路和生长因子参与其中的调控。

11.3.1　破骨细胞增殖与分化过程中的信号通路

破骨细胞分化的重要信号是集落刺激因子和细胞核因子(NF)-κB 受体活化因子配体(RANKL)。破骨细胞生成取决于适当的微环境，微环境提供诸如巨噬细胞集落刺激因子和 RANKL 等必要信号，进一步促进破骨细胞分化。

11.3.1.1　集落刺激因子信号通路

破骨细胞由单核细胞家族分化而来，因此巨噬细胞发育所必需的集落刺激因子(colony-stimulating factor，CSF)也是破骨细胞分化所必需的。CSF 对破骨细胞的作用较为广泛。研究发现，CSF 通过 mTOR[sol]S6 激酶维持破骨细胞的存活。而 CSF 则可以通过激活下游 Ras/调节细胞激酶通路，促进前体破骨细胞分化成为具有破骨能力的成熟破骨细胞(Lee et al.，2009)。除此之外，也有研究发现，巨噬细胞 CSF 还可以通过调节细胞激酶通路加强 RANKL 所诱导的成骨细胞的骨吸收功能(Hodge et al.，2011)。在细胞移行方面，有文献报道巨噬细胞 CSF 可以促进破骨细胞的移行。研究发现，成骨细胞分泌巨噬细胞 CSF 并激活破骨细胞中 c-Fms/磷脂酰肌醇 3-激酶/Akt/NF-κB 信号通路从而发挥其生理效应，而尿激酶受体在其中发挥了重要的调控作用(Kalbasi Anaraki et al.，2015)。CSF 家族作为破骨细胞分化过程中最为重要的细胞因子，可以通过多种分子机制直接或间接地参与调控破骨细胞的成熟与分化。此外，CSF 对破骨细胞的存活和移行等正常的生理过程也具有正调节作用。

11.3.1.2　肿瘤坏死因子信号通路

肿瘤坏死因子(tumor necrosis factor，TNF)家族蛋白在骨发育过程中均发挥了重要作用，其中最具代表性的莫过于细胞核因子(NF)-κB 受体活化因子配体(receptor activator of nuclear factor-kappaBligand，RANKL)对于破骨细胞分化的调控作用。可溶性的 RANKL 与其受体骨保护素(osteoprotegerin，OPG)结合从而抑制破骨细胞的分化成熟，而 RANKL 又可通过 NF-κB 诱导破骨细胞的形成。动物实验发现，RANKL 是破骨细胞形成所必需的，除 RANKL 以外，许多 TNF 家族受体均可激活 NF-κB，并且被认为可以替代或增强 RANKL 的作用，其中较为典型的是 TNF-α 受体(Azuma et al.，2000)。研究发现，一些 TNF 家族其他成员如肿瘤坏死因子相关凋亡诱导因子(TRAIL)可干扰 RANKL 诱导破骨细胞分化的能力(Zauli et al.，2004)。干扰素 γ 可诱导 RANK 适配蛋白肿瘤坏死因子受体相关因子 6(TRAF6)快速降解，从而干扰 RANKL-RANK 信号通路，从而抑制破骨细胞形成(Takayanagi et al.，2000)。但在 TRAIL 存在的情况下，该机制与 p38/有丝分裂原活化蛋白激酶活性有关，对 NF-κB 信号通路没有明显影响。提示，破骨细胞分化不仅由 NF-κB 介导，还需要细胞激酶、氨基端激酶或 p38 Map 激酶，在某些情况下，包括 NFAT1/2 在内的其他核因子可以替代这些因子(Ikeda et al.，2004)。此外，在某些情况下，包括 IL-1 在内的其他细胞因子也可以调节细胞激酶从而增强或者替代 RANKL 促破骨细胞分化效应(Lee et al.，2002)。膜结合的 TNF 可能在破骨细胞发生中非常重要，RANKL 即为细胞膜结合的 TNF。目前还不清楚在正常骨转换过程中 RANKL(或其他 TNF)对破骨细胞的形成是否重要。此外，骨保护素除拮抗 RANKL 外，还可结合 TRAIL，它是另一种干扰 RANKL 信号通路的成骨细胞产物(Dumnicka et al.，2014)。鉴于这些复杂的相互作用，骨骼中 TNF 家族信号的调控作用还有很大的研究探索空间。

11.3.1.3　IGF-1 信号通路

作为生长发育阶段最为重要的生长因子之一，IGF-1 作用广泛。共培养体系中发现，成骨细胞产生的 IGF-1 可促使破骨细胞成熟从而促进骨吸收过程；IGFBP-5 在这一过程中起到了重要作用，此外，IGFBP-5 更可以直接促进破骨细胞的成熟分化(Kanatani et al.，2000)。研究发现，IGF-1 能通过骨保护素/RANKL/RANK 系统调节破骨细胞的功能。Rubin 等(2002)发现，人 IGF-1 时间和剂量依赖性地抑制骨保护素的表达，提示 IGF-1 可通过抑制骨保护素的合成而促进破骨细胞分化和骨吸收。Zhu 等(2014)研究发现，IGF-1 不仅可以通过调节 RANKL/RANK 表达调控破骨细胞的形成，还可以通过调节巨噬细胞集落刺激因子的表达和信号转导而调控破骨细胞及其前体之间的相互作用，从而促进破骨细胞的成熟分化。IGF-1 还可以通过刺激释放旁分泌介质调控破骨细胞功能和骨吸收过程。研究提示，白细胞介素(interleukin，IL)家族中的 IL-1、IL-6 和 TNF-α 超家族成员在绝经后骨质疏松症患者的发病机制中起了重要作用，这些调节因子水平的升高会促使破骨细胞形成增加(Bernard-Poenaru et al.，2001)。细胞实验发现，IGF-1 可以增加大鼠和人破骨细胞产生 IL-6，而人体外周血的单核细胞 IGF-1R 激活可能直接刺激单核细胞和巨噬细胞产生 TNF-α、IL-6 和 IL-1β。提示，IGF-1 可通过促使破骨细胞释放 IL-6、TNF-α 等细胞因子和刺激人体 T 细胞增殖等作用，间接促进破骨细胞形成和骨吸收。

11.3.2　破骨细胞增殖与分化过程中的体液因子调节

调节成骨细胞增殖与分化的体液因子主要有：生长激素、糖皮质激素和甲状腺素。其中生长激素主要促进破骨细胞的成熟分化；糖皮质激素可增强破骨细胞的骨吸收功能；甲状腺素促进破骨细胞的成熟分化和骨吸收（图 11-3）。

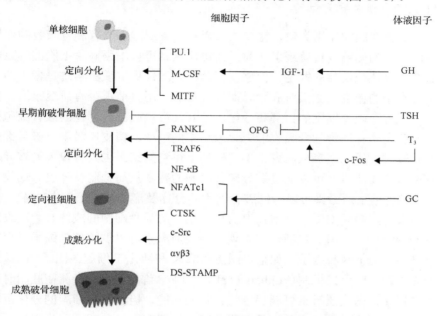

图 11-3　胚胎时期破骨细胞发育过程中的体液因子调控

M-CSF. 巨噬细胞集落刺激因子；IGF-1. 胰岛素样生长因子-1；GH. 生长激素；TSH. 促甲状腺素；RANKL. NF-κB
受体激活蛋白配体；OPG. 骨保护素；TRAF6. 肿瘤坏死因子受体相关因子 6；NF-κB. 细胞核因子-κB；
T₃. 三碘甲状腺原氨酸；NFATc1. 活化 T 细胞核因子 1 蛋白抗体；GC. 糖皮质激素

11.3.2.1　生长激素

在胚胎骨发育过程中，生长激素对骨细胞的作用也是较为广泛的。较早就有文献证实，生长激素可以通过直接或者间接作用促进破骨细胞的成熟分化从而增强骨吸收。还有研究揭示，生长激素对于不同分化阶段的破骨细胞的调控方式是截然不同的。其中，对于未成熟的破骨细胞前体，生长激素主要通过直接作用促进其成熟分化；而对于已经成熟的破骨细胞，生长激素主要通过间接作用促进破骨细胞的骨吸收功能(Iglesias et al., 2011)。近期研究也证实了之前的观点，动物实验发现生长激素可促进破骨细胞的骨吸收功能，但其主要是通过调控 RANKL/骨保护素系统及促进成骨细胞分泌 IGF-1 而间接实现的(Hu et al., 2015)。然而，生长激素对破骨细胞的直接作用目前鲜有报道。因此，在胚胎的骨发育过程中，生长激素对破骨细胞可能存在直接的促成熟分化作用，但其对破骨细胞的作用大部分可能还是依赖于通过促进 IGF-1 分泌来进行调控；而对于已经成熟的破骨细胞，生长激素可能通过 RANKL/骨保护素系统及 IGF-1 等调控其骨吸收的生理功能。在骨发育过程中，成骨细胞与破骨细胞之间的交互作用是不可忽视的，所以生长激素对成骨细胞功能的调控也在一定程度上间接调控了破骨细胞的发育及功能。

11.3.2.2　糖皮质激素

与对成骨细胞的作用类似，糖皮质激素对破骨细胞的发育和骨吸收的作用也具有不同方面的影响。传统观念认为，糖皮质激素可以增强破骨细胞的骨吸收功能从而造成骨质疏松症的发生。但这仅仅是在外源性糖皮质激素过量使用的前提下。生理水平的糖皮质激素对胚胎时期骨发育的作用目前很少有研究报道。糖皮质激素可以抑制破骨细胞的招募和分化，但其又可以刺激已存在的破骨细胞的活性，增强已有破骨细胞的骨吸收能力。因为不同浓度的糖皮质激素对破骨细胞的作用差异较大，所以在多项研究中不同模型下得到的结果也具有较大的差异。有研究发现，糖皮质激素可以通过诱导破骨细胞的凋亡从而抑制骨吸收。动物实验发现，外源性糖皮质激素可以抑制破骨细胞的分化及形成（He et al.，2016）。然而也有文献报道，激活 GR 可以增强 RANKL 诱导的成骨细胞的成熟及骨吸收活性（Conaway et al.，2016）。最新研究发现，糖皮质激素可以调控破骨细胞昼夜节律性地分泌相关的骨吸收因子，如猪组织蛋白酶 K 和活化 T 细胞核因子 1，该作用更为偏向生理性的调控机制（Fujihara et al.，2014）。综上，我们推测在胚胎时期的骨发育过程中，糖皮质激素可能促进骨吸收的功能，但对破骨细胞的分化可能存在抑制作用。因为成骨细胞与破骨细胞之间存在着密不可分的交互作用，所以糖皮质激素可能又可以通过促进成骨细胞的某些功能，间接促进破骨细胞的成熟分化，而其中复杂的分子机制有待进一步研究。

11.3.2.3　甲状腺素

在骨发育过程中，甲状腺素对骨细胞的作用是不可忽视的。甲状腺素对于破骨细胞的作用目前研究所得出的结论基本一致，即其可促进破骨细胞的成熟分化和骨吸收功能，大量研究结果的区别基本在于分子机制层面。有研究发现，T_3 可以促进破骨细胞前体的成熟分化，而在该过程中 RANKL/骨保护素系统并没有受到影响，但 c-Fos 表达明显升高，提示 T_3 至少部分通过 c-Fos 促进了破骨细胞的成熟分化（Kanatani et al.，2004）。与甲状腺素的作用相反，促甲状腺素（thyroid-stimulating hormone，TSH）对于破骨细胞的作用主要是负向的。多项研究发现，促甲状腺素可以抑制破骨细胞的分化从而抑制破骨细胞的形成，而促甲状腺素的这一作用可能在维持骨量的平衡中起到关键作用（Zhang et al.，2014）。综上，我们认为，在胚胎骨发育阶段，甲状腺素对于破骨细胞的作用主要是促进破骨细的成熟分化，使骨化中心具备足够的成熟破骨细胞参与到正常的软骨内成骨过程中去，而当成熟破骨细胞达到一定数量后，则会有其他的负调节机制使破骨细胞的数量维持在较为稳定的状态。

11.4　血管内皮细胞增殖与分化过程中的信号通路及体液因子调节

在胚胎组织内软骨被骨替代之前，血管入侵软骨膜和肥大细胞区域是必要条件。随着血管的入侵，未分化的间充质干细胞、成骨细胞和破骨细胞一同进入。成骨细胞附着在残留钙化细胞外基质表面分化并分泌类骨质，钙化成为骨质，而后形成原始骨小梁。破骨细胞不断降解钙化基质，形成骨髓腔，同时被大量血管及间充质干细胞填满并进一步分化成血管、基质骨细胞等，形成骨组织。

11.4.1　血管内皮细胞增殖与分化过程中的信号通路

11.4.1.1　血管内皮生长因子信号通路

在软骨内成骨过程中初级骨化中心的血管化是长骨发育的关键步骤。而血管内皮生长因子(VEGF)无疑是参与调控这一过程的主要生长因子。研究发现，在软骨内成骨过程中逐渐肥大的软骨细胞可以分泌大量的 VEGF，而该信号可被内皮细胞所感知并被招募移行至软骨膜上形成血管并进一步侵入软骨膜(Rabie et al.，2002)。血管的侵入能够将未分化的间充质干细胞带入矿化前端，随后这些间充质干细胞一方面能够分化成为成骨细胞进行成骨，另一方面可以分化成为破骨细胞参与初级骨化中心的形成。研究发现，ATDC5 软骨细胞能够分泌 VEGF 的 4种亚型，即 VEGF-A、VEGF-B、VEGF-C、VEGF-D，并且在软骨细胞成熟分化过程中 VEGF 的表达逐渐升高；成年大鼠的下颌骨肥大软骨细胞中有较高水平的VEGF 表达(Xiong et al.，2005)。这些研究结果均在细胞水平验证了骨发育过程中VEGF 的主要来源。动物实验也进一步证实 VEGF-A 在血管侵入肥大软骨细胞带过程中的重要作用。Gerber 等(1999)使 24 日龄小鼠 VEGF 失活后，观察到血管的侵入几乎完全被抑制并伴随骨小梁形成受损和肥大软骨细胞带增宽、破骨细胞分化及招募抑制、MMP-9 分泌减少及终末软骨细胞重吸收减弱。而在终止上述抑制过程后，血管的侵入、破骨细胞的重吸收和肥大软骨细胞带的形态均能恢复正常。上述研究提示，在软骨内成骨过程中，VEGF 是软骨细胞增殖和凋亡、细胞外基质重塑、初级骨化中心血管化生成和骨形成等多个环节之间的协调者，在软骨内成骨过程中特别是初级骨化中心形成过程中发挥了重要的作用。

11.4.1.2　碱性成纤维细胞生长因子信号通路

碱性成纤维细胞生长因子(basic fibroblast growth factor，bFGF)在多种组织和器官的发育过程中发挥了重要作用。它可以由多种细胞分泌产生，其中包括成纤维细胞、成骨细胞和内皮细胞。bFGF 是内皮细胞的促有丝分裂因子，可以直接促进内皮细胞的增殖,bFGF 还可以刺激内皮细胞自分泌和旁分泌促血管形成的细胞因子、蛋白酶和整合素等，从而促进血管的生成。bFGF 主要与 4 种受体——FGFR1、FGFR2、FGFR3、FGFR4 结合而激活内皮细胞中的信号级联活动(Zhang et al.，2006)。bFGF 除直接作用于内皮细胞外，还可以通过促进成骨细胞和破骨细胞分泌多种细胞因子来间接促进血管的形成。研究发现，bFGF 可通过自分泌和旁分泌机制来促进前体成骨细胞增殖及分化，并且促进其分泌 RANKL 从而进一步诱导破骨细胞的分化。bFGF 可使成熟破骨细胞的数量增加并溶解软骨细胞外基质，为内皮细胞的侵入提供空间；bFGF 可直接通过下游通路诱导内皮细胞的分化和移行(Kawaguchi et al.，2000)。动物实验发现，bFGF 与受体结合并激活下游调节细胞激酶通路从而促进破骨细胞募集、分化和骨吸收，并刺激血管发生部位的骨重建活动(Chikazu et al.，2000)。在胚胎骨发育过程中，bFGF 可以通过下游多种通路直接促进内皮细胞的移行，但其更为重要的作用可能是通过一些间接的途径促进内皮细胞自身或者成骨细胞和破骨细胞分泌多种成血管因子，最终促进内皮细胞的分化、移行及血管的形成和侵入。

11.4.1.3　表皮生长因子受体信号通路

表皮生长因子受体(epidermalgrowthfactorreceptor，EGFR)在骨发育过程中的作用较为广泛。在 EGFR 信号通路家族中，表皮生长因子(epidermalgrowthfactor，EGF)和一些其他的配体成员均是促进骨发育中血管生成的因子。研究证实，EGF能够显著促进人脐静脉内皮细胞的增殖(Bertrand-Duchesne et al.，2010)。在机制层面也有研究发现，EGF 通过激活磷脂酰肌醇 3-激酶和有丝分裂原活化蛋白激酶信号通路诱导内皮细胞迁移和血管管腔的形成。与之类似，肝素结合的内皮细胞生长因子(HB-EGF)也可以通过激活磷脂酰肌醇 3-激酶和有丝分裂原活化蛋白激酶信号通路诱导内皮细胞的移行(Mehta and Besner，2007)。此外，BGFR 还可通过刺激氧合酶和一氧化氮的产生诱导内皮细胞的移行(Mehta et al.，2008)。在伤口愈合实验中发现，同为 EGFR 信号通路家族配体成员的 BTC 可以明显增加血管的覆盖面积、增大血管的密度(Schneider et al.，2008)。此外，研究显示，BTC 主要通过激活调节细胞激酶 1/2 和 Akt 信号通路，诱导内皮细胞的移行和管腔的形成(Kim et al.，2003)。研究证实，TGF-α 也是内皮细胞的诱导因子，其可以刺激仓鼠脸颊中毛细血管的新生；在脑梗死模型中也发现，TGF-α 可显著增加脑梗死部位周围血管的形成(Leker et al., 2009)。EGFR 配体家族其他成员如 NRG1 对内皮细胞的作用类似于 EGF(Odiete et al., 2012)。还有研究发现, 在成骨细胞分化过程中 *EFGL6* 基因表达明显升高, 提示 EFGL6 在骨发育过程中发挥了重要作用。EFGL6 主要通过激活调节细胞激酶 1/2 信号通路诱导内皮细胞的移行和成管(Chim et al., 2011)。对于 EGFR 配体家族中的其他成员亚型, 如 EGFL2、EGFL3、EGFL5、EGFL6 等在内皮细胞发育过程中的作用尚未完全了解, 但它们也可能是调节内皮细胞发育及功能的潜在因子。综上, EGFR 信号通路家族对于内皮细胞的分化、移行及成管功能基本上均为促进作用, 其调控的分子机制也较为广泛。

11.4.2　血管内皮细胞增殖与分化过程中的体液因子调节

11.4.2.1　生长激素

生长激素作为调控发育最重要的激素, 对内皮细胞的作用也较为广泛。研究提示, 在体外, 生长激素可以促进内皮细胞的移行和血管管腔的形成(Messias de Lima et al., 2017)。此外, 生长激素还可以促进多种环境(如高糖环境)下多种内皮细胞的增殖(Li et al., 2009)。因为生长激素-IGF-1 轴的存在, 生长激素对内皮细胞的作用在一定程度上有赖于 IGF-1。生长激素可以特异性地抑制非 IGF-1 介导的内皮细胞移行。IGF-1 和内皮素-1(endothelin-1, ET-1)均可以通过激活下游有丝分裂原活化蛋白激酶信号通路促进内皮细胞的移行, 而生长激素可以抑制 ET-1 诱导的下游有丝分裂原活化蛋白激酶信号通路的活性从而抑制内皮细胞的移行, 但对 IGF-1 诱导的有丝分裂原活化蛋白激酶通路激活却没有影响。ET-1 还可以通过蛋白激酶 C(protein kinase C, PKC)促进内皮细胞移行, 生长激素对这一调控机制没有影响。临床研究发现, 生长激素缺乏症的儿童会出现内皮细胞功能受损, 并且该症状通过单纯地补充生长激素不能完全逆转(Hoffman, 2008)。综上提示, 在发育期间, 生长激素对于骨组织内皮细胞的增殖、移行和血管形成等过程均发挥了独特的、不可替代的作用, 其部分作用可能依赖于 IGF-1 而实现, 而它对其他促血管生成因子可能还存在一些负向的调控作用。

11.4.2.2　糖皮质激素

糖皮质激素对内皮细胞作用的研究大多集中在外源性糖皮质激素上。外源性糖皮质激素通常通过促进血管生成抑制因子或抑制血管生成促进因子的表达而抑制内皮细胞的增殖和移行等过程。此外, 糖皮质激素还可以直接抑制血管管腔形成过程中内皮细胞的形态变化, 从而抑制血管的形成。研究发现, 较短时间的外源性糖皮质激素处理便可造成发育过程中生长板软骨的形态改变, 并且抑制肥大软骨细胞分泌 VEGF, 抑制血管的侵入, 导致骨发育的迟缓(Smink et al., 2003)。

进一步研究发现，孕期使用糖皮质激素可抑制血管的形成，其分子机制主要是通过 Akt/mTOR 信号通路，抑制了 VEGF 和 VEGFR1/2 的表达(Ozmen et al.，2016)。目前对于内生性糖皮质激素对内皮细胞的作用研究较少，但有文献提示，给予啮齿类动物长期的内源性糖皮质激素处理同样也会抑制内皮细胞的增殖、移行等过程，而在此期间伴随有 VEGF、MMP-2 等促血管因子表达的降低，糖皮质激素可能通过核转录因子激活蛋白1(AP1)调节这些促血管因子表达率低的过程(Shikatani et al.，2012)。上述研究提示，在发育过程中，过高的内源性糖皮质激素同样会造成内皮细胞的增殖、移行和血管形成的障碍，导致骨发育的迟缓，而其中的分子机制可能与外源性糖皮质激素抑制血管形成类似(图 11-4)。

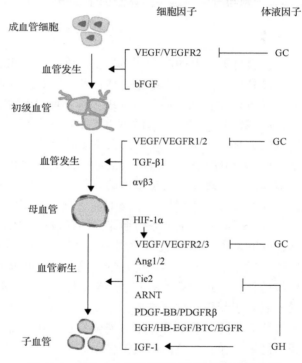

图 11-4　胚胎内皮细胞发育过程体液因子调控图

VEGF. 血管内皮生长因子；VEGFR. 血管内皮生长因子受体；GC. 糖皮质激素；bFGF. 碱性成纤维细胞生长因子；TGF-β. 转化生长因子-β；HIF-1α. 低氧诱导因子-1α；Ang. 血管生成素；Tie2. 络氨酸激酶受体 2；ARNT. 芳基烃受体核转运体；PDGF-BB. 血小板衍生生长因子-BB；PDGFRβ. 血小板衍生生长因子受体 β；EGF. 表皮生长因子；HB-EGF. 类内皮细胞生长因子；BTC. 槟榔碱；EGFR. 表皮生长因子受体；IGF-1. 胰岛素样生长因子-1；GH. 生长激素

11.5　研究展望

综上不难发现，随着骨发育的持续进行，各种细胞在不断地变化。细胞增殖、分化及成骨均在有序地进行。而在这一系列复杂的过程中，不同细胞之间相互调控、相互协调，多种细胞因子和信号通路参与其中。不同信号通路同时参与了多种细胞的发育过程，体循环中的激素和细胞因子也同时参与了这一复杂的过程。体循环中的激素通过影响细胞本身自分泌或者旁分泌的细胞因子和信号通路间接影响骨发育过程。骨发育的调控是一个整体协调的过程，单独改变其中单一的因素可能会造成其他调控因素的改变和代偿。其中更加复杂的调控机制还有待进一步的研究。

参 考 文 献

Aghajanian P, Xing W, Cheng S, et al. 2017. Epiphyseal bone formation occurs via thyroid hormone regulation of chondrocyte to osteoblast transdifferentiation. Sci Rep, 7: 10432

Ahmed Y A, Tatarczuch L, Pagel C N, et al. 2007. Hypertrophy and physiological death of equine chondrocytes *in vitro*. Equine Vet J, 39: 546-552

Azuma Y, Kaji K, Katogi R, et al. 2000. Tumor necrosis factor-alpha induces differentiation of and bone resorption by osteoclasts. J Biol Chem, 275: 4858-4864

Bernard-Poenaru O, Roux C, Blanque R, et al. 2001. Bone-resorbing cytokines from peripheral blood mononuclear cells after hormone replacement therapy: a longitudinal study. Osteoporosis International: a Journal Established as Result of Cooperation between the European Foundation for Osteoporosis and the National Osteoporosis Foundation of the USA, 12: 769-776

Bertrand-Duchesne M P, Grenier D, Gagnon G. 2010. Epidermal growth factor released from platelet-rich plasma promotes endothelial cell proliferation *in vitro*. J Periodontal Res, 45: 87-93

Bohme K, Conscience-Egli M, Tschan T, et al. 1992. Induction of proliferation or hypertrophy of chondrocytes in serum-free culture: the role of insulin-like growth factor-I, insulin, or thyroxine. J Cell Biol, 116: 1035-1042

Chan S Y, Wang R W. 2000. Expression of epidermal growth factor in transgenic mice causes growth retardation. The Journal of biological chemistry, 275 (49): 38693-38698

Chikazu D, Hakeda Y, Ogata N, et al. 2000. Fibroblast growth factor(FGF)-2 directly stimulates mature osteoclast function through activation of FGF receptor 1 and p42/p44 MAP kinase. J Biol Chem, 275: 31444-31450

Chim S M, Qin A, Tickner J, et al. 2011. EGFL6 promotes endothelial cell migration and angiogenesis through the activation of extracellular signal-regulated kinase. J Biol Chem, 286: 22035-22046

Conaway H H, Henning P, Lie A, et al. 2016. Activation of dimeric glucocorticoid receptors in osteoclast progenitors potentiates RANKL induced mature osteoclast boneresorbing activity. Bone, 93: 43-54

Day T F, Guo X, Garrett-Beal L, et al. 2005. Wnt/beta-catenin signaling in mesenchymal progenitors controls osteoblast and chondrocyte differentiation during vertebrateskeletogenesis. Dev Cell, 8: 739-750

DiGirolamo D J, Mukherjee A, Fulzele K, et al. 2007. Mode of growth hormone action in osteoblasts. J Biol Chem, 282: 31666-31674

Duarte-Guterman P, Navarro-Martin L, Trudeau V L. 2014. Mechanisms of crosstalk between endocrine systems: regulation of sex steroid hormone synthesis and action by thyroid hormones. Gen Comp Endocr, 203: 69-85

Dumnicka P, Zylka A, Kusnierz-Cabala B, et al. 2014. Osteoprotegerin, trail and osteoprotegerin/trail ratio in patients at early phase of acute pancreatitis. Fol Med Craco, 54: 17-26

Fujihara Y, Kondo H, Noguchi T, et al. 2014. Glucocorticoids mediate circadian timing in peripheral osteoclasts resulting in the circadian expression rhythm of osteoclast-related genes. Bone, 61: 1-9

Gerber H P, Vu T H, Ryan A M, et al. 1999. VEGF couples hypertrophic cartilage remodeling, ossification and angiogenesis during endochondral bone formation. Nat Med, 5: 623-628

Grimsrud C D, Romano P R, D'Souza M, et al. 2001. BMP signaling stimulates chondrocyte maturation and the expression of Indian hedgehog. J Orthop Res, 19: 18-25

He M, Wang J, Wang G, et al. 2016. Effect of glucocorticoids on osteoclast function in a mouse model of bone necrosis. Mol Med Rep, 14: 1054-1060

Hill T P, Spater D, Taketo M M, et al. 2005. Canonical Wnt/beta-catenin signaling prevents osteoblasts from differentiating into chondrocytes. Dev Cell, 8: 727-738

Hodge J M, Collier F M, Pavlos N J, et al. 2011. M-CSF potently augments RANKL-induced resorption activation in mature human osteoclasts. PLoS One, 6: e21462

Hoffman R P. 2008. Growth hormone (GH) treatment does not restore endothelial function in children with GH deficiency. J Pediatr Endocr Met, 21: 323-328

Hu Y, Liu W, Liu Z, et al. 2015. Receptor activator of nuclear factor-kappa ligand, OPG, and IGF-I expression during orthodontically induced inflammatory root resorption in the recombinant human growth hormone-treated rats. Ang Ortho, 85: 562-569

Iglesias L, Yeh J K, Castro-Magana M, et al. 2011. Effects of growth hormone on bone modeling and remodeling in hypophysectomized young female rats: a bone histomorphometric study. J Bone Miner Res, 29: 159-167

Ikeda F, Nishimura R, Matsubara T, et al. 2004. Critical roles of c-Jun signaling in regulation of NFAT family and RANKL-regulated osteoclast differentiation. J Clin Inv, 114: 475-484

Ito S, Suzuki N, Kato S, et al. 2007. Glucocorticoids induce the differentiation of a mesenchymal progenitor cell line, ROB-C26 into adipocytes and osteoblasts, but fail to induce terminal osteoblast differentiation. Bone, 40: 84-92

Kalbasi Anaraki P, Patecki M, Tkachuk S, et al. 2015. Urokinase receptor mediates osteoclastogenesis via M-CSF release from osteoblasts and the c-Fms/PI3K/Akt/NF-kappaB pathway in osteoclasts. J Bone Miner Res, 30: 379-388

Kamiya N, Ye L, Kobayashi T, et al. 2008. BMP signaling negatively regulates bone mass through sclerostin by inhibiting the canonical Wnt pathway. Dev, 135: 3801-3811

Kanatani M, Sugimoto T, Nishiyama K, et al. 2000. Stimulatory effect of insulin-like growth factor binding protein-5 on mouse osteoclast formation and osteoclastic bone-resorbing activity. J Bone Miner Res, 15: 902-910

Kanatani M, Sugimoto T, Sowa H, et al. 2004. Thyroid hormone stimulates osteoclast differentiation by a mechanism independent of RANKL-RANK interaction. J Cell Physiol, 201: 17-25

Kawaguchi H, Chikazu D, Nakamura K, et al. 2000. Direct and indirect actions of fibroblast growth factor 2 on osteoclastic bone resorption in cultures. J Bone Miner Res, 15: 466-473

Kim H S, Shin H S, Kwak H J, et al. 2003.Betacellulin induces angiogenesis through activation of mitogen-activated protein kinase and phosphatidylinositol 3'-kinase in endothelial cell. J FASEB, 17: 318-320

Koedam J A, Smink J J, van Buul-Offers S C. 2002. Glucocorticoids inhibit vascular endothelial growth factor expression in growth plate chondrocytes. Mol CellEndocr, 197: 35-44

Kokabu S, Gamer L, Cox K, et al. 2012. BMP3 suppresses osteoblast differentiation of bone marrow stromal cells via interaction withAcvr2b. Mol Endocr, 26: 87-94

Kureel J, John A A, Dixit M, et al. 2017. MicroRNA-467g inhibits new bone regeneration by targeting Ihh/Runx-2 signaling. Int J Biochem Cell Bio, 85: 35-43

Lai L P, Mitchell J. 2005. Indian hedgehog: its roles and regulation in endochondral bone development. J Cell Bio, 96: 1163-1173

Lee M S, Kim H S, Yeon J T, et al. 2009. GM-CSF regulates fusion of mononuclear osteoclasts into bone-resorbingosteoclasts by activating the Ras/ERK pathway. J Immunol, 183: 3390-3399

Lee Z H, Lee S E, Kim C W, et al. 2002. IL-1alpha stimulation of osteoclast survival through the PI 3-kinase/Akt and ERK pathways. J Biochem, 131: 161-166

Leker R R, Toth Z E, Shahar T. et al. 2009. Transforming growth factor alpha induces angiogenesis and neurogenesis following stroke. Neurosci, 163: 233-243

Li W, Yang S Y, Hu Z F, et al. 2009. Growth factors enhance endothelial progenitor cell proliferation under high-glucose conditions. Med Sci Monitor, 15: BR357-BR363

Long F, Chung U I, Ohba S, et al. 2004. Ihh signaling is directly required for the osteoblast lineage in the endochondral skeleton. Dev, 131: 1309-1318

Longobardi L, O'Rear L, Aakula S, et al. 2006. Effect of IGF-I in the chondrogenesis of bone marrow mesenchymal stem cells in the presence or absence of TGF-beta signaling. J Bone Miner Res, 21: 626-636

Lui J C, Baron J. 2011. Effects of glucocorticoids on the growth plate. EndocrDev, 20: 187-193

Luppen C A, Leclerc N, Noh T, et al. 2003. Brief bone morphogenetic protein 2 treatment of glucocorticoid-inhibited MC3T3-E1 osteoblasts rescues commitment-associated cell cycle and mineralization without alteration of Runx2. J Biol Chem, 278: 44995-45003

Mau E, Whetstone H, Yu C, et al. 2007. PTHrP regulates growth plate chondrocyte differentiation and proliferation in a Gli3 dependent manner utilizing hedgehog ligand dependent and independent mechanisms. Dev Bio, 305: 28-39

Mehta V B, Besner G E. 2007. HB-EGF promotes angiogenesis in endothelial cells via PI3-kinase and MAPK signaling pathways. Growth factors, 25: 253-263

Mehta V B, Zhou Y, Radulescu A, et al. 2008. HB-EGF stimulates eNOS expression and nitric oxide production and promotes eNOS dependent angiogenesis. Growth factors, 26: 301-315

Messias de Lima C F, Dos Santos Reis M D, da Silva Ramos F W, et al. 2017. Growth hormone modulates *in vitro* endothelial cell migration and formation of capillary-like structures. Cell Biol Int, 41: 577-584

Nakasaki M, Yoshioka K, Miyamoto Y, et al. 2008. IGF-I secreted by osteoblastsacts as a potent chemotactic factor for osteoblasts. Bone, 43: 869-879

Odiete O, Hill M F, Sawyer D B. 2012. Neuregulin in cardiovascular development and disease. Circ Res, 111: 1376-1385

Ozmen A, Unek G, Kipmen-KorgunD, et al. 2016. Glucocorticoid effects on angiogenesis are associated with mTOR pathway activity. Biotech Histochem, 91: 296-306

Probst S, Zeller R, Zuniga A. 2013. The hedgehog target Vlk genetically interacts with Gli3 to regulate chondrocyte differentiation during mouse long bone development. Differ, 85: 121-130

Provenzano A P, Besner G E, James P F, et al. 2005. Heparin-binding EGF-like growth factor(HB-EGF) overexpression in transgenic mice downregulatesinsulin-like growth factor binding protein(IGFBP)-3 and -4 mRNA. Growth factors, 23: 19-31

Rabie A B, Shum L, Chayanupatkul A. 2002. VEGF and bone formation in the glenoid fossa during forward mandibular positioning. Am J Orthod Dento Fac, 122: 202-209

Ralston S H, Russell R G, Gowen M. 1990. Estrogen inhibits release of tumor necrosis factor from peripheral blood mononuclear cells in postmenopausal women. J Bone Miner Res, 5: 983-988

Reckenbeil J, Kraus D, Stark H, et al. 2017. Insulin-like growth factor 1 (IGF1) affects proliferation and differentiation and wound healing processes in an inflammatory environment with p38 controlling early osteoblast differentiation in periodontal ligament cells. Arch Oral Biol, 73: 142-150

Rodda S J, McMahon A P. 2006. Distinct roles for Hedgehog and canonical Wnt signaling in specification, differentiation and maintenance of osteoblast progenitors. Dev, 133: 3231-3244

Rubin J, Ackert-Bicknell C L, Zhu L, et al. 2002. IGF-I regulates osteoprotegerin (OPG) and receptor activator of nuclear factor-kappaB ligand *in vitro* and OPG *in vivo*. J Clin Endocr Met, 87: 4273-4279

Schneider M R, Antsiferova M, Feldmeyer L, et al. 2008. Betacellulin regulates hair follicle development and hair cycle induction and enhances angiogenesis in wounded skin. J Invest Der, 128: 1256-1265

Schneider M R, Mayer-Roenne B, Dahlhoff M, et al. 2009. High cortical bone mass phenotype in betacellulintransgenic mice is EGFR dependent. J Bone Miner Res, 24: 455-467

Shangguan Y, Jiang H, Pan Z, et al. 2017. Glucocorticoid mediates prenatal caffeine exposure-induced endochondral ossification retardation and its molecular mechanism in female fetal rats. Cell Death Dis, 8: e3157

Shao Y Y, Wang L, Ballock R T. 2006. Thyroid hormone and the growth plate. RevEndocr Metab Dis, 7: 265-271

Shi C, Huang P, Kang H, et al. 2015. Glucocorticoid inhibits cell proliferation in differentiating osteoblasts by microRNA-199a targeting of WNT signaling. J Mol Endocr, 54: 325-337

Shikatani E A, Trifonova A, Mandel E R, et al. 2012. Inhibition of proliferation, migration and proteolysis contribute to corticosterone-mediated inhibition of angiogenesis. PLoS One, 7: e46625

Shimoyama A, Wada M, Ikeda F, et al. 2007. Ihh/Gli2 signaling promotes osteoblast differentiation by regulating Runx2 expression and function. Mol Biol Cell, 18: 2411-2418

Sibilia M, Kroismayr R, Lichtenberger B M, et al. 2007. The epidermal growth factor receptor: from development to tumorigenesis. Differ, 75: 770-787

Sibilia M, Wagner B, Hoebertz A, et al. 2016. Correction: mice humanised for the EGF receptor display hypomorphic phenotypes in skin, bone and heart. Dev, 143: 4755

Smink J J, Buchholz I M, Hamers N, et al. 2003. Short-term glucocorticoid treatment of piglets causes changes in growth plate morphology and angiogenesis. Osteoarthr Cartilage, 11: 864-871

Ta, X, Weng T, Zhang J, et al. 2007. Smad4 is required for maintaining normal murine postnatal bone homeostasis. J Cell Sci, 120: 2162-2170

Takayanagi H, Ogasawara K, Hida S, et al. 2000. T-cell-mediated regulation of osteoclastogenesis by signalling cross-talk between RANKL and IFN-gamma. Nature, 408: 600-605

Tan Y, Liu J, Deng Y, et al. 2012. Caffeine-induced fetal rat over-exposure to maternal glucocorticoid and histone methylation of liver IGF-1 might cause skeletal growth retardation. Toxicol Lett, 214: 279-287

Tiago D M, Cancela M L, Laize V. 2011. Proliferative and mineralogenic effects of insulin, IGF-1, and vanadate in fish osteoblast-like cells. J Bone Miner Met, 29: 377-382

Tu J, Henneicke H, Zhang Y, et al. 2014. Disruption of glucocorticoid signaling in chondrocytes delays metaphyseal fracture healing but does not affect normal cartilage and bone development. Bone, 69: 12-22

Vaidya M, Lehner D, Handschuh S, et al. 2015. Osteoblast-specific overexpression of amphiregulin leads to transient increase in femoral cancellous bone mass in mice. Bone, 81: 36-46

van der Eerden B C, Karperien M, Wit J M. 2003. Systemic and local regulation of the growth plate. EndocrRev, 24: 782-801

Veilleux N, Spector M. 2005. Effects of FGF-2 and IGF-1 on adult canine articular chondrocytes in type II collagen-glycosaminoglycan scaffolds *in vitro*. Osteoarthr Cartilage, 13: 278-286

Xiong H, Rabie A B, Hagg U. 2005. Neovascularization and mandibular condylar bone remodeling in adult rats under mechanical strain. Front Biosci, 10: 74-82

Yarden Y, Shilo B Z. 2007. SnapShot: EGFR signaling pathway. Cell, 131: 1018

Zauli G, Rimondi E, NicolinV, et al. 2004. TNF-related apoptosis-inducing ligand (TRAIL) blocks osteoclastic differentiation induced by RANKL plus M-CSF. Blood, 104: 2044-2050

Zhang W, Zhang Y, Liu Y, et al. 2014. Thyroid-stimulating hormone maintains bone mass and strength by suppressing osteoclast differentiation. J Biomech, 47: 1307-1314

Zhang X, Ibrahimi O A, Olsen S K, et al. 2006. Receptor specificity of the fibroblast growth factor family. The complete mammalian FGF family. J Biol Chem, 281: 15694-15700

Zhu Z, Huang P, Chong Y, et al. 2014. Nucleus pulposus cells derived IGF-1 and MCP-1 enhance osteoclastogenesis and vertebrae disruption in lumbar disc herniation. Int J Clin Exp Patho, 7: 8520-8531

（王林龙，谭　杨，上官杨帆）

第12章　宫内发育迟缓与胎源性骨质疏松症

引　言

随着胎源性疾病研究的深入，早期生长发育对成年后骨质疏松症发生、发展的影响也受到越来越多的关注。宫内发育迟缓是指孕期各种不良因素导致的胎儿生长发育限制，主要表现为低出生体重。骨质疏松症是一种以骨量降低和骨组织微结构破坏为特征，导致骨脆性增加、易于骨折的代谢性骨病。生命早期的调控改变对个体生长发育具有深远的影响，特别是影响个体对某些慢性疾病的敏感性。相对于青春期和成年后，生命早期特别是胎儿时期，骨骼发育中骨质积累速率相对更快，这为遗传信息与早期周围环境之间相互作用提供了可能。大量流行病学资料证实，宫内发育迟缓的低出生体重儿成年后罹患骨质疏松症的风险明显增加；作者团队的研究也证实，孕期不良环境暴露的宫内发育迟缓的胎鼠成年后骨质疏松症易感。这些提示，骨质疏松症具有胎儿起源。

12.1　成年骨质疏松症的胎儿起源

最早报道出生体重与峰值骨量之间联系的是一份关于出生于 1968～1969 年英国巴斯 21 岁女性的流行病学研究(Cooper et al.，1995)。该研究发现，独立于成年体重及体重指数因素，女婴 1 岁龄体重与成年腰椎、股骨颈骨矿物质含量具有显著的统计学关联。Dennison 等(2005)对英国赫特福德郡 60～75 岁的 498 名男性和 468 名女性的队列研究显示，出生体重和人群的骨矿物质含量呈正相关关系，且与男性的骨矿物质密度具有显著性正相关关系。在排除了运动量、钙摄入量、吸烟、饮酒等成年生活方式的干扰后，这一关联仍然存在。随后，在美国、澳大利亚、瑞典、新西兰的流行病学调查也确证了这一发现。对平均年龄 47.5 岁的 445 例同卵双生和 966 例异卵双生的白种女性的研究发现，成人股骨颈、腰椎的骨矿物质含量及骨矿物质密度与出生体重呈明显的正相关性。结果提示，即使在基因方面有高度的一致性，出生体重的不同仍能影响成年的骨量，说明出生体重可影响骨生长发育并持续到成年，而且这种影响是不基于 DNA 序列改变的。

2016 年欧洲内分泌学会的一项研究表明，早产或低出生体重儿成年后骨骼强度弱于足月儿，出现骨折和骨质疏松症的风险更高。据美国卫生与人类服务部估计，到 2020 年全世界骨质疏松症患者数量仅女性就将超过 1000 万人(Schuiling et al.，2011)。随着骨质疏松症的病因学及疾病发育起源学说的发展，骨质疏松症与生命早期生长发育的关联得到研究证实，并引起人们的广泛关注。大量研究提示，骨质疏松症存在发育起源(Sayer and Cooper，2005)。作者团队实验证实，孕期不良因素暴露所致的宫内发育迟缓胎鼠骨形成不良(Deng et al.，2013；Tan et al.，2012)。具体表现为长骨生长板发育迟缓，软骨-骨交界处肥大带增宽，肥大软骨细胞数量增多，细胞凋亡矿化延迟，其结果是骨骼发育迟缓、长度缩短，骨质疏松症易感。这些研究提示，低出生体重与成年后峰值骨量(Zhang et al.，2016)和骨质疏松性骨折的风险(Pan et al.，2016)存在显著的正相关性，低出生体重的宫内发育迟缓个体可能出现骨发育延迟、成年峰值骨量降低等不良后果。

12.2　骨质疏松症的胎源性发生机制

后天的峰值骨量是在生命早期决定的，宫内发育迟缓所致的低出生体重与成年后的骨质含量明确相关。骨质疏松症的发病可能和宫内发育迟缓有密切联系。

12.2.1　低出生体重与成年后低峰值骨量

峰值骨量是正常生理条件下骨成熟期的最大骨量，这一时期是骨最坚硬和骨矿物质含量最高的时期。人类大约在 30 岁达到峰值骨量，但不同部位的骨达到峰值骨量的年龄有差异，从 16~18 岁(椎骨和股骨颈)到 35 岁(头盖骨)不等(Stagi et al.，2013)。在达到峰值骨量之后数十年中骨强度处于平台期，这一稳态主要依靠骨重建来实现。当成熟期过后骨量逐渐丢失，骨密度下降。近期的流行病学研究表明，宫内时期、婴儿期和儿童期发育不良都将导致成年后骨量的下降并增加骨折风险。儿童期通过运动和饮奶等方式增加的骨量可以维持到成年。峰值骨量与70 岁时的骨矿物质密度有多达 50%的相关性，年轻时获得较多骨量的人，更有可能在此后的一生中保持较高的骨矿物质密度(Schlussel et al.，2010)。这提示峰值骨量可以影响成年及老年时期骨量的高低。

世界范围内约 10%的婴儿是早产儿，他们在以后的生活中将可能面临多种健康风险。孕晚期，人体将所有的钙都集中在骨骼发育上，如果这个过程由于早产而中断，则婴儿可能在今后的生活中承受骨骼不健康的风险。挪威的一项研究对186 名成年男女的骨量进行了检测。此样本由 26~28 岁的成年人组成，其中，52名是出生体重极低(1265 g)的早产儿，59 名是足月出生但出生体重较轻(2950 g)者，另有 75 名是足月出生、出生体重达平均水平(3700 g)者。结果发现，两个低出生体重组的峰值骨量均低于体重正常的对照组。当体力活动和钙摄入量的差异因素也被考虑后，各组之间骨量的差异依然存在。

孕期及出生早期是骨骼快速发育的重要阶段，对峰值骨量有很大影响。婴儿时期全身骨矿物质含量会增长 389%，全身骨矿物质密度增加 157%（Bourrin et al.，2000）。近几年来的流行病学资料证实，低出生体重与峰值骨量具有相关性（Xita and Tsatsoulis，2010），孕期吸烟、糖皮质激素暴露、营养限制等因素造成的宫内不良环境可导致子代出生体重下降，幼年时期脊椎和股骨颈骨量显著降低（Romano et al.，2010；Bourrin et al.，2000）；而在孕期营养供给充足的宫内良好环境下，子代骨量明显增加。上述研究表明，出生体重可影响骨生长发育，进而影响峰值骨量。瑞典进行的一项包含 1061 名 25 岁女性的流行病学研究发现，出生体重与骨矿物质含量的峰值显著相关（Bourrin et al.，2000）。动物实验证实，孕鼠蛋白质摄食限制，其子代成年后的骨矿物质含量显著下降（Mehta et al.，2002），并可出现子代成年期生长板形态改变和骨髓间充质干细胞增殖与分化抑制。在大鼠哺乳期食物受限模型中，雄性子代在青春期时和 6 月龄时骨小梁骨矿物质含量均显著低于对照组。在孕期双侧子宫动脉结扎所致宫内发育迟缓大鼠模型中，低出生体重的子代其青春期骨矿物质含量显著低于对照组；6 月龄子代股骨长度、骨矿物质含量、骨矿物质密度和骨生物力学性能皆显著低于对照组，即使补充钙也不能弥补骨的编程性受损（Romano et al.，2010）。以上结果提示，低出生体重是决定峰值骨量的重要因素，低峰值骨量存在宫内发育起源现象。

　　软骨内成骨主要是指中轴骨和四肢骨的发生过程。在此过程中，首先是软骨原发性骨环形成，伴随血管的侵入形成初级骨化中心。初级骨化中心在生长过程中形成骨干和干骺端。此后，骺部血管组织骨化形成次级骨化中心。在初级骨化中心和次级骨化中心之间是具有较快纵向和横向生长能力的生长板。成年后，随着干骺端生长板软骨的消失，骨的纵向生长停止，骨髓腔形成，骨干、干骺端和骨骺血管相互交通，软骨内成骨过程到此结束。大量流行病学调查和相关研究表明，孕期不良宫内环境影响子代软骨内成骨过程。有学者对生长板软骨细胞进行了研究，发现吸烟会造成人生长板软骨细胞外基质合成减少，并且通过 α7 乙酰胆碱受体抑制肥大软骨细胞的分化，最终导致骨发育的延迟。提示，烟雾中的尼古丁延迟软骨内成骨过程中肥大软骨细胞的终末分化，从而影响长骨的发育，这可能也是孕期尼古丁暴露导致子代长骨发育不良的机制之一。除影响肥大软骨细胞终末分化以外，也有研究发现孕期尼古丁暴露会造成子代骨髓中造血干细胞的数量减少，而该研究并没有发现肝脏造血干细胞的减少。这提示，孕期尼古丁暴露可能会影响初级骨化中心造血干细胞的迁移活动。这一现象可能会造成初级骨化中心的发育不良，导致长骨初级骨化中心的长度缩短和成骨功能减弱。作者团队研究发现，孕期咖啡因暴露可致胎生长板肥大带终末分化不良和凋亡减弱，引起雌性胎鼠长骨软骨内成骨迟缓（Shangguan et al.，2017）；孕期地塞米松暴露模型中发现地塞米松可导致破骨细胞分化障碍，引起生长板肥大带增宽，初级骨化中心形成障碍（Zhang et al.，2016）；而在孕期乙醇暴露研究中发现胎骺软骨局部骨保护素上调，进而抑制骨-软骨界面破骨细胞的分化，从而抑制子代软骨内成骨过程(Pan et al.，2016)；此外，作者团队在孕期地塞米松暴露模型上发现子代骨局部肾素-血管紧张素系统持续激活致成骨分化抑制，导致子代骨发育迟缓(Xiao et al.，2018)。这些研究提示，孕期不良环境可影响子代骨发育过程，表现为子代软骨内成骨迟缓，最终导致子代骨发育受阻。

孕期是骨骼快速发育的重要阶段，对峰值骨量有很大影响。孕期吸烟、饮食限制、地塞米松的使用等不良环境可导致子代低峰值骨量。流行病学资料显示，孕期吸烟造成的宫内不良环境可导致子代低出生体重及幼年期脊椎、股骨颈骨量显著降低(Jones et al.，1999)。临床研究表明，孕期地塞米松暴露是引起新生儿骨矿物质含量及骨矿物质密度降低的一个重要因素(Kurl et al.，2000)。与临床治疗最低剂量相当的地塞米松暴露[0.03 mg/(kg·天)]则引起血骨代谢指标骨钙素显著下调，骨矿物质密度下降 50%，骨矿物质含量降低 61%。孕期饮食的研究表明健康的孕期饮食可促进子代良好的骨骼发育(Crozier et al.，2006)，孕妇丰富的钙摄入可提高子代儿童期骨矿物质含量及骨矿物质密度；而孕期低蛋白饮食导致子代出生体重下降、骨矿物质含量降低。英国南安普顿的一项调查证实母体维生素 D 浓度显著影响新生儿骨量，孕晚期母体血清 25(OH)-维生素 D 低浓度与其子女 9 岁时的总骨矿物质含量和腰椎骨矿物质含量的减少相关(Javaid et al.，2006)。通过对新生儿骨矿物质含量及骨矿物质密度的测量及其母亲生活习惯的研究发现，孕 28 周孕妇三头肌皮褶厚度与新生儿骨矿物质含量显著相关。这些研究提示，孕期的不良环境严重影响子代的峰值骨量，导致子代峰值骨量呈现低水平状态。

12.2.2　母源性糖皮质激素介导骨质疏松症易感的宫内编程机制

研究发现，孕期咖啡因暴露可致子代发生骨质疏松症易感。作者团队还发现孕期乙醇暴露所致母源性糖皮质激素过暴露通过上调胎骺软骨局部骨保护素，进而抑制骨-软骨界面破骨细胞的分化，从而抑制子代软骨内成骨过程，导致长骨发育不良，可能介导了成年后骨质疏松症易感性增加(Pan et al.，2016)。此外，孕期地塞米松暴露可导致子代大鼠软骨内成骨迟缓及成年后骨量减少，其发生机制与破骨细胞分化障碍有关(Zhang et al.，2016)。这些提示，孕期不良环境可致子代成年骨质疏松症易感性增加。

宫内基础糖皮质激素水平是调节胎儿组织形态和功能成熟的关键，但过高浓度的糖皮质激素暴露则可引起胎儿的发育异常如宫内发育迟缓(Kajantie，2008)。胎盘上 11β-羟类固醇脱氢酶 2 型(11β-hydroxysteroid dehydrogenase type 2，11β-HSD2)可氧化灭活过多的母源性糖皮质激素，是保护胎儿免受母体糖皮质激素干扰的重要调节点(Nolan et al.，2001)。对人群和啮齿类动物的研究表明，胎盘 11β-HSD2 活性易受到孕期多种不良环境(如外源物、饮食、感染、低氧和应激)

的影响，导致发育中胎儿接触过多的母源性糖皮质激素(Reynolds，2013；Nolan et al.，2001)。作者团队通过整体动物实验也证实，孕期暴露多种外源物(如咖啡因、尼古丁、乙醇)可抑制胎盘 11β-HSD2 的表达，导致胎儿过暴露于母源性糖皮质激素(Xu et al.，2012，2011；Liang et al.，2011)。上述研究提示，母源性糖皮质激素过暴露可能是胎源性骨发育不良和骨质疏松症易感的宫内编程机制之一。

　　下丘脑-垂体-肾上腺(hypothalamic-pituitary-adrenal，HPA)轴是机体应激反应的重要神经内分泌轴，也是宫内时期易受损伤的重要靶位。孕期糖皮质激素暴露不仅引起子代出生后神经内分泌系统功能的异常，还造成与 HPA 轴功能相关的行为学异常、严重认知和情感障碍，这种内分泌系统的永久性改变会对机体长期的健康状况产生重要影响。在胎儿发育过程中，HPA 轴的逐渐成熟与血中促肾上腺皮质激素和皮质醇的增加有关。研究显示，孕期外源物(咖啡因、尼古丁、乙醇、地塞米松)暴露和孕期摄食限制可致子代宫内发育迟缓发生(Tan et al.，2012；Huang et al.，2012；Xu et al.，2011；Yan et al.，2005)，同时使胎儿过暴露于母源性高糖皮质激素，抑制胎儿 HPA 轴发育。这种改变能延续到出生后，宫内发育迟缓成年子代表现为 HPA 轴的低基础活性和高应激敏感性(Liu et al.，2012)。出生后，HPA 轴高应激敏感性，以及在充足营养条件下出现体重"追赶性生长"和脂肪沉积会加速成年代谢性疾病发生。宫内不良环境引起的胚胎 HPA 轴神经内分泌编程改变是成年后骨质疏松症易感的重要机制(Dennison et al.，1999)。这些提示，宫内 HPA 轴神经内分泌编程改变可引起子代出生后基础及应激状态下糖皮质激素水平升高，而高糖皮质激素可从骨形成和骨吸收两方面影响骨质代谢，造成骨组织局部骨形成抑制和骨溶解增强，可能导致出生后成年骨质疏松症的发生。

　　研究表明，糖皮质激素水平可调控多种组织及细胞内胰岛素样生长因子-1(insulin-like growth factor-1，IGF-1)的表达，主要表现为低水平糖皮质激素下 IGF-1 分泌增加，高水平糖皮质激素下 IGF-1 分泌受抑制。IGF-1 在骨发育过程中发挥关键作用。在宫内不良环境下，IGF-1 可能是介导母源性高糖皮质激素所致骨发育编程改变的重要因子。孕期外源物暴露所致母源性高糖皮质激素可显著下调胚胎长骨骺软骨 IGF-1 信号通路相关基因表达，包括 IGF-1R、胰岛素受体底物-1、Akt1/2 等，引起软骨细胞外基质合成减少(Tan et al.，2012)。此外，孕期外源物暴露所致母源性高糖皮质激素可通过 Mig6/EGFR 引起胎生长板肥大带终末分化不良和凋亡减弱，最终造成雌性胎鼠长骨软骨内成骨发育迟缓(Shangguan et al.，2017)。出生后，随着母源性高糖皮质激素的撤离，肝脏 IGF-1 表达持续升高，同时各组织脏器的 IGF-1 表达系统逐渐完善并建立起完整的自分泌与旁分泌系统，宫内发育迟缓子代出生后在营养条件好的情况下出现追赶性生长。而追赶性生长是宫内发育迟缓子代成年后代谢紊乱及疾病易感的可能机制之一。作者团队的研究还发现，孕期不良环境所介导的 GC-IGF-1 轴编程改变也参与了宫内发育迟缓子代骨质疏松症的发生。Shangguan 等(2018)在细胞水平证实，糖皮质激素活化系统介导高糖皮质激素所致 IGF-1 组蛋白去乙酰化及表达编程变化；糖皮质激素受体和 CCAAT/增强与结合蛋白 α 分别介导 H3K9 和 H3K14 乙酰化。综上，作者推测孕期不良环境致子代骨质疏松症发生的可能机制在于，宫内不良环境导致胎儿过暴露于母源性糖皮质激素，后者负反馈抑制胎儿 HPA 轴功能，使子代表现为成年后 HPA 轴的低基础活性和高应激敏感性；宫内的高糖皮质激素水平还可引起子代 GC-IGF-1 轴编程改变，导致子代骨组织 IGF-1 及其信号通路的功能下调，骨髓间充质干细胞增殖和成骨分化能力低下，骨重构和骨代谢能力发生变化，骨量减少，引起骨质疏松症的发生。

12.3　研　究　展　望

随着遗传学的飞速发展，现在更多地将疾病归因于基因遗传和胚胎时期生长发育问题。通过宫内编程机制理论，我们知道至少部分老年骨质疏松症的高敏感性早在胚胎时期就已经由宫内环境决定，但是这种宫内编程具体机制仍不清楚。如果能够明确该机制，就可以在疾病发生的早期甚或骨质疏松症病理过程尚未发生时，就采取相应措施加以预防。这对于骨质疏松症的防治可能是革命性的，必然会产生巨大的社会经济效益。

参 考 文 献

Bourrin S, Toromanoff A, Ammann P, et al. 2000. Dietary protein deficiency induces osteoporosis in aged male rats. J Bone Miner Res, 15(8): 1555-1563

Cooper C, Cawley M, Bhalla A, et al. 1995. Childhood growth, physical activity, and peak bone mass in women. J Bone Miner Res, 10(6): 940-947

Crozier S R, Robinson S M, Borland S E, et al. 2006. Dietary patterns in the Southampton women's survey. Eur J Clin Nutr, 60(12): 1391-1399

Deng Y, Cao H, Cu F, et al. 2013. Nicotine-induced retardation of chondrogenesis through down-regulation of IGF-1 signaling pathway to inhibit matrix synthesis of growth plate chondrocytes in fetal rats. Toxicol Appl Pharmacol, 269(1): 25-33

Dennison E M, Syddall H E, Sayer A A, et al. 2005. Birth weight and weight at 1 year are independent determinants of bone mass in the seventh decade: the Hertfordshire cohort study. Pediatr Res, 57(4): 582-586

Dennison E, Hindmarsh P, Fall C, et al. 1999. Profiles of endogenous circulating cortisol and bone mineral density in healthy elderly men. J Clin Endocrinol Metab, 84(9): 3058-3063

Huang J, Zhou S, Ping J, et al. 2012. Role of p53-dependent placental apoptosis in the reproductive and developmental toxicities of caffeine in rodents. Clin Exp Pharmacol Physiol, 39(4): 357-363

Javaid M K, Crozier S R, Harvey N C, et al. 2006. Maternal vitamin D status during pregnancy and childhood bone mass at age 9 years: a longitudinal study. Lancet, 367(9504): 36-43

Jones G, Riley M, Dwyer T. 1999. Maternal smoking during pregnancy, growth, and bone mass in prepubertal children. J Bone Miner Res, 14(1): 146-151

Kajantie E. 2008. Early-life events. Effects on aging. Hormones(Athens), 7(2): 101-113

Kurl S, Heinonen K, Lansimies E. 2000. Effects of prematurity, intrauterine growth status, and early dexamethasone treatment on postnatal bone mineralisation. Arch Dis Child Fetal Neonatal Ed, 83(2): F109-F111

Liang G, Chen M, Pan X L, et al. 2011. Ethanol-induced inhibition of fetal hypothalamic-pituitary-adrenal axis due to prenatal overexposure to maternal glucocorticoid in mice. Exp Toxicol Pathol, 63(7-8): 607-611

Liu L, Liu F, Kou H, et al. 2012. Prenatal nicotine exposure induced a hypothalamic-pituitary-adrenal axis-associated neuroendocrine metabolic programmed alteration in intrauterine growth retardation offspring rats. Toxicol Lett, 214(3): 307-313

Mehta G, Roach H I, Langley-Evans S, et al. 2002. Intrauterine exposure to a maternal low protein diet reduces adult bone mass and alters growth plate morphology in rats. Calcif Tissue Int, 71(6): 493-498

Nolan L A, Hart E J, Windle R J, et al. 2001. Lack of effect of protein deprivation-induced intrauterine growth retardation on behavior and corticosterone and growth hormone secretion in adult male rats: a long-term follow-up study. Endocrinology, 142(7): 2996-3005

Pan Z, Zhang X, Shangguan Y, et al. 2016. Suppressed osteoclast differentiation at the chondro-osseous junction mediates endochondral ossification retardation in long bones of Wistar fetal rats with prenatal ethanol exposure. Toxicol Appl Pharmacol, 305: 234-241

Reynolds R M. 2013. Glucocorticoid excess and the developmental origins of disease: two decades of testing the hypothesis—2012 Curt Richter Award Winner. Psychoneuroendocrinology, 38(1): 1-11

Romano T, Wark J D, Wlodek M E. 2010. Calcium supplementation does not rescue the programmed adult bone deficits associated with perinatal growth restriction. Bone, 47(6): 1054-1063

Sayer A A, Cooper C. 2005. Fetal programming of body composition and musculoskeletal development. Early Hum Dev, 81(9): 735-744

Schlussel M M, Vaz J S, Kac G. 2010. Birth weight and adult bone mass: a systematic literature review. Osteoporos Int, 21(12): 1981-1991

Schuiling K D, Robinia K, Nye R. 2011. Osteoporosis update. J Midwifery Womens Health, 56(6): 615-627

Shangguan Y, Jiang H, Pan Z, et al. 2017. Glucocorticoid mediates prenatal caffeine exposure-induced endochondral ossification retardation and its molecular mechanism in female fetal rats. Cell Death Dis, 8(10): e3157

Shangguan Y, Wen Y, Tan Y, et al. 2018. Intrauterine programming of glucocorticoid-insulin-like growth factor-1 axis-mediated developmental origin of osteoporosis susceptibility in female offspring rats of prenatal caffeine exposure. Am J Pathol, 188(12): 2863-2876

Stagi S, Cavalli L, Iurato C, et al. 2013. Bone metabolism in children and adolescents: main characteristics of the determinants of peak bone mass. Clin Cases Miner Bone Metab, 10(3): 172-179

Tan Y, Liu J, Deng Y, et al. 2012. Caffeine-induced fetal rat over-exposure to maternal glucocorticoid and histone methylation of liver IGF-1 might cause skeletal growth retardation. Toxicol Lett, 214(3): 279-287

Xiao H, Wen Y, Pan Z, et al. 2018. Increased H3K27ac level of ACE mediates the intergenerational effect of low peak bone mass induced by prenatal dexamethasone exposure in male offspring rats. Cell Death Dis, 9(6): 638

Xita N, Tsatsoulis A. 2010. Fetal origins of the metabolic syndrome. Ann N Y Acad Sci, 1205: 148-155

Xu D, Chen M, Pan X L, et al. 2011. Dexamethasone induces fetal developmental toxicity through affecting the placental glucocorticoid barrier and depressing fetal adrenal function. Environ Toxicol Pharmacol, 32(3): 356-363

Xu D, Zhang B, Liang G, et al. 2012. Caffeine-induced activated glucocorticoid metabolism in the hippocampus causes hypothalamic-pituitary-adrenal axis inhibition in fetal rats. PLoSOne, 7(9): e44497

Yan Y E, Wang H, Feng Y H. 2005. Alterations of placental cytochrome P450 1A1 and P-glycoprotein in tobacco-induced intrauterine growth retardation in rats. Acta Pharmacol Sin, 26(11): 1387-1394

Zhang X, Shang-Guan Y, Ma J, et al. 2016. Mitogen-inducible gene-6 partly mediates the inhibitory effects of prenatal dexamethasone exposure on endochondral ossification in long bones of fetal rats. Br J Pharmacol, 173(14): 2250-2262

（谭　杨，潘正启）

第13章 胎源性骨质疏松症的宫内编程机制

引 言

骨质疏松症(osteoporosis)是一种全身性骨病，其特征是骨量下降、骨的微细结构破坏、骨脆性增加，进而骨折的危险性大为增加，即使是轻微的暴力或无外力情况下也容易发生骨折。骨折是骨质疏松症的严重后果，可明显降低生活质量并给社会带来沉重的经济负担。2018年国家卫生健康委员会统计显示，我国40～49岁人群骨质疏松症患病率为3.2%，其中男性2.2%，女性4.3%；50岁以上人群患病率为19.2%，其中男性6.0%，女性32.1%；65岁以上人群患病率达到32.0%，其中男性10.7%，女性51.6%。整体而言，我国男性骨质疏松症患病率水平与各国差异不大，女性患病率水平显著高于欧美国家，与日本、韩国等亚洲国家相近。世界范围内骨质疏松症患者多达7500万人以上。据美国卫生与人类服务部估计，到2020年全世界骨质疏松症患者数量，仅女性就将超过1000万人(Schuiling et al.，2011)。随着骨质疏松症的病因学及疾病发育起源学说的发展，骨质疏松症与生命早期生长发育的关联得到证实并引起人们的广泛关注。大量研究提示，骨质疏松属于代谢综合征，具有胎儿起源。"健康与疾病的发育起源"学说认为，宫内环境对生命发育过程具有持久、决定性的影响，生命早期关键时间窗的营养不均衡可能会永久影响或"编程"后期生活中发育及疾病的发生(Godfrey et al.，2011)。宫内不良环境因素暴露(如孕期咖啡因、乙醇等暴露)已经成为儿童期和成年期骨骼相关疾病发病的易感因素(Pan et al.，2016；Shangguan et al.，2017)。这些表明，发育初期的骨质状态可影响成年及老年时期骨质疏松症的发生、发展过程。宫内编程(intrauterine programming)是指在宫内发育时期遭受损伤导致组织结构与功能永久化改变的过程，这些组织和器官功能或基因表达模式的改变通常会从宫内一直维持到成年甚至机体的整个生命过程，进而导致机体成年后的一系列变化(Godfrey et al.，2011)。大量研究表明，骨质疏松症具有胎儿起源及宫内编程现象(Pino et al.，2012)，但其具体机制仍不清楚。

13.1 骨质疏松症的发生及影响因素

骨骼为动态变化的组织，通过骨形成和骨吸收两个阶段不断进行骨重建。其具体过程为破骨细胞不断清除旧骨，成骨细胞形成类骨质并矿化，这两个过程在时间和空间上紧密偶联发生于同一骨重建单位中。成骨细胞和破骨细胞是整个骨重建过程中的主要参与者。骨量的多少取决于同一骨重建单位中骨形成与骨吸收的平衡。当这一平衡被破坏，骨吸收大于骨形成，使骨量降低时，可导致骨质疏松症的发生。骨组织具有非常复杂的生物学特性，骨的新陈代谢受许多基因的调节。研究证实有 63 个基因与骨质疏松症有关。虽然各种不同的基因在骨质疏松症的发病过程中有相关的影响，如维生素 D 受体(vitamin D receptor，VDR)基因的显隐性遗传、雌激素受体等位基因的差异、胰岛素样生长因子(insulin-like growth factor，IGF)基因核苷酸变异等，但这种单基因的多态性在骨新陈代谢中起到的作用仅占 1%～3%。传统观点认为，内分泌是影响骨质疏松症发生的主要因素，性激素水平对骨质疏松症的发生、发展具有重大影响。骨质疏松症在绝经后妇女中特别多见，女性患病率明显高于男性。女性绝经后，雌激素水平的迅速下降被认为是骨质疏松症发病的重要因素。此外，营养物质缺乏、运动系统废用和糖皮质激素、芳香酶抑制剂、二氢噻唑酮、质子泵抑制剂等多种药物都可能引起骨质疏松症的发生。

13.2　骨质疏松症的胎儿起源现象

大量临床及动物研究证实，孕期不良因素所致低出生体重个体与骨质疏松症间存在密切联系。低出生体重个体的骨结构和功能存在持续的改变，使成年后骨质疏松和骨强度降低。随着骨质疏松症的病因学及胎源性疾病学说的发展，骨质疏松症与生命早期生长发育的关联受到广泛的认可。最早的研究通过对出生于1968～1969 年的 21 岁女性调查发现，独立于成年体重及体重指数因素，成年腰椎、股骨颈骨矿物质含量(bone mineral content，BMC)与女婴 1 岁龄体重具有显著的统计学关联。有关 65～75 岁老年人队列研究发现，人群的骨矿物质含量及男性的骨矿物质密度(bone mineral density，BMD)与出生体重具有显著正相关关系；在排除了成年生活方式(如运动量、钙摄入量、吸烟、饮酒等)的干扰后，这一关联仍然存在。随后，在美国、澳大利亚、瑞典、新西兰的流行病学调查中也确证了这一发现。其他来自母亲-子孙的流行病学调查研究表明，新生儿骨量与出生体重、出生体长和胎盘重量呈显著正相关关系。在对一组平均年龄为 47.5 岁的白种女性双胞胎(其中 445 例为同卵、966 例为异卵)的研究发现，股骨颈、腰椎的骨矿物质含量及骨矿物质密度与出生体重呈明显的正相关关系，表明即使具有高度一致的遗传信息，出生体重的不同仍能影响成年的骨量。这表明，出生体重可影响个体骨骼终身的生长发育，且这种影响不基于 DNA 序列的改变。

孕期不良宫内环境影响子代骨骼发育。针对新生儿骨矿物质含量及骨矿物质密度测量及其母亲生活习惯等研究发现，孕期母亲吸烟或能量摄入不足都可影响新生儿的骨矿物质含量。孕期吸烟的母亲所生下来的小儿骨矿物质含量平均低于未吸烟产妇新生儿 11%。进一步研究表明，怀孕期间母亲吸烟与儿童的生长和骨量之间存在长期负相关关系；相较于暴露剂量或持续时间，骨骼不同发育时期的尼古丁暴露对骨量的影响更为关键。Harvey 等(2010)在 841 例更大样本量的研究中同样证实了上述结论。研究显示，孕期乙醇暴露可影响胎鼠骨骼发育，特别是对子代骨骼骨化过程有显著的影响，其生长板在组织形态学上有明显变化。

　　孕期营养状况也影响子代骨骼质量。孕晚期母体 1,25-(OH)2D3(活性维生素 D)低水平导致子代 9 岁龄时全身及腰椎骨矿物质含量下降；孕妇维生素 D 水平显著影响子代新生儿期和儿童期骨矿物质密度；产妇孕期维生素 D 缺乏也存在类似现象。研究证实，孕期维生素 D 补充不足与子代儿童期的骨矿物质累积减少有关，且这种关联部分通过脐静脉钙离子的浓度介导；而补充了维生素 D 的孕妇的后代骨质疏松性骨折风险下降。孕妇充足的钙摄入也可提高子代儿童期骨矿物质含量及骨矿物质密度。健康的孕期饮食(如多吃水果、谷物，少吃油炸食品、精粮等)可促进子代良好的骨骼发育。研究表明，孕鼠蛋白摄食限制后，其子代成年后的骨矿物质含量降低。Lanham 等(2008)同样证实，孕期低蛋白饮食导致子代骨矿物质含量下降，并可出现子代成年期生长板形态改变。Liang 等(2009)通过动物实验证明，母体孕期给予富含饱和脂肪酸饮食的成年后代股骨远端骨小梁结构异常，表现出骨质疏松症的特征。妊娠晚期肱三头肌皮肤褶厚度较薄(反映出较低的脂肪储存)的孕妇也往往诞下较低骨矿物质含量和骨矿物质密度的婴儿。有研究证实，怀孕期间母体雌激素水平的变化可影响胎儿骨组织发育的早期阶段，从而导致骨骼的永久性变化。此外，在胎儿骨骼中可以看到短期雌激素治疗的效果。这些表明，在胎儿生命中雌激素对骨细胞具有编程作用，生命早期环境对个体后期骨骼发育存在长远的影响。

13.3　胎源性骨质疏松症的发生机制

　　尽管大量研究已明确证实孕期不良环境暴露致宫内发育迟缓(intrauterine growth retardation，IUGR)、出生后成年骨质疏松症易感性增加，然而其具体的发生机制至今尚无定论。迄今为止，胎儿起源的成年骨质疏松症存在多种机制假说，如"节俭表型""营养编程"和"代谢编程"等。但目前最为认可的是"宫内内分泌发育编程"假说(Xita andTsatsoulis，2010)。该假说认为，宫内不良环境会引起胎儿多种内分泌轴功能的变化，包括下丘脑-垂体-肾上腺(hypothalamic-pituitary-adrenal，HPA)轴、糖皮质激素-胰岛素样生长因子-1(glucocorticoid-insulin-like growth factor-1，GC-IGF-1)轴、肾素-血管紧张素系统(renin-angiotensin system，RAS)、瘦素相关内分泌轴及相关受体、细胞因子等，最终导致成年后骨质疏松症的易感性增加。

13.3.1　下丘脑-垂体-肾上腺轴宫内编程机制

HPA 轴的宫内发育编程改变对胎儿的生长发育及出生后代谢功能有着极为重要的影响。HPA 轴是机体促成代谢改变和应激应答反应的关键神经内分泌轴，易受胎儿和新生儿发育期间不利环境的永久性影响（Xiong and Zhang，2013）。诸多研究表明，不良宫内环境对胎儿 HPA 轴的影响主要表现在出生后 HPA 轴低基础活性（Wieczorek et al.，2015）。孕期不良环境可通过引起母体的生理与病理变化间接影响胎儿内分泌系统从而影响胎儿发育。孕期母体急、慢性应激均可影响子代 HPA 轴发育，造成个体成年后 HPA 轴功能异常及行为学改变。已知，糖皮质激素是 HPA 轴的终末效应激素。在生理情况下，宫内的基础糖皮质激素是调节胎儿器官和组织生长发育及功能成熟的关键因素，过高的糖皮质激素水平则会影响胎儿正常发育。临床研究和动物实验表明，母体连续使用促肾上腺皮质激素（adreno cortico tropic hormone，ACTH）和人工合成糖皮质激素（地塞米松、倍他米松）能使胎儿糖皮质激素暴露增多，导致胎儿出生时低出生体重和器官发育不良；孕期糖皮质激素暴露所致宫内发育迟缓，可出现发育相关的多组织和器官变化，最终导致成年疾病（如成年高血压、2 型糖尿病及代谢综合征等）的易感和发生。流行病学和动物研究表明，孕期多种不良环境因素（如外源物、饮食、感染、子痫、低氧和应激）可影响胎盘 11β-HSD2 活性导致发育中胎儿母源性糖皮质激素过暴露。作者研究团队研究证实，孕期不良因素暴露（如尼古丁、咖啡因、乙醇等）引起的母体应激状态导致子代宫内发育迟缓，影响子代 HPA 轴的宫内发育；其子代出生体重与子代糖皮质激素具有负相关关系（Xu et al.，2012，2011；Chen et al.，2007）。以上研究结论均提示，孕期不良环境导致的胎儿发育毒性通常合并胎儿母源性糖皮质激素过暴露，而母源性糖皮质激素过暴露很可能是胎儿毒性发生的始动环节。

糖皮质激素是由肾上腺皮质分泌的含 21 个碳原子的甾体激素，包括皮质醇、可的松和皮质酮。高糖皮质激素可引起骨密度下降和骨质流失，诱发骨质疏松。糖皮质激素能够从骨形成和骨吸收两方面影响骨质代谢。①骨形成：高糖皮质激素抑制骨髓间充质干细胞向成骨细胞分化，可抑制垂体产生促性腺激素致性腺功能减退；糖皮质激素抑制成骨细胞产生 IGF-1，抑制 IGF-1 的自分泌，诱发 IGF-1抵抗。低 IGF-1 和低性激素水平最终会导致成骨细胞的增殖和功能的下降，使骨形成减少。糖皮质激素和低 IGF-1 水平共同作用还可诱导成骨细胞凋亡，进一步减弱骨形成的能力。②骨吸收：糖皮质激素促进成骨细胞分泌核因子 κB 配体，抑制骨保护素分泌，继而增强破骨细胞的活性，增强骨吸收。另外，糖皮质激素还可减少胃肠及肾对 Ca^{2+} 的重吸收，引起机体 Ca^{2+} 不足。作者团队的研究也表明，孕期乙醇暴露诱导的糖皮质激素过暴露上调胎鼠软骨局部骨保护素的表达，导致软骨-骨交界处破骨细胞分化抑制，从而抑制胎鼠长骨的软骨内成骨而抑制骨骼纵向生长，这可能导致成年后骨质疏松症易感(Pan et al.，2016)。此外，孕期咖啡因暴露导致的成年子代骨质疏松症易感与宫内 GC-IGF-1 轴介导母源性糖皮质激素所致成骨分化的宫内编程改变有关，其机制在于糖皮质激素活化系统介导了高糖皮质激素所致 IGF-1 组蛋白去乙酰化及表达编程变化，GR 和 CCAAT 增强子结合蛋白(C/EBP)分别介导了 H3K9 和 H3K14 乙酰化(Shangguan et al.，2017)。

　　研究证实，下丘脑-垂体早期发育的功能与骨质疏松症相关。出生体重可影响成年糖皮质激素和生长激素的基础水平，这两种激素对人体骨量流失速度有着极为重要的影响。研究数据也从侧面反映了孕期环境因素改变了子代生长板对糖皮质激素和生长激素的敏感性。这种内分泌代谢编程可导致子代成年峰值骨量下降，同时可能减弱矿化作用，增强骨质流失。

　　作者团队的研究发现，孕期外源物暴露所诱导的胎鼠 HPA 轴编程改变可延续至出生后成年期，表现为 HPA 轴的低基础活性和高应激敏感性(Liu et al.，2012；Xu et al.，2012)，并且这种效应可部分遗传至孙代(Luo et al.，2014)。出生后的高脂饮食或慢性刺激可加重 HPA 轴的编程改变(Shen et al.，2014)。研究表明，出生后 HPA 轴的高应激敏感性和在充足营养条件下，宫内发育迟缓个体出现体重"追赶性生长"和"脂肪沉积加速"(Morrison et al.，2010)。追赶性生长是宫内发育迟缓个体成年后骨质疏松症、2 型糖尿病等代谢性疾病发病的高危因素(Batista et al.，2012)。此外，流行病学调查显示，脂肪沉积所致的肥胖是骨质疏松症和骨折发生的高危因素(Migliaccio et al.，2014)。

13.3.2　糖皮质激素-胰岛素样生长因子-1 轴宫内编程机制

　　IGF-1 在内分泌调节中处于至关重要的地位，参与调控宫内时期各组织和器官的分化、发育及代谢等过程。糖皮质激素可抑制 IGF-1 信号通路的表达(Inder et al.，2010)。胎儿宫内时期的 IGF-1 主要由肝脏分泌，参与全身组织和器官发育的调控。作者团队的研究证实，孕期不良环境暴露所致宫内发育迟缓子代血糖皮质激素和多种组织 IGF-1 存在明显且稳定的负相关关系，称为"GC-IGF-1 轴"。在宫内，IGF-1 在胎儿生长和发育中起主要作用，因此胎儿期肝 IGF-1 水平决定了胎儿的出生器官结构与功能发育状况(Agrogiannis et al.，2014)。出生后，IGF-1 仍然对机体器官的结构和功能发育起着重要作用。在宫内，低水平 IGF-1 诱导宫内发育迟缓的产生，胎儿表现为器官的发生及发育障碍，而在出生后，胎儿脱离母体的高糖皮质激素影响和自身肾上腺甾体激素合成功能抑制，肝 IGF-1 表达过度上调，在营养充裕的条件下，宫内发育迟缓子代表现出"追赶性生长"，这种追赶性生长进一步加重了组织和器官功能异常及糖脂代谢紊乱(Shen et al.，2014)；追赶性生长总是伴随着后期骨质疏松症的发生(Guo et al.，2011)。此外，糖皮质激素可直接抑制成骨细胞中 *IGF-1* 基因的转录，抑制 IGF-1 的自分泌；低 IGF-1

和低性激素水平最终会导致成骨细胞的增殖减少和功能的下降，使骨形成减少。高糖皮质激素和低 IGF-1 水平共同作用还可诱导成骨细胞凋亡，进一步减弱骨形成的能力。

13.3.3　肾素-血管紧张素系统宫内编程机制

RAS 是人体内重要的体液调节系统。全身 RAS 主要通过旁分泌和(或)自分泌方式直接影响心血管活动而参与机体血压系统的调控。传统观念认为，RAS 是以 Ang II (angiotensin) 为终末激素的级联反应系统，Ang II 存在于整个循环系统而作用于靶组织，调节水盐平衡和心血管状态。近年来，大量的研究表明 RAS 组分可在大多数组织如脑、心脏、肾脏、骨骼及血管等中生成，即多个组织和器官存在局部 RAS。骨组织局部的 RAS 可对骨骼的生长发育和骨代谢进行调控。近年来的研究表明，若干孕期不良因素如营养限制、糖皮质激素过暴露、咖啡因及尼古丁暴露等，均可导致 RAS 发生变化而使子代出生后对某些疾病易感性增加。

骨组织局部 RAS 过度激活时，一方面，Ang II 可通过结合于前体成骨细胞的 AT1R 抑制 Runx2 及骨钙素表达从而影响成骨细胞分化和成熟，导致骨基质合成及矿化减少；另一方面，Ang II 通过与细胞表面 AT1R 结合直接刺激前体成骨细胞表达和分泌破骨细胞分化因子，导致 RANKL/骨保护素表达比增加及通过增强还原型烟酰胺腺嘌呤二核苷酸磷酸氧化酶活性和刺激 ROS 产生，上调细胞外信号调节激酶信号通路，刺激成骨细胞 RANKL 表达增加，从而促进破骨细胞分化和成熟。最终引起骨形成减少，骨量降低，从而诱发骨质疏松症的发生。研究表明，Ang II 作为破骨细胞骨吸收的有效刺激物，增加破骨细胞分泌支持细胞因子、RANKL 和血管内皮生长因子(vascular endothelial growth factor，VEGF)，从而刺激破骨细胞的形成，并且该作用被 ACE 抑制剂抑制(Asaba et al.，2009a)。Ang II 可通过降低成骨细胞骨钙素 mRNA 的表达而抑制碱性磷酸酶的活性，使成骨细胞分化、矿化结节数及矿化总面积降低。然而也有研究证实，Ang II 可呈剂量依赖性地提高新生大鼠颅骨成骨细胞中 DNA 的合成速率以促进成骨细胞的增殖，且这种作用能够被 AT1R 拮抗剂抑制。Ang II 对成骨细胞的双向调节作用可能与其两个受体 AT1R、AT2R 各自所介导的不同生理功能密切相关。在骨髓来源的单核细胞中，Ang II 显著增加破骨细胞数量，且 Ang II 可诱导成骨细胞中 NF-κB 配体的受体激活剂的表达导致破骨细胞的活化，而这些效应被 AT1R 阻断。这提示 AT1R 可能参与介导 Ang II 诱导的骨质疏松症的形成。AT2R 在成骨细胞和破骨细胞中均表达，应用 AT2R 阻断剂可通过提高成骨细胞活性和抑制破骨细胞活性而使骨量水平显著提高。敲除 *AT2R* 基因时 Ang II 活性下降，而敲除 *AT1R* 基因却使 Ang II 活性增强，提示成骨细胞表面上两种 Ang II 受体的功能存在显著的交互作用(Asaba et al.，2009b)。

糖皮质激素对 RAS 也存在影响，糖皮质激素可以促进脂肪细胞、肾小管细胞和心肌成纤维细胞中血管紧张素原(angiotensinogen，AGT)的转录和释放，在血管平滑肌细胞中则促进其下游受体 AT1R 的表达。有研究发现，孕期贝他米松暴露的胎羊模型上，脑脊液中血管紧张素转换酶表达上调(Marshall et al.，2014)，提示孕期外源物暴露所致高糖皮质激素可调控局部 RAS 的表达。作者团队近期的研究表明(Xiao et al.，2018)，孕期地塞米松暴露可通过糖皮质激素受体(glucocorticoid receptor，GR)、C/EBPα 招募表观遗传酶 CBP/p300 介导子代骨组织局部血管紧张素转换酶启动子区乙酰化水平增加进而使 RAS 在骨局部持续激活，子代大鼠骨量降低。

13.3.4　瘦素相关内分泌轴宫内编程机制

瘦素(leptin)是由 167 个氨基酸组成的脂蛋白，以脉冲方式分泌以维持能量稳态。瘦素主要由脂肪细胞分泌，其水平主要由脂肪细胞数量和机体脂肪量决定，其次由食物摄取的变化速率决定。瘦素通过直接或间接方式调节骨发育及骨代谢(Driessler and Baldock，2010)，并且瘦素可通过全身及骨局部产生作用。瘦素通过激活成纤维细胞生长因子-23(fibroblast growth factor-23，FGF-23)和骨钙素而直接影响骨骼生长(Ferron and Lacombe，2014)。瘦素对骨发育和骨代谢的间接影响通过以下几种方式实现：①激活下丘脑-垂体-性腺轴而刺激雌激素合成，诱导人成骨细胞的生长，雌激素替代疗法可使绝经后骨质疏松症妇女骨密度增加和骨折风险降低。②抑制 HPA 轴，使皮质醇和糖皮质激素表达抑制，从而有助于改善骨骼生长。③调节促甲状腺素(thyroid-stimulating hormone，TSH)水平从而影响下丘脑-垂体-甲状腺轴；当间歇给药时，甲状旁腺激素促进成骨细胞和骨生长，而当其稳定增加时，甲状旁腺激素在骨中具有分解代谢作用；甲状旁腺激素也可增加肠内钙的吸收和肾脏对钙的再吸收。④激活下丘脑-垂体-生长激素轴从而促进生长激素分泌，生长激素导致 IGF-1 从肝脏和骨骼分泌，从而有助于骨生长。

研究发现，母体早期蛋白质限制出现节俭表型编程，雄性后代中血浆瘦素水平较低。母体禁食在子代雄性和雌性中血浆瘦素水平均降低且呈现持续性。后续的研究表明，孕期和哺乳期母体蛋白质限制可调节中枢瘦素信号，并且中枢瘦素信号的改变通过增强交感神经系统作用而影响骨量，表现为 12 月龄后代的骨量明显降低(Qasem et al.，2016)。产妇高脂饮食也可通过围产期发育编程改变后代的骨代谢，在孕期高脂饮食后代中，全身骨矿物质含量均降低(14 周时下降 12%，26 周时下降 5%)，26 周时血清瘦素水平降低。胎儿瘦素与 I 型胶原交联羧基末端肽(ICTP，骨吸收标记物)的负相关性表明，瘦素可能有降低骨吸收同时增加骨质量的作用(Farzianpour et al.，2016)。作者团队研究表明，孕期咖啡因暴露可以使胎盘腺苷 A2a 受体(Adora2a)表达受抑进而使腺苷酸环化酶(AC)活性降低，导致

cAMP 生成量下降，进一步导致 cAMP 效应元件相关蛋白(CREB)和瘦素表达减少，另外，孕期咖啡因暴露导致胎盘短型瘦素受体(Ob-Ra)表达受抑而使瘦素转运抑制，进一步使胎儿血瘦素水平下降(Wu et al.，2015)，提示孕期咖啡因暴露可导致胎儿瘦素的低编程而使后代骨质疏松症易感。

13.3.5　表皮生长因子受体宫内编程机制

表皮生长因子受体(epidermal growth factor receptor，EGFR)属于受体酪氨酸激酶家族，包括 4 个成员，分别为 EGFR/Erb B1、HER2/Erb B2、HER3/Erb B3 和 HER4/Erb B4。EGFR 和它的配体可作用于全身多种器官。EGFR 发挥不同的功能，包括细胞增殖、分化、运动和生存。EGFR 系统在骨骼生物学和病理学中也起到重要作用。EGFR 信号可激活成骨细胞中有丝分裂原活化蛋白激酶/调节细胞激酶途径而刺激成骨细胞生长和维持细胞存活。对于破骨细胞，EGFR 的磷酸化活化可诱导破骨细胞的发生和增殖，使破骨细胞的骨吸收功能明显增强(Taverna et al.，2017)。对于软骨细胞，EGFR 信号的激活可促进关节软骨细胞增殖，而受抑的 EGFR 信号使小鼠骨关节炎模型中的软骨破坏增强(Zhang et al.，2014)。

EGFR 表达缺陷的胎鼠长骨初级骨化中心缩短并伴有软骨生长板肥大带增宽，表明 EGFR 信号可能参与调控软骨内成骨过程中肥大软骨细胞的终末分化。促分裂原诱导基因 6(mitogen-inducible gene 6，Mig 6)是一种即刻早期反应基因，在调节机体应激反应中发挥重要作用。研究发现，Mig6 可以被招募并结合于 EGFR 激酶结构域，从而抑制 EGFR 磷酸化及下游信号活动。高浓度的糖皮质激素可抑制多种细胞及组织中 EGFR 信号通路表达，其作用与 Mig6 表达升高密切相关。研究发现，阿司匹林可激活 EGFR-Akt-Nrf2 信号并保护成骨细胞免受地塞米松的损害，因而该药可用于治疗地塞米松相关性骨质疏松症。作者团队近期进行的整体动物和离体细胞实验均证实，孕期咖啡因暴露可致雌性胎鼠长骨软骨内成骨迟缓，其发生机制与胎血高浓度皮质酮激活 Mig6 表达抑制 EGFR 信号及细胞凋亡，导致软骨细胞终末分化不良及凋亡减弱有关。在胎儿酒精综合征(fetal alcohol syndrome，FAS)的研究中发现，孕期乙醇暴露影响 EGFR 的表达并诱导胎鼠牙齿形态发生的延迟。这些表明 EGFR 可对骨细胞的增殖和分化产生影响，而 EGFR 的表达易受到孕期不良刺激因素的调控。

13.3.6　过氧化物酶体增殖物激活受体宫内编程机制

过氧化物酶体增殖物激活受体(peroxisome proliferator-activated receptor，PPAR)是配体激活的核转录因子，参与调节糖脂代谢、脂肪储存基因表达。骨组织存在 PPAR 三种不同的亚型(α、β/δ、γ)，而 PPARγ 在骨代谢中起重要作用。在源自大鼠颅骨的原代成骨细胞中可检测到 PPARγ。此外，PPARγ 的 mRNA 和蛋白质的表达在大鼠软骨细胞中均可检测到。PPARγ 对骨代谢的影响主要体现在对间充质干细胞向成骨细胞分化的影响上(Yuan et al., 2016);间充质干细胞发生于多种组织,包括骨髓和脂肪组织,具有分化成多种细胞类型(包括成骨细胞和脂肪细胞)的潜力。对间充质干细胞的研究证实,大量转录因子和细胞外信号通路参与调节其成脂和成骨分化。已知,PPARγ 是脂肪细胞分化的主要转录调节因子,并且抑制成骨细胞分化。Lee 等(2013)发现,沉默 *PPARγ* 基因可促进人类脂肪干细胞(hASC)分化为成骨细胞。

　　研究表明,宫内营养应激会导致后代肥胖和代谢表型改变,孕期营养受限的后代骨髓间充质干细胞在 mRNA 和蛋白质水平上呈现出增强的脂肪形成分子谱,具体表现为 PPARγ 表达总体上调而 Wnt 信号下调。孕期高脂肪饮食已被证明对后代骨骼是有害的。Mousavi 等(2016)研究表明,雌性 C57BL/6 小鼠孕期大量油脂饮食后,所诞子代成骨受抑制而脂肪形成增强,其原因与 PPARγ 表达增加有关。孕前和孕期母亲运动训练可降低子代 PPARγ,从而可能降低高脂肪饮食母亲的后代患骨骼疾病的风险。这些表明孕期不同因素的影响会导致 PPARγ 的表达变化,最终引起子代成骨、成脂能力的改变而影响骨骼发育。

13.3.7　其他

　　在骨质疏松症中调节骨量的责任基因目前仍不明确。但有研究表明,自宫内时期起,部分基因的变异可能导致成年骨量的改变。一项针对大鼠的研究显示,孕期肥胖可下调 *HOXA10* 基因的表达而影响胎儿的骨骼发育,这可能会导致子代在以后的生活中患低骨量疾病的概率明显增加,且存在较强遗传倾向。这表明宫内编程可能改变遗传对骨质疏松症风险的影响。维生素 D 在维持钙磷平衡、调节骨代谢方面具有重要作用,其生物活性形式 1,25-(OH)2D3 主要通过维生素 D 受体(vitamin D receptor,VDR)发挥作用。VDR 是介导 1,25-(OH)2D3 发挥生物学效应的核内生物大分子,为甾体激素甲状腺激素受体超家族成员。研究发现,维生素 D 受体启动子区含有糖皮质激素应答元件(glucocorticoid response element,GRE),*VDR* 基因是糖皮质激素的靶基因之一。糖皮质激素可以直接调节 VDR 的转录,通过增加 VDR 的转录增强维生素 D 的活性作用,该作用具有时间、剂量相关性。Dennison 等(2013)证实,腰椎骨矿物质密度与 VDR 基因型之间的关系因出生体重不同而有所不同,并且在排除成年体重因素影响后其相关性仍然存在,出生体重与 VDR 基因型之间存在显著的统计学相互作用。这表明宫内编程可能会改变遗传对骨质疏松症风险的影响。早期对 VDR 和胎盘钙转运蛋白甲基化的研究表明,孕妇维生素 D 水平可影响新生儿的骨矿化。

　　血小板衍生生长因子(platelet-derived growth factor,PDGF)是由血小板、血管内皮细胞、平滑肌细胞、周细胞等产生的重要多肽生长因子,是结缔组织细胞(如血管内皮细胞、平滑肌细胞、神经胶质细胞等)的强有丝分裂原。PDGF 有 4 个成员，即 PDGF-A、PDGF-B、PDGF-C、PDGF-D。具有生物活性的 PDGF 分子一般以二硫键连接的同源二聚体或异源二聚体形式出现，即 PDGF-AA、PDGF-BB、PDGF-AB、PDGF-CC、PDGF-DD。研究表明，破骨前体细胞分泌 PDGF-BB 诱导 H 型血管内皮细胞形成，偶联血管生成和骨形成；进一步研究显示，去卵巢小鼠(绝经后骨质疏松症动物模型)的骨丢失伴随着破骨前体细胞数量减少、PDGF-BB 浓度降低及 H 型血管内皮细胞数量减少。组织蛋白酶 K 抑制剂干预去卵巢小鼠可以增加破骨前体细胞数量，增加 H 型血管形成，促进成骨(Xie et al.，2014)。

13.4　胎源性骨质疏松症的"两种编程"和"两次打击"机制

综述文献及作者团队的系列研究，作者团队创新性地提出并证实了孕期外源物暴露子代大鼠成年后骨质疏松症的发生存在"两种编程"和"两次打击"的学说："第一种编程"为宫内高糖皮质激素所致骨组织局部 RAS 的持续激活及 EGFR 的持续低编程导致的成骨抑制；"第二种编程"为长骨"GC-IGF-1 轴编程"所致的宫内骨发育抑制而出生后追赶性生长，这种编程在出生后亦不能全方位地代偿"节俭表型"所带来的骨发育不良。这"两种编程"构成了对长骨的"第一次打击"，而这正是宫内发育迟缓个体出生后骨质疏松症易感的基础。在"第一次打击"的基础上，个体成年后的"第二次打击"(如去势诱导老年模型)可诱导和加速骨质疏松症的发生、发展(图 13-1)。

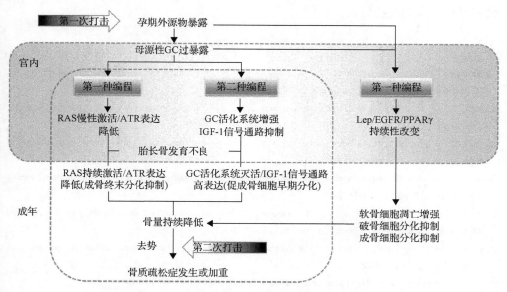

图 13-1　胎源性骨质疏松症的"两种编程"和"两次打击"机制

13.5　研　究　展　望

随着遗传学技术的发展，疾病与基因遗传的关系得到了更为深入的阐明，诸多慢性疾病与生命早期的环境因素密切相关。骨质疏松症也不例外，它的发生也受到生命早期特别是胎儿时期环境因素的影响。骨质疏松症具有胎儿起源。传统观点认为骨质疏松症主要是由钙和维生素 D 吸收不良、老年失用性及激素水平变化所致，因而治疗策略为老年时期补充钙剂、激素替代治疗等。由于这些治疗都始于疾病进展后期，因而治疗效果不尽如人意。通过宫内编程机制理论，我们知道，相当部分老年骨质疏松症病例的高敏感性早在胚胎时期就已经由宫内环境决定。孕期不良环境可对子代产生深远影响，包括出生后 HPA 轴低基础活性与高应激敏感性变化、关键基因的表观遗传改变、成年后骨质疏松症易感性增加。其发生机制与宫内胎儿内分泌轴及相关细胞信号通路的编程改变引起器官功能发育异常有关。近年来，由于对胎源性疾病研究的深入，"再编程"的概念逐渐被接受（Tain et al.，2017）。由于导致宫内编程改变的不良环境通常是多因素的，因此从动物模型中识别常见的再编程策略成为胎源性疾病基础研究成果向临床实践或应用转化的方法。基于孕期有害环境因子评估以开展胎源性骨质疏松症的一级、二级预防，阐明胎源性疾病的宫内编程机制并寻找其生物标志物，这些可以让我们在疾病发生的早期，甚至骨质疏松症病理过程尚未开始时，就采取相应措施加以预防。这对于骨质疏松症的防治可能是革命性的，必然会产生深刻的医学意义、深远的社会意义和巨大的经济价值。

参 考 文 献

Agrogiannis G D, Sifakis S, PatsourisE S, et al. 2014. Insulin-like growth factors in embryonic and fetal growth and skeletal development (Review). Mol Med Rep, 10 (2): 579-584

Asaba K, Tojo A, Onozato M L, et al. 2009a. Long-term renal prognosis of IgA nephropathy with therapeutic trend shifts. Internal Med, 48 (11): 883-890

Asaba Y, Ito M, Fumoto T, et al. 2009b. Activation of renin-angiotensin system induces osteoporosis independently of hypertension. J Bone Min Res, 24 (2): 241-250

Batista R F, Silva A A, Barbieri M A, et al. 2012. Factors associated with height catch-up and catch-down growth among schoolchildren. PLoS One, 7 (3): 32-93

Chen M, Wang T, Liao Z X, et al. 2007. Nicotine-induced prenatal overexposure to maternal glucocorticoid and intrauterine growth retardation in rat. Exp Tox Pat, 59 (3-4): 245-251

Dennison E M, Harvey N C, Cooper C. 2013. Programming of osteoporosis and impact on osteoporosis risk. Clin ObstetGynecol, 56 (3): 549-559

Driessler F, Baldock P A. 2010. Hypothalamic regulation of bone. J Mol End, 45 (4): 175-181

Farzianpour F, Rahimi Foroushani A, Shahidi Sadeghi N, et al. 2016. Relationship between' patient's rights charter' and patients' satisfaction in gynecological hospitals. BMC, 16: 47-76

Ferron M, Lacombe J. 2014. Regulation of energy metabolism by the skeleton: osteocalcin and beyond. Arch Biochem Biophys, 561: 137-146

Godfrey K M, Inskip H M, Hanson M A. 2011. The long-term effects of prenatal development on growth and metabolism. Semin Reprod Med, 29(3): 257-265

Guo X, Yang W, Ni J, et al. 2011. A role for suppressed bone formation favoring catch-up fat in the pathophysiology of catch-up growth after food restriction. Eur J Nut, 50(8): 645-655

Harvey N C, Javaid M K, Arden N K, et al. 2010. Maternal predictors of neonatal bone size and geometry: the Southampton women's survey. J Dev Orig Hlth Dis, 1(1): 35-41

Inder W J, Jang C, ObeyesekereV R, et al. 2010. Dexamethasone administration inhibits skeletal muscle expression of the androgen receptor and IGF-1—implications for steroid-induced myopathy. Clin Endocrinol, 73(1): 126-132

LanhamS A, Roberts C, Perry M J, et al. 2008. Intrauterine programming of bone. Part 2: alteration of skeletal structure. Ost Int, 19(2): 157-167

Lee M J, Chen H T, Ho M L, et al. 2013. PPARgamma silencing enhances osteogenic differentiation of human adipose-derived mesenchymal stem cells. J Cel Mol Med, 17(9): 1188-1193

Liang C, Oest M E, Prater M R. 2009. Intrauterine exposure to high saturated fat diet elevates risk of adult-onset chronic diseases in C57BL/6 mice. Birth Def Res, 86(5): 377-384

Liu L, Liu F, Kou H, et al. 2012. Prenatal nicotine exposure induced a hypothalamic-pituitary-adrenal axis-associated neuroendocrine metabolic programmed alteration in intrauterine growth retardation offspring rats. Tox Let, 214(3): 307-313

Luo H, Deng Z, Liu L, et al. 2014. Prenatal caffeine ingestion inducestransgenerational neuroendocrine metabolic programming alteration in second generation rats. Toxicol Appl Pharm, 274(3): 383-392

Marshall A C, Pirro N T, Rose J C, et al. 2014. Evidence for an angiotensin-(1-7) neuropeptidase expressed in the brain medulla and CSF of sheep. J Neu, 130(2): 313-323.

Migliaccio S, Greco E A, Wannenes F, et al. 2014. Adipose, bone and muscle tissues as new endocrine organs: role of reciprocal regulation for osteoporosis and obesity development. Hor Mol Bio Cli Inv, 17(1): 39-51

Morrison J L, Duffield J A, Muhlhausler B S, et al. 2010. Fetal growth restriction, catch-up growth and the early origins of insulin resistance and visceral obesity. Ped Nep, 25(4): 669-677

Mousavi S N, Koohdani F, Eslaminejad M B, et al. 2016. Extra virgin olive oil in maternal diet increases osteogenic genes expression, but high amounts have deleterious effects on bones in mice offspring at adolescence. Ira J Basic Med Sci, 19(12): 1299-1307

Pan Z, Zhang X, Shangguan Y, et al. 2016. Suppressed osteoclast differentiation at the chondro-osseous junction mediates endochondral ossification retardation in long bones of Wistar fetal rats with prenatal ethanol exposure. Toxicol Appl Pharm, 305: 234-241

PinoA M, Rosen C J, Rodriguez J P. 2012. In osteoporosis, differentiation of mesenchymal stem cells (MSCs) improves bone marrow adipogenesis. Bio Res, 45(3): 279-287

Qasem R J, Li J, Tang H M, et al. 2016. Maternal protein restriction during pregnancy and lactation alters central leptin signalling, increases food intake, and decreases bone mass in 1 year old rat offspring. Cli Exp Pha & Phy, 43(4): 494-502

Schuiling K D, Robinia K, Nye R. 2011. Osteoporosis update. J Mid Women's Health, 56(6): 615-627

Shangguan Y, Jiang H, Pan Z, et al. 2017. Glucocorticoid mediates prenatal caffeine exposure-induced endochondral ossification retardation and its molecular mechanism in female fetal rats. Cell Death Dis, 8 (10) : 31-57

Shen L, Liu Z, Gong J, et al. 2014. Prenatal ethanol exposure programs an increased susceptibility of non-alcoholic fatty liver disease in female adult offspring rats. Toxicol Appl Pharm, 274 (2) : 263-273

Tain Y L, Huang L T, Hsu C N. 2017. Developmental programming of adult disease: reprogramming by melatonin? Int J Mol Sci, 18 (2) : 89-100

Taverna S, Pucci M, Giallombardo M, et al. 2017. Amphiregulin contained in NSCLC-exosomesinduces osteoclast differentiation through the activation of EGFR pathway. Sci Rep, 7 (1) : 3170

Wieczorek L, Fish E W, O'Leary-Moore S K, et al. 2015. Hypothalamic-pituitary-adrenal axis and behavioral dysfunction following early binge-like prenatal alcohol exposure in mice. Alc, 49 (3) : 207-217

Wu Y M, Luo H W, Kou H, et al. 2015. Prenatal caffeine exposure induced a lower level of fetal blood leptin mainly via placental mechanism. Toxicol Appl Pharm, 289 (1) : 109-116

Xiao H, Wen Y, Pan Z, et al. 2018. Increased H3K27ac level of ACE mediates the intergenerational effect of low peak bone mass induced by prenatal dexamethasone exposure in male off spring rats. Cell Death Dis, 9 (6) : 638

Xie H, Cui Z, Wang L, et al. 2014. PDGF-BB secreted by preosteoclastsinduces angiogenesis during coupling with osteogenesis. Nat Med, 20 (11) : 1270-1278

Xiong F, Zhang L. 2013. Role of the hypothalamic-pituitary-adrenal axis in developmental programming of health and disease. Fro In Neu, 34 (1) : 27-46

Xita N, Tsatsoulis A. 2010. Fetal origins of the metabolic syndrome. Ann Ny Acad Sci, 1205: 148-155

Xu D, Chen M, Pan X L, et al. 2011. Dexamethasone induces fetal developmental toxicity through affecting the placental glucocorticoid barrier and depressing fetal adrenal function. Environ ToxicolPhar, 32 (3) : 356-363

Xu D, Liang G, Yan Y E, et al. 2012. Nicotine-induced over-exposure to maternal glucocorticoid and activated glucocorticoid metabolism causes hypothalamic-pituitary-adrenal axis-associated neuroendocrine metabolic alterations in fetal rats. Toxicol Lett, 209 (3) : 282-290

Yuan Z, Li Q, Luo S, et al. 2016. PPARgamma and Wnt signaling in adipogenic and osteogenic differentiation of mesenchymal stem cells. Curr Stem Cell Res T, 11 (3) : 216-225

Zhang X, Zhu J, Liu F, et al. 2014. Reduced EGFR signaling enhances cartilage destruction in a mouse osteoarthritis model. Bone Res, 2: 14-15

（倪曲波，裴　赟）

第14章 胎源性骨质疏松症的表观遗传机制

引 言

骨质疏松症(osteoporosis)是一种全身性骨病，其特征为骨量下降，骨的微结构破坏、脆性增加，发生骨折的概率极大，即使是轻微的创伤或无外伤的情况下也可发生骨折(Tanaka，2009)。在我国，60~69 岁老年女性的骨质疏松症发生率高达 50%~70%，老年男性发生率为 30%(Wang et al.，2009)。据美国卫生与人类服务部估计，到 2020 年全世界骨质疏松症患者数量仅女性就将超过 1000 万人(Schuiling et al.，2011)。骨折是骨质疏松症的严重后果，可明显降低患者的生活质量并给社会带来沉重的经济负担。现在许多流行病学、临床和实验研究的数据表明，骨质疏松症存在发育起源。女性怀孕期间环境的不利改变或咖啡因、尼古丁等外源物暴露会增加骨质疏松症的易感性，然而其机制仍不清楚。现有研究表明，除致畸及致癌剂等极端情况外，宫内营养环境对子代的影响并不通过改变其DNA 序列而产生遗传影响，而是通过影响基因表达的表观遗传机制来实现。最近的研究表明，表观遗传修饰会影响分化过程中的组织特异性基因表达，易受到营养和外源物等多种环境因素的影响，在胚胎正常发育过程中扮演重要角色。基因表达的 2 个主要调节途径是 DNA 的甲基化和染色质组蛋白的乙酰化。胚胎时期表观遗传修饰异常可能诱导胚胎甚至成年后多种疾病的发生。

14.1 表观遗传调控与骨发育

表观遗传调控是指在不改变DNA 序列的情况下使基因的表达情况发生改变，并且可遗传的一种调控方式，主要包括 DNA 甲基化、组蛋白修饰、基因沉默，广义上还包括非编码 RNA 的调控等。

14.1.1 主要表观遗传修饰方式

DNA 甲基化是最重要的一种表观遗传修饰方式，指在 DNA 甲基转移酶的催化下，以 S-腺苷甲硫氨酸作为甲基供体，在胞嘧啶-鸟嘌呤(cytosine phosphate guanine，CpG)二核苷酸 5′胞嘧啶的第 5 位碳原子上加一个甲基基团，使之变成 5′-甲基胞嘧啶的化学修饰过程。DNA 甲基转移酶包括 DNA 甲基转移酶 1、DNA 甲基转移酶 3a 和 DNA 甲基转移酶 3b。后两者是从头开始的甲基转移酶，使先前未甲基化的 CpG 二核苷酸发生甲基化，而 DNA 甲基转移酶 1 是维持 CpG 二核苷酸甲基化状态的甲基转移酶(Deaton and Bird，2011)。DNA 甲基化是基因转录的关键调控方式。目前，普遍认为，DNA 序列的高甲基化状态与基因表达抑制相关联。启动子区的高度甲基化将导致转录因子的结合障碍；或者甲基化 CpG 岛结合蛋白的募集，因其附着于染色质修饰复合物，将引起染色质凝聚、基因沉默。DNA 的去甲基化与 DNA 甲基化的作用相反，特定序列发生去甲基化引起的 DNA 甲基化程度降低往往导致基因表达水平上升。

组蛋白是真核生物染色体的基本结构蛋白，是一类小分子碱性蛋白质，有 5 种类型：H_1、H_2A、H_2B、H_3、H_4，它们富含带正电荷的碱性氨基酸，可与 DNA 中带负电荷的磷酸基团相互作用。组蛋白上的很多氨基酸可以通过各种翻译后的可逆性共价修饰，包括甲基化、乙酰化、磷酸化和泛素化等(Bird，2007)，形成理论上数目繁多的特定"组蛋白密码"来形成"开放"或"关闭"的局部染色质结构，或是决定何种蛋白质结合到特定 DNA 区域，从而调节多种 DNA 功能。组蛋白乙酰化修饰是一个动态调节过程，主要受两类作用相反的酶调节：组蛋白乙酰转移酶(histone acetyltransferase，HAT)和组蛋白脱乙酰酶(histone deacetylase，HDAC)。HAT 催化组蛋白乙酰化，导致染色质结构松弛，促进基因转录；而 HDAC 使组蛋白去乙酰化，导致染色质浓缩，抑制基因转录(Haberland et al.，2009)。组蛋白甲基化是由组蛋白甲基转移酶催化完成的，甲基化发生在 H_3 和 H_4 组蛋白 N 端的精氨酸、赖氨酸或组氨酸残基上。组蛋白甲基化可促进或抑制基因转录，这与组蛋白甲基化形式和被修饰的氨基酸类型等有关(Greer and Shi，2012)。

非编码 RNA 是基因组转录产生的且不编码蛋白质的 RNA，包括 microRNA(miRNA)和长链非编码 RNA(long non-coding RNA，lncRNA)等多种 RNA，在转录水平、转录后水平上对基因表达起调控作用。研究最多的非编码 RNA 是 miRNA，miRNA 是一类长度约 22 bp 的非编码单链 RNA 分子，广泛存在于动植物等各类生物体内。1993 年，Lee 等在秀丽隐杆线虫体内首先发现了一种代号为 lin-4 的短链非编码 RNA 分子，它能够与 lin-14 基因的 3'非编码区特异性结合并降低 lin-14 蛋白表达水平，而对 lin-14 基因的 mRNA 水平无明显影响。2001 年，Science 杂志在同一期刊登了三个不同实验室对 miRNA 的研究成果，使得 miRNA 迅速成为科学界着眼的焦点。miRNA 通过与靶 mRNA 特异性结合导致其降解或抑制其翻译，从而对基因表达进行转录后调控。

14.1.2　DNA 甲基化与骨发育

甲基化修饰是脊椎动物 DNA 唯一的自然修饰方式，动物基因组甲基化与基因表达密切相关，DNA 甲基化通过与反式作用因子相互作用或通过改变染色质结构而影响表达，在骨和软骨发育过程中，DNA 甲基化在软骨细胞肥大分化及成骨细胞、破骨细胞、骨细胞的分化成熟与衰老中起重要作用。

14.1.2.1　DNA 甲基化与肥大软骨细胞

目前有关 DNA 甲基化与肥大软骨细胞的相关研究相对较少。有研究认为，在骨髓间充质干细胞(BMSC)向软骨细胞早期分化的过程中，是组蛋白修饰而非 DNA 甲基化在发挥调控作用(Herlofsen et al., 2013)。研究发现，人关节软骨细胞不表达分化状态软骨细胞的标志基因 *COL10A1*，并且不存在软骨细胞肥大的过程。而骨髓间充质干细胞体外培养产生的软骨细胞则表现为过早的 COL10A1 表达，并随着培养时间的延长，会逐渐向肥大软骨细胞分化。研究者进一步分析了人关节软骨、骨髓间充质干细胞体外分化培养获得的软骨细胞，发现在人关节软骨中，COL10A1 启动子区的 9 个 CpG 位点发生了甲基化，COL10A1 的表达显著抑制。而在骨髓间充质干细胞体外分化培养得到的软骨细胞中，COL10A1 启动子区仅有 2 个 CpG 位点发生了甲基化，并且 COL10A1 正常表达。这表明人的关节软骨细胞中，COL10A1 因甲基化而沉默；而骨髓间充质干细胞分化来源的软骨细胞，COL10A1 启动子为低甲基化状态，COL10A1 正常表达。

14.1.2.2　DNA 甲基化与成骨细胞

骨髓间充质干细胞向成骨细胞分化是软骨内成骨的一个重要过程，而在骨髓间充质干细胞的成骨分化过程中，DNA 甲基化和去甲基化参与调节多种相关基因的表达。在骨髓间充质干细胞向特定表型分化时，相应组织的特异性基因表达上调，并伴随着其他分化方向基因的沉默，同时与骨髓间充质干细胞多向分化能力相关的基因表达也发生下调，这对维护骨髓间充质干细胞正常分化具有重要意义。具体到成骨分化过程中，DNA 去甲基化参与调控成骨标志基因高表达，并与 DNA 序列发生去甲基化相一致(Delgado et al., 2012)。在骨髓间充质干细胞成骨诱导过程中，可以检测到成骨特异性基因 *Runx2*、*Bglap* 和 *Osterix* 的表达均发生上调，DNA 甲基化测序进一步证实 *Runx2*、*Bglap* 和 *Osterix* 基因的启动子区 DNA 甲基化水平明显降低，基因的甲基化水平与其表达明显相关。而经抑制 DNA 去甲基化酶的作用后，这些基因的表达随之发生逆转，由此可以推断，Runx2、Bglap 和 Osterix 在骨髓间充质干细胞的成骨分化过程中的表达主要受 DNA 甲基化的调控(Zhang et al., 2011)。

骨骼负荷和负荷引起的动态流体是促进骨髓间充质干细胞向成骨细胞分化的关键调节因素。最近研究发现，这种调节作用是通过表观遗传修饰实现的(Arnsdorf et al., 2010)。骨桥蛋白是骨骼重塑的重要因子，机械应力可降低骨桥蛋白基因启动子区的 DNA 甲基化水平，从而增加骨桥蛋白的基因表达，促进骨髓间充质干细胞向成骨细胞分化。与此相似，生物学因素(促生长培养基添加磷酸甘油、维生素 C、地塞米松）引起的骨髓间充质干细胞向成骨细胞分化也与骨桥蛋白基因启动子区的 DNA 甲基化水平降低、骨桥蛋白的基因表达增加有关（Arnsdorf et al.，2010）。

在成骨细胞中，DNA 甲基化还参与调节成骨细胞各种重要功能基因的表达，如碱性磷酸酶基因、硬化蛋白基因、雌激素受体 α 基因、骨保护素基因、分泌性卷曲相关蛋白 1 基因和瘦素基因。碱性磷酸酶启动子甲基化状态与基因转录、表达呈负相关关系，并且在成骨细胞分化的不同阶段受到不同的调节。在成骨细胞中，碱性磷酸酶启动子区表现为低甲基化状态；在骨髓间充质干细胞中，碱性磷酸酶启动子区表现为中等甲基化状态；而在骨细胞中，碱性磷酸酶启动子区却表现为高甲基化状态。与此类似，当成骨细胞向骨细胞转化时，硬化蛋白启动子区甲基化状态逐渐降低（Marini et al.，2016）。

14.1.2.3　DNA 甲基化与破骨细胞

破骨细胞来源于骨髓单核巨噬细胞系，是体内唯一具有骨吸收活性的多核细胞。破骨细胞的生成是一个复杂过程，其功能受全身和局部微环境的调节，以及成骨细胞的调控。核因子 κB（NF-κB）受体激活蛋白配体（receptor activator of nuclear factor κB ligand，RANKL）属于 TNF 超家族成员，表达于成骨细胞及其前体，通过与破骨细胞上的核因子 κB 受体激活蛋白结合产生进一步的作用。DNA 甲基化可以通过调控 RANKL 等基因的表达，调控破骨细胞分化成熟过程。

RANKL 在成骨细胞中产生，由于其对破骨细胞的形成具有直接调控作用，因此 RANKL 基因的 DNA 甲基化具有调节破骨细胞形成的潜力。研究表明，小鼠基质/成骨细胞谱系 ST2 在早期传代中可以促进破骨细胞的形成。然而，随着传代数量的增加，这种促进作用便会消失，同时伴随着 RANKL 启动子区 CpG 岛甲基化水平升高及 RANKL 基因 mRNA 表达水平降低。该研究者随后发现，随着 ST2 传代数量的增加，RANKL 启动子区上游 CpG 岛中三个碱基的甲基化水平明显上升。该研究者认为，在维生素 D 存在的情况下，该区域 DNA 甲基化水平变化足够调节 RANKL 的表达。因此，随着 ST2 传代数量的增加，在小鼠 RANKL 启动子区 CpG 岛处的甲基化的广泛积累可能导致 RANKL 发生稳定的表观遗传沉默（Kitazawa R and Kitazawa S，2007）。

14.1.2.4　DNA 甲基化与骨细胞

DNA 甲基化可通过对靶基因表达的影响而调控成骨细胞向骨细胞分化的过程。骨细胞是骨骼中含量最丰富的细胞类型，它可以通过旁分泌产生许多细胞因子来调控骨的发育形成过程。硬化蛋白是一种骨细胞旁分泌产生的细胞因子。硬化蛋白是经典 Wnt 信号通路的有效抑制剂，可以降低成骨细胞数量和活性。在人体中，硬化蛋白基因发生突变可引起硬化蛋白的缺失，导致骨量急剧上升，骨密度升高，最终形成一种罕见疾病"骨硬缩症"。硬化蛋白基因的表达受到多种表观遗传调控。Delgado-Calle 等（2012）发现硬化蛋白基因的启动子区和外显子 1 附近存在两个 CpG 富集区。利用定量甲基化特异性 PCR 和焦磷酸测序对成骨细胞及骨细胞硬化蛋白基因这两个区域的 DNA 甲基化进行分析，发现外显子 1 附近的 DNA 甲基化程度都很高，而成骨细胞启动子区的甲基化程度高于骨细胞，这与硬化蛋白基因在成骨细胞中不表达而在骨细胞中表达的现象相吻合。在体外，CpG 岛的甲基化阻碍蛋白质结合到启动子区，而在 SOST 基因去甲基后，其表达量显著上调，这表明硬化蛋白基因的甲基化调控在成骨细胞和骨细胞的转变过程中起重要作用，为硬化蛋白基因的 DNA 甲基化表观遗传调控研究提供了新的线索。

14.1.3 组蛋白修饰与骨发育

组蛋白修饰（histone modification）是指组蛋白在相关酶的作用下发生甲基化、乙酰化、磷酸化、腺苷酸化、泛素化、ADP 核糖基化等修饰的过程。组蛋白修饰在成骨分化过程中的作用日益受到重视。其中甲基化和乙酰化是组蛋白修饰的重要方式，也是目前骨组织工程研究中的热点。

14.1.3.1 组蛋白修饰与肥大软骨细胞

软骨细胞成熟受到多种组蛋白修饰的调控，在软骨细胞肥大化形成肥大软骨细胞的过程中，组蛋白甲基化和乙酰化等修饰的改变参与了其中的调控。许多转录因子是正常软骨发育和软骨内成骨所必需的，Runt 相关转录因子 2（Runt-related transcription factor 2，Runx2）是其中的一种转录调节因子（Long and Ornitz，2013）。Runx2 可表达于前肥大软骨细胞和肥大软骨细胞，抑制 Runx2 的表达会导致软骨细胞的肥大停止，肥大软骨细胞数量显著降低，骨骼发育受限。

在组蛋白去甲基化酶的催化下，组蛋白去甲基化参与了软骨细胞肥大成熟的过程。除转录因子外，基因转录也依赖于组蛋白修饰的状态（Greer and Shi，2012）。在 H_3 组蛋白赖氨酸 27 上的三甲基化是转录抑制的标志。全基因组定位揭示，H_3 组蛋白赖氨酸 27 上的三甲基化特异性存在于胚胎干细胞的关键发育调节因子的启动子中。JMJD3 是 H_3 组蛋白赖氨酸 27 上的三甲基化的特异性去甲基化酶（Agger et al.，2007）。有研究发现，特异性敲除 JMJD3 基因的小鼠在出生后不久便会死亡，同时伴随着骨骼系统、肺等器官的严重发育不良（Park et al.，2014）。这些结果表明 JMJD3 对胚胎发育具有重要的作用。Zhang 等（2015）发现，纯合子 JMJD3 缺陷小鼠软骨细胞的增殖和肥大明显减少，软骨内成骨被显著抑制。进一步的研究发现，JMJD3 可以通过其组蛋白赖氨酸 27 上的三甲基化去甲基化酶激活，从而促进 Runx2 的表达、软骨细胞的增殖与肥大，以及肥大软骨细胞的形成。

此外，组蛋白去乙酰化在 HDAC 的催化下也参与调控软骨细胞肥大成熟过程。HDAC4 与 HDAC9 同属于 HDAC II，它们在结构和功能上十分相似，都可以通过调节染色质结构抑制特异性转录因子的活性，从而调节细胞增殖和分化。已有报道，HDAC9 是心肌细胞肥大过程中的转录抑制因子。有研究发现，HDAC4 表达于前肥大软骨细胞并且可以抑制 Runx2 的活性。当敲除小鼠体内的 *HDAC4* 基因时，软骨细胞肥大加速，软骨内矿化提前。这表明 HDAC4 的主要作用是延缓软骨细胞的肥大。

14.1.3.2 组蛋白修饰与成骨细胞

HDAC 在成骨分化过程中的调控作用越来越受到关注。在不同的生物环境下，HDAC 通过影响染色质的结构和相关转录因子的活性来调节转录过程（Brunmeir et al.，2009）。在干细胞分化过程中，相对丰富的表观遗传标记通常反映了基因的激活或抑制，从而进一步引导细胞向特定的细胞谱系发展。被修饰的组蛋白域，如乙酰化组蛋白 H_3 赖氨酸 9 被认为是关键的表观遗传特征，可以作为转录激活的标志（Zheng et al.，2013）。HDAC8 是一种独特的 HDAC 成员，具有一种特殊的水晶结构，缺乏保守的碳端，这表明了在各种病理生理学过程中，HDAC8 具有独特的功能（Gantt et al.，2010）。有研究发现，在骨髓间充质干细胞向成骨细胞分化的过程中，HDAC8 表达逐渐下降。而当使用丙戊酸抑制 HDAC 的活性后，骨髓间充质干细胞的成骨分化作用明显增强。此外，通过 siRNA 降低 HDAC8 表达的研究得出了上述同样的结论。而当 HDAC8 过表达时，骨髓间充质干细胞的成骨分化明显受抑制。这表明，HDAC8 对骨髓间充质干细胞的成骨分化具有抑制作用。进一步的研究发现，当 HDAC8 过表达时，骨髓间充质干细胞内乙酰化组蛋白 H_3 赖氨酸 9 乙酰化水平明显下降，而在敲除 *HDAC8* 基因之后，其乙酰化水平升高。Runx2 是成骨分化过程中的主要调节因子，在骨发育、成熟的多个阶段均有表达。研究发现，HDAC8 可以调节 Runx2 内乙酰化组蛋白 H_3 赖氨酸 9 乙酰化水平，影响 Runx2 的表达，进而抑制成骨分化（Yu et al.，2014）。

实际上，有关 Runx2 在骨发育中调控作用的研究颇多。表观遗传调控可以导致染色质结构改变，从而改变 Runx2 的结合能力和其他转录因子结合到成骨相关基因启动子区的能力。目前，研究最彻底的成骨相关基因是骨钙蛋白基因，其上有很多因子的结合位点，这些因子对成骨相关基因（包括 *Runx2* 基因）的激活非常关键。组蛋白 H_3 和 H_4 的乙酰化及 DNA 甲基化降低可以促进骨诱导转录因子与骨钙蛋白基因启动子结合。HDAC 在成骨细胞分化和功能发挥中十分重要，组蛋白修饰对于成骨细胞具有极其重要的作用。

14.1.3.3　组蛋白修饰与破骨细胞

组蛋白修饰对于破骨细胞的增殖、分化和功能发挥具有重要的作用。HAT 和 HDAC 不仅可以通过添加或去除乙酰基对组蛋白进行修饰，还可以对其他蛋白质进行乙酰化修饰，从而对靶基因的结构和功能进行调控(Lee and Workman，2007)。有研究表明，多种 HDAC 参与了破骨细胞的分化成熟过程(Marini et al.，2016)。血中巨噬细胞向破骨细胞分化主要依赖于两种关键细胞因子：巨噬细胞集落刺激因子和 RANKL。此外，破骨细胞的发生过程还可以被其他信号途径增强，如核受体转录因子 PPARγ。

HDAC2 属于 HDAC I，是各种生理过程的重要调节因子，包括神经元的存活和肌细胞的分化；同时，其也是骨骼系统内维持稳态的重要调节因子(Haberland et al.，2009)。活化 T 细胞核因子 1 蛋白抗体(nuclear factor of activated T-cell cytoplasmic 1，NFATc1)是破骨细胞发生的主要调节因子，NFATc1 的激活可以引起破骨细胞的增殖、分化和成熟。RANKL 与其受体的结合导致 TNF 受体相关因子 6 信号的启动，活化 NFATc1。来自 FoxO 家族的 FoxO1 是一种转录因子，在调节糖异生、糖原分解和脂肪形成中起重要作用，丝氨酸/苏氨酸激酶可以负调节 FoxO1 的表达(Nakae et al.，2003)。H_2O_2 水平的升高是调节破骨细胞形成和骨吸收的重要步骤。在破骨细胞的发生过程中，RANKL 诱导丝氨酸/苏氨酸激酶激活下调 FoxO 的表达，从而促进 H_2O_2 在线粒体中的积累。Dou 等(2016)发现，在骨髓间充质干细胞向破骨细胞分化的过程中，HDAC2 的表达显著上升；同时，过表达 HDAC2 可以促进破骨细胞的生成，而抑制 HDAC2 的表达可以导致破骨细胞的数量显著减少。进一步的研究发现，在破骨细胞形成过程中，HDAC2 可以促进丝氨酸/苏氨酸激酶的激活，进而下调 FoxO1 的表达，促进破骨细胞的形成。同时，HDAC2 也可以促进 NFATc1 的活化，参与 RANKL 所诱导的破骨细胞形成过程。

最近研究表明，HDAC9 在骨骼发育中也起重要作用(Yan et al.，2011)。值得注意的是，HDAC9 在破骨细胞的分化中也具有重要的作用。研究发现，在破骨细胞形成过程中，破骨细胞内 HDAC9 的表达量显著降低。体外培养分化破骨细胞时，抑制 HDAC9 的活性可以显著促进破骨细胞的分化。而特异性敲除 *HDAC9* 基因的小鼠也表现为骨量降低，破骨细胞数量增加。进一步的研究发现，HDAC9 可以通过抑制 PPARγ 的表达，并通过共抑制因子抑制 PPARγ 活性，从而抑制破骨细胞的生成(Jin et al.，2015)。

14.1.3.4　组蛋白修饰与骨细胞

HDAC 可以调控骨细胞内多种基因的表达，从而参与骨发育和骨形成过程。前文已经提到硬化蛋白基因的表达受 DNA 甲基化的调控，同样，硬化蛋白基因的表达也受到了组蛋白修饰的调控。肌细胞增强因子的抗体(MEF2C)是硬化蛋白基因的重要转录因子，通过与其下游增强子序列的结合，MEF2C 可以提高硬化蛋白基因的表达。HDAC5 属于 HDAC IIa，其 N 端具有 MEF2C 的结合位点，可以抑制 MEF2C 所诱导的基因表达(Haberland et al.，2009)。Wein 等(2015)发现，在新型小鼠 Ocy454 骨细胞系中，过表达 HDAC5 可以降低硬化蛋白基因的表达。而当抑制 HDAC5 的表达时，硬化蛋白基因表达显著上升。此外，在敲除小鼠体内 *HDAC5* 基因后，硬化蛋白基因的表达也表现为显著上升，同时骨细胞中硬化蛋白阳性率提高，经典 Wnt 信号通路活性下降，骨小梁密度降低。研究人员进一步通过染色质免疫沉淀发现，敲除 *HDAC5* 基因提高了 *MEF2C* 基因的组蛋白 H_3 赖氨酸 3 乙酰化水平。因此研究者认为，HDAC5 可以通过降低 *MEF2C* 基因的组蛋白 H_3 赖氨酸 3 乙酰化水平来抑制 MEF2C 的表达，最终抑制硬化蛋白的产生，从而增加成骨细胞的活性。这表明，HDAC5 可以通过调控 MEF2C 的表达，进而影响硬化蛋白的产生，参与调控骨的发育形成过程。

14.1.4　非编码 RNA 与骨发育

长链非编码 RNA(long non-coding RNA，lncRNA)在骨软骨发育及成年骨质疏松症病理进程中起到了重要的调控作用。lncRNA 可以调控成骨细胞增殖、分化和凋亡，影响骨细胞外基质分泌，通过调控破骨细胞的功能调节骨吸收及基质降解，参与骨的重建及吸收，在成年骨质疏松症的发生、发展中发挥着重要作用。

14.1.4.1　非编码 RNA 与肥大软骨细胞

miRNA 作为表观遗传调控机制之一，对于间充质干细胞的软骨分化具有重要的调控作用。miR-140 能够通过上调 Sox9 和聚集蛋白聚糖的表达，促进体外间充质干细胞软骨分化。有研究发现，在 Sox9 的 3′非编码区存在 miR-495 的结合位点，miR-495 能够直接结合到 Sox9 的 3′非编码区对 Sox9 的表达进行负调节(Lee et al.，2014)。

miRNA 在生长板软骨细胞肥大化的过程中也发挥了重要的调控作用。印度刺猬蛋白和甲状旁腺激素相关肽信号通路在调节软骨细胞分化中起着核心作用。MEF2C 是软骨细胞肥大化过程中的一个关键转录因子，降低 MEF2C 的表达可以显著抑制软骨细胞的肥大。HDAC4 是 MEF2 的一个负调节因子，印度刺猬蛋白-甲状旁腺激素相关肽信号通路可以通过增强 HDAC4 的活性抑制 MEF2C 的表达，从而抑制软骨细胞的肥大化(Clocchiatti et al.，2013)。miR-140 由 *Mir140* 基因转录形成，在软骨细胞中丰富且相对特异性地表达。此前已经有研究发现，*Mir140* 基因的敲除可以引起小鼠骨骼生长缺陷，增殖区软骨细胞的肥大化被加速(Miyaki et al.，2010)。为了进一步探究 miR-140 在软骨细胞增殖分化中的作用，有研究者进行过进一步的实验探索。他们发现，在敲除 *Mir140* 基因的小鼠中，过表达甲状旁腺激素相关肽或 HDAC4 可以抑制小鼠的骨骼生长发育；而在 *Mir140* 基因存在时，小鼠骨骼的生长没有发生明显的改变。在体外细胞实验中，miR-140 缺陷的软骨细胞 HDAC4 的表达正常，MEF2C 表达增加，这表明 miR-140 途径在 MEF2C 水平上与甲状旁腺激素相关肽-HDAC4 通路合并。进一步的研究发现，miR-140 可以负调控 p38 丝裂原活化蛋白激酶信号通路，抑制 p38 丝裂原活化蛋白激酶信号转导，从而降低 MEF2C 表达。因此，miR-140 可以通过抑制 MEF2C 的表达而维持软骨细胞的肥大化，共同参与软骨细胞肥大化的调控。这也表明，miR-140 可以通过抑制 MEF2C 的表达，以确保甲状旁腺激素相关肽-HDAC4 调节系统在调控软骨细胞肥大化过程中的稳定性（Papaioannou et al.，2015）。

14.1.4.2　非编码 RNA 与成骨细胞

非编码 RNA 在成骨细胞分化过程中具有极其重要的作用。miR-20a 是 miR-17-92 簇中的一种，其核苷酸序列在脊椎动物中高度保守且在组织和器官发育中至关重要（Mendell，2008）。Li 等（2009）构建了小鼠成骨细胞小分子 RNA 的 cDNA 文库，并从中发现了一个新的被命名为 miR-2861 的 miRNA。在随后的研究中发现，miR-2861 可以靶向作用于 *HDAC5* 基因发挥对间充质干细胞成骨分化的正调节作用。Huang 等（2012）的研究表明，*HDAC6* 是 miR-22 的靶基因，miR-22 正是通过抑制 HDAC6 蛋白表达而促进间充质干细胞向成骨细胞分化的。Hu 等（2013）发现，在间充质干细胞系 hFOB1.19 细胞向成骨细胞分化的过程中，miR-142-3p 表达逐渐增多，同时还发现，hFOB1.19 细胞过表达 miR-142-3p 可以促进其向成骨细胞分化，抑制 miR-142-3p 的表达则对 hFOB1.19 细胞的成骨分化有抑制作用，其机制可能是 miR-142-3p 抑制 *APC* 基因的表达并且激活 Wnt 信号通路。热休克蛋白 70 的 C 端相互作用蛋白能够促进 Runx2 的降解，抑制成骨细胞的分化成熟。Guo 等（2012）发现，miR-764-5p 可以通过抑制热休克蛋白 70 的 C 端相互作用蛋白的表达促进成骨分化。骨形态发生蛋白 9（bone morphogenetic protein 9，BMP-9）是目前已知具有最强成骨能力的骨形态发生蛋白。研究发现，miR-21 能促进 BMP-9 诱导的间充质干细胞 C3H10T1/2 向成骨细胞分化。

同时，miRNA 可以负调节间充质干细胞的成骨分化。Mizuno 等（2008）进行了一系列的实验，他们发现 miR-125b 可以通过抑制酪氨酸激酶的表达来抑制间充质干细胞成骨分化，TNF-α 可抑制成骨细胞的分化，诱导成骨细胞凋亡。Dong 等（2013）以 TNF-α 刺激培养 MC3T3-E1 前体成骨细胞，诱导细胞凋亡，发现有 7 个表达下调的 miRNA，其中 miR-23a 下降最明显。为进一步研究 miR-23a 的功能，作者采用 miR-23a 或 AMO-23a（miR-23a 抑制剂）的载体转染 MC3T3-E1 前体成骨细胞，检测细胞的凋亡，结果显示，转染 miR-23a 可显著抑制 TNF-α 诱导的成骨细胞凋亡，而转染 AMO-23a 则明显增强这种作用。进一步的研究发现，miR-23a 通过抑制 Fas 的表达，在 TNF-α 诱导成骨细胞的凋亡中发挥重要的调控作用。

14.1.4.3 非编码 RNA 与破骨细胞

miR-233 在破骨细胞的分化中同样有重要的作用。研究表明，miR-223 的过表达可阻断前体破骨细胞成熟为抗酒石酸碱性磷酸酶阳性的多核成熟破骨细胞，而 miR-223 的正常表达有利于破骨细胞的分化（Sugatani and Hruska，2007）。近期研究发现，miR-233 的低表达可使破骨细胞的分化成熟受抑制。研究者采用高浓度的无机磷酸盐使前体破骨细胞的 miR-233 表达降低，随后检测发现，破骨细胞的发生显著减少（M'Bayamoutoula et al.，2015）。这表明，miR-233 对破骨细胞的分化具有重要的作用；无论是高表达还是低表达 miR-233 对破骨细胞的分化均有抑制作用，只有正常水平的 miR-233 才可维持破骨细胞的正常分化。

14.1.4.4 非编码 RNA 与骨细胞

miR-23a 簇由 miR-23a、miR-27a 和 miR-24-2 组成，在被转录为单一的初级 miRNA 后，经加工形成三个成熟的 miRNA。多项研究表明，miR-23a 簇在血管发生、成骨过程和癌症发病中具有重要作用（Hassan et al.，2010）。转化生长因子-β（transforminggrowth factor-β，TGF-β）信号通路可以促进成骨细胞向骨细胞分化（Grafe et al.，2014）。Prdm16 可以通过招募 HDAC1，导致 TGF-β 信号通路下游基因表达的抑制，从而抑制 TGF-β 信号通路的功能。研究显示，在脂肪形成过程中，Prdm16 可以被 miR-27a 调控（Sun and Trajkovski，2014）。Zeng 等（2017）研究发现，miR-23a 簇可以加速成骨细胞向骨细胞分化，从而促进骨的发育。他们进一步研究发现，在成骨细胞中，miR-27a 可以直接抑制 Prdm16 的表达。同时，在 Prdm16 的表达被抑制后，TGF-β 信号通路下游基因的表达升高，小鼠骨细胞数明显上升。而当使用 TGF-β 抗体抑制 TGF-β 信号通路时，成骨细胞的分化明显受抑制，小鼠骨骼中骨细胞数减少。因此，miR-23a 簇可以通过抑制 Prdm16 的表达解除 Prdm16 对 TGF-β 信号通路的抑制作用，从而促进成骨细胞向骨细胞的分化。

14.1.4.5 非编码 RNA 与血管内皮细胞

在软骨内成骨过程中初级骨化中心的血管化是长骨发育的重要过程。已证实，血管内皮生长因子（vascular endothelial growth factor，VEGF）是参与调控这一过程的主要生长因子，其参与调控血管侵入肥大软骨细胞。miRNA 可以通过调控血管生成相关因子的表达而影响内皮细胞的增殖分化过程，对血管生成进行调控。研究证实，miR-126 能促进 VEGF 介导的内皮细胞增殖及血管生成作用。在近期的一项研究中，miR-195 被证明可以抑制 VEGF 介导的内皮细胞增殖作用（Ines et al.，

2016)。在骨髓间充质干细胞向成骨细胞分化过程中，miR-195 表达降低；当骨髓间充质干细胞过表达 miR-195 时，骨髓间充质干细胞对血管生成的旁分泌作用减弱。同时，VEGF 的表达也被显著抑制。这表明，miR-195 可以通过抑制 VEGF 的表达而抑制血管内皮细胞的增殖。以上研究表明，非编码 RNA，尤其是 miRNA，参与调控了初级骨化中心血管化过程，并且可以通过调控血管内皮细胞的增殖而影响血管的形成。

14.2　表观遗传修饰在胎源性骨质疏松症中的作用

宫内环境对生命发育过程具有持久的、决定性的影响。宫内不良环境已经成为儿童期和成年期代谢综合征的易感因素。Barker 通过流行病学调查总结了大量低出生体重儿及其成年后的健康状况，提出了成年疾病的发育起源的学说，指出胚胎和儿童时期的发育不良会导致成年后心血管疾病、2 型糖尿病等疾病的发病可能性增大。大量流行病学调查表明，成年后骨质疏松症与低出生体重相关，提示骨质疏松症存在发育起源。发育起源的骨质疏松症的内分泌代谢编程机制如何延续至出生后成年，现阶段研究的热点聚焦于表观遗传修饰。越来越多的证据表明，表观遗传修饰是早期环境暴露影响后期生活发展过程的核心。表观遗传修饰是可以遗传的，并且可跨多代遗传。

14.2.1　表观遗传修饰与下丘脑-垂体-肾上腺轴编程

下丘脑-垂体-肾上腺(hypothalamic-pituitary-adrenal，HPA)轴是神经内分泌系统的重要部分，参与控制应激反应，并调节身体里各类生理活动，如心情和情绪、性行为，以及能量储存、消耗等。HPA 轴包括下丘脑促肾上腺皮质激素释放激素(corticotropin-releasing hormone，CRH)、垂体促肾上腺皮质激素(adrenocorticotropic hormone，ACTH)、肾上腺糖皮质激素及其相应的受体。下丘脑接收来自高级中枢的神经冲动，调节垂体 ACTH 和肾上腺糖皮质激素的释放，从而引起机体的各种反应。已知孕妇受到环境因素或压力因素时，会影响胎儿的 HPA 轴，HPA 轴的宫内发育编程改变对胎儿的生长发育及出生后代谢功能有着极为重要的影响。作者团队研究证实，母体应激状态如尼古丁、咖啡因、乙醇等外源物暴露，会引起子代宫内发育迟缓，影响子代 HPA 轴的宫内发育，子代出生体重与子代糖皮质激素水平负相关(Xu et al.，2012)。以往大量的研究证实，高糖皮质激素水平可引起骨密度下降和骨质流失，诱发骨质疏松症。

Marzouk 等(1991)对活体大鼠及离体肾上腺细胞给予皮质类固醇药物，均检测到了 HPA 轴抑制的现象，表现为皮质酮和 ACTH 水平的下降。地塞米松处理小鼠后发现其血清皮质酮水平出现下降。因此，在孕期给予咖啡因会使胎儿暴露于母体高水平糖皮质激素下，从而使得胎儿 HPA 轴活性受到抑制，导致胎儿出现各种病理变化。咖啡因的这种抑制作用与胎儿海马中 11β-羟类固醇脱氢酶 2 型(11β-hydroxysteroid dehydrogenase type2，11β-HSD2)、11β-HSD1 和糖皮质激素受体(glucocorticoid receptor，GR)相关。咖啡因通过表观遗传调控(CpG 位点的甲基化)直接抑制胎儿海马中 11β-HSD2 的表达并增强胎儿海马中 11β-HSD1 和 GR 的表达，从而抑制胎儿 HPA 轴并延缓胎儿生长。此外，咖啡因还可以直接作用于胎儿肾上腺，引起发育毒性。咖啡因通过增加 B 族 I 型清道夫受体(scavenger receptor BI，SR-BI)近端启动子中的 DNA 甲基化来抑制 B 类 I 型清道夫受体基因(肾上腺摄取胆固醇的主要基因)的表达，从而引起胆固醇摄入下降，导致类固醇激素合成减少(Wu et al.，2015)；咖啡因又同时通过诱导类固醇生成因子-1(steroidogenic factor-1，SF-1)启动子区异常的 DNA 甲基化及组蛋白乙酰化，使 SF-1 的表达受抑制，进而抑制肾上腺类固醇生成酶细胞色素 P450 胆固醇侧链裂解酶的表达，而P450scc 可以切断胆固醇侧链，将胆固醇转化为类固醇激素前体孕烯醇酮，P450 胆固醇侧链裂解酶的低表达最终导致类固醇激素生成减少(Ping et al.，2014)。在孕中晚期蛋白质摄食限制模型中发现，GR 启动子区 CpG 岛存在去甲基化现象。孕期摄食限制降低了子代肝脏中 DNA 甲基转移酶 1 的表达。脐带血中 DNA 甲基转移酶 1 可影响子代 GR 启动子区甲基化程度。摄食限制降低了胎儿 DNA 甲基转移酶 1 的表达，继而降低 GR 启动子区甲基化程度，导致子代 GR 表达增高。由此可知，孕期不良环境会导致 HPA 轴表观遗传的改变。

14.2.2 表观遗传修饰与肾素-血管紧张素系统编程

肾素-血管紧张素系统(renin-angiotensin system，RAS)主要由肾素、血管紧张素 II(angiotensin II，Ang II)、血管紧张素转换酶(angiotensin converting enzyme，ACE)、血管紧张素受体等组成，其中 Ang II 是 RAS 的主要效应因子。Ang II 的产生和作用需要经过三个过程：①在肾素的作用下，血管紧张素原水解为血管紧张素 I(angiotensinI，Ang I)，这是 RAS 级联反应的限速步骤；②Ang I 在 ACE 的作用下转变为 Ang II；③Ang II 通过结合不同的血管紧张素受体产生不同的生物学效应。研究证实，骨组织局部可以表达 RAS 相关成分，如成骨细胞和破骨细胞均可表达 ACE、血管紧张素受体 1(angiotensin receptor 1，AT1R)和血管紧张素受体 2(angiotensin receptor2，AT2R)，骨髓组织中也存在局部 RAS，参与骨髓中前体细胞的增殖及分化等过程。

在母体孕期蛋白质摄食限制模型中发现，在 1 日龄和 12 周龄时，孕期低蛋白饮食(8%)子代的表观遗传信息较孕期正常蛋白饮食(18%)的子代出现了明显改变，如血管紧张素 1b 型基因受体(angiotensin 1b receptor，AT1bR)相比于对照组甲基化水平降低。在体外实验中，*AT1b* 基因的表达依赖于启动子区甲基化，低蛋白饮食可能使宫内胎儿 Ang Ⅱ活化所需的重要受体基因表达出现永久性的改变。研究发现，大鼠孕早期用 11β-羟化酶抑制剂甲吡酮处理 2 周，肾上腺 *AT1b* 启动子区甲基化正常，AT1b 受体表达降低，后代高血压的发生减少。这些研究结果表明，孕期不良的营养环境与调节血压基因甲基化之间存在联系。胚胎肾脏发育时期的重要基因存在表观遗传修饰现象，Pax2 为胚胎肾脏和输尿管表皮细胞分化时的一个重要转录因子，其存在组蛋白甲基化现象。孕期胎盘营养不足会造成肾脏 P53 启动子低甲基化，致其 mRNA 表达增加，这与肾单位的凋亡和减少有关。作者团队近期研究表明，孕期地塞米松暴露可通过 GR、CCAAT 增强子结合蛋白招募表观遗传酶 CBP/p300，后者介导子代骨组织局部 ACE 启动子区乙酰化水平增加，进而使 RAS 在骨局部持续激活，子代大鼠骨量降低（Xiao et al.，2018）。在母体低蛋白饮食大鼠模型中，肾上腺 AT1b 的表达上调，且与对照组相比 *AT1b* 近端启动子区甲基化水平显著降低；体外实验也证明，AT1b 的表达高度依赖启动子甲基化。此外，研究表明，母体蛋白质摄食限制使子代基因表观遗传修饰发生改变并由此导致成年期基因表达的持续改变。然而，在孕期前 14 天对母体低蛋白饮食大鼠模型给予 11β-羟化酶抑制剂甲吡酮处理后，肾上腺 *AT1b* 启动子区甲基化正常，AT1b 受体表达量降低。这些结果提示，孕期营养限制使子代 *AT1b* 基因出现了表观遗传修饰。

14.2.3　表观遗传修饰与糖皮质激素-胰岛素样生长因子-1 轴编程

胰岛素样生长因子-1（insulin-like growth factor-1，IGF-1）信号通路在内分泌调节中有着至关重要的作用，其参与调控宫内时期各组织和器官的分化、发育及代谢等过程（Faulk et al.，2014）。研究表明，糖皮质激素（glucocorticoid，GC）水平可调控多种组织及细胞内 IGF-1 的表达，主要表现为低糖皮质激素下 IGF-1 分泌增加，高糖皮质激素下 IGF-1 分泌受抑制。胎儿在宫内的 IGF-1 主要来自于肝脏，肝脏分泌 IGF-1 至血液后调控全身组织和器官发育，而组织和器官局部的 IGF-1 自分泌或旁分泌的调控机制则是在胚胎发育中、晚期才初步建立的，并在出生后逐步完善。作者团队也证实，孕期不良环境暴露所致宫内发育迟缓子代血糖皮质激素和多种组织 IGF-1 存在明显且稳定的负相关关系，称为"糖皮质激素-胰岛素样生长因子-1（GC-IGF-1）轴"（Xu et al.，2012）。

在宫内不良环境下，IGF-1 可能是介导母源性高糖皮质激素所致骨发育编程改变的重要因子。IGF-1 在骨发育过程中发挥关键作用。循环血及骨组织局部 IGF-1 在软骨细胞和成骨细胞的增殖、分化和凋亡过程中均发挥重要作用。有研究表明，宫内发育迟缓动物 *IGF-1* 基因启动子区存在 DNA 甲基化和组蛋白甲基化修饰，这些表观遗传修饰改变与 IGF-1 宫内编程及其成年后代谢性疾病的发生存在显著的相关性。孕期不良环境暴露致体内低 IGF-1 与成年子代骨质疏松症的发生密切相关。对于宫内发育迟缓子代，组蛋白甲基化和乙酰化修饰可使肝脏IGF-1 表达受阻，从而使外周血中 IGF-1 浓度降低。低浓度的 IGF-1 阻碍了胎鼠生长板软骨的正常发育，生长板软骨和关节软骨具有共同的胚胎起源，因此胎鼠的关节软骨发育也受影响。作者团队推测，孕期外源物暴露所致母源性高糖皮质激素可能导致 IGF-1 信号通路相关基因的表观遗传修饰，显著下调胚胎长骨骺软骨相关基因表达，包括 IGF-1 受体（*IGF-1R*）基因、*IRS-1* 基因等，引起软骨细胞外基质合成减少（Tan et al.，2012）。但具体的表观遗传修饰机制并未阐明。宫内不良环境还可引起胚胎间充质干细胞增殖和分化功能改变，且该改变与 IGF-1 密切相关。研究发现，孕期营养不良大鼠子代间充质干细胞的增殖及成骨分化能力均显著降低。8 周龄子代间充质干细胞的克隆形成 CFU-F 和 CFU-ALP+数量显著减少，且对 IGF-1 的反应性显著下降。进一步研究发现，孕期营养不良子代在出生 12 周后，其干细胞 CFU-F 和 CFU-ALP+数量及对 IGF-1 的反应性与对照组均无显著差异，出现追赶性生长。综上，我们推测，孕期不良环境致子代低峰值骨量的可能机制在于：宫内不良环境导致胎儿过暴露于母源性糖皮质激素，后者抑制胎儿 HPA轴功能，使子代表现为成年后 HPA 轴的低基础活性和高应激敏感性；宫内的高糖皮质激素水平还引起子代 GC-IGF-1 轴表观遗传修饰改变，导致子代 IGF-1 及其信号通路的功能下调，间充质干细胞增殖和成骨分化能力低下，骨重塑和骨代谢发生变化，子代骨量减少，出现低峰值骨量（Shangguan et al.，2018）。

14.2.4　其他

VEGF 在骨折愈合过程中的主要作用是使软骨骨痂转化为新骨。VEGF 和血管生成素是此过程中主要的生长因子。7 种 VEGF，即 VEGF-A、VEGF-B、VEGF-C、VEGF-D、VEGF-E、VEGF-F 和血小板衍生生长因子（platelet-derived growth factor，PDGF）为同型二聚体糖蛋白，具有相同的结构。它们均结合血管内皮生长因子受体（vascular endothelial growth factor receptor，VEGFR），但具有不同的作用。VEGF-A、VEGF-C 和 VEGF-D 在骨愈合过程中均有发现，特别是在软骨生成阶段。这些因子主要是由成骨细胞合成，而且它们的浓度在软骨钙化过程中、吸收开始之前达到高峰。因此，VEGF 被认为是血管新生主要的调节因子，同时也具有促进软骨内成骨的作用。在宫内发育迟缓的情况下，人类胎盘发育涉及血管生成和滋养层的生长，VEGF 介导了胎盘发育期间的血管生成。VEGF 在骨发育中发挥着重要作用，胎儿 VEGF 在母体不良环境暴露下产生表观遗传修饰的改变，使得胎儿成年后包括骨质疏松症在内的一些疾病易感性增加。

过氧化物酶体增殖物激活受体（peroxisome proliferator-activated receptor，PPAR）是配体激活的核转录因子，参与调节糖脂代谢、脂肪储存基因表达。PPAR构成治疗人类代谢紊乱的分子靶点，并且在炎性相关疾病和癌症中起着至关重要的作用。在人类和啮齿动物中，PPAR 有 α、β/δ 和 γ 三种亚型，它们在体内组织的分布存在一定差异。PPARγ 在骨代谢中起着重要作用。研究发现，沉默 *PPARγ* 基因可促进人类脂肪干细胞分化为成骨细胞。在 PPAR 中，PPARγ 是哺乳动物胎盘的主要调节剂。通过控制母体营养摄入，PPAR 在胎盘代谢中起着重要的调节作用，使胎儿适应母体的营养状况。妊娠期孕妇营养对子代器官的 PPAR 甲基化模式有长期的影响。近期的研究显示(Lendvai et al.，2016)，在啮齿类动物中，母体营养过度可导致肝脏 PPAR 表达的性别特异性上调；母体蛋白摄入限制，会导致后代或隔代不同器官的 *PPARα* 和 *GR* 基因的启动子区甲基化减少。而在出生后，即母体饮食对后代的影响停止后，PPAR 的表观遗传修饰仍表现出稳定的状态。对雌性 C57BL/6 小鼠给予高脂饮食的研究发现，母体大量油脂饮食使后代成骨基因的表达降低，而脂肪形成基因的表达增加，且存在 *PPARγ* 基因表达增加的现象。我们推测在母体受到不良环境暴露后，子代 *PPARγ* 基因存在表观遗传修饰改变，从而导致成骨细胞分化受到影响，进而影响骨量。

　　研究表明，影响胎儿骨发育的关键营养物质包括钙和维生素 D。人类胎儿用于骨发育的总钙量大约是 30 g，其中大多数是在妊娠中期通过胎盘的主动运输得到的。在这期间，胎儿血中的钙浓度要高于母体血浆的钙浓度。维生素 D 受体、I 型胶原 α1 和雌激素受体基因上存在维生素 D 反应元件，维生素 D 反应元件上或其附近的 DNA 甲基化改变可影响胎盘钙离子的运输和子代骨骼发育。这为骨质疏松症发育起源的内分泌代谢编程机制研究提供了新方向。

14.3　研　究　展　望

　　毫无疑问，遗传基因、早期发育、生活方式对慢性病发生都有重要作用(图 14-1)。但究竟各自有多大影响，这一问题的答案对预防慢性病的决策有重要价值。部分学者对疾病的胎源学说提出质疑，认为孕期环境对胎儿的影响受胎儿自身基因易感性的左右，即胎儿的生长发育还是受遗传基因的控制。而胚胎移植研究显示，受体母亲的环境而非供体母亲的基因决定了胎儿的生长。有关出生体重家庭分布特点的流行病学研究发现，62%的宫内环境因素、20%的母体基因因素和 18%的胎儿基因因素导致出生体重的差异。对单卵双胞胎的配对研究发现，2 型糖尿病患者的出生体重明显低于未患病的同胞孪生。由于双方的遗传基因完全相同，这一结果有力地证明了宫内环境而非遗传基因在慢性病发生中发挥了更重要的作用。对分别来自父亲和母亲的遗传作用的分析也从侧面支持了宫内环境对早期发育的影响，同母异父子女间的出生体重相关性要明显大于同父异母子女。孕期高血糖母亲所生子女要比孕后发生高血糖的母亲所生子女更易患 2 型糖尿病，说明孕期宫内环境而非母体的基因与子代慢性病的发生更相关。严格控制孕期高血糖后，子代的基因结构并未改变，但子代的糖尿病患病率明显下降，这也进一步表明早期发育环境的重要性。这些研究提示，早期发育对机体的影响是全方位的。同时也表明，孕期合理的饮食及保健关系到后代慢性病的发生和终生健康。疾病及体质的"胎源说"，或更全面地说"早期成因说"，揭示发育早期的基因表达直至器官形成阶段的状况是决定慢性病发生的主导因素。因而调整孕前或孕期的亲代体质以预防子代慢性病产生是真正的治病求本。传统观点中，骨质疏松症通常都是成人疾病，治疗策略通常开始于起病后，但是随着越来越多的研究表明骨质疏松症具有发育起源，提示应早期关注孕期胎儿的情况和孕期不良环境对子代产生的影响。因此，现在应积极寻找胎源性疾病的宫内编程机制和影响胎儿的主要表观遗传机制，以利于胎源性骨质疏松症预防的开展。

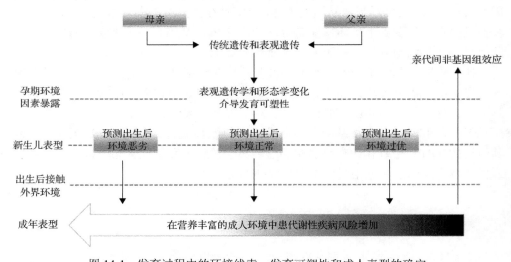

图 14-1　发育过程中的环境线索、发育可塑性和成人表型的确定

参 考 文 献

Agger K, Cloos P A, Christensen J, et al. 2007. UTX and JMJD3 are histone H3K27 demethylases involved in HOX gene regulation and development. Nature, 449(7163): 731-734

Arnsdorf E J, Tummala P, Castillo A B, et al. 2010. The epigenetic mechanism of mechanically induced osteogenic differentiation. J Biomecch, 43(15): 28-81

Bird A. 2007. Perceptions of epigenetics. Nature, 447(7143): 396-398

Brunmeir R, Lagger S, Seiser C. 2009. Histone deacetylase HDAC1/HDAC2-controlled embryonic development and cell differentiation. Int J Dev Biol, 53(2): 27-50

Clocchiatti A, Di G E, Demarchi F, et al. 2013. Beside the MEF2 axis: unconventional functions of HDAC4. Cell Signal, 25(1): 269-276

Deaton A M, Bird A. 2011. CpG islands and the regulation of transcription. Gene Dev, 25(10): 10-20

Delgado-Calle J, Sanudo C, Bolado A, et al. 2012. DNA methylation contributes to the regulation of sclerostin expression in human osteocytes. Journal of Bone & Mineral Research, 27 (4): 926-996

Dong J, Cui X, Jiang Z, et al. 2013. MicroRNA-23a modulates tumor necrosis factor-alpha-induced osteoblasts apoptosis by directly targeting fas. J Cell Biochem, 114 (12): 2738-2745

Dou C, Li N, Ding N, et al. 2016. HDAC2 Regulates FOXO1 during RANKL-Induced Osteoclastogenesis. Am J Physiol Cell Physiol: Ajpcell, 114 (12): 351-415

Faulk C, Liu K, Barks A, et al. 2014. Longitudinal epigenetic drift in mice perinatally exposed to lead. Epigenetics Official Journal of the DNA Methylation Society, 9 (7): 934-941

Gantt S L, Joseph C G, Fierke C A. 2010. Activation and inhibition of histone deacetylase 8 by monovalent cations. J Cell Biochem, 285 (9): 60-86

Grafe I, Yang T, Alexander S, et al. 2014. Excessive transforming growth factor-β signaling is a common mechanism in osteogenesis imperfecta. Nature Medicine, 20 (6): 670-675

Greer E L, Shi Y. 2012. Histone methylation: a dynamic mark in health, disease and inheritance. Nat Rev Genet, 13 (5): 343-357

Guo J, Ren F, Wang Y, et al. 2012. miR-764-5p promotes osteoblast differentiation through inhibition of CHIP/STUB1 expression. Journal of Bone and Mineral Research, 27 (7): 1607-1618

Haberland M, Montgomery R L, Olson E N. 2009. The many roles of histone deacetylasesin development and physiology: implications for disease and therapy. Nat Rev Genet, 10 (1): 32-41

Hassan M Q, Wijnen A J V, Lian J B, et al. 2010. A network connecting Runx2, SATB2, and the miR-23a~27a~24-2 cluster regulates the osteoblast differentiation program. P Natl Acad Sci USA, 107 (46): 879-884

Herlofsen S R, Bryne J C, Hoiby T, et al. 2013. Genome-wide map of quantified epigenetic changes during *in vitro* chondrogenic differentiation of primary human mesenchymal stem cells. Bmc Genomics, 14 (1): 105-121

Hu W, Ye Y, Zhang W, et al. 2013. miR-142-3p promotes osteoblast differentiation by modulating Wnt signaling. Mol Med Rep, 7 (2): 689-693

Huang S, Wang S, Bian C, et al. 2012. Upregulation of miR-22 promotes osteogenic differentiation and inhibits adipogenic differentiation of human adipose tissue-derived mesenchymal stem cells by repressing HDAC6 protein expression. Stem Cells Dev, 21 (13): 531-540

Ines A M, Machado S A, Marques V D, et al. 2016. miR-195 in human primary mesenchymal stromal/stem cells regulates proliferation, osteogenesis and paracrine effect on angiogenesis. Oncotarget, 7 (1): 7-10

Jin Z, Wei W, Huynh H, et al. 2015. HDAC9 inhibits osteoclastogenesis via mutual suppression of PPARγ/RANKL signaling. Mol Endocril, 29 (5): 730

Kitazawa R, Kitazawa S. 2007. Methylation status of a single CpG locus 3 bases upstream of TATA-box of receptor activator of nuclear factor-kappaB ligand (RANKL) gene promoter modulates cell- and tissue-specific RANKL expression and osteoclastogenesis. Mol Endocrinol, 21 (1): 148-158

Lee K, Workman J. 2007. Histone acetyltransferase complexes: one size doesn't fit all. Nat Rev Mol Cell Biol, 8 (4): 284-295

Lee S, Yoon D S, Paik S, et al. 2014. microRNA-495 inhibits chondrogenic differentiation in human mesenchymal stem cells by targeting Sox9. Stem Cells Dev, 23 (15): 17-98

Lendvai A, Deutsch M J, Plosch T, et al. 2016. The peroxisome proliferator-activated receptors under epigenetic control in placental metabolism and fetal development. American Journal of Physiology Endocrinology & Metabolism, 310 (10): 70-97

Li H, Xie H, Liu W, et al. 2009. A novel microRNA targeting HDAC5 regulates osteoblast differentiation in mice and contributes to primary osteoporosis in humans. The Journal of Clinical Investigation, 119 (12): 36-66

Long F, Ornitz D M. 2013. Development of the endochondral skeleton. Cold Spring Harb Perspect Biol, 5 (1): 83-94

Marini F, Cianferotti L, Brandi M L. 2016. Epigenetic mechanisms in bone biology and osteoporosis: can they drive therapeutic choices? Int J Mol Sci, 17 (8): 1329-1450

Marzouk H F, Zuyderwijk J, Uitterlinden P, et al. 1991. Caffeine enhances the speed of the recovery of the hypothalamo-pituitary-adrenocortical axis after chronic prednisolone administration in the rat. Neuroendocrinology, 54 (5): 439-446

M'Bayamoutoula E, Louvet L, Metzingerle M V, et al. 2015. High inorganic phosphate concentration inhibits osteoclastogenesis by modulating miR-223. BBA-Molecular Basis of Disease, 1852 (10): 2202-2212

Mendell J T. 2008. MiRiad roles for the miR-17-92 cluster in development and disease. Cell, 133 (2): 217-222

Miyaki S, Sato T, Inoue A, et al. 2010. MicroRNA-140 plays dual roles in both cartilage development and homeostasis. Gene Dev, 24 (11): 11-73

Mizuno Y, Yagi K, Tokuzawa Y, et al. 2008. miR-125b inhibits osteoblastic differentiation by down-regulation of cell proliferation. Biochemical and Biophysical Research Communications, 368 (2): 267-272

Nakae J, Kitamura T, Kitamura Y, et al. 2003. The forkhead transcription factor FoxO1 regulates adipocyte differentiation. Dev Cell, 4 (1): 119-129

Papaioannou G, Mirzamohammadi F, Lisse T S, et al. 2015. MicroRNA-140 provides robustness to the regulation of hypertrophic chondrocyte differentiation by the PTHrP-HDAC4 Pathway. Journal of Bone & Mineral Research the Official Journal of the American Society for Bone & Mineral Research, 30 (6): 1044-1052

Park D W, Hong S J, Salinas R D, et al. 2014. Activation of neuronal gene expression by the JMJD3 demethylase is required for postnatal and adult brain neurogenesis. Cell Reports, 8 (5): 72-90

Paul Z, Simmon B, Dickhut A, et al. 2008. Correlation of COL10A1 induction during chondrogenesis of mesenchymal stem cells with demethylation of two CpG sites in the COL10A1 promoter. Arthritis Rheum, 58 (9): 2743-2753

Ping J, Wang J F, Liu L, et al. 2014. Prenatal caffeine ingestion induces aberrant DNA methylation and histone acetylation of steroidogenic factor 1 and inhibits fetal adrenal steroidogenesis. Toxicology, 321 (3): 53-61

Schuiling K D, Robinia K, Nye R. 2011. Osteoporosis update. J Midwifery Wom Heal, 56 (56): 615-627

Shangguan Y, Wen Y, Tan Y, et al. 2018. Intrauterine programming of glucocorticoid-insulin-like growth factor-1 axis-mediated developmental origin of osteoporosis susceptibility in female offspring rats of prenatal caffeine exposure. Am J Pathol, 188 (12): 2863-2876

Sugatani T, Hruska K. 2007. MicroRNA-223 is a key factor in osteoclast differentiation. Journal of Cellular Biochemistry, 101 (4): 996

Sun L, Trajkovski M. 2014. MiR-27 orchestrates the transcriptional regulation of brown adipogenesis. Metabolism Clinical & Experimental, 63 (2): 272-282

Tan Y, Liu J, Deng Y, et al. 2012. Caffeine-induced fetal rat over-exposure to maternal glucocorticoid and histone methylation of liver IGF-1 might cause skeletal growth retardation. Toxicol Lett, 214 (3): 279-287

Tanaka H. 2009. Glucocorticoid induced osteoporosis in childhood: prophylaxis and treatment. Clinical Calcium, 19 (4): 569

Wang Y, Tao Y, Hyman M E, et al. 2009. Osteoporosis in China. Osteoporosis Int, 20 (10): 16-51

Wein M N, Spatz J, Nishimori S, et al. 2015. HDAC5 controls MEF2C-driven sclerostin expression in osteocytes. Journal of Bone & Mineral Research the Official Journal of the American Society for Bone & Mineral Research, 30(3): 400-452

Wu Y M, Luo H W, Kou H, et al. 2015. Prenatal caffeine exposure induced a lower level of fetal blood leptin mainly via placental mechanism. Toxicol Appl Pharm, 289(1): 109-116

Xiao H, Wen Y, Pan Z, et al. 2018. Increased H3K27ac level of ACE mediates the intergenerational effect of low peak bone mass induced by prenatal dexamethasone exposure in male offspring rats. Cell Death Dis, 9(6): 638

Xu D, Liang G, Yan Y E, et al. 2012. Nicotine-induced over-exposure to maternal glucocorticoid and activated glucocorticoid metabolism causes hypothalamic-pituitary-adrenal axis-associated neuroendocrine metabolic alterations in fetal rats. Toxicology Letters, 209(3): 282-290

Yan K, Cao Q, Reilly C M, et al. 2011. Histone deacetylase 9 deficiency protects against effector T cell-mediated systemic autoimmunity. J Biol Chem, 286(33): 233-243

Yu F, Ping Z, Jie G, et al. 2014. Histone deacetylase 8 suppresses osteogenic differentiation of bone marrow stromal cells by inhibiting histone H3K9 acetylation and RUNX2 activity. Int J Biochem Cell B, 54(8): 68-89

Zeng H C, Bae Y, Dawson B C, et al. 2017. MicroRNA miR-23a cluster promotes osteocyte differentiation by regulating TGF-β signalling in osteoblasts. Nat Commun, 8(3): 150-200

Zhang F, Xu L, Xu L, et al. 2015. JMJD3 promotes chondrocyte proliferation and hypertrophy during endochondral bone formation in mice. J Mol Cell Biol, 7(1): 23-35

Zhang R, Shao J, Xiang L. 2011. GADD45A protein plays an essential role in active DNA demethylation during terminal osteogenic differentiation of adipose-derived mesenchymal stem cells. J Biol Chem, 286(47): 483-494

Zheng Y, He L, Wan Y, et al. 2013. H3K9me-enhanced DNA hypermethylation of the p16INK4a gene: an epigenetic signature for spontaneous transformation of rat mesenchymal stem cells. Stem Cells Dev, 22(2): 256-350

（谭　杨，倪曲波，何航元）

第15章　胎源性骨质疏松症的早期诊治

引　言

　　随着骨质疏松症的病因学及疾病发育起源学说的发展，骨质疏松症与生命早期生长发育的关联得到研究证实，并引起人们的广泛关注。大量研究提示，骨质疏松症属于代谢综合征，具有胎儿起源。研究表明，胎源性骨质疏松症与出生体重具有显著的正相关关系，而孕期不良环境因素暴露会引发宫内发育迟缓（intrauterine growth retardation，IUGR）致低出生体重。"健康与疾病的发育起源"学说认为，宫内环境对生命发育过程具有持久的、决定性的影响，宫内不良环境已经成为儿童期和成年期骨骼相关疾病发病的易感因素。骨质疏松症的特征为骨量下降、骨的微结构破坏、脆性增加，即使是轻微的创伤或无外伤的情况下亦可能发生骨折，任何部位的骨折都将限制患者的肢体及身体的活动，显著降低患者生活质量。骨折并发症甚至对老年人造成生命危险，给家庭和社会带来沉重负担。因而，早发现、早预防，在胎源性骨质疏松症发生之前即进行干预将具有重要的现实意义。

15.1　胎源性骨质疏松症发生的影响因素

　　已知骨骼的质量与日光照射时间、运动量、钙摄入量、日常生活习惯等有关。研究表明，有一类成年骨质疏松症与出生体重密切相关，即胎源性骨质疏松症。最早发现这一现象的是英国学者 Barker，他做的流行病学调查表明，女婴 1 岁龄体重与成年腰椎、股骨颈骨矿物质含量具有显著的统计学关联（Cooper et al.，1995）。英国另一项对年龄在 65~75 岁的老年人的队列研究显示，出生体重和该人群的骨矿物质含量呈正相关关系，尤其与男性的骨矿物质密度呈显著性正相关关系。随后，美国、澳大利亚、瑞典、新西兰的流行病学调查也确证了这一发现（Cooper et al.，2008）。2016 年欧洲内分泌学会的一项报告表明，早产或低出生体重儿在出生后的生命过程中骨骼强度弱于足月儿，出现骨折和骨质疏松症的风险更高。进一步的临床研究表明，即使在基因方面有高度的一致性，出生体重的不同仍能影响成年的骨量，说明出生体重可影响骨生长发育并持续到成年，而且这种影响是不基于 DNA 序列改变的。作者团队证实，孕期不良因素暴露所致的宫内发育迟缓胎鼠骨形成不良，表现为生长板发育迟缓，骨-软骨交界处肥大软骨带增宽，肥大软骨细胞数增多，细胞凋亡矿化延迟。其结果是骨骼发育迟缓、长度缩短、骨量降低，提示骨质疏松症易感(Tan et al.，2012)。这些表明，低出生体重与成年后峰值骨量和骨质疏松性骨折的风险存在显著的正相关关系，低出生体重个体可能出现骨发育延迟、成年峰值骨量降低等不良后果，表明出生体重对成年骨质疏松症的发生有着很好的预测性。而反映胎儿宫内发育状况的出生体重受母亲孕期营养、孕期不良因素暴露及孕期精神心理状态等多种因素影响。

15.2 胎源性骨质疏松症的早期预警与诊断

宫内环境对生命发育过程具有持久的、决定性的影响，宫内不良环境暴露是儿童期和成年期代谢综合征的易感因素这一观点已经被越来越多的人接受。因此，我们可以通过一些早期的检查提前预见骨质疏松症的发病可能，从而早期实施防治措施。

15.2.1 出生前预警

母亲-子代的队列研究表明，胎儿出生时及儿童期骨骼质量受母亲孕期的健康状况影响；其部分影响由脐带血中胰岛素样生长因子-1(insulin-like growth factor-1，IGF-1)和瘦素的浓度决定。研究认为，孕妇体重、身高、脂肪储存和妊娠晚期体力活动均可作为新生儿全身骨骼容积和骨矿物质含量的独立预测因子。一项利用双能量 X 线评估 198 名儿童骨矿物质含量的研究表明，孕期母亲的体重下降程度、脂肪减少量、吸烟及不同经济状况都与 9 岁龄儿童的全身骨矿物质含量相关。这些发现表明，宫内时期不良因素对胎儿骨骼发育的影响可持续至出生后。作者团队发现，孕期不良环境暴露可致子代宫内发育迟缓、出生后成年骨质疏松症的易感性增加。其具体的机制可能与宫内不良环境引起胎儿多种内分泌轴的功能变化及相关受体、细胞因子等改变有关，包括下丘脑-垂体-肾上腺(hypothalamic-pituitary-adrenal，HPA)轴、IGF-1、肾素-血管紧张素系统(renin- angiotensin system，RAS)、瘦素相关内分泌轴(Zhu et al.，2018；Ni et al.，2015；Liang et al.，2011)。

众所周知，钙代谢对机体骨骼的发育有着重要作用。研究表明，孕妇钙稳态对子代孕期及出生后早期骨骼的发育也发挥着重要作用。印度一项母亲-子代队列研究发现，孕期富钙食物摄入频率较高的母亲，其孩子全身骨矿物质含量更高(Ganpule et al.，2006)。同时该研究发现，母体循环中 25-羟基维生素 D 浓度与儿童期骨骼矿物质含量有关。这表明，母亲接受阳光照射的程度也会影响机体钙的利用；营养不足的母亲，足够的阳光照射也可维持机体充足的维生素 D 状态，说明活性钙的含量对胎儿和儿童骨矿物质积累起更重要的决定作用。在欧洲，似乎出现南北的骨折风险梯度。与南部地中海国家相比，北部国家(如芬兰)50 岁以上人群髋部骨折的患病率更高。这可能是由于北部地区的阳光照射较少导致活性维生素 D 水平较低。同时，在同一国家的不同地区也观察到骨折率的差异，如东英吉利等英国部分地区的髋部骨折率低于城市；观察还发现骨折的高发地区在前几代中具有较高的婴儿死亡率，这两者间的关系提供了最早的证据支持生命早期的不利环境可能增加成年后的骨折风险。

脐带血中瘦素的浓度与全身骨矿物质含量、出生体重和脂肪量显著相关。这表明脐带血瘦素浓度会影响出生时骨骼的体积和骨密度。出生体重主要与脐带血 IGF-1 的浓度相关，且脐带血中瘦素和 IGF-1 浓度可独立预测全身骨矿物质含量和脂肪量。研究还证明，母体脂肪量与新生儿骨质量之间的关系也极有可能是通过脐带血瘦素传达的。怀孕期间拥有较多脂肪储存量的妇女可能会在胎盘内产生更多营养；营养供应的增加可以直接刺激胎儿脂肪细胞瘦素分泌增多并增强骨形成。由此可知，脐带血瘦素水平可能是潜在的胎源性骨质疏松症的预测因子之一。

IGF-1 在骨发育过程中发挥关键作用。IGF-1 参与了软骨细胞的增殖、分化、凋亡及基质合成等骨发生发育的全过程。对正常妊娠的研究发现，脐带血清 IGF-1 浓度与出生体重密切相关；脐带血 IGF-1 和人胰岛素样生长因子结合蛋白（human insulin-like growth factor binding protein，IGFBP）-3 浓度与全身骨量、脂肪量和出生时低体重呈强正相关关系。脐带血清 IGF-1 浓度正常的个体其出生体重也在正常范围内，而宫内发育迟缓的婴儿脐带血中 IGF-1 浓度较低。因此，脐带血 IGF-1 和 IGFBP-3 浓度可能成为预测胎源性骨质疏松症的指标。

流行病学表明，低出生体重儿成年后其骨量较低（Cooper et al.，1997）、骨折风险高（Cooper et al.，2001）。近年诸多研究也证实，成年骨质疏松症的发病与出生体重密切相关。因此可通过超声、MRI 等无创、无害的现代医学影像技术，于宫内不同时期对胎儿宫内发育情况及体重进行判断，以对其成年后骨质疏松症易感性进行早预测、早判断，进而进行早期干预，降低成年骨质疏松症发病的可能性。

15.2.2　　出生后早期诊断

骨质疏松症缺乏早期的预警症状，往往因骨折发生后就诊摄片被发现。双能量 X 线被认为是诊断骨质疏松症的金标准。双能量 X 线测得的股骨颈骨密度值低于或等于健康年轻（30～40 岁）女性峰值骨量的 2.5 个标准偏差时，即可诊断为骨质疏松症。然而，由于该方法摄片较烦琐，同时对婴幼儿存在辐射风险，将其用于青少年骨矿物质含量的检测大为受限。因此，发明更为简便有效、无损害的骨矿物质含量检测方法对于青少年骨骼健康的判断尤为重要。

与双能量 X 线相比，定量计算机断层扫描（quantitative computer tomography，QCT）可在轴位、矢状位和冠状位进行扫描，可分析任何大小或形状的区域；可排除不相关的脂肪、肌肉等组织的影响；可分别给出骨小梁和骨皮质的单独计量，并且不需要知道患者的种族亚群。然而，它需要高辐射剂量，CT 扫描仪规模庞大且昂贵。

定量超声在评估骨质疏松症方面有很多优势。与双能量 X 线和 CT 相比，其设备成本较低。因跟骨较平坦可减少重定位错误，皮质骨替换较快可提供代谢变化的早期证据，所以定量超声最常选用跟骨作为骨密度检测靶部位。此外，由于超声设备规模小，不涉及电离辐射，可快速方便地进行测量，该方法可应用于儿童、新生儿、早产儿和成人(Gong et al.，2014)。

化学生物标志物是检测骨质退化的有用工具。组织蛋白酶 K 分解 I 型胶原蛋白的片段是骨骼中的重要成分。制备的抗体可以识别所得到的片段，称为新表皮，可以作为诊断骨质疏松症的一种方法。 I 型胶原蛋白分解产物——尿肽也用作骨质疏松症的生物标志物。碱性磷酸酶是在骨形成过程中，由活跃的成骨细胞释放，因此在不存在肝胆功能紊乱的情况下，血清碱性磷酸酶水平增高表明患者骨代谢增加，其升高水平与骨质疏松症程度呈平行关系，测定血清碱性磷酸酶的水平可以监测骨代谢的情况。实际上，测量并记录、存档胎儿出生后的体重来判断是否有宫内发育迟缓，是最简单、有效的预判个体成年后是否骨质疏松症易感的方法。如果此时再结合检测脐带血 IGF-1 及瘦素水平，可更准确地预警是否将来可能发生成年骨质疏松症。

15.3　胎源性骨质疏松症的治疗现状

对胎源性骨质疏松症目前仍缺乏系统、全面的公认诊治措施。但骨质疏松症具有胎源性是明确的，对其防治，我们可以从多方面入手。例如，孕期的合理管理，避免不良因素的暴露。从青少年期就加强运动、保证足够的钙质摄入，同时防止和积极治疗各种疾病，尤其是慢性消耗性疾病与营养不良、吸收不良等；避免长期使用影响骨代谢的药物等。这样就可以尽量获得理想的峰值骨量，降低今后发生骨质疏松症的风险。

15.3.1　孕期饮食摄入

最近的一项研究深入探讨了母体饮食与后代骨骼健康的联系，发现严格的高母乳评分(水果、蔬菜、全麦面包、米饭或面食、酸奶、早餐谷物、薯片和烤土豆的高摄入量，糖、白面包、加工肉、薯片、罐头蔬菜和软饮料的低摄入量)与后代的骨骼强壮程度及骨矿物质含量有关(Cole et al.，2009)。人体钙的吸收代谢与维生素D 有着密切的关系，维生素 D3 主要由人体皮肤中的 7-脱氢胆固醇在紫外线的照射下转变而来。人体如果缺乏维生素 D3，会影响到钙的吸收和利用，造成缺钙或钙的流失过多。阳光中的紫外线是人体生成内源性维生素 D3 的来源之一，也是促进钙吸收的良好条件。母亲活性钙的含量对胎儿和儿童骨矿物质积累起更重要的决定作用。母亲孕期合适的日光照射或摄取适量的活性钙有利于后代骨骼的健康发育，有可能减少或避免胎儿个体成年后骨质疏松症的发生，尤其是低出生体重儿。

15.3.2　避免孕期不良外源物暴露

作者团队研究发现，孕期咖啡因、尼古丁、乙醇、地塞米松等外源物暴露会导致子代成年后对骨质疏松症等多种代谢性疾病易感性增加（Xiao et al.，2018；Xie et al.，2018；Li et al.，2015；Liu et al.，2012a）。

咖啡因是一种黄嘌呤生物碱化合物。含有咖啡因成分的咖啡、茶、软饮料及能量饮料十分畅销。咖啡因也是世界上最普遍被使用的精神药品。作者团队研究发现，孕期咖啡因暴露致胎儿生长板中细胞外基质合成受到抑制，显著增高了胎盘血、肝脏和生长板中皮质酮含量，降低了 IGF-1 表达水平，同时导致 IGF-1 信号通路组分的表达水平降低。孕期咖啡因暴露胎儿肝脏 IGF-1 组蛋白甲基化降低（Xu et al.，2018；Tan et al.，2012）。这些结果表明，产前咖啡因暴露可能通过与胎儿接触母体糖皮质激素相关的机制来抑制胎儿骨骼生长并导致较低的 IGF-1 信号通路活性（Tan et al.，2012），使胎儿骨骼发育及质量受到影响。

尼古丁俗名烟碱，是烟草的重要成分，还是 N 胆碱受体激动药的代表，对 N1 和 N2 受体及中枢神经系统均有作用。研究发现，产前尼古丁暴露增加了胎儿血液皮质酮的水平，导致胎儿骨骼发育迟缓。此外，尼古丁接触引起胎儿生长板中基质合成的抑制和 IGF-1 信号转导的下调。尼古丁以浓度依赖性方式抑制软骨细胞中的基质合成和下调 IGF-1 信号。这些结果表明产前尼古丁暴露延迟软骨形成，并且该机制可能涉及 IGF-1 信号的下调和生长板软骨细胞对基质合成的抑制（Deng et al.，2013）。作者团队的研究也表明，孕期乙醇暴露抑制胎儿骨骼的纵向生长，其诱导的糖皮质激素过暴露上调胎骺软骨局部骨肽蛋白的表达，导致软骨-骨交界处破骨细胞分化抑制，从而抑制了胎儿长骨软骨内骨化，提示可能导致成年后骨质疏松症易感（Pan et al.，2016）。

地塞米松是一种人工合成的长效皮质甾体激素，其已广泛应用于预防和治疗多种围产期与新生儿期疾病（新生儿呼吸窘迫综合征、先天性肾上腺皮质增生症、早产及多胎妊娠）（Moisiadis and Matthews，2014；Magner et al.，2013）。越来越多的研究表明，出生前接受过地塞米松治疗的胎儿体重降低明显，而新生儿低出生体重与成年后多种慢性疾病的发生关系密切。孕期地塞米松的使用可导致胎儿及初生期子代长骨发育不良，表现为骨矿化沉积抑制、骨量降低和骨力学强度减弱；孕期地塞米松的使用还与子代出生后远期骨量减少有关。其机制与地塞米松抑制软骨内成骨过程从而抑制胎儿长骨的发育相关。作者团队进一步研究发现，孕期地塞米松暴露通过表观遗传调控 11β-HSD1 的表达使骨组织中 GC-IGF-1 的调控紊乱，从而导致子代成骨分化不良及成年后骨质疏松症的发生。

15.3.3　出生后饮食干预

胎源性骨质疏松症作为一种胎源性疾病，其发病往往出现在中年以后，但影响发病的因素贯穿整个生命周期。所以，针对它的治疗同样也应贯穿生命的不同时期，在不同阶段的治疗方式也不尽相同。胎源性骨质疏松症的基础是骨的先天发育不良，它的发生特征决定了在青春期时患者会出现"追赶性生长"以弥补骨发育不足的现状。在这一过程中，给予适当的营养补充有利于骨量的补足，但过量的营养摄入则可能会加重骨量的减少。

良好的营养对于预防胎源性骨质疏松症具有重要意义，包括足量钙、维生素 D、维生素 C 和蛋白质的摄入。钙是机体第 5 重要的元素，它不仅是骨骼的重要成分，还作为细胞内第二信使，通过一组钙结合蛋白特别是钙调节蛋白的介导，完成信号传递而引发一系列细胞活动。人体骨骼总含钙量为 1.2～1.5 kg。在人体自身稳定机制中，体内钙的调节不仅需要一些其他无机离子如磷、钠、钾的参与，而且受甲状旁腺激素、1,25-二羟基维生素 D3 和降钙素的调控。血钙降低时，甲状旁腺激素升高，甲状旁腺激素可增加肾脏 1α-羟化酶的活性，使 25-羟基维生素 D3 转化为 1,25-二羟基维生素 D3，从而促进肠钙的吸收，甲状旁腺激素还能保持骨吸收和肾小管对钙的重吸收。人体仅仅通过饮食并不能获得充足的维生素 D，必须有适当的日光照射和维生素 D 的补充。钙吸收下降与维生素 D 不足有关。从儿童时期起，日常饮食就应该有足够的钙摄入，钙摄入不足会影响骨的峰值含量。高钙摄入可以增加儿童和青少年的骨密度，钙主要来自乳制品。中国营养学会制定的成人（<50 岁）钙剂推荐量为每日 800 mg，≥50 岁者为每日 1000 mg。美国分别为 700～1000 mg 和 1200 mg，欧洲均为 800 mg。维生素 D 及其代谢产物可以促进小肠钙的吸收和骨的矿化，活性维生素 D（如罗盖全、阿法骨化醇）可以促进骨形成，增加骨钙素的生成和碱性磷酸酶的活性。服用活性维生素 D 较单纯服用钙剂更能降低骨质疏松症患者椎体和椎体外骨折的发生率。另有维生素 D 和钙的联合制剂可供选择，治疗效果可靠。当然，营养的摄入也不是越多越好。在营养充裕的条件下，宫内发育迟缓子代表现出"追赶性生长"，这种追赶性生长进一步加重了组织和器官功能异常及糖脂代谢紊乱（Shen et al.，2014；Kamei et al.，2011），将伴随后期骨质疏松症的发生（Guo et al.，2011）。所以，科学合理的饮食对于预防胎源性骨质疏松症是非常重要的。

15.3.4　出生后科学锻炼和充足睡眠

运动可刺激骨的重塑循环。骨量的维持依赖于运动的类型、频度与抗重力效果。青春期的运动能够增加骨矿物质量，但过度的运动不仅不能增加，反而会降低骨矿物质量。同时，运动必须规律，持之以恒。如果运动的强度或频率降低，则运动对骨的效应也会降低。每次体育锻炼不少于 30 min，每周 2～3 次，对男孩和女孩的骨密度都有积极的影响。这种效应可能在整个青年时期都存在。身体活动对儿童和青少年形成最大骨量尤为重要。跳跃等负重训练、有氧运动、耐力训练和举重可能对骨密度影响较大。

研究表明，健康睡眠是预测寿命的最重要因素，比饮食、运动或遗传更占主导。睡眠不足被广泛认为对正常发育和健康造成威胁。此外，长期失眠可能通过内分泌系统中年龄相关改变的因素而对骨骼健康产生不利影响。研究已证实睡眠质量差与骨质疏松症有关，长期的睡眠不足会影响骨代谢和骨髓的发展、老化，影响的方式主要是影响骨愈合、修复和血细胞分化（Sasaki et al.，2016；Everson et al.，2012）。

15.3.5　出生后药物干预

迄今为止，尚没有任何一个药物实际用于胎源性骨质疏松症的早期预防和治疗。但从未来发展方向和进一步探索的角度来看，至少可以从如下三个方面入手，作为可能的治疗靶点选择。

15.3.5.1　肾素-血管紧张素系统的干预

肾素-血管紧张素系统（RAS）是人体内重要的体液调节系统。传统观念认为，RAS 是以血管紧张素 II（angiotensin II，Ang II）为终末激素的级联反应系统，Ang II 存在于整个循环系统而作用于靶组织，调节水盐平衡和心血管状态。近 20 年来，大量的研究表明 RAS 组分可在大多数组织如脑、心脏、肾脏、骨骼及血管等中生成，进而局部 RAS 概念开始形成。骨组织局部的 RAS 则对骨骼的生长发育和骨代谢进行调控。近年来的研究表明，若干孕期不良因素如营养限制、糖皮质激素过暴露、咖啡因及尼古丁暴露等，均可导致 RAS 发生变化而使子代出生后对某些疾病易感性增加。

Hagiwara 等（1998）对大鼠颅骨成骨细胞的研究发现，Ang II 使成骨细胞骨钙素 mRNA 水平降低，并通过血管紧张素 I 型受体（angiotensin receptor 1，AT1R）抑制碱性磷酸酶的活性，von Kossa 染色表明 Ang II 明显降低了矿化结节数及矿化总面积，提示 Ang II 使成骨细胞分化及矿化受抑。Ang II 可呈剂量依赖性地提高新生大鼠颅骨成骨细胞中 DNA 的合成速率，而这种作用能够被 AT1R 拮抗剂所抑制，提示 Ang II 能够促进成骨细胞的增殖。Ang II 对成骨细胞的双向调节作用可能与其两个受体 AT1R、AT2R 各自所介导的不同生理功能密切相关。在骨髓来源的单核细胞中，Ang II 显著增加破骨细胞数量，且 Ang II 可诱导成骨细胞中 NF-κB 配体的受体激活剂的表达导致破骨细胞的活化，而这些效应被 AT1R 阻断（Shimizu et al.，2008）。这提示 AT1R 可能参与介导 Ang II 诱导的骨质疏松症的形成。AT2R 在骨代谢中同样扮演着重要的角色，研究表明，AT2R 在成骨细胞和破骨细胞中均表达，用 AT2R 阻断剂治疗可通过提高成骨细胞活性和抑制破骨细胞活性而使骨量水平显著提高(Izu et al.，2009)。研究表明，*AT2R* 基因敲除抑制 Ang Ⅱ 活性，而 *AT1R* 基因的敲除反而使 Ang Ⅱ 活性增强，提示成骨细胞表面上两种 Ang Ⅱ 受体的功能存在显著的交互作用。

RAS 与骨代谢密切相关且 RAS 激活可导致骨质疏松症发生(Zhang et al.，2014b)。研究表明，Ang Ⅱ 作为破骨细胞骨吸收的有效刺激物，作用于成骨细胞，增加破骨细胞分泌支持细胞因子、破骨细胞分化因子和血管内皮生长因子(vascular endothelial growth factor，VEGF)，从而刺激破骨细胞的形成，并且该作用被血管紧张素转换酶(angiotensin converting enzyme，ACE)的抑制剂抑制(Shimizu et al.，2008)。有趣的是，糖皮质激素对 RAS 也存在影响，糖皮质激素可以促进脂肪细胞和肾小管细胞中血管紧张素原(angiotensinogen，AGT)的转录和释放，在血管平滑肌细胞中则促进其下游受体 AT1R 的表达。有研究发现，孕期贝他米松暴露的胎羊模型上，脑脊液中 ACE 表达上调(Marshall et al.，2014)，提示孕期外源物暴露所致高糖皮质激素可调控局部 RAS 的表达。这些现象都提示，在未来胎源性骨质疏松症的药物治疗中存在多种治疗靶点可供选择。

15.3.5.2　GC-IGF-1 轴干预

IGF-1 信号通路在内分泌调节中处于至关重要的地位，参与调控宫内时期各组织和器官的分化、发育及代谢等过程。研究表明，糖皮质激素可使多种组织及细胞内的 IGF-1 表达受抑(Inder et al.，2010)。胎儿在宫内 IGF-1 主要来自于肝脏，肝脏分泌 IGF-1 至血液后调控全身组织和器官发育，而组织和器官局部的 IGF-1 自分泌或旁分泌的调控机制则是在胚胎发育中、晚期才初步建立的，并在出生后逐步完善。作者团队的研究也证实，孕期不良环境暴露所致宫内发育迟缓子代血糖皮质激素和多种组织 IGF-1 存在着明显且稳定的负相关关系，称为“GC-IGF-1 轴”(Shangguan et al.，2018；Lv et al.，2018；Tie et al.，2016；Ni et al.，2015)。在宫内，IGF-1 在胎儿生长和发育中起主要作用，因此，胎儿期肝 IGF-1 水平决定了胎儿的出生器官结构与功能发育状况(Agrogiannis et al.，2014)。出生后，IGF-1 仍然对机体器官的结构和功能发育起着至关重要的作用(Agrogiannis et al.，2014；Netchine et al.，2011)。在宫内，低水平的 IGF-1 诱导宫内发育迟缓的产生，胎儿表现为器官的发生及发育障碍；而在出生后，胎儿脱离母体的高糖皮质激素影响和自身肾上腺甾体激素合成功能抑制，肝 IGF-1 表达过度上调，在营养充裕的条件下，宫内发育迟缓子代表现出“追赶性生长”。这种“追赶性生长”进一步加重了组织和器官功能异常及糖脂代谢紊乱(Shen et al.，2014；Kamei et al.，2011)。“追赶性生长”总是伴随着后期骨质疏松症的发生(Guo et al.，2011)。

如前述，孕期不良环境可致胎儿母源性糖皮质激素过暴露。以往大量的研究证实，高糖皮质激素可引起骨密度下降和骨质流失，诱发骨质疏松症。在骨形成方面，高剂量糖皮质激素一方面全身性地降低循环中雌激素水平、增加甲状旁腺激素水平；另一方面在骨局部糖皮质激素使 IGF-1 产生减少，诱导 IGF-1 抵抗，抑制骨髓间充质干细胞(bone mesenchymal stem cell，BMSC)向成骨细胞分化，减少胃肠及肾对 Ca^{2+} 的重吸收，引起机体 Ca^{2+} 不足，从而抑制新的骨形成。此外，高糖皮质激素通过抑制促性腺激素水平导致性腺功能减退(Gore et al.，2006)。高糖皮质激素可降低成骨细胞中 IGF-1 的表达，抑制其自分泌。低 IGF-1 和低性激素水平最终会导致成骨细胞增殖和功能的下降，使骨形成减少。高糖皮质激素和低 IGF-1 水平共同作用还可诱导成骨细胞凋亡，进一步减弱骨形成的能力。在骨吸收方面，糖皮质激素促进成骨细胞分泌核因子-κB 配体，从而增强破骨细胞的活性，导致骨吸收增加。Pan 等(2016)的研究也表明，孕期乙醇暴露抑制胎儿骨骼的纵向生长，其诱导的糖皮质激素过暴露上调胎鼠软骨局部的骨保护素的表达，导致软骨-骨交界处破骨细胞分化抑制，从而抑制了大鼠胎儿长骨软骨内骨化，提示可能导致成年后骨质疏松症易感。此外，孕期咖啡因暴露可致成年子代骨质疏松症易感，这与宫内 GC-IGF-1 轴介导母源性糖皮质激素所致成骨分化的宫内编程改变有关。其机制在于糖皮质激素活化系统介导高糖皮质激素所致 IGF-1 组蛋白去乙酰化及表达编程变化，糖皮质激素受体(glucocorticoidreceptor，GR)和 CCAAT 增强子结合蛋白(CCAAT/enhancer binding protein，C/EBP)分别介导 H3K9 和 H3K14 乙酰化(Shangguan et al.，2018)。这些都提示，在未来胎源性骨质疏松症的干预性治疗中，从 GC-IGF-1 轴的角度存在多种治疗靶点可供选择。

15.3.5.3 表皮生长因子受体干预

表皮生长因子受体(epidermal growth factor receptor，EGFR)属于受体酪氨酸激酶家族，其家族包括 4 个成员，分别为 EGFR/Erb B1、HER2/Erb B2、HER3/Erb B3 和 HER4/Erb B4(Scaltriti and Baselga，2006)。EGFR 和它的配体可作用于全身多种器官发挥不同的功能，EGFR 包括细胞增殖、分化、运动和生存。EGFR 的信号转导系统在机体多种组织、脏器的生长、发育过程中都起着极其重要的作用，如皮肤、肺、胃肠道和颌面部的生长、发育。研究表明，EGFR 系统在骨骼生物学和病理学中起重要作用(Chandra et al.，2013)。对于成骨细胞，EGFR 信号激活有丝分裂原活化蛋白激酶/调节细胞激酶途径以刺激成骨细胞生长和维持细胞存活，并且 EGFR 诱导的早期生长反应因子-2(early growth response factor-2，EGR-2)表达对于骨质疏松症维持和新骨形成至关重要(Chandra et al.，2013)。对于破骨细胞，EGFR 的磷酸化活化可诱导破骨细胞的发生和增殖，使破骨细胞的骨吸收功能明显增强(Taverna et al.，2017)。对于软骨细胞，EGFR 信号的激活可促进关节软骨细胞增殖(Staal et al.，2014)，而 EGFR 信号受抑则增强小鼠骨关节炎模型中的软骨破坏(Zhang et al.，2014a)。EGFR 表达缺陷的胎鼠长骨初级骨化中心缩短并伴有软骨生长板肥大带增宽，提示 EGFR 信号可能参与调控软骨内成骨过程中肥大软骨细胞的终末分化。促分裂原诱导基因 6(mitogen-inducible gene 6，*Mig-6*)是一种即刻早期反应基因，在调节机体应激反应中发挥重要作用。促分裂原诱导基因 6 可以被招募并结合于 EGFR 激酶结构域，从而抑制 EGFR 磷酸化及下游信号活动。研究发现，高浓度的糖皮质激素可抑制多种细胞及组织中 EGFR 信号通路表达，这与促分裂原诱导基因 6 表达升高密切相关。

阿司匹林可激活 EGFR-Akt-Nrf2 信号并保护成骨细胞免受地塞米松的侵害，从而治疗地塞米松相关性骨质疏松症(Liu et al.，2017)。作者团队在整体动物和离体细胞实验中均证实，孕期咖啡因暴露可致雌性胎鼠长骨软骨内成骨迟缓，其机制与胎血高浓度皮质酮激活促分裂原诱导基因 6 表达从而抑制 EGFR 信号及细胞凋亡、导致软骨细胞终末分化不良及凋亡减弱有关(Shangguan et al.，2017)。这些现象都提示，从 EGFR 信号角度考虑，胎源性骨质疏松症的治疗存在多种可选择的潜在靶点。

综上可知，胎源性骨质疏松症主要由孕期不良环境致胎儿宫内骨发育迟缓等发育毒性改变所致，且这种宫内编程改变可从宫内持续至出生后，并在出生后接受"第二次打击"后出现符合临床症状的骨质疏松症表现。因此，胎源性骨质疏松症的主要特点是起源于宫内时期，而发病于成年期。依据其发病的特点，可以从以下几方面对其进行防治。①对于宫内发育迟缓个体，于出生后早期即可进行防治。在新生儿、儿童生长发育时期增加日光照射、适量进行有氧活动刺激骨骼的重塑重建；合理膳食，增加钙、维生素 D 的摄入，为骨骼的生长发育提供充足的原材料。甚至可对在宫内时期被诊断为宫内发育迟缓的个体进行超前预警和防治，即母亲孕期合理营养膳食，增加日光照射。比发生后再应对更为重要的是，应加强孕期宣教，避免母体受到不良环境暴露，从根本上杜绝胎源性骨质疏松症的发生。②针对病因的干预。胎源性骨质疏松症与孕期不良环境暴露后宫内编程有直接关系。在宫内编程已经发生后针对该编程实施干预，如通过对靶基因表达改变的纠正或通过药物干预宫内编程改变的信号通路和对表观遗传改变进行干预，以期能纠正宫内时期不良因素对骨骼发育造成的影响。但目前这些可能的干预措施尚停留在理论阶段，还需要科研及临床工作者进一步深入地工作才有可能将其付诸实施。

15.4　研　究　展　望

随着遗传学、发育学的飞速发展，"健康与疾病的发育起源"学说得以深入探究，胎儿和生命早期暴露于不良环境因素在成人期疾病发生、发展中的重要性已得到了广泛认可。很多疾病都可以追溯到宫内发育起源，骨质疏松症也不例外。

传统观点认为骨质疏松症主要是由钙和维生素 D 吸收不良、老年失用性及激素水平变化所致，因而治疗策略是老年时期补充钙剂、激素替代治疗等。由于这些治疗都始于疾病进展后期，因此治疗效果往往不尽如人意。通过宫内编程机制，我们知道，相当部分老年骨质疏松症的高敏感性早在胚胎时期就已经由宫内环境决定，因而在生命各阶段的积极措施，包括优化子宫内环境、孕产妇及婴儿营养保障等，对于预防胎源性骨质疏松症极其重要，但迄今为止，胎源性骨质疏松症的宫内编程具体机制仍不清楚。本章提及的防治措施仍需更多的动物和临床试验加以验证。如果能够明确该机制，就可以在疾病发生的早期，甚至是骨质疏松症病理过程尚未发生时，即采取相应措施加以预防。这对于骨质疏松症的防治可能是革命性的，相信会产生巨大的社会经济效益。有理由相信，随着越来越多的发现和更多研究的完成，我们对胎源性骨质疏松症的认识和理解会更加清晰，对于其防治也将更加精准、有效。

参 考 文 献

Agrogiannis G D, Sifakis S, Patsouris E S, et al. 2014. Insulin-like growth factors in embryonic and fetal growth and skeletal development. Mol Med Rep, 10(2): 579-584

Antoniades L, MacGregor A J, Andrew T, et al. 2003. Association of birth weight with osteoporosis and osteoarthritis in adult twins. Rheumatology (Oxford), 42(6): 791-796

Chandra A, Lan S, Zhu J, et al. 2013. Epidermal growth factor receptor(EGFR) signaling promotes proliferation and survival in osteoprogenitors by increasing early growth response 2 (EGR2) expression. J Biol Chem, 288(28): 20488-20498

Cole Z A, Gale C R, Javaid M K, et al. 2009. Maternal dietary patterns during pregnancy and childhood bone mass: a longitudinal study. J Bone Miner Res, 24(4): 663-668

Cooper C, Cawley M, Bhalla A, et al. 1995. Childhood growth, physical activity, and peak bone mass in women. J Bone Miner Res, 10(6): 940-947

Cooper C, Eriksson J G, Forsén T, et al. 2001. Maternal height, childhood growth and risk of hip fracture in later life: a longitudinal study. Osteoporos Int, 12(8): 623-629

Cooper C, Fall C, Egger P, et al. 1997. Growth in infancy and bone mass in later life. Ann Rheum Dis, 56(1): 17-21

Cooper C, Harvey N, Javaid K, et al. 2008. Growth and bone development. Nestle Nutr Workshop Ser Pediatr Program, 61: 53-68

Deng Y, Cao H, Cu F, et al. 2013. Nicotine-induced retardation of chondrogenesis through down-regulation of IGF-1 signaling pathway to inhibit matrix synthesis of growth plate chondrocytes in fetal rats. Toxicol Appl Pharmacol, 269(1): 25-33

Everson C A, Folley A E, Toth J M. 2012. Chronically inadequate sleep results in abnormal bone formation and abnormal bone marrow in rats. Exp Biol Med (Maywood), 237(9): 1101-1109

Ganpule A, Yajnik C S, Fall C H, et al. 2006. Bone mass in Indian children-relationships to maternal nutritional status and diet during pregnancy: the Pune Maternal Nutrition Study. J Clin Endocrinol Metab, 91(8): 2994-3001

Gong B, Mandair G S, Wehrli F W, et al. 2014. Novel assessment tools for osteoporosis diagnosis and treatment.Curr Osteoporos Rep, 12 (3): 357-365

Gore A C, Attardi B, DeFranco D B. 2006. Glucocorticoid repression of the reproductive axis: effects on GnRH and gonadotropin subunit mRNA levels. Mol Cell Endocrinol, 256 (1-2): 40-48

Guo X, Yang W, Ni J, et al. 2011. A role for suppressed bone formation favoring catch-up fat in the pathophysiology of catch-up growth after food restriction. Eur J Nutr, 50 (8): 645-655

Hagiwara H, Hiruma Y, Inoue A, et al. 1998. Deceleration by angiotensin II of the differentiation and bone formation of rat calvarialosteoblastic cells. J Endocrinol, 156 (3): 543-550

Inder W J, Jang C, Obeyesekere V R, et al. 2010. Dexamethasone administration inhibits skeletal muscle expression of the androgen receptor and IGF-1—implications for steroid-induced myopathy. Clin Endocrinol (Oxf), 73 (1): 126-132

Izu Y, Mizoguchi F, KawamataA, et al. 2009. Angiotensin II type 2 receptor blockade increases bone mass. J Biol Chem, 284 (8): 4857-4864

Kamei H, Ding Y, Kajimura S, et al. 2011. Role of IGF signaling in catch-up growth and accelerated temporal development in zebrafish embryos in response to oxygen availability. Development, 138 (4): 777-786

Li J, Luo H W, He Z, et al. 2015. Gender-specific increase in susceptibility to metabolic syndrome of offspring rats after prenatal caffeine exposure with post-weaning high-fat diet. Toxicol Appl Pharmacol, 284 (3): 345-353

Liang G, Chen M, Pan X L, et al. 2011. Ethanol-induced inhibition of fetal hypothalamic-pituitary-adrenal axis due to prenatal overexposure to maternal glucocorticoid in mice. Exp Toxicol Pathol, 63 (7-8): 607-611

Liu L, Liu F, Kou H, et al. 2012a. Prenatal nicotine exposure induced a hypothalamic-pituitary-adrenal axis-associated neuroendocrine metabolic programmed alteration in intrauterine growth retardation offspring rats. Toxicology Letters, 214 (3): 307-313

Liu W, Mao L, Ji F, et al. 2017. Icariside II activates EGFR-Akt-Nrf2 signaling and protects osteoblasts from dexamethasone. Oncotarget, 8 (2): 2594-2603

Liu Y S, Xu D, Feng J H, et al. 2012b. Fetal rat metabonome alteration by prenatal caffeine ingestion probably due to the increased circulatory glucocorticoid level and altered peripheral glucose and lipid metabolic pathways. Toxicol Appl Pharmacol, 262: 205-216

Lv F, Wan Y, Chen Y X, et al. 2018. Prenatal dexamethasone exposure induced ovarian developmental toxicity and transgenerational effect in rat offspring. Endocrinology, 159 (3): 1401-1415

Magner N L, Jung Y, Wu J, et al. 2013. Insulin and IGFs enhance hepatocyte differentiation from human embryonic stem cells via the PI3K/AKT pathway. Stem Cells, 31 (10): 2095-2103

Marshall A C, Pirro N T, Rose J C, et al. 2014. Evidence for an angiotensin-(1-7) neuropeptidase expressed in the brain medulla and CSF of sheep. J Neurochem, 130 (2): 313-323

Moisiadis V G, Matthews S G. 2014. Glucocorticoids and fetal programming part 1: outcomes. Nat Rev Endocrinol, 10 (7): 391-402

Netchine I, Azzi S, Le Bouc Y, et al. 2011. IGF1 molecular anomalies demonstrate its critical role in fetal, postnatal growth and brain development. Best Pract Res Clin Endocrinol Metab, 25 (1): 181-190

Ni Q B, Tan Y, Zhang X R, et al. 2015. Prenatal ethanol exposure increases osteoarthritis susceptibility in female rat offspring by programming a low-functioning IGF-1 signaling pathway. Sci Rep, 5: 14711

Pan Z, Zhang X, Shangguan Y, et al. 2016. Suppressed osteoclast differentiation at the chondro-osseous junction mediates endochondral ossification retardation in long bones of Wistar fetal rats with prenatal ethanol exposure. Toxicol Appl Pharmacol, 305: 234-241

Sasaki N, Fujiwara S, Yamashita H, et al. 2016. Impact of sleep on osteoporosis: sleep quality is associated with bone stiffness index. Sleep Med, 25: 73-77

Scaltriti M, Baselga J. 2006. The epidermal growth factor receptor pathway: a model for targeted therapy. Clin Cancer Res, 12(18): 5268-5272

Shangguan Y F, Jiang H Q, Pan Z Q, et al. 2017. Glucocorticoid mediates prenatal caffeine exposure-induced endochondral ossification retardation and its molecular mechanism in female fetal rats. Cell Death Dis, 8: e3157

Shangguan Y, Wen Y, Tan Y, et al. 2018. Intrauterine programming of glucocorticoid-insulin-like growth factor-1 axis-mediated developmental origin of osteoporosis susceptibility in female offspring rats of prenatal caffeine exposure. Am J Pathol, 188(12): 2863-2876

Shen L, Liu Z, Gong J, et al. 2014. Prenatal ethanol exposure programs an increased susceptibility of non-alcoholic fatty liver disease in female adult offspring rats. Toxicol Appl Pharmacol, 274(2): 263-273

Shimizu H, Nakagami H, Osako M K, et al. 2008. Angiotensin II accelerates osteoporosis by activating osteoclasts. FASEB J, 22(7): 2465-2675

Staal B, Williams B O, Beier F, et al. 2014. Cartilage-specific deletion of Mig-6 results in osteoarthritis-like disorder with excessive articular chondrocyte proliferation. Proc Natl Acad Sci USA, 111(7): 2590-2595

Tan Y, Liu J, Deng Y, et al. 2012. Caffeine-induced fetal rat over-exposure to maternal glucocorticoid and histone methylation of liver IGF-1 might cause skeletal growth retardation. Toxicol Lett, 214(3): 279-287

Tanaka H. 2009. Glucocorticoid induced osteoporosis in childhood: prophylaxis and treatment. Clinical Calcium, 19(4): 569

Taverna S, Pucci M, Giallombardo M, et al. 2017. Amphiregulin contained in NSCLC-exosomes induces osteoclast differentiation through the activation of EGFR pathway. Sci Rep, 7(1): 3170

Tie K, Tan Y, Deng Y, et al. 2016. Prenatal nicotine exposure induces poor articular cartilage quality in female adult offspring fed a high-fat diet and the intrauterine programming mechanisms. Reprod Toxicol, 60: 11-20

Xiao H, Wen Y X, Pan Z Q, et al. 2018. Increased H3K27ac level of ACE mediates the intergenerational effect of low peak bone mass induced by prenatal dexamethasone exposure in male offspring rats. Cell Death Dis, 9(6): 638

Xie H, Cui Z, Wang L, et al. 2014. PDGF-BB secreted by preosteoclasts induces angiogenesis during coupling with osteogenesis. Nat Med, 20(11): 1270-1278

Xie Z, Zhao Z, Yang X, et al. 2018. Prenatal nicotine exposure intergenerationally programs imperfect articular cartilage via histone deacetylation through maternal lineage. Toxicol Appl Pharmacol, 352: 107-118

Xu D, Luo H W, Hu W, et al. 2018. Intrauterine programming mechanism for hypercholesterolemia in prenatal caffeine-exposed female adult rat offspring. FASEB J, 2018: fj201701557R

Zhang X, Zhu J, Liu F, et al. 2014a. Reduced EGFR signaling enhances cartilage destruction in a mouse osteoarthritis model. Bone Res, 2: 14015

Zhang Y T, Wang K Z, Zheng J J, et al. 2014b. Glucocorticoids activate the local renin-angiotensin system in bone: possible mechanism for glucocorticoid-induced osteoporosis. Endocrine, 47(2): 598-608

Zhu Y N, Zuo N, Li B, et al. 2018. The expressional disorder of the renal ras mediates nephrotic syndrome of male rat offspring induced by prenatal ethanol exposure. Toxicology, 400-401: 9-19

（倪曲波，蒋凌霄）

第四部分　胎源性骨与关节疾病的病因学

第16章 孕期尼古丁暴露与胎源性骨、关节疾病

引　言

近 10 年来，国内外学者开展了大量有关孕期不良环境、胎儿出生体重与成年慢性疾病之间的循证研究，提出了人类疾病起源的新概念——"健康与疾病的发育起源（developmental origins of health and disease，DOHaD）"学说。并由此延伸出疾病起源的宫内编程（intrauterine programming）机制，具体是指宫内时期多种损伤所致组织形态和功能出现永久性改变的过程。目前对于"DOHaD"学说的解释较为公认的是"宫内内分泌发育编程"假说（Fowden et al.，2005；Fowden and Forhead，2004），认为不良的宫内环境会引起胎儿多种内分泌轴发育改变，一方面引起胎儿生长迟缓，另一方面增加外周组织对代谢激素的敏感性，以最大化利用能量并确保胎儿存活；胎儿出生后在营养充足环境下会出现"追赶式生长"和后续的脂肪沉积，进而增加发展为胰岛素抵抗及代谢综合征的风险。

孕期吸烟或烟雾暴露是引起不良宫内环境的确切因素之一，同时也是严重的公共卫生问题。世界上有超过 1/3 的人群吸烟，而孕妇在怀孕期间仍继续吸烟会严重损害胎儿的健康。中国是世界上吸烟率最高的国家，有大概 70%的孕妇存在被动烟草暴露。在烟草燃烧所释放的 3800 多种已知化学物质中，尼古丁是对人体危害最大的物质之一。亲脂性的尼古丁易通过胎盘屏障作用于胎儿。孕期吸烟会导致胎儿多个脏器系统的发育异常，胎儿出生后会产生一系列的成年性疾病（Karatza et al.，2003；Sexton and Hebel，1984）。流行病学研究证实，孕期烟雾暴露可导致子代低出生体重（Ko et al.，2014；Koch et al.，2012），其实质是胎儿宫内发育迟缓，宫内发育迟缓可增加子代代谢综合征及多种代谢性疾病的易感性。在对骨骼系统的研究中也发现，孕期烟雾暴露可致子代骨、软骨发育不良，部分影响可持续至出生后，提示骨组织疾病可能也存在宫内发育起源。本章拟阐述孕期尼古丁暴露所致胎源性骨与关节疾病易感的现象及其机制，为全面了解孕期尼古丁暴露的骨、软骨发育毒性提供实验与理论依据。

16.1　孕期尼古丁暴露与宫内骨、软骨发育不良

胚胎时期骨骼的发育主要有两种模式：膜内成骨及软骨内成骨。膜内成骨是先由间充质分化成为胚性结缔组织膜，然后在此膜内成骨。人体的顶骨、额骨和

锁骨等即以此种方式发生。长骨、短骨及部分不规则骨发生发育的主要方式则为软骨内成骨，骨与关节疾病主要发生在长骨，因此本部分主要阐述孕期尼古丁暴露对软骨内成骨的影响。

16.1.1　孕期尼古丁暴露所致骨、软骨发育不良的表现

流行病学调查提示，孕期烟草暴露可以导致胎儿宫内发育迟缓，特别是可以干预软骨的早期发育。在大鼠孕期吸烟的动物模型上发现，烟草暴露的胎鼠其体长短小、骨骼的钙化程度低于对照。另外，在小鼠模型上证实，孕期烟草暴露的新生小鼠成年时易发生骨折延迟愈合(El-Zawawy et al.，2006)。流行病学研究提示，孕期吸烟可以引起胎儿早期软骨发育迟缓，延迟软骨内成骨的进程，导致胎儿的骨干明显较正常胎儿短。实验研究也显示，不同时期的软骨细胞和软骨前体细胞均存在尼古丁受体(Kawakita et al.，2008)，这可能是尼古丁引起上述改变的基础。

作者团队以孕期尼古丁暴露模拟现实中孕妇处于烟草暴露的环境，研究了尼古丁引起的宫内发育迟缓(Deng et al.，2013)。结果显示，孕期尼古丁暴露胎鼠体重降低，宫内发育迟缓发生率高达 73.9%。人类的身高取决于长骨的线性生长，而生长板软骨是实现长骨纵向生长的重要结构。生长板在组织学上由静止区、增殖区、肥大区三个带组成。自静止区至肥大区，软骨细胞经过不断的分化、增殖、成熟而实现骨的纵向生长。作者团队通过测量孕期尼古丁暴露组胎鼠胫骨全长和胫骨钙化区的长度，确证孕期尼古丁暴露胎鼠的胫骨全长缩短，胫骨钙化区长度占胫骨全长的百分比减小(Deng et al.，2013)，可以看到明显的骨发育迟缓(Deng et al.，2012)。这些结果和流行病学研究提示，尼古丁可以干预软骨的早期发育，导致胎儿早期软骨发育迟缓，延迟了软骨内成骨的进程。作者团队研究进一步揭示，尼古丁可以抑制生长板软骨细胞聚集蛋白聚糖(aggrecan)和Ⅱ型胶原的合成能力，软骨细胞聚集蛋白聚糖、Ⅱ型胶原、Ⅺ型胶原表达较对照组明显减少(Deng et al.，2013)。聚集蛋白聚糖和Ⅱ型胶原这些细胞外基质成分在调节和维持软骨细胞的表型与正常生理功能等方面发挥着重要的作用。孕期尼古丁暴露所致的胎儿骨发育迟缓反映在骨组织局部主要表现为生长板细胞外基质成分合成能力的明显抑制。

16.1.2　孕期尼古丁暴露所致骨、软骨发育不良的机制

已知胰岛素样生长因子-1(insulin-like growth factor-1，IGF-1)信号轴作为内分泌调节系统的核心，参与了胚胎时期和出生后软骨细胞的增殖、分化和基质合成，并在胎儿宫内时期发挥了关键的调控作用。在宫内主要合成 IGF-1 的器官是肝脏，同时作为软骨发育核心的生长板也具有合成 IGF-1 的能力，并能通过自分泌、旁分泌形式作用于软骨生长板，调控软骨的发育和分化。而此时，生长板软骨位于

次级骨化中心骺软骨的骨干端、关节软骨则位于其关节端的表面。在软骨发育早期，IGF-1/胰岛素受体底物(insulin receptor substrate，IRS)信号轴，一方面通过磷酸化分裂原活化抑制剂(mitogen-activated protein/extracellular signal-regulated kinase kinase，MEK)和细胞外调节蛋白激酶(extracellular regulated protein kinase，ERK)激活有丝分裂原活化蛋白激酶(mitogen-activated protein kinase，MAPK)信号通路促进软骨细胞的增殖；另一方面通过磷酸化磷脂酰肌醇 3-激酶(phosphatidy-linositol 3 kinase，PI3K)/蛋白激酶 B(protein kinase B，PKB)激活 PI3K 信号通路促进聚集蛋白聚糖和 COL2A1 的表达，增强细胞外基质合成(Starkman et al.，2005)。作者团队的研究还证实，母源性高糖皮质激素通过抑制 IGF-1-PI3K-Akt-ERK 信号通路抑制胎关节软骨细胞的增殖，通过抑制 IGF-1-PI3K-Akt-IRS 信号通路抑制关节软骨细胞外基质 II 型胶原及聚集蛋白聚糖的表达，最终导致关节软骨发育不良(Tan et al.，2012)。既往研究已证实高糖皮质激素会导致血液中 IGF-1 低表达(Lui and Baron，2011)。作者团队在整体动物水平和细胞水平证实了孕期尼古丁暴露所致宫内发育迟缓胎鼠骨发育不全(Deng et al.，2013)。尼古丁暴露导致了胎鼠糖皮质激素过暴露，并引起了胎鼠生长板软骨细胞外基质合成抑制；进一步发现，胎儿生长板的软骨细胞自分泌、旁分泌 IGF-1 及其下游信号轴的改变，证实尼古丁影响胎儿骨发育异常的可能机制是胎儿糖皮质激素过暴露引起 IGF-1 信号轴下调而进一步引起胎儿骨发育迟缓。

　　研究发现，尼古丁可通过 α7 烟碱受体促进人成骨细胞中基质金属蛋白酶(matrix metalloproteinase，MMP)-1、MMP-2、MMP-3、MMP-13 的表达，并且同时抑制基质金属蛋白酶组织抑制因子的表达，使骨代谢失衡，从而造成骨量的丢失(Marinucci et al.，2014；Katono et al.，2009)。另有研究发现，给予成骨细胞尼古丁处理后，其成骨矿化程度减弱；在骨愈合的实验中也发现，尼古丁可以抑制骨组织中转化生长因子-β(transforming growth factor-β，TGF-β)、成纤维细胞生长因子、血小板衍生生长因子 A(platelet-derived growth factor A，PDGFA)等生长因子的表达，并由此抑制骨重建过程(Zhang et al.，2007)。孕期尼古丁暴露对骨组织血管生成的影响目前尚未见相关报道，但尼古丁对血管生成的影响在癌细胞的研究中较多。研究发现尼古丁可通过烟碱受体促进诱导因子 1α 在肺癌细胞中的表达；也有研究证实尼古丁能直接上调内皮细胞、血管平滑肌细胞中血管内皮生长因子(vascular endothelial growth factor，VEGF)的表达。血管内皮细胞上的烟碱受体调控了关键的血管生成过程，包括内皮细胞的存活、增殖和移行。在骨组织中的研究发现，皮下植入尼古丁缓释片虽然可促进骨愈合过程中诱导因子 1 及 VEGF 的表达，但是抑制了骨形态发生蛋白-2(bone morphogenetic protein-2，BMP-2)的表达，从而综合作用抑制了骨形成。在此模型中，即使血供增加也无法补偿尼古丁对成骨的抑制作用，提示尼古丁抑制了成骨过程中的生血管-成骨偶联(Deng et al.，2013)。作者团队对孕期尼古丁暴露对胎长骨的影响也做了系统的研究，结果提示孕期尼古丁暴露通过母源性糖皮质激素过暴露导致胚胎软骨发育不良，其分子机制与 IGF-1 信号通路的表达抑制有关；另外，我们也发现尼古丁还可以直接与烟碱受体结合而造成软骨发育不良，其分子机制可能与尼古丁抑制软骨细胞中 TGF-β/Sox9 表达有关(Tie et al.，2016a，2016b)。

　　作者团队近期发现，孕期尼古丁暴露抑制胎鼠长骨发育，这与延缓破骨细胞发生和软骨内骨化有关。细胞实验证实，尼古丁和皮质酮均可下调原代成骨细胞 RANKL/OPG 表达，给予 GR 和 nAChR(a4β2 亚型)抑制剂后，上述抑制作用被逆转(Hu et al.，2018)。提示，尼古丁和皮质酮均能抑制 RANKL/OPG 表达。孕期尼古丁暴露对长骨发育的不良影响可能是通过尼古丁的直接作用和母源性糖皮质激素过暴露的间接作用介导的(Hu et al.，2018)。作者团队近期发现，孕期尼古丁暴露可降低子代和孙代雌性大鼠关节软骨中细胞外基质和 TGF-β 信号通路基因的表达。在子代中，孕期尼古丁暴露抑制 TGF-β、TGF-βR1、Sox9、COL2A1 和 ACAN 的基因启动子 H3K9 的乙酰化。在孙代中，TGF-βR1 和 COL2A1 的基因启动子的 H3K9 仍存在明显的乙酰化。细胞实验证实，皮质酮直接诱导 TGF-βR1 和 COL2A1 的基因启动子 H3K9 的去乙酰化。该研究证实是皮质酮介导了软骨发育不良的可遗传性，而非尼古丁的直接作用(Xie et al.，2018)。

　　孕期尼古丁暴露对长骨的发育、软骨内成骨过程及关节软骨发育的毒性作用是存在的，该作用与尼古丁摄入量的多少有密切关系。过量的尼古丁摄入抑制软骨细胞的分化和基质合成等，造成软骨内成骨不良，并且可以抑制成骨细胞的成熟分化，其中尼古丁的直接作用可能发挥了重要作用。孕期尼古丁暴露所致母源性高糖皮质激素的作用同样也得到了验证。在血管生成方面，大多数研究提示尼古丁对血管的生成有促进作用，其中的具体机制还有待进一步探索。

16.2　孕期尼古丁暴露与成年骨、关节疾病易感

　　胎源性骨与关节相关疾病主要包括骨关节炎和骨质疏松症。

16.2.1　孕期尼古丁暴露所致子代骨关节炎易感

　　骨关节炎(osteoarthritis)是一种以关节软骨退行性病变为主要病理特征的慢性关节疾病，是中老年人关节疼痛最常见的原因。我国骨关节炎患病率约为 10%，随年龄递增，60 岁以上人群患病率已高达 50%。传统观点认为，骨关节炎为老年退行性疾病。然而，近期文献提示(Katz et al.，2010；Velasquez and Katz，2010)，骨关节炎也属于代谢综合征范畴，代谢综合征相关的多种脂质和体液因子介导了骨关节炎的发生、发展。据统计，宫内发育迟缓的胎儿成年后出现代谢综合征的

概率是正常胎儿的 5.75 倍(Alisi et al.，2011)。随着骨关节炎与代谢综合征、代谢综合征与宫内发育迟缓的相关性研究的日益增多，近年来骨关节炎与宫内发育迟缓之间的关联又有了新的证据。Hussain 等(2015)对年龄大于 40 岁的 3604 名髋、膝骨关节炎需行关节置换的病例进行了回顾性分析，结果显示，低出生体重者患髋关节骨关节炎的风险是正常体重者的 2.04 倍，这一结果排除了年龄、性别、体重指数、体力活动等因素的影响。该学者 2018 年还进行了一项系统回顾研究，其结论是低出生体重与成年髋关节骨关节炎存在明确的因果关系。

作者团队研究发现，孕期尼古丁暴露可导致包括关节软骨在内的骨、软骨发育异常，而关节软骨的发育是一个间充质干细胞增殖和分化的过程。这提示尼古丁在体内微环境可抑制间充质干细胞的成软骨分化，干预关节软骨的形成和发育(Deng et al.，2013)。已知 IGF-1 信号通路作为内分泌调节系统的核心，参与了出生前后关节软骨细胞增殖、糖/脂代谢、基质合成和胆固醇流出等，在骨关节炎的发生、发展中占有重要地位。宫内发育早期，关节软骨组织 IGF-1 以肝脏来源为主，发育后期逐渐建立起软骨 IGF-1 自分泌，出生后则以自分泌/旁分泌 IGF-1 为主。IGF-1 信号通路一方面磷酸化分裂原活化抑制剂/调节细胞激酶，以启动有丝分裂原活化蛋白激酶促进软骨细胞增殖；另一方面磷酸化磷脂酰肌醇 3-激酶/Akt，分别通过类固醇调节元件结合蛋白 1(sterol regulatory element-binding protein 1，SREBP1) 和过氧化物酶体增殖物激活受体(peroxisome proliferator-activated receptor，PPAR)，调节软骨细胞的糖/脂代谢和胆固醇流出，通过 Sox9 促进细胞外基质(如 COL2A1、聚集蛋白聚糖)的合成，保持关节透明软骨细胞特性。成年后的软骨自分泌/旁分泌 IGF-1 能力逐渐降低，此时如果持续存在外界刺激(如脂代谢紊乱、运动摩擦)将诱发骨关节炎。作者团队发现，孕期尼古丁暴露致胎血高糖皮质激素作用下，胎肝和胫骨生长板细胞 IGF-1 信号通路重要基因表达降低，胎鼠骨骼发育迟缓；进一步发现，宫内胎肝脂代谢加快致血脂降低，出生后在高脂饮食下出现血总胆固醇和低密度脂蛋白胆固醇 (low-density lipoprotein cholesterol，LDL-C)升高(Tie et al.，2016a，2016b)。作者团队的研究还发现，孕期尼古丁暴露不仅引起了宫内发育迟缓仔鼠成年后代谢综合征(Xu et al.，2013)，而且在骨关节炎常见诱发因素(如跑步刺激、高脂饮食)作用下易出现膝关节的骨关节炎(Tie et al.，2016a，2016b)。因此，作者团队首次提出，孕期尼古丁暴露可致子代成年骨关节炎易感，其机制与尼古丁暴露所致的母源性糖皮质激素环境下软骨发育不良及脂质沉积，进而成年软骨质量低下有关。

作者团队近期研究证实，尼古丁可通过抑制 Sox9 而抑制骨髓间充质干细胞的软骨修复功能。体外研究表明，尼古丁通过 α7-nAChR 促进细胞内 Ca^{2+} 浓度和 CAN 活性，增强 NFATc2 核表达及与 Sox9 启动子的结合，从而降低 Sox9 启动子中 H3K9ac 和 H3K14ac 的水平。在整体和细胞水平证实尼古丁通过 α7-nAChR/Ca^{2+}/

CAN/NFATc2 信号通路抑制 Sox9 乙酰化及表达,这解释了其表观遗传发生的分子机制(Tie et al., 2018)。

16.2.2 孕期尼古丁暴露所致子代骨质疏松症易感

骨质疏松症(osteoporosis)是一种常见的骨代谢性疾病,具有骨量减少、骨力学强度减弱和易发生骨折等特点。近年来,随着人口老龄化进程的发展,全球范围内患骨质疏松症的人口基数增长趋势明显,造成了巨大的医疗、社会及经济影响。文献显示,出生时体型较小或婴幼儿时期发育不良的个体其成年后罹患骨质疏松症等疾病的风险增加,而该事件发生的原因与孕期母体所处的不良环境密切相关(Bouchard, 2013; Godfrey et al., 2011)。多项流行病学调查也发现,低出生体重与成年后股骨颈、腰椎的骨量降低密切相关(Baird et al., 2011; Schlussel et al., 2010; Antoniades et al., 2003)。这些提示,骨质疏松症存在宫内发育起源。

研究发现,母鼠孕期香烟烟雾暴露会造成子代大鼠胚胎时期软骨发育不良,主要表现为软骨细胞的分化障碍(Yoon et al., 2006)。但上述研究均未进一步探索发生机制。细胞实验发现,尼古丁可以抑制生长板软骨细胞的基质合成,抑制软骨细胞的肥大化,该作用是尼古丁通过与 α7 烟碱受体结合后实现的,但该研究并未发现尼古丁作用于软骨细胞的具体功能基因。不同浓度尼古丁对骨髓间充质干细胞的定向分化作用截然不同,在对人骨髓间充质干细胞的研究中发现,50 ng/ml的尼古丁可促进骨髓间充质干细胞的增殖及成骨定向分化,而 100 ng/ml 浓度的尼古丁作用则相反(Rabie andHagg, 2002)。这些清楚地提示,尼古丁可影响骨发育。

作者团队也观察到,孕期尼古丁暴露可致胎鼠长骨长度变短和生长板软骨发育不良,且伴随软骨组织中 IGF-1 信号通路的抑制(Deng et al., 2012)。作者研究了孕期尼古丁暴露的雌性子代大鼠,发现:在给予经典的骨质疏松症造模(如去势)后检测成年子代大鼠股骨骨松质骨量和生物力学强度降低。结果发现,其长骨松质骨量丢失较对照更为明显,长骨力学强度降低。这提示,孕期尼古丁暴露可致雌性子代成年后骨质疏松症易感。

16.3 孕期尼古丁暴露所致子代骨、关节疾病易感的宫内编程机制

尽管大量研究已证实孕期尼古丁暴露可致子代宫内发育迟缓,出生后代谢综合征及成年后多种代谢性疾病的易感性增加,然而其宫内发生机制至今尚未系统阐明。研究提示,胎儿多个内分泌轴发育编程改变可能参与其中,包括下丘脑-垂体-肾上腺(hypothalamic-pituitary-adrenal, HPA)轴、IGF-1 轴、肾素-血管紧张

素系统(renin-angiotensin system，RAS)、下丘脑-垂体-性腺轴和下丘脑-垂体-甲状腺轴等，其中 HPA 轴宫内编程改变可能是最主要的机制。宫内基础糖皮质激素水平是促进胎儿组织形态和功能成熟的关键，而成年糖皮质激素又与胰岛素抵抗关系密切。越来越多的文献提示，内源性糖皮质激素是胎儿发育的重要触发激素，对于胎儿重要脏器的成熟起着决定性作用(Matthews，2004)。但发育中的胎儿暴露于过量的糖皮质激素或于特定时间暴露，其多器官的基因表达均会发生改变，同时器官的发育轨迹也会发生变化，并最终导致成年后生理功能的异常，在某些环境(如应激、高脂饮食)下甚至会造成机体病理性改变(Moisiadis and Matthews，2014)。宫内时期高糖皮质激素水平是胎儿疾病编程的主要始动因素，高糖皮质激素通过调控胎儿一系列神经内分泌代谢过程，引起胎儿组织结构和功能的持续性改变(Moisiadisand Matthews，2014)。因此，能被糖皮质激素影响且存在长期编程效应的下游功能靶基因值得重点关注。近 10 年来，作者团队基于全面、系统的动物实验结果，提出孕中、后期尼古丁暴露所致的母源性糖皮质激素过暴露介导了子代代谢综合征及代谢性疾病易感的"宫内神经内分泌代谢编程"机制，并指出其核心可能是"糖皮质激素-胰岛素生长因子-1(GC-IGF-1)轴编程"改变(Xu et al.，2015，2013，2012；Liu et al.，2012)。

16.3.1　下丘脑-垂体-肾上腺轴编程相关机制

下丘脑-垂体-肾上腺轴(HPA 轴)是由下丘脑、垂体和肾上腺三者组成的复杂集合，其主要成分包括下丘脑释放的促肾上腺皮质激素释放激素(corticotropin releasing hormone，CRH)、垂体释放的促肾上腺皮质激素(adrenocorticotropic hormone，ACTH)和肾上腺释放的糖皮质激素及其各自的受体。海马作为 HPA 轴的重要调控中心，既参与了静息状态下对 HPA 轴昼夜节律的调节，也参与应激状态下对 HPA 轴的负反馈调节(Zhang et al.，2014)。越来越多的研究证实，孕期不良环境暴露所诱导的 HPA 轴永久性改变可能是影响长期健康的重要不利因素(Asztalos，2012；Matthew，2004)，而 HPA 轴的编程改变被认为是胎源性慢性疾病发生最可能的机制。作者团队系列研究已证实(Xu et al.，2013，2012；Liu et al.，2012)，孕期尼古丁暴露可通过母源性糖皮质激素过暴露或尼古丁的直接效应，影响胎儿海马及 HPA 轴相关多个脏器(如下丘脑、肾上腺)的功能发育，导致子代出生后出现 HPA 轴低基础活性和高应激敏感性的宫内编程改变。

16.3.1.1　下丘脑-垂体-肾上腺轴低基础活性编程

HPA 轴是环境因素的敏感靶位之一。在胎儿发育的关键时期，任何环境因素的异常都有可能对胎 HPA 轴的功能发育产生深远的影响。研究证实(Davis et al.，2011；Glover et al.，2010)，不良的宫内环境可导致成年子代 HPA 轴低基础活性，提示 HPA 轴低基础活性可能源于宫内。在作者团队研究中(Xu et al.，2012)，观察了孕期尼古丁暴露下胎鼠 HPA 轴各水平基因表达变化，发现下丘脑 CRH、肾上腺 StAR/P450scc 的表达皆显著降低，说明胎儿 HPA 轴的功能发育受到抑制，胎儿肾上腺甾体合成能力降低。在细胞水平证实(Yan et al.，2014；Wang et al.，2011)，尼古丁也可直接抑制肾上腺甾体合成功能，其发生机制与尼古丁引起肾上腺细胞类固醇生成因子-1(steroidogenic factor-1，SF-1)和 StAR 表观遗传修饰(如组蛋白乙酰化)异常有关。对于孕期尼古丁暴露所致宫内发育迟缓出生后的仔鼠，作者团队分别检测了出生后 1 天、7 天、35 天、60 天和 100 天(分别相当于人的孕晚期、新生儿期、儿童期、青年期和成年期)仔鼠的 HPA 轴活性(包括血 ACTH 和皮质酮浓度)，发现各时间点的仔鼠 HPA 轴活性呈现出"先高后低"现象，成年期历经追赶性生长后仍明显降低(Liu et al.，2012)。我们推测，这种出生后早期的 HPA 轴活性升高可能与母源性高糖皮质激素快速撤离诱导子代 HPA 轴功能反跳性、一过性增强有关。最终由于宫内 HPA 轴低功能发育编程而导致出生后 HPA 轴基础活性持续降低。

　　海马的损伤参与了 HPA 轴宫内低功能编程。海马是对糖皮质激素最为敏感且易损的神经靶位，具有丰富的盐皮质激素受体(mineralocorticoid receptor，MR)和糖皮质激素受体(glucocorticoid receptor，GR)表达。MR 对糖皮质激素的亲和力明显高于 GR，低浓度的糖皮质激素首先与 MR 结合，只有较高浓度时(如应激状态或昼夜节律分泌高峰)才与 GR 结合。MR、GR 的作用有所不同，MR 的激活能够维持海马神经元的兴奋性，而 GR 的过度激活将引发海马神经细胞的损伤(Reynolds et al.，2001)；MR 主要参与 HPA 轴基础活性的维持，而 GR 主要通过负反馈参与应激反应(Galeeva et al.，2010)。此外，脑内糖皮质激素激活相应受体也受到糖皮质激素代谢酶 11β-羟类固醇脱氢酶(11β-hydroxysteroid dehydrogenase，11β-HSD)(包括 11β-HSD1 和 11β-HSD2)的受体前调节。11β-HSD1 是存在于大多数细胞中的一种还原酶，可以催化活性糖皮质激素的生成；而如前所述，11β-HSD2 通过氧化代谢起着灭活糖皮质激素的作用(Chapman et al.，2013)。海马组织中 11β-HSD1 和 GR 共存于同一个神经元内，糖皮质激素可诱导 11β-HSD1 活性增强和表达增加，产生更多具有生物活性的糖皮质激素与低亲和力的 GR 结合。过度活化的 GR 可损伤海马神经元，从而影响海马的功能。我们发现(Xu et al.，2012)，孕期尼古丁暴露所致的母源性高糖皮质激素可显著升高胎儿海马 11β-HSD1 和 GR 表达。这提示，孕期尼古丁暴露下胎儿海马局部糖皮质激素活化代谢增强，由此可致海马局部活性糖皮质激素水平升高，活性糖皮质激素通过激活海马 GR 而负反馈抑制胎儿 HPA 轴的功能发育。

16.3.1.2　下丘脑-垂体-肾上腺轴高应激敏感性编程

　　文献报道，孕期暴露于合成类糖皮质激素可致子代出生后 HPA 轴对应激的敏感性增强(Davis et al., 2011)。作者团队在孕期尼古丁暴露的大鼠模型上(Xu et al., 2012；Chen et al., 2007)发现有母体来源的内源性糖皮质激素过暴露现象；在子代成年后，给予慢性应激以观察 HPA 轴活性的变化，结果显示(Xu et al., 2013；Liu et al., 2012)，慢性应激后的成年大鼠血促肾上腺皮质激素和皮质酮水平较应激前升高，由此证实孕尼古丁暴露所致的成年子代大鼠也存在 HPA 轴高应激敏感性。

　　谷氨酸和 γ 氨基丁酸分别是哺乳动物中枢神经系统中最重要的兴奋性和抑制性氨基酸能神经递质。已有大量研究显示，下丘脑内谷氨酸和 Γ 氨基丁酸水平的动态平衡在调节 HPA 轴活性中发挥了重要作用，如向动物脑室内或下丘脑室旁核(paraventricular nucleus，PVN)内注射谷氨酸可刺激 ACTH 和皮质酮分泌；慢性应激反应中下丘脑室旁核内小细胞神经元 Γ 氨基丁酸能神经反应性降低，可降低对 ACTH 释放激素神经元的抑制作用，最终导致 HPA 轴活性增加。由于囊泡谷氨酸转运体 2(vesicular glutamate transporter 2，VGluT2)和谷氨酸脱羧酶 67(glutamic acid decarboxylase，GAD67)分别介导了谷氨酸的转运和 Γ 氨基丁酸的合成过程，其在全脑的分布与谷氨酸和 Γ 氨基丁酸能神经元相似，因此被视为谷氨酸和 Γ 氨基丁酸能神经元的直接标志物。作者团队研究发现，与应激前相比，慢性应激后的孕期尼古丁暴露雌、雄成年子代均出现下丘脑 VGluT2 表达和 VGluT2/GAD65 表达比增加；进一步发现，子宫内也存在下丘脑 VGluT2/GAD65 表达比增加(He et al., 2017)。这些提示，孕期尼古丁暴露所致成年子代的 HPA 轴高应激敏感性与子宫内下丘脑局部潜在兴奋性增强有关，这些增强改变可一直延续到出生后，介导子代 HPA 轴高应激敏感性的发生(He et al., 2017)。

　　海马不仅是 HPA 轴应激反应的高位调节中枢，还是应激损伤的敏感部位。研究证实，海马在抑制 HPA 轴应激反应中起着非常重要的作用(Jankord and Herman, 2008)。刺激海马可抑制应激诱导的糖皮质激素分泌；相反，损伤整个海马或海马背侧，则 HPA 轴对多种应激原的敏感性增强，血浆糖皮质激素分泌升高。研究发现，损害大鼠海马腹侧下托不影响其肾上腺皮质激素释放的快速负反馈调节作用，但下丘脑室旁核神经元的 ACTH 释放激素活性增加(Herman et al., 1998)，提示海马对 HPA 轴的抑制作用可能通过调节下丘脑室旁核活动而实现。胎海马可表达 GAD67，后者在海马谷氨酸与 Γ 氨基丁酸平衡中发挥着关键作用。海马 GAD67 的表观遗传修饰改变可影响 GAD67 的基因转录。作者团队研究证实，宫内母源性高糖皮质激素可以扰乱胎儿海马功能，引起 GR 和 GAD67 表达增加，使其对 HPA 轴的负反馈调控作用减弱。Satta 等(2008)研究发现，尼古丁可下调海马 DNA 甲基转移酶 1 的表达并降低 GAD67 启动子区甲基化程度，从而增加 GAD67 表达。近期作者团队研究也证实，孕期尼古丁可通过 nAChR 直接降低胎海马 GAD67 启动子区甲基化程度而增加 GAD67 表达，从而增加谷氨酸向 Γ 氨基丁酸转化以平衡宫内海马的兴奋状态；这些改变可延续到出生后，表现为子代海马 GAD67 的持续高表达。GAD67 的持续高表达减弱了海马对 HPA 轴兴奋的负反馈调节作用，最终介导了 HPA 轴高应激敏感性的发生。这些结果表明，尼古丁可能有持久地影响海马 HPA 轴关键分子的作用(He et al.，2017)。

16.3.2　糖皮质激素-胰岛素样生长因子-1 轴编程相关机制

IGF-1 信号通路是机体内分泌调节系统的核心，参与调节出生前后各组织细胞的增殖、分化及代谢过程。IGF-1 是胎儿发育时期诱导干细胞(包括胚胎干细胞和间充质干细胞)富集和功能分化的重要因子，在各种器官发生、结构和功能分化中起着重要作用。在骨组织中，IGF-1 可通过其下游信号通路促进成骨细胞的分化及增殖，从而促进骨重建并且维持峰值骨量(Crane et al.，2013)。

IGF-1 与其受体 IGF-1R 结合后，一方面磷酸化分裂原活化抑制剂/调节细胞激酶，启动 MAPK 促进细胞增殖和抗凋亡，另一方面磷酸化磷脂酰肌醇 3-激酶/Akt，通过多种转录因子调节细胞糖脂代谢。宫内时期，IGF-1 是诱导干细胞富集和功能分化的重要因子，肝脏 IGF-1 的表达水平直接决定胎儿出生体重、器官结构和功能发育。出生后，肝脏 IGF-1 的表达持续升高，到青春期达到高峰并维持在一定水平，到老年期逐渐下降，这与机体发育和成熟相吻合。大量研究证实，宫内发育迟缓胎儿的血和肝组织 IGF-1 水平是降低的，而出生后的追赶性生长中常伴随有血和肝组织 IGF-1 水平的升高(Tosh et al.，2010)。这提示，肝脏 IGF-1 信号通路功能变化是引起宫内发育迟缓及出生后追赶性生长的主要诱因。研究表明，高水平糖皮质激素可抑制多种组织、细胞内的 IGF-1 表达。作者团队的系列研究证实，孕期尼古丁暴露下胎血皮质酮水平升高，而与此相对应的胎血和肝脏 IGF-1 水平降低(Xu et al.，2012)；子代出生后，在正常饮食下血皮质酮水平降低的同时肝脏 IGF-1 表达增加，高脂饮食下血皮质酮水平的降低和肝组织 IGF-1 表达的增加更为明显(Xu et al.，2015；Liu et al.，2012)。这种血糖皮质激素和肝组织 IGF-1 表达水平之间的反向变化，提示机体血糖皮质激素与多组织(主要是肝脏)IGF-1 之间的负调节机制可能存在轴向关系，即糖皮质激素-胰岛素样生长因子-1 (glucocorticoid -insulin-like growth factor-1，GC-IGF-1)轴。我们认为，GC-IGF-1 轴是机体发育与成熟的生理调控轴，介导了宫内不良环境下的胎儿代谢率适应性降低和出生后的代偿性追赶作用。

有关宫内 GC-IGF-1 轴的分子调节机制尚未见研究阐明。如前所述，糖皮质激素作用于胎组织皮质激素受体(corticoid receptor)，不仅有赖于循环中糖皮质激素水平，而且糖皮质激素的作用与 11β-羟类固醇脱氢酶系统的活性有关。在生理状况下，糖皮质激素由 11β-HSD1 还原活化而经 11β-HSD2 氧化灭活。皮质激素受体包括 MR 和 GR，是一类配体依赖性的核转录因子。细胞内 MR 与糖皮质激素的亲和力比 GR 高 10 倍，低水平糖皮质激素首先与 MR 结合，只有高水平糖皮质激素才能在 MR 饱和后与 GR 结合。通常情况下，糖皮质激素可诱导 11β-HSD1 表达并抑制 11β-HSD2 表达，而 11β-HSD/CR 系统则可在 CCAAT 增强子结合蛋白（CCAAT/enhancer binding protein，C/EBP）的调控下发生表达改变，导致脏器发育异常（Nerlov，2008；Sun and Myatt，2003）。已发现，肝脏 11β-HSD1/GR 表达对妊娠后期高水平的血糖皮质激素尤为敏感。提示，11β-HSD/CR 系统可能参与了孕期尼古丁暴露下的母源性高糖皮质激素对胎组织 IGF-1 的转录表达调控。骨组织中可能存在类似的调控机制，即高糖皮质激素可能通过其活化系统（包括 11β-HSD1/2、MR、GR 和 C/EBPα）对骨组织中的 IGF-1 进行调控。

　　作者团队研究也证实，在尼古丁自身作用及母源性高糖皮质激素介导的胎海马 11β-HSD1/GR 活化作用下，孕期尼古丁暴露抑制胎 HPA 轴功能发育。另外，母源性高糖皮质激素通过激活外周组织（包括肝脏、骨骼肌）中的 11β-HSD1/GR，抑制 IGF-1 和胰岛素信号通路，但诱导脂联素和瘦素信号通路，从而导致糖皮质激素依赖性的糖脂代谢功能的宫内编程改变（Xu et al.，2012）。这些改变延续到出生后，表现为 HPA 轴低基础活性（低糖皮质激素）下的 IGF-1 高表达（伴随糖代谢增强而脂代谢减弱）和 HPA 轴高应激敏感性（高糖皮质激素）下的 IGF-1 低表达（伴随糖代谢减弱而脂代谢增强）（Xu et al.，2015；Liu et al.，2012）。由此，我们提出，孕期尼古丁暴露所致子代代谢综合征及相关疾病易感的核心机制是 GC-IGF-1 轴编程改变。

16.3.3　肾素-血管紧张素系统编程相关机制

　　肾素-血管紧张素系统（renin-angiotensin system，RAS）是一个多级酶联反应系统。血管紧张素原在肾素作用下转化为血管紧张素Ⅰ，血管紧张素Ⅰ经血管紧张素转换酶（angiotensin converting enzyme，ACE）降解为血管紧张素Ⅱ，后者主要通过两个受体——Ⅱ型血管紧张素受体 1（angiotensinⅡ receptor type 1，AT1R）和Ⅱ型血管紧张素受体 2（angiotensinⅡ receptor type 2，AT2R）来发挥作用。宫内时期 RAS 的功能主要由 AT2R 介导，出生后则主要由 AT1R 介导（Waylen et al.，2009）。AT1R 主要表现为促细胞增殖作用，而 AT2R 则表现为促细胞分化作用；AT1R 可促进血管内皮细胞增殖，而 AT2R 抑制血管发生、促细胞凋亡。RAS 不仅参与体液-电解质平衡及血压调节的生理与病理过程，还参与多种心血管疾病（如高血压、休克、心脏病）、代谢性疾病（如糖尿病、代谢综合征）和肾脏疾病（如肾小球硬化）的发生。研究发现，孕期尼古丁暴露通过血管紧张素受体介导的信号通路来改变成年子代大鼠的血管功能，从而导致雄性子代患高血压的风险增加（Mao et al.，2009）。母亲暴露于尼古丁可使新生儿和成年子代 AT2R 表达降低，AT2R 可能在肾脏和心血管胎儿起源改变中起到关键作用。作者团队研究发现，孕期尼古丁暴露可使胎肾 AT1R 和 AT2R 表达下调，进而抑制神经胶质细胞源性神经营养因子 (glial cell line-derived neurotrophic factor，GDNF)及其受体 GDNF/c-Ret 信号通路的基因表达，造成胎肾发育不良；出生后在高 IGF-1 的追赶性生长作用下，肾脏 AT1R 和 AT1aR /AT2R 表达比升高、细胞增殖增加，最终导致成年后的肾小球硬化(Sun et al.，2015)。这些结果表明，孕期尼古丁暴露可诱导宫内 RAS 编程改变，增加出生后患多种慢性疾病的风险。

　　骨组织局部 RAS 参与了骨髓间充质干细胞的成骨定向分化，在骨发育过程中起着重要作用。在个体发育的不同时段，宫内时期 RAS 的功能主要由 AT2R 介导，出生后则主要由 AT1R 介导。研究提示，AT1R 主要表现为促进骨髓间充质干细胞增殖，而 AT2R 则表现为促分化作用。RAS 持续激活(如肾素、Ang I 转基因鼠或 Ang II 长时间暴露)可抑制成骨细胞分化，降低啮齿动物身长和骨量。孕期地塞米松暴露的胎羊血清血管紧张素转换酶浓度及 mRNA 表达水平显著升高，胎肺、肾及心脏局部血管紧张素转换酶 mRNA 表达也升高，而 AT2R 基因表达呈降低改变。作者团队研究也提示，孕期尼古丁暴露子代骨局部血管紧张素转换酶持续表达上调，子代长骨发育不良及成年低骨量。鉴于骨发育不良及成年低骨量与骨质疏松症的关系密切，我们认为，孕期尼古丁暴露可能引起子代骨质疏松症易感，骨局部 RAS 持续激活可能介导了这一过程。

16.4　孕期尼古丁暴露所致胎源性骨、关节疾病的 "两种编程"及"两次打击"机制

　　越来越多的学者认为，骨关节炎与骨质疏松症均属于代谢综合征范畴。作者团队系统研究也提示，骨关节炎与骨质疏松症存在胎儿发育起源。我们首次通过系列动物实验证实，孕期外源物暴露的宫内发育迟缓子代出生后软骨发育不良，并通过高脂饮食、过度运动、老年和化学诱导骨与关节疾病模型证实这些子代大鼠成年后骨关节炎与骨质疏松症的易感性增加。通过近 10 年的相关研究，我们在国际上首次通过系列动物实验提出胎源性成年骨与关节疾病的"两种编程"和"两次打击"机制。

　　作者团队的研究证实了孕期尼古丁暴露所致宫内发育迟缓子代大鼠成年后骨关节炎易感现象的广泛性。我们基于前期的研究，在整体和细胞水平提出了其发生的"两种编程"和"两次打击"机制，即孕期尼古丁暴露(即第一次打击)可引起子代大鼠宫内关节软骨结构异常与细胞外基质合成功能降低，其发生机制与母源性糖皮质激素过暴露下胎关节软骨 TGF-β 信号通路功能低下所致的低基质合成及低胆固醇流出有关(Tie et al.，2016b，2016a)；另外，尼古丁可通过多途径损害

胎软骨发育，从而加重高糖皮质激素所致的关节软骨细胞外基质合成功能抑制（Deng et al.，2013）。孕期尼古丁暴露可引起子代成年大鼠高脂饮食下（即第二次打击）膝关节软骨局部胆固醇蓄积及骨关节炎易感，其发生机制与肝脏 GC-IGF-1 轴编程（即第二种编程）所致的高胆固醇血症和软骨细胞局部胆固醇流出系统低功能编程（即第一种编程）有关（Tie et al.，2016b，2016a）。孕期尼古丁暴露所致的胎关节软骨 TGF-β 信号通路低功能编程改变（即第一种编程）可延续到出生后，局部胆固醇蓄积可进一步加重软骨质量的降低，成年后在肥胖、过度运动等外界因素（即第二次打击）的作用下，可诱发或加重骨关节炎（图 16-1）。同时，我们创新性地提出并通过系列研究证实孕期尼古丁暴露子代成年后骨质疏松症的发生也存在"两种编程"和"两次打击"机制，即宫内高糖皮质激素所致骨组织局部 RAS 的持续激活及 EGFR 的持续低编程导致成骨抑制的"第一种编程"；长骨 GC-IGF-1 轴编程所致的宫内骨发育抑制而出生后追赶性生长的"第二种编程"。

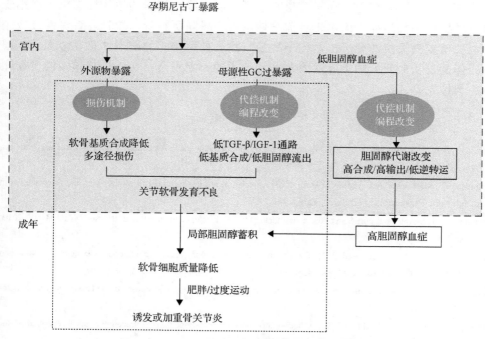

图 16-1　孕期尼古丁暴露所致子代骨关节炎发生的宫内编程机制

16.5　研究展望

综上所述，孕期尼古丁暴露可致子代代谢综合征及相关疾病易感，其宫内编程机制主要与 HPA 轴功能发育异常及 GC-IGF-1 轴编程改变有关，且属于代谢综合征的胎源性骨与关节疾病的发生存在"两种编程"和"两次打击"的状况。同时，表观遗传学的改变在孕期尼古丁暴露所致子代代谢综合征及相关疾病易感中的作用也日益显现。随着对孕期尼古丁暴露所致子代代谢综合征机制研究的深入，人们试图通过转化医学来推动其从基础走向临床实践或应用，包括探寻早期防治靶标、开展有害因素评估和开发早期预警技术。在过去几年中，作者团队利用基于核磁共振的代谢组学技术，探寻了宫内发育迟缓孕前风险评估的生物标志物，证实了孕期尼古丁暴露的母血及胎血代谢谱呈糖皮质激素特征性改变（Feng et al.，2014），提出了母体血糖皮质激素及其小分子代谢物可能作为标志物用于宫内发育迟缓孕前风险评估；也在积极寻找防治孕期烟雾暴露所致宫内发育迟缓发生的有效药物，证实了当归单体成分阿魏酸钠可有效减轻孕期烟酒混合暴露所致的大鼠宫内发育迟缓发生（Li et al.，2011）。随着胎源性疾病研究的不断深入，转化医学也在不断推动胎源性骨与关节疾病基础研究成果向应用的转化。胎源性骨与关节疾病的转化研究重点在于探讨其起源机制并寻找可能的生物标志物，以用于早期预警或干预治疗。但由于目前孕期尼古丁暴露所致骨与软骨发育毒性及成年骨与关节疾病易感的分子机制尚不清楚，故当前所确立的靶点均存在较大的局限性。但随着机制研究的不断深入和实验技术的不断发展，相信越来越多的可靠靶点将会被发掘。

参 考 文 献

Alisi A, Panera N, Agostoni C, et al. 2011. Intrauterine growth retardation and nonalcoholic fatty liver disease in children. Int J Endocrinol, 2011: 269853

Antoniades L, MacGregor A J, Andrew T, et al. 2003. Association of birth weight with osteoporosis and osteoarthritis in adult twins. Rheumatology (Oxford), 42(6): 791-796

Asztalos E. 2012. Antenatal corticosteroids: a risk factor for the development of chronic disease. J Nutr Metab, 2012: 930591

Baird J, Kurshid M A, Kim M, et al. 2011. Does birthweight predict bone mass in adulthood? A systematic review and meta-analysis. Osteoporos Int, 22(5): 1323-1334

Bouchard L. 2013. Epigenetics and fetal metabolic programming: a call for integrated research on larger cohorts. Diabetes, 62(4): 1026-1028

Chapman K, Holmes M, Seckl J. 2013. 11beta-hydroxysteroid dehydrogenases: intracellular gate-keepers of tissue glucocorticoid action. Physiol Rev, 93(3): 1139-1206

Chen M, Wang T, Liao Z X, et al. 2007. Nicotine-induced prenatal overexposure to maternal glucocorticoid and intrauterine growth retardation in rat. Exp Toxicol Pathol, 59(3-4): 245-251

Conklin B S, Zhao W, Zhong D S, et al. 2002. Nicotine and cotinine up-regulate vascular endothelial growth factor expression in endothelial cells. Am J Pathol, 160(2): 413-418

Cooke J P, Ghebremariam Y T. 2008. Endothelial nicotinic acetylcholine receptors and angiogenesis. Trends Cardiovasc Med, 18(7): 247-253

Crane J L, Zhao L, Frye J S, et al. 2013. IGF-1 signaling is essential for differentiation of mesenchymal stem cells for peak bone mass. Bone Res, 1 (2): 186-194

Davis E P, Waffarn F, Sandman C A. 2011. Prenatal treatment with glucocorticoids sensitizes the hpa axis response to stress among full-term infants. Developmental Psychobiology, 53 (2): 175-183

Deng Y, Cao H, Cu F, et al. 2013. Nicotine-induced retardation of chondrogenesis through down-regulation of IGF-1 signaling pathway to inhibit matrix synthesis of growth plate chondrocytes in fetal rats. Toxicol Appl Pharmacol, 269 (1): 25-33

Deng Y, Li T Q, Yan Y E, et al. 2012. Effect of nicotine on chondrogenic differentiation of rat bone marrow mesenchymal stem cells in alginate bead culture. Biomed Mater Eng, 22 (1-3): 81-87

El-Zawawy H B, Gill C S, Wright R W, et al. 2006. Smoking delays chondrogenesis in a mouse model of closed tibial fracture healing. J Orthop Res, 24 (12): 2150-2158

Feng J H, Yan Y E, Liang G, et al. 2014. Maternal and fetal metabonomic alterations in prenatal nicotine exposure-induced rat intrauterine growth retardation. Mol Cell Endocrinol, 394 (1-2): 59-69

Fowden A L, Forhead A J. 2004. Endocrine mechanisms of intrauterine programming. Reproduction, 127 (5): 515-526

Fowden A L, Giussani D A, Forhead A J. 2005. Endocrine and metabolic programming during intrauterine development. Early Hum Dev, 81 (9): 723-734

Galeeva A, Pelto-Huikko M, Pivina S, et al. 2010. Postnatal ontogeny of the glucocorticoid receptor in the hippocampus. Vitam Horm, 82: 367-389

Glover V, O'Connor T G, O'Donnell K, et al. 2010. Prenatal stress and the programming of the HPA axis. Neuroscience & Biobehavioral Reviews, 35 (1): 17-22

Godfrey K M, Inskip H M, Hanson M A, et al. 2011. The long-term effects of prenatal development on growth and metabolism. Semin Reprod Med, 29 (3): 257-265

He X, Lu J, Dong W T, et al. 2017. Prenatal nicotine exposure induces HPA axis-hypersensitivity in offspring rats via the intrauterine programming of up-regulation of hippocampal GAD67. Arch Toxicol, 91 (12): 3927-3943

Herman J P, Dolgas C M, Carlson S L. 1998. Ventral subiculum regulates hypothalamo-pituitary-adrenocortical and behavioural responses to cognitive stressors. Neuroscience, 86 (2): 449-459

Herman J P, Mueller N K, Figueiredo H. 2009. Functional nicotinic and muscarinic receptors on mesenchymal stem cells. Stem Cells Dev, 18 (1): 103-112

Hu H, Zhao X, Ma J, et al. 2018. Prenatal nicotine exposure retards osteoclastogenesis and endochondral ossification in fetal long bones in rats. Toxicol Lett, 295: 249-255

Hussain S M, Ackerman I N, Wang Y, et al. 2018. Could low birth weight and preterm birth be associated with significant burden of hip osteoarthritis? A systematic review. Arthritis Research & Therapy, 20 (1):121

Jankord R, Herman J P. 2008. Limbic regulation of hypothalamo-pituitary-adrenocortical function during acute and chronic stress. Annals of the New York Academy of Sciences, 1148: 64-73

Kanda Y, Watanabe Y. 2007. Nicotine-induced vascular endothelial growth factor release via the EGFR-ERK pathway in rat vascular smooth muscle cells. Life Sci, 80 (15): 1409-1414

Karatza A A, Varvarigou A, Beratis N G, et al. 2003. Growth up to 2 years in relationship to maternal smoking during pregnancy. Clin Pediatr (Phila), 42 (6): 533-541

Katono T, Kawato T, Tanabe N, et al. 2009. Effects of nicotine and lipopolysaccharide on the expression of matrix metalloproteinases, plasminogen activators, and their inhibitors in human osteoblasts. Arch Oral Biol, 54 (2): 146-155

Katz J D, Agrawal S,Velasquez M. 2010. Getting to the heart of the matter: osteoarthritis takes its place as part of the metabolic syndrome. Curr OpinRheumatol, 22 (5): 512-519

Kawakita A, Sato K, Makino H, et al. 2008. Nicotine acts on growth plate chondrocytes to delay skeletal growth through the alpha7 neuronal nicotinic acetylcholine receptor. PLoS One, 3 (12): e3945

Ko T J, Tsai L Y, Chu L C, et al. 2014. Parental smoking during pregnancy and its association with low birth weight, small for gestational age, and preterm birth offspring: a birth cohort study. Pediatr Neonatol, 55 (1): 20-27

Koch S, Vilser C, Gross W, et al. 2012. Smoking during pregnancy: risk for intrauterine growth retardation and persisting microsomia. Z GeburtshilfeNeonatol, 216 (2): 77-81

Li Y, Yan Y E, Wang H. 2011. Enhancement of placental antioxidative function and P-gp expression by sodium ferulate mediated its protective effect on rat IUGR induced by prenatal tobacco/alcohol exposure. Environ Toxicol Pharmacol, 32 (3): 465-471

Liu L, Liu F, Kou H, et al. 2010. Uncoupled angiogenesis and osteogenesis in nicotine-compromised bone healing. J Bone Miner Res, 25 (6): 1305-1313

Liu L, Liu F, Kou H, et al. 2012. Prenatal nicotine exposure induced a hypothalamic-pituitary-adrenal axis-associated neuroendocrine metabolic programmed alteration in intrauterine growth retardation offspring rats. Toxicol Lett, 214 (3): 307-313

Lui J C, Baron J. 2011. Effects of glucocorticoids on the growth plate. EndocrDev, 20: 187-193

Magner N L, Jung Y, Wu J, et al. 2013. Insulin and IGFs enhance hepatocyte differentiation from human embryonic stem cells via the PI3K/AKT pathway. Stem Cells, 31 (10): 2095-2103

Mao C, Wu J, Xiao D, et al. 2009. The effect of fetal and neonatal nicotine exposure on renal development of AT (1) and AT (2) receptors. Reprod Toxicol, 27 (2): 149-154

Marinucci L, Bodo M, Balloni S, et al. 2014. Sub-toxic nicotine concentrations affect extracellular matrix and growth factor signaling gene expressions in human osteoblasts. J Cell Physiol, 229 (12): 2038-2048

Matthews S G. 2004. Fetal glucocorticoid exposure and hypothalamo-pituitary-adrenal (HPA) function after birth. Endocrine Res, 30 (4): 827-836

Mehls O, Himmele R, Homme M, et al. 2001. The interaction of glucocorticoids with the growth hormone-insulin-like growth factor axis and its effects on growth plate chondrocytes and bone cells. J Pediatr Endocrinol Metab, 14 Suppl 6: 1475-1482

MoisiadisV G, Matthews S G. 2014. Glucocorticoids and fetal programming part 1: outcomes. Nat Rev Endocrinol, 10 (7): 391-402

Nerlov C. 2008. C/EBPs: recipients of extracellular signals through proteome modulation. Curr Opin Cell Biol, 20 (2): 180-185

Piecewicz S M, Pandey A, Roy B, et al. 2012. Insulin-like growth factors promotevasculogenesis in embryonic stem cells. PLoS One, 7 (2): e32191

Puri G, Kumar K, Singh R, et al. 2012. Effects of growth factors on establishment and propagation of embryonic stem cells from very early stage IVF embryos and their characterization in buffalo. Int J Stem Cells, 5 (2): 96-103

Rabie A B, Hagg U. 2002. Factors regulating mandibular condylar growth. Am J Orthod Dentofacial Orthop, 122 (4): 401-409

Reynolds R M, Walker B R, Syddall H E, et al. 2001. Altered control of cortisol secretion in adult men with low birth weight and cardiovascular risk factors. J Clin Endocrinol Metab, 86 (1): 245-250

Satta R, Maloku E, Zhubi A, et al. 2008. Nicotine decreases DNA methyltransferase 1 expression and glutamic acid decarboxylase 67 promoter methylation in GABAergic interneurons. PNAS, USA, 105(42): 16356-16361

Sayer A A, Poole J, Cox V, et al. 2003. Weight from birth to 53 years: a longitudinal study of the influence on clinical hand osteoarthritis. Arthritis Rheum, 48(4): 1030-1033

Schlussel M M, Vaz J S, Kac G. 2010. Birth weight and adult bone mass: a systematic literature review. Osteoporos Int, 21(12): 1981-1991

Sexton M, Hebel J R. 1984. A clinical trial of change in maternal smoking and its effect on birth weight. JAMA, 251(7): 911-915

Starkman B G, Cravero J D, Delcarlo M, et al. 2005. IGF-I stimulation of proteoglycan synthesis by chondrocytes requires activation of the PI 3-kinase pathway but not ERK MAPK. Biochem J, 389(Pt 3): 723-729

Sun K, Myatt L. 2003. Enhancement of glucocorticoid-induced 11beta-hydroxysteroid dehydrogenase type 1 expression by proinflammatory cytokines in cultured human amnion fibroblasts. Endocrinology, 144(12): 5568-5577

Sun Z X, Hu S S, Zuo N, et al. 2015. Prenatal nicotine exposure induced GDNF/c-Ret pathway repression-related fetal renal dysplasia and adult glomerulosclerosis in male offspring. Toxicol Res, 4(4): 1045-1058

Tan Y, Liu J, Deng Y, et al. 2012. Caffeine-induced fetal rat over-exposure to maternal glucocorticoid and histone methylation of liver IGF-1 might cause skeletal growth retardation. Toxicol Lett, 214(3):279-287

Tie K, Tan Y, Deng Y, et al. 2016a. Prenatal nicotine exposure induces poor articular cartilage quality in female adult offspring fed a high-fat diet and the intrauterine programming mechanisms. Reprod Toxicol, 60: 11-20

Tie K, Wu M, Deng Y, et al. 2018. Histone hypo-acetylation of Sox9 mediates nicotine-induced weak cartilage repair by suppressing BMSCchondrogenic differentiation. Stem Cell Res Ther, 9(1): 98

Tie K, Zhang Y, Deng Y, et al. 2016b. Intrauterine low-functional programming of IGF1 by prenatal nicotine exposure mediates the susceptibility to osteoarthritis in female adult rat offspring. FASEB J, 30(2): 785-797

Tosh D N, Fu Q, Callaway C W, et al. 2010. Epigenetics of programmed obesity: alteration in IUGR rat hepatic IGF1 mRNA expression and histone structure in rapid vs. delayed postnatal catch-up growth. Am J Physiol-Gastrointestinal Liver Physiol, 299(5): G1023-G1029

Velasquez M T, Katz J D. 2010. Osteoarthritis: another component of metabolic syndrome? Metab Syndr Relat Disord, 8(4): 295-305

Wang T, Chen M, Liu L, et al. 2011. Nicotine induced CpG methylation of Pax6 binding motif in StAR promoter reduces the gene expression and cortisol production. Toxicol Appl Pharmacol, 257(3): 328-337

Waylen A L, Metwally M, Jones G L, et al. 2009. Effects of cigarette smoking upon clinical outcomes of assisted reproduction: a meta-analysis. Human Reproduction Update, 15(1): 31-44

Xie Z, Zhao Z, Yang X, et al. 2018. Prenatal nicotine exposure intergenerationally programs imperfect articular cartilage via histone deacetylation through maternal lineage. Toxicol Appl Pharmacol, 352: 107-118

Xu D, Bai J, Zhang L, et al. 2015. Prenatal nicotine exposure-induced intrauterine programming alteration increases the susceptibility of high-fat diet-induced non-alcoholic simple fatty liver in female adult offspring rats. Toxicol Res, 4(1): 112-120

Xu D, Liang G, Yan Y E, et al. 2012. Nicotine-induced over-exposure to maternal glucocorticoid and activated glucocorticoid metabolism causes hypothalamic-pituitary-adrenal axis-associated neuroendocrine metabolic alterations in fetal rats. Toxicol Lett, 209(3): 282-290

Xu D, Xia L P, Shen L, et al. 2013. Prenatal nicotine exposure enhances the susceptibility to metabolic syndrome in adult offspring rats fed high-fat diet via alteration of HPA axis-associated neuroendocrine metabolic programming. Acta Pharmacologica Sinica, 34 (12): 1526-1534

Yan Y E, Liu L, Wang J F, et al. 2014. Prenatal nicotinic exposure suppresses fetal adrenal steroidogenesis via steroidogenic factor 1 (SF-1) deacetylation. Toxicol Appl Pharmacol, 277 (3): 231-241

Yoon B S, Pogue R, Ovchinnikov D A, et al. 2006. BMPs regulate multiple aspects of growth-plate chondrogenesis through opposing actions on FGF pathways. Development, 133 (23): 4667-4678

Zhang C, Xu D, Luo H, et al. 2014. Prenatal xenobiotic exposure and intrauterine hypothalamus-pituitary-adrenal axis programming alteration. Toxicology, 325: 74-84

Zhang Q, Tang X, Zhang Z F, et al. 2007. Nicotine induces hypoxia-inducible factor-1alpha expression in human lung cancer cells via nicotinic acetylcholine receptor-mediated signaling pathways. Clin Cancer Res, 13 (16): 4686-4694

（邓　宇，文印宪，高　晖）

第17章　孕期乙醇暴露与胎源性骨、关节疾病

引　言

饮酒是日常生活行为，在男性、女性中均常见。流行病学资料显示，年轻女性的饮酒率逐年增加(Shen et al.，2014)。孕期乙醇暴露率亦有增加趋势，在欧美发达国家，孕期12.4%～53.9%的女性饮酒，3.4%～26%的孕妇酗酒(Zimatkin et al.，2006)。目前，我国和亚洲其他国家尚没有相应的流行病学数据。此外，孕妇在知情或不知情的情况下接触乙醇的机会也逐渐增多。然而，越来越多的证据显示，孕期饮酒无论少量还是大量、急性还是慢性、妊娠早期还是中晚期均会对后代的生长发育产生严重的危害，孕期饮酒可造成子代生长发育迟缓、多个脏器发育不良，成年后多种疾病易感，甚至有些危害能遗传至下一代。

流行病学资料显示，宫内发育迟缓个体成年后发生骨关节炎的风险增加(Jordan et al.，2005)，峰值骨量减少(Xita and Tsatsoulis，2010)。临床研究发现，孕期乙醇暴露可致子代头周长减小，颅骨生长延迟及下颌骨长度减小(Anthony et al.，2010)。动物实验也发现，怀孕期间暴露于乙醇的动物在出生时体重较轻、头尾长度及骨骼长度变短、骨化延迟及骨骼生长延缓(Ramadoss et al.，2006；Simpson et al.，2005)。作者团队研究也发现，孕期乙醇暴露可对子代骨骼系统发育造成近期和远期危害，表现为胎关节软骨发育抑制并延续至出生后(Ni et al.，2015a，2015b)、胎软骨内成骨障碍(Pan et al.，2016)，成年后骨关节炎易感(Ni et al.，2015a，2015b，2018)。虽然孕期乙醇暴露对子代骨发育的危害已有阐述，然而至今尚无系统完整的实验或理论来阐述孕期乙醇暴露所致的成年骨与关节疾病宫内编程的发生机制及特征。作者团队在总结作者团队及其他实验室工作的基础上，从乙醇骨发育毒性入手，围绕孕期乙醇暴露与子代成年骨与关节相关疾病发生的关系，以"两种编程"和"两次打击"为核心，探讨乙醇骨发育毒性及胎源性成年骨与关节疾病发生机制，解析国际热点问题"健康与疾病的宫内起源"学说，为有效防治乙醇骨发育毒性及胎源性成年骨与关节疾病提供了实验与理论依据。

17.1　孕期乙醇暴露所致的全身发育毒性

孕期饮酒可致流产，饮酒量越大、持续越久则自发流产的可能性越大(Avalos et al.，2014)。除流产外，宫内发育迟缓也是孕期乙醇暴露引起的发育毒性中最为

常见和重要的近期危害之一。宫内发育迟缓(intrauterine growth retardation，IUGR)是指孕期不良环境导致的胚胎或胎儿生长发育限制，主要表现为多器官功能发育障碍、生长迟缓及低出生体重(Zhang et al.，2014)。研究显示，孕期过量饮酒是胎儿发生宫内发育迟缓的确切危险因素。流行病学研究提示，具有孕期饮酒习惯的妇女，其子代出生体重明显低于对照组(Aliyu et al.，2009)。作者团队的研究结果也显示，孕中、晚期的乙醇暴露可显著降低子代小鼠出生体重，宫内发育迟缓发生率可高达80%(Liang et al.，2011)。作者团队在大鼠模型上也证实，孕期乙醇暴露可增加子代宫内发育迟缓发生率(Shen et al.，2014)，且孕期乙醇暴露的胎鼠出现肝脏、下丘脑、肾上腺、软骨及长骨等多种组织的发育异常(Huang et al.，2015；Ni et al.，2015b；Lu et al.，2015；Shen et al.，2014)。

17.2　孕期乙醇暴露所致骨骼系统的近期和远期危害

孕期饮酒对胎儿造成的损害根据其发生时间、效应的不同，可大致分为近期危害和远期危害。其中胎儿时期的危害称为近期危害，而对子代出生后的危害则称为远期危害。孕期乙醇暴露所致的骨骼系统近期危害主要体现在胎儿骨及软骨发育异常，远期危害则主要表现为成年后骨质疏松症与骨关节炎的易感性增加。

17.2.1　孕期乙醇暴露所致子代骨与软骨发育异常

孕期过量饮酒是胎儿发生宫内发育迟缓的确切危险因素。大量研究报道，产前乙醇暴露会影响宫内发育迟缓胎儿的骨骼系统发育。最近几年的研究也进一步证实了孕期乙醇暴露可致子代骨与软骨发育异常。Sawant等(2013)发现，孕期饮酒导致胎羊股骨、胫骨长度减小，机械性能显著降低。Li等(2016)发现，乙醇暴露可使鸡胚胎中长骨发育抑制，生长板增殖区和肥厚区厚度显著减小。大鼠模型中也发现，孕期乙醇暴露可造成胎鼠胫骨长度降低，骨骺生长板软骨静止区厚度减小而肥大区厚度增加(Snow and Keiver，2007)。研究还发现新生鼠成骨细胞中DNA损伤(Carvalho et al.，2016)，3月龄子代骨小梁丢失(Leu et al.，2014)。作者团队研究也发现，孕期乙醇暴露胎鼠体重、体长及股骨长度降低，胎软骨发育抑制，组织形态无序，基质浅，长骨中软骨内化骨过程抑制，骨骺端肥大区厚度增加，初级骨化中心长度减小(Ni et al.，2018，2015a；Pan et al.，2016)。这些均显示，孕期乙醇暴露可致胎儿骨与软骨发育异常。

17.2.2　孕期乙醇暴露所致子代骨与关节疾病易感

传统观念认为，骨关节炎(osteoarthritis)是一种以关节软骨退行性病变为主要病理特征的慢性关节疾病。然而，近期越来越多的学者提出(Velasquez and Katz，

2010)，骨关节炎也属于代谢综合征范畴，因为代谢综合征相关的多种脂质和体液因子介导了骨关节炎的发生、发展。流行病学资料显示，低出生体重者成年后发生骨关节炎的比例较高(Sayer et al.，2003)，这与 Jornayvaz 等(2016)发现低出生体重者成年代谢综合征易感相关的结果相吻合。这提示，与代谢综合征类似，骨关节炎也存在胎儿起源。研究表明，软骨质量的高低与骨关节炎的发生存在明显相关性(Dahlberg，2012)，宫内关节软骨发育异常可能是成年骨关节炎易感的重要原因之一(Pitsillides and Beier，2011)。作者团队前期首次证实，孕期乙醇暴露子代关节软骨细胞外基质质量在出生前后持续降低(Ni et al.，2015a)，而出生后的高脂饮食可加重子代血胆固醇水平升高和关节软骨局部胆固醇沉积，导致骨关节炎易感。其发生机制与宫内 HPA 轴编程改变所致子代成年后高胆固醇血症，使软骨细胞的胆固醇来路增加，以及关节软骨细胞 IGF-1 低功能宫内编程所致的成年子代关节软骨胆固醇流出障碍，造成关节局部胆固醇沉积有关(Ni et al.，2015b)。

骨质疏松症(osteoporosis)是一种代谢性骨病，其特征是骨量下降、骨微细结构破坏，导致骨的脆性增加、骨折的危险性大为提高。骨质疏松症由峰值骨量和年龄增长相关的骨丢失两方面决定，其中峰值骨量对骨质疏松症的影响更大(Holroyd et al.，2012)。近几年来的流行病学资料证实，低出生体重与峰值骨量具有相关性(Xita and Tsatsoulis，2010)；孕期吸烟、糖皮质激素暴露、营养限制等因素造成的宫内不良环境可导致子代出生体重下降，幼年时期脊椎和股骨颈骨量显著降低(Bourrin et al.，2000)。这表明出生体重可影响骨生长发育，进而影响峰值骨量。现有的研究也发现，出生体重与老年时期的骨矿物质含量正相关，且与老年男性的骨密度之间存在高度正相关性(Chen and Nyomba，2003)。大量研究表明，孕期乙醇暴露是胎儿低出生体重的诱因(Shen et al.，2014；Liang et al.，2011；Aliyu et al.，2009)。这提示，孕期乙醇暴露的宫内发育迟缓胎儿成年或老年后长骨质量及骨质疏松症的发病风险可能明显高于正常出生体重者。作者团队的研究也发现，孕期乙醇暴露可引起宫内发育迟缓子代大鼠长骨发育迟缓，表现为软骨内成骨迟缓，初级、次级骨化中心发育延迟，这与 Simpson 等(2005)的研究结果一致。作者团队进一步发现，宫内发育迟缓的子代存在骨质疏松症易感，其发生机制与宫内母源性高糖皮质激素所致骨局部肾素-血管紧张素系统(renin-angiotensin system，RAS)慢性激活有关。

17.3 孕期乙醇暴露所致骨骼系统发育毒性的直接和间接作用

已知乙醇及其主要代谢产物乙醛均为小分子亲水性化合物，可直接透过胎盘屏障进入胎儿体内。同时，乙醇对母体神经内分泌系统具有刺激作用，可通过引起母体内环境改变而影响胎儿发育。因此，孕期乙醇暴露对骨骼系统发育的影响可分为直接作用和间接作用两方面。

17.3.1　乙醇所致发育毒性的直接作用

成人摄取的乙醇 90%～98%在肝脏内被代谢，剩下的 2%～10%随尿及呼出气排出。由于胎肝中乙醇代谢功能尚未发育完善，因此在乙醇浓度相差不大的情况下，发育过程的胎儿实际乙醇代谢负担可能远高于成人，即胎儿更易出现乙醇的毒性作用。作者团队的研究发现，孕期乙醇暴露的孕鼠和胎鼠血乙醇浓度较为接近，胎鼠体内乙醇浓度稍低于母体(Shen et al.，2014)。乙醇摄入后，一方面可经肝脏乳酸脱氢酶或芳香化酶 CYP2E1 代谢成为乙醛，后者经线粒体产生多种氧化应激因子，使体内还原型谷胱甘肽明显减少，进一步引起脂质过氧化、DNA 损伤、线粒体通透性改变、caspase-3 信号通路激活，最终引起细胞凋亡；另一方面体内乙醇的蓄积也可直接作用于机体而产生毒性(Reis et al.，2015)。乙醇的上述毒性机制作用于发育中的胎儿骨骼系统体现为：通过氧化应激途径，抑制 Wnt/b-catenin 信号通路，进而引起骨髓间充质干细胞(BMSC)分化抑制及长骨发育障碍(Chen et al.，2010)；通过 PI3K/Akt/mTOR 途径抑制骨髓间充质干细胞成骨分化而促进成脂分化，从而导致骨髓中脂肪蓄积和骨量减少(Liu et al.，2016)。作者团队也发现，外源性乙醇刺激可通过抑制 TGF-β-Smad2/3-Sox9 信号转导途径抑制骨髓间充质干细胞成软骨分化(Ni et al.，2018)。综上提示，乙醇对胎儿骨骼系统发育的直接作用参与了乙醇的发育毒性效应。

17.3.2　孕期乙醇暴露下的母源性糖皮质激素过暴露

孕期乙醇暴露对胎儿的影响除了前述的乙醇直接毒性作用外，尚与乙醇诱导的母源性糖皮质激素过暴露间接作用有关。研究发现，宫内发育迟缓个体出生时脐带血皮质醇浓度是增加的；孕期多种有害因素可导致胎血糖皮质激素升高，并引起胎儿宫内发育迟缓(Reynolds，2013；Kirsten et al.，2013)。作者团队的研究也证实，孕期乙醇暴露的宫内发育迟缓胎鼠血皮质酮水平显著高于对照组，而胎盘糖皮质激素屏障酶——11β-羟类固醇脱氢酶 2 型(11β-hydroxysteroid dehydrogenase type2，11β-HSD2)表达降低，提示胎鼠存在母源性糖皮质激素过暴露现象(Liang et al.，2011)；进一步研究发现，孕期乙醇暴露可致胎关节软骨发育抑制及胆固醇代谢异常，成年后给予高脂饮食后可加剧子代关节软骨退化及增加骨关节炎易感性，其发生机制与宫内母源性高糖皮质激素过暴露所致的软骨局部 IGF-1 信号通路持续抑制有关(Ni et al.，2015b，2015a)。此外，作者团队还发现，孕期乙醇暴露所致的母源性糖皮质激素过暴露可通过上调胎骺软骨局部骨保护素而抑制骨-软骨界面破骨细胞的分化,从而抑制子代软骨内成骨过程,最终导致长骨发育不良(Pan et al.,2016)。这些研究均提示,母源性糖皮质激素过暴露可能是孕期乙醇暴露所致子代骨发育不良发生的另一重要机制,可能与宫内"节俭表型"编程有关(Pan et al.,2016),且与乙醇的宫内直接毒性作用存在一定的协同效应。

17.4　孕期乙醇暴露所致子代骨关节炎易感的宫内编程机制

"宫内编程"(intrauterine programming)是早期发育过程中由于孕期的不良因素影响,胎儿结构或功能发生永久性改变的过程(Moisiadis and Matthews,2014a)。随着"健康与疾病的发育起源"理论研究的不断深入,目前的观点认为,宫内发育迟缓子代多种成年疾病易感存在"宫内神经内分泌代谢编程"机制(Zhang et al.,2014)。作者团队证实,孕期乙醇暴露和子代骨与关节疾病易感相关(Pan et al.,2016;Ni et al.,2015a),并进一步提出了孕期乙醇暴露所致成年子代骨与关节疾病发生的宫内编程机制。

传统观念认为,骨关节炎是以关节软骨退变为主要病理特征的慢性关节疾病。然而,近期越来越多的学者提出骨关节炎也属于代谢综合征范畴(Katz et al.,2010;Velasquez and Katz,2010),因为代谢综合征相关的多种脂质和体液因子介导了骨关节炎的发生、发展。流行病学资料显示,低出生体重者成年后发生骨关节炎的比例较高(Jordan et al.,2005),这与低出生体重者成年代谢综合征易感的结果相吻合(Jornayvaz et al.,2016)。这提示,骨关节炎属于代谢综合征,存在胎儿起源(Aigner and Richter,2012)。研究表明,软骨质量的高低与骨关节炎的发生存在明显相关性(Dahlberg,2012),宫内关节软骨发育异常可能是成年骨关节炎易感的重要原因之一(Pitsillides and Beier,2011)。作者团队首次证实,孕期乙醇暴露子代关节软骨细胞外基质质量在出生前后持续降低,这可能与母源性糖皮质激素过暴露所致的局部 IGF-1 信号通路低功能编程有关(Ni et al.,2015),而出生后的高脂饮食可加剧子代血胆固醇水平升高和关节软骨局部胆固醇沉积,从而诱发骨关节炎(Ni et al.,2015b)。

作者团队研究发现,孕期乙醇暴露可使胎儿母源性糖皮质激素过暴露,导致其 HPA 轴抑制,引起胎血血糖升高而脂质水平降低;出生后给予高脂饮食,其低基础活性的 HPA 轴出现适应性改变,表现出高敏感性,最终引起高血糖、高血脂(Xia et al.,2014)。孕期乙醇暴露所致子代 HPA 轴功能的这种变化是否与胎源性骨关节炎的发生存在某种联系仍不清楚。作者团队进一步发现,孕期乙醇暴露的雌性成年子代大鼠高脂饮食下关节软骨呈骨关节炎样改变,其机制与宫内 HPA 轴编程改变所致子代成年后高胆固醇血症,使软骨细胞的胆固醇入量增加,以及关节软骨细胞 IGF-1 低功能宫内编程所致成年子代关节软骨胆固醇流出障碍,造成关节局部胆固醇沉积有关(Ni et al.，2015b)。同时，作者团队证实，孕期乙醇暴露可致胎关节软骨发育抑制并延续至出生后，导致成年后骨关节炎易感，其机制与母源性高糖皮质激素所致软骨局部 IGF-1 信号通路受抑有关(Ni et al.，2015a)。

作者团队还发现，孕期乙醇暴露可引起关节软骨发育不良和成人骨关节炎的易感性增加，其发生机制与乙醇引起的成年 TGF-β-Smad2/3-Sox9 信号转导途径低功能编程有关(Ni et al.，2018)。因此，作者团队在整体和细胞水平提出了骨关节炎发生的"两种编程"和"两次打击"机制(图 17-1)，即孕期乙醇暴露(即第一次打击)可引起子代大鼠宫内胎关节软骨结构异常与细胞外基质合成功能降低，其发生机制与母源性糖皮质激素过暴露下胎关节软骨 TGF-β 信号通路功能低下所致的低基质合成及低胆固醇流出有关；另外，乙醇可通过多途径(如 TGF-β-Smad2/3-Sox9 信号转导途径)损害胎软骨发育，从而加重高糖皮质激素所致的关节软骨细胞外基质合成功能抑制。孕期乙醇暴露可引起子代成年大鼠高脂饮食下(即第二次打击)膝关节软骨局部胆固醇蓄积及骨关节炎易感，其发生机制与肝脏GC-IGF-1 轴编程(即第二种编程)所致的高胆固醇血症与软骨细胞局部胆固醇流出系统低功能编程(即第一种编程)有关。孕期乙醇暴露所致的胎关节软骨 TGF-β 信号通路低功能编程改变(即第一种编程)可延续到出生后甚至成年，局部胆固醇蓄积可进一步加重软骨质量的降低，成年后在肥胖/过度运动(即第二次打击)等外界因素的作用下，可诱发或加重骨关节炎。

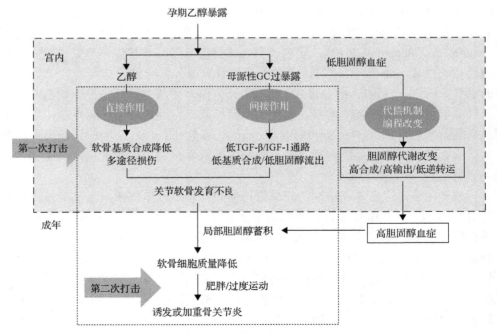

图 17-1　孕期乙醇暴露所致子代成年骨关节炎易感的宫内编程机制

17.5　研　究　展　望

综上所述，孕期乙醇暴露可致子代骨与关节系统发育毒性，并致子代成年后骨关节炎易感，后者存在"两种编程"（宫内节俭表型下的骨局部特异性改变和GC-IGF-1 轴编程改变）和"两次打击"（孕期乙醇暴露和出生后环境因素改变）机制。尽管如此，但孕期乙醇暴露所致的胎儿宫内及出生后不同时期的神经内分泌代谢编程改变、性别差异、表观遗传和跨代遗传等关键点仍不是十分清楚。同时，由于孕期乙醇暴露的时间、剂量及物种等存在差异，现有的研究结果尚存在一些不一致。因此，更为系统的研究应该是今后很长一段时间内亟须的。

随着胎源性疾病研究的不断深入，转化医学也在不断推动胎源性骨与关节疾病基础研究成果向临床实践或应用的转化。胎源性骨与关节疾病的转化研究重点在于探讨其起源机制，并寻找可能的生物标志物，以用于早期预警或干预治疗。但由于孕期乙醇暴露所致骨与软骨发育毒性及成年骨与关节疾病易感的分子机制尚不清楚，目前所确立的靶点均存在较大的局限性。相信随着机制研究的不断深入和实验技术的持续发展，越来越多的可靠靶点将会被发掘。因而，基于宫内神经内分泌代谢编程改变的早期诊断可能实现代谢性疾病的早期预警及防治。另外，由于婴幼儿在生长和发育时期存在较好的可塑性，适当的药物或行为干预可能有助于逆转孕期乙醇暴露所致的骨与关节发育编程改变，进而降低成年骨与关节疾病易感的风险。当然，随着乙醇的骨与软骨发育毒性被越来越多的认识，加强育龄期妇女生殖卫生宣传和教育，做好孕期乙醇发育毒性的一级预防，可从根本上防止乙醇暴露所致的骨与软骨发育毒性及其远期危害。

参 考 文 献

Aigner T, Richter W. 2012. OA in 2011: Age-related OA—a concept emerging from infancy? Nat Rev Rheumatol, 8(2): 70-72

Aliyu M H, Wilson R E, Zoorob R, et al. 2009. Prenatal alcohol consumption and fetal growth restriction: potentiation effect by concomitant smoking. Nicotine Tob Res, 11(1): 36-43

Anthony B, Vinci-Booher S, Wetherill L, et al. 2010. Alcohol-induced facial dysmorphology in C57BL/6 mouse models of fetal alcohol spectrum disorder. Alcohol, 44(7-8): 659-671

Avalos L A, Roberts S C, Kaskutas L A, et al. 2014. Volume and type of alcohol during early pregnancy and the risk of miscarriage. Subst Use Misuse, 49(11): 1437-1445

Bourrin S, Toromanoff A, Ammann P, et al. 2000. Dietary protein deficiency induces osteoporosis in aged male rats. J Bone Miner Res, 15(8): 1555-1563

Carvalho I C, Dutra T P, Andrade D P, et al. 2016. High doses of alcohol during pregnancy cause DNA damages in osteoblasts of newborns rats. Birth Defects Res A Clin Mol Teratol, 106(2): 122-132

Chen J R, Lazarenko O P, Shankar K, et al. 2010. A role for ethanol-induced oxidative stress in controlling lineage commitment of mesenchymal stromal cells through inhibition of Wnt/beta-catenin signaling. J Bone Miner Res, 25 (5): 1117-1127

Chen L, Nyomba B L. 2003. Effects of prenatal alcohol exposure on glucose tolerance in the rat offspring. Metabolism, 52 (4): 454-462

Dahlberg L. 2012. Cartilage quality, overweight and osteoarthritis: a case for new behaviour? Ann Rheum Dis, 71 (1): 1-3

Holroyd C, Harvey N, Dennison E, et al. 2012. Epigenetic influences in the developmental origins of osteoporosis. Osteoporos Int, 23 (2): 401-410

Huang H, He Z, Zhu C, et al. 2015. Prenatal ethanol exposure-induced adrenal developmental abnormality of male offspring rats and its possible intrauterine programming mechanisms. Toxicol Appl Pharmacol, 288 (1): 84-94

Jordan K M, Syddall H, Dennison E M, et al. 2005. Birthweight, vitamin D receptor gene polymorphism, and risk of lumbar spine osteoarthritis. J Rheumatol, 32 (4): 678-683

Jornayvaz F R, Vollenweider P, Bochud M, et al. 2016. Low birth weight leads to obesity, diabetes and increased leptin levels in adults: the CoLaus study.Cardiovasc Diabetol, 15: 73

Katz J D, Agrawal S, Velasquez M. 2010. Getting to the heart of the matter: osteoarthritis takes its place as part of the metabolic syndrome. Curr Opin Rheumatol, 22 (5): 512-519

Kirsten T B, Lippi L L, Bevilacqua E, et al. 2013. LPS exposure increases maternal corticosterone levels, causes placental injury and increases IL-1Beta levels in adult rat offspring: relevance to autism. PLoS One, 8 (12): e82244

Leu Y W, Chu P Y, Chen C M, et al. 2014. Early life ethanol exposure causes long-lasting disturbances in rat mesenchymal stem cells via epigenetic modifications.Biochem Biophys Res Commun, 453 (3): 338-344

Li Z Y, Ma Z L, Lu W H, et al. 2016. Ethanol exposure represses osteogenesis in the developing chick embryo. Reprod Toxicol, 62: 53-61

Liang G, Chen M, Pan X L, et al. 2011. Ethanol-induced inhibition of fetal hypothalamic-pituitary-adrenal axis due to prenatal overexposure to maternal glucocorticoid in mice. Exp Toxicol Pathol, 63 (7-8): 607-611

Liu Y, Kou X, Chen C, et al. 2016. Chronic high dose alcohol induces osteopenia via activation of mTOR signaling in bone marrow mesenchymal stem cells. Stem Cells, 34 (8): 2157-2168

Lu J, Wen Y X, Zhang L, et al. 2015. Prenatal ethanol exposure induces an intrauterine programming of enhanced sensitivity of the hypothalamic-pituitary-adrenal axis in female offspring rats fed with post-weaning high-fat diet. Toxicology Research, 4 (5): 1238-1249

Moisiadis V G, Matthews S G. 2014a. Glucocorticoids and fetal programming part 1: outcomes. Nat Rev Endocrinol, 10 (7): 391-402

Moisiadis V G, Matthews S G. 2014b. Glucocorticoids and fetal programming part 2: mechanisms. Nat Rev Endocrinol, 10 (7): 403-411

Ni Q, Lu K, Li J, et al. 2018. Role of TGFbeta signaling in maternal ethanol-induced fetal articular cartilage dysplasia and adult onset of osteoarthritis in male rats. Toxicol Sci, 164 (1): 179-190

Ni Q, Tan Y, Zhang X, et al. 2015a. Prenatal ethanol exposure increases osteoarthritis susceptibility in female rat offspring by programming a low-functioning IGF-1 signaling pathway. Sci Rep, 5: 14711

Ni Q, Wang L, Wu Y, et al. 2015b. Prenatal ethanol exposure induces the osteoarthritis-like phenotype in female adult offspring rats with a post-weaning high-fat diet and its intrauterine programming mechanisms of cholesterol metabolism. Toxicol Lett, 238 (2): 117-125

Pan Z, Zhang X, Shangguan Y, et al. 2016. Suppressed osteoclast differentiation at the chondro-osseous junction mediates endochondral ossification retardation in long bones of Wistar fetal rats with prenatal ethanol exposure. Toxicol Appl Pharmacol, 305: 234-241

Pitsillides A A, Beier F. 2011. Cartilage biology in osteoarthritis—lessons from developmental biology. Nat Rev Rheumatol, 7(11): 654-663

Ramadoss J, Hogan H A, Given J C, et al. 2006. Binge alcohol exposure during all three trimesters alters bone strength and growth in fetal sheep. Alcohol, 38(3): 185-192

Reis K P, Heimfarth L, Pierozan P, et al. 2015. High postnatal susceptibility of hippocampal cytoskeleton in response to ethanol exposure during pregnancy and lactation. Alcohol, 49(7): 665-674

Reynolds R M. 2013. Glucocorticoid excess and the developmental origins of disease: two decades of testing the hypothesis—2012 Curt Richter Award Winner. Psychoneuroendocrinology, 38(1): 1-11

Sawant O B, Ramadoss J, Hogan H A, et al. 2013. The role of acidemia in maternal binge alcohol-induced alterations in fetal bone functional properties. Alcohol Clin Exp Res, 37(9): 1476-1482

Sayer A A, Poole J, Cox V, et al. 2003. Weight from birth to 53 years: a longitudinal study of the influence on clinical hand osteoarthritis. Arthritis Rheum, 48(4): 1030-1033

Shen L, Liu Z, Gong J, et al. 2014. Prenatal ethanol exposure programs an increased susceptibility of non-alcoholic fatty liver disease in female adult offspring rats. Toxicol Appl Pharmacol, 274(2): 263-273

Simpson M E, Duggal S, Keiver K. 2005. Prenatal ethanol exposure has differential effects on fetal growth and skeletal ossification. Bone, 36(3): 521-532

Snow M E, Keiver K. 2007. Prenatal ethanol exposure disrupts the histological stages of fetal bone development. Bone, 41(2): 181-187

Velasquez M T, Katz J D. 2010. Osteoarthritis: another component of metabolic syndrome? Metab Syndr Relat Disord, 8(4): 295-305

Weinberg J, Sliwowska J H, Lan N, et al. 2008. Prenatal alcohol exposure: foetal programming, the hypothalamic-pituitary-adrenal axis and sex differences in outcome. JNeuroendocrinol, 20(4): 470-488

Xia L P, Shen L, Kou H, et al. 2014. Prenatal ethanol exposure enhances the susceptibility to metabolic syndrome in offspring rats by HPA axis-associated neuroendocrine metabolic programming. Toxicol Lett, 226(1): 98-105

Xita N, Tsatsoulis A. 2010. Fetal origins of the metabolic syndrome. Ann N Y Acad Sci, 1205: 148-155

Zhang C, Xu D, Luo H, et al. 2014. Prenatal xenobiotic exposure and intrauterine hypothalamus-pituitary-adrenal axis programming alteration. Toxicology, 325: 74-84

Zimatkin S M, Pronko S P, Vasiliou V, et al. 2006. Enzymatic mechanisms of ethanol oxidation in the brain. Alcohol Clin Exp Res, 30(9): 1500-1505

(文印宪，潘正启，吴植欣)

第18章　孕期咖啡因暴露与胎源性骨、关节疾病

引　言

　　咖啡因化学名称为 1,3,7-三甲基黄嘌呤，是一种黄嘌呤类衍生物，广泛存在于咖啡、茶、含咖啡因的软饮料、巧克力及一些咖啡因复方药物中。由于咖啡因的中枢神经系统兴奋作用和心血管系统正性作用，含有咖啡因的饮食常具有减轻疲劳、提神醒脑、强心健胃等功效，因此被人们大量而广泛地使用。在美国，人均咖啡因摄入量为 2.64 mg/(kg·天)，而妊娠期妇女为 1.76 mg/(kg·天)(Frary et al., 2005)。在咖啡饮用普遍的国家，约 60%的孕妇在怀孕第一个月就有咖啡因暴露的状况，约 16%的孕妇每天咖啡因消耗量达 150 mg(1~2 杯咖啡或 3~4 杯茶)甚至更多(Brent et al., 2011)。随着我国经济的提升和生活方式的变化，咖啡也逐渐成为包括育龄妇女在内的年轻人的生活常用饮品。据报道，近 4 年来中国的咖啡消耗量增长了近 2 倍。临床应用中，咖啡因正逐渐取代茶碱，成为预防和治疗早产儿呼吸暂停的首选用药(Picone et al., 2012；Aranda et al., 2010)。

　　由于日常生活中咖啡因的广泛使用，其安全性一直是人们关注的焦点。过去，人们的研究焦点主要在成年时期咖啡因摄入所带来的不良影响，而对发育时期咖啡因摄入相关的发育毒性及其发生机制研究报道其少。虽然流行病学调查提示，成人咖啡因摄入对代谢综合征可能有预防及缓解作用，但随着英国学者 David Barker 在 20 世纪 80 年代提出的"健康与疾病的发育起源"学说的兴起，人们开始更多关注咖啡因对胎儿发育的影响。流行病学调查和实验室研究结果表明，孕期咖啡因暴露不仅具有生殖和发育毒性(Kuczkowski, 2009；Weng et al., 2008)，而且可能是以代谢综合征为代表的一系列成年代谢性疾病的宫内发育起源的成因(Bakker et al., 2010；Momoi et al., 2008)。作者团队近期通过系列动物实验证实，孕期咖啡因暴露可引起子代宫内发育迟缓、代谢综合征及多种代谢性疾病易感，并提出下丘脑-垂体-肾上腺(hypothalamic-pituitary-adrenal，HPA)轴相关的"宫内神经内分泌代谢编程"机制(Xu et al., 2012a)，指出了其核心是"糖皮质激素-胰岛素样生长因子-1(glucocorticoid-insulin-like growth factor-1，GC-IGF-1)轴编程改变"。同时，作者团队通过建立孕期咖啡因暴露模型，证实孕期咖啡因暴露可致骨发育毒性及骨与关节疾病易感。本章综述了孕期咖啡因暴露对子代骨与关节疾病易感性的影响及其宫内编程机制。

18.1　孕期咖啡因暴露所致骨骼系统的近期和远期危害

发育毒性是指出生前后因处在不良环境下，子代个体在发育成熟之前所出现的机体结构或功能上的负面变化。发育毒性包括近期危害及远期危害，近期危害是指以自发性流产、先天畸形、宫内发育迟缓等为代表的不良妊娠结局。其中，宫内发育迟缓是孕期不良环境导致的胚胎或胎儿生长发育限制，表现为多器官功能发育障碍、生长迟缓及低出生体重。而远期危害涵盖出生后的发育异常包括体格智力发育落后、多种成年代谢性疾病易感（Sohi et al., 2011；Szostak-Wegierek and Szamotulska，2011）。在骨骼系统方面，咖啡因的发育毒性主要表现为近期的骨与软骨发育异常、远期的胎源性成年骨与关节疾病易感。

18.1.1　孕期咖啡因暴露所致子代骨与软骨发育不良

根据报道，孕期咖啡因暴露可导致胎鼠骨矿物质含量降低，从而影响骨发育过程。作者团队研究发现，孕期咖啡因暴露可致胎鼠长骨的软骨内成骨过程迟缓，表现为长骨显著缩短、骺软骨肥大带增宽、初级骨化中心发育延迟（Tan et al., 2012）；可显著下调胚胎长骨骺软骨 IGF-1 信号通路相关基因表达，引起软骨细胞外基质合成减少（Tan et al., 2012）。作者团队进一步研究发现，孕期咖啡因暴露可致胎鼠关节软骨发育不良，关节软骨质量降低，具体表现为细胞外基质含量减少、关节软骨厚度变薄、软骨管闭合延迟。

18.1.2　孕期咖啡因暴露所致子代骨与关节疾病易感

骨关节炎是一种以关节软骨退行性病变为主要病理特征的慢性关节疾患，是中老年最常见的关节疾病。流行病学资料显示，低出生体重者成年后发生骨关节炎的比例明显较高（Jordan et al., 2005；Sayer et al., 2003）。这提示骨关节炎可能存在胎儿起源。关节软骨主要形成于出生前后重要发育时期，一旦发育成熟，其新陈代谢活性低下，发育时期的软骨质量状况对其结构和功能有着决定性的影响。因此，宫内时期关节软骨发育的异常改变很可能延续至出生后，对子代成年关节软骨质量产生明确影响。研究表明，软骨质量的高低与骨关节炎的发生具有明显的相关性（Dahlberg，2012；Cubukcu et al., 2005），宫内关节软骨发育异常可能是成年骨关节炎易感的重要原因之一。作者团队研究首次证实，孕期咖啡因暴露所致的宫内发育迟缓胎鼠出生后关节软骨质量降低，在高脂饮食的"第二次打击"下易发生骨关节炎（Luo et al., 2015）。

骨质疏松症是一种代谢性骨病，其特征是骨量下降、骨微细结构破坏。研究证实，孕期不良环境可引起子代长骨发育不良及成年后骨质疏松症易感。流行病学调查证实，出生体重与老年时期骨矿物质含量呈正相关关系，且与老年男性骨矿物质密度之间存在高度正相关关系(Dennison et al.，2005)。成人股骨颈、腰椎的骨矿物质含量和骨矿物质密度与出生体重呈高度正相关性(Antoniades et al.，2003)。作者团队进行的动物实验表明，孕期咖啡因暴露可引起子代大鼠长骨长度变短、生长板形态异常，出生后长骨长度出现追赶性生长，但成骨细胞分化能力及骨量仍持续低下并在去势后出现骨质疏松症(Shangguan et al.，2017)。

18.2 孕期咖啡因暴露所致骨骼系统发育毒性的直接和间接作用

咖啡因作为神经系统兴奋剂可直接作用于母体，引起神经内分泌系统改变，并间接通过母胎联系作用于胎儿。同时，咖啡因及其代谢产物均为小分子化合物，可直接透过胎盘，对胎儿造成不利影响。因此，孕期咖啡因暴露对胎儿骨骼系统的影响需要从直接作用和间接作用两方面来探讨。

18.2.1 咖啡因所致发育毒性的直接毒性作用

已知咖啡因在人体内主要经肝脏细胞色素 P450 同工酶系统(cytochrome P450，CYP450，主要是 CYP1A2)代谢氧化，其代谢产物有副黄嘌呤、可可碱和茶碱。研究发现，咖啡因在人体的半衰期($t_{1/2}$)存在明显个体差异，主要取决于年龄、性别、肝功能强度、咖啡因代谢酶数量、妊娠状态、与其他药物的合用情况等因素。咖啡因在健康人体内 $t_{1/2}$ 为 2～6 h，而在孕晚期孕妇体内则延长至 18 h，这可能与孕期肝脏 CYP1A2 活性降低造成咖啡因在孕妇体内累积有关。在受孕母体，咖啡因口服后被充分吸收，30～60 min 达峰浓度。咖啡因具有较高的脂溶性，易通过胎盘屏障和多种胎组织屏障(如血脑屏障、血睾屏障)而分布于胎儿全身，因此咖啡因对多种胎组织存在直接毒性作用(Xu et al.，2012b)。然而有关咖啡因对骨及软骨的直接毒性作用研究较少。体外研究表明，采用 2 mmol/L 咖啡因作用于体外培养新生鼠生长板软骨细胞，表现出两极作用，软骨细胞增殖、分化及凋亡均增强(Reis et al.，2013)；采用 400 μmol/L 咖啡因作用于成骨细胞，出现骨矿化延迟，软骨内成骨抑制(Barone et al.，1993)。

18.2.2 孕期咖啡因暴露下的母源性糖皮质激素过暴露

咖啡因直接作用于母体，引起其神经内分泌系统改变，并间接通过母胎联系作用于胎儿，其中最为重要的效应因子就是母体糖皮质激素。孕期咖啡因暴露导致母体 HPA 轴兴奋，并增加母体血清糖皮质激素水平。

18.2.2.1　孕期咖啡因暴露与胎盘糖皮质激素屏障打开

胎盘是负责母体与胎儿间物质交换的重要器官,主要功能包括营养物质供应、胎儿代谢物外排、气体交换、对某些外源物形成屏障等。胎盘还表达多种细胞色素,在许多内、外源物质的合成或分解代谢中扮演着重要角色。同时,胎盘所具有的内分泌功能对胎儿生长发育也起到重要的支撑作用。孕期咖啡因暴露对胎盘的影响主要体现在促进胎盘滋养层细胞凋亡和开放胎盘糖皮质激素屏障。已知生理情况下,母源性糖皮质激素参与了胎儿的早期生长和发育。宫内糖皮质激素水平是调节胎儿组织形态和功能成熟的关键,但过高浓度的糖皮质激素暴露则可引起胎儿的发育异常(Fowden et al.,1998)。在人妊娠期间,内源性的母体皮质醇浓度比胎儿高 5～10 倍,该浓度梯度是通过胎盘糖皮质激素屏障维持的,而糖皮质激素代谢酶系统——11β-羟类固醇脱氢酶(11β-hydroxysteroid dehydrogenase, 11β-HSD)和 P-糖蛋白参与了胎盘糖皮质激素屏障的构成。

在 11β-HSD 系统中,11β-HSD1 还原活化糖皮质激素,而 11β-HSD2 氧化灭活糖皮质激素。11β-HSDs 在体内分布具有组织特异性,已证实胎盘中有 11β-HSD1(Xu et al.,2012b)和 11β-HSD2 表达。研究表明,多种宫内不良环境(如孕妇缺氧、缺血、应激)可使胎盘 11β-HSD2 表达下调,进而开放胎盘的糖皮质激素屏障,使胎儿过暴露于母源性糖皮质激素。作者团队研究表明(Xu et al.,2012b),孕期咖啡因暴露可上调胎盘 11β-HSD1 的表达并下调 11β-HSD2 的表达,且母血、胎血皮质酮水平均升高。咖啡因可直接抑制胎盘 11β-HSD2 的表达。此外,高糖皮质激素也可通过激活糖皮质激素受体(glucocorticoid receptor,GR)和 CCAAT 增强子结合蛋白 α(CCAAT enhancer binding protein α,C/EBPα)而下调 11β-HSD2 的表达。这些提示,孕期咖啡因暴露在造成母血高糖皮质激素水平的同时,通过影响 11β-HSD 系统而开放胎盘糖皮质激素屏障,使胎儿过暴露于母源性高糖皮质激素环境。

P-糖蛋白属于 ATP 结合盒转运蛋白家族,能利用 ATP 将外源物从胎盘滋养层细胞母体面泵回母体循环以保护胎儿。在胎盘合胞体滋养层母体面顶端膜面表达的药物外流性转运蛋白中,ABC 转运蛋白家族中最丰富的是 ABCB1 与多耐药基因 1,即 P-糖蛋白。P-糖蛋白在妊娠中期高水平表达,而后随着妊娠的持续而下降。研究提示,P-糖蛋白构成了胎盘上另一个糖皮质激素屏障,其能逆浓度梯度将糖皮质激素泵回母体面,从而限制了母源性糖皮质激素经胎盘进入胎儿,减少了过多的母源糖皮质激素对胎儿的影响以维系胎儿的正常发育。P-糖蛋白在孕期不良环境下也会发生改变。研究表明,妊娠妇女大麻、脂多糖暴露或营养不良等均可抑制胎盘 P-糖蛋白表达,减弱其对母体循环中有害物质的"外排"作用。作者团队近期研究发现,孕期咖啡因暴露下胎盘 P-糖蛋白表达下调,提示 P-糖蛋白也参与孕期咖啡因暴露所致胎盘糖皮质激素屏障开放，导致胎儿过暴露于母源性糖皮质激素。

18.2.2.2　母源性高糖皮质激素与宫内发育迟缓

宫内发育迟缓的全球患病率为 2.75%～15.53%，发展中国家患病率高于发达国家。大量流行病学调查表明，宫内发育迟缓不仅可造成胎儿窘迫、新生儿窒息和围产儿死亡，其危害还会延续至出生后，影响子代体格和智力发育并导致其成年后多种慢性疾病的易感性增加(Painter et al.，2008；Nomura et al.，2007；O'Connor et al.，2002)，且具有性别差异和跨代遗传效应(Nielsen et al.，2013；Veenendaal et al.，2013；Zheng et al.，2012)，严重影响了人口的生存质量，也带来了一系列的家庭和社会问题。

宫内发育迟缓的发生除先天遗传因素外，在很大程度上还有孕期不良环境，包括外源环境因素和母体健康因素。孕期外源环境主要包括外源物暴露和微生物感染等。宫内基础糖皮质激素水平是调节胎儿组织形态和功能成熟的关键，但胎儿过高浓度的糖皮质激素暴露则可引起胎儿的发育异常(如宫内发育迟缓)。在生理情况下，母源性糖皮质激素参与了胎儿的早期生长和发育，而胎盘是调控母源性糖皮质激素进入胎儿的重要屏障。临床研究显示，宫内发育迟缓子代出生时脐带血皮质醇浓度较正常出生体重子代升高(Goland et al.，1993)。孕期多种不良环境(如外源物、饮食、感染、低氧和应激)可致胎血糖皮质激素水平升高(Kirsten et al.，2013；Reynolds，2013)。临床研究和动物实验表明，母体连续使用促肾上腺皮质激素(adreno cortico tropic hormone，ACTH)和人工合成糖皮质激素(地塞米松、倍他米松)能使胎儿糖皮质激素暴露增多，从而导致低出生体重和器官发育不良。作者团队通过动物实验证实，孕期多种外源物(如咖啡因、尼古丁、乙醇)暴露可致胎鼠宫内发育迟缓并伴有母源性糖皮质激素过暴露(Xu et al.，2012b；Liang et al.，2011；Chen et al.，2007)。这些研究提示，糖皮质激素过暴露可能是孕期不良环境导致宫内发育迟缓的一个共性机制。

18.3　孕期咖啡因暴露所致子代骨与关节疾病易感

"宫内编程"是指宫内时期胎儿遭遇不良环境，可导致胎儿的脏器发育和功能改变，并且可以持续至出生后。在正常生理条件下，多种神经内分泌激素参与"编程"胎儿脏器的发育和功能，所以宫内编程更像是妊娠期间胎儿所必经的对其生长发育所必需的一个正常事件，而孕期不良环境所致的子代出生前后脏器发育和功能异常则应称为"宫内编程改变"。至今宫内发育迟缓子代慢性疾病易感的宫内编程机制尚未系统阐明。越来越多的学者提出，宫内糖皮质激素水平是决定胎儿出生后命运的关键，HPA 轴宫内编程改变是宫内发育迟缓子代慢性疾病易感最可能的机制(Xita and Tsatsoulis，2010)。

18.3.1　母源性糖皮质激素过暴露与子代神经内分泌代谢编程改变

18.3.1.1　子代下丘脑-垂体-肾上腺轴编程相关机制

已知 HPA 轴是机体应激反应的重要神经内分泌轴，也是宫内时期易受损伤的重要靶位。越来越多的学者认识到，HPA 轴编程改变是介导代谢综合征胎儿起源最可能的机制，并与成年多种慢性疾病的易感性增加有关。已有研究表明，孕期咖啡因暴露可通过影响胎儿 HPA 轴及其高位调节中枢(如海马)发育，导致子代出生后 HPA 轴功能编程改变，主要表现为 HPA 轴低基础活性和高应激敏感性编程。

目前，有关宫内发育迟缓子代出生后 HPA 轴基础活性变化的研究报道不尽一致。人群研究发现，孕期历经严重的社会心理应激(如亲友车祸、离异及破产等)，其子代成年后(24~25 周岁)基础血皮质醇水平降低；低出生体重儿出生后，早期肾上腺皮质醇分泌异常，后期持续高血皮质醇水平。动物实验表明，孕早、中期射频灯光照射怀孕的豚鼠，其 1 月龄子代基础血糖皮质激素水平降低，2 月龄时则高于正常，且粪便中糖皮质激素含量也有类似改变；孕中期给予地塞米松(5 mg/kg)暴露可致 9 月龄恒河猴子代基础糖皮质激素水平增加。作者团队的系列研究也发现(Liu et al.，2012；Xu et al.，2012a)，孕期咖啡因暴露的宫内发育迟缓仔鼠出生后，血促肾上腺激素释放激素和糖皮质激素水平在哺乳期内(出生后 7 天)升高但断奶后(出生后 35 天)明显降低，之后随时间递增，出生后 100 天接近正常水平，之后超过正常。这提示，孕期不良环境所致的宫内发育迟缓子代出生后，HPA 轴的基础活性呈"时间特征性"变化，具体表现为断奶前升高、幼年期降低、青春期追赶、成年期接近甚至超过正常，之后呈持续高糖皮质激素状态。

孕期不良环境可导致子代出生后出现 HPA 轴高应激敏感性。流行病学调查发现，孕期历经严重的社会心理应激如亲友车祸、离异及破产等，其成年子代经历 ACTH 刺激试验后，血皮质醇水平升高(Entringer et al.，2009)。出生前外源性糖皮质激素暴露可致子代出现持久性 HPA 轴应激反应增强。动物实验也证实，宫内发育迟缓大鼠存在 HPA 轴对应激的高反应性。孕期乙醇暴露可导致子代抑郁症和焦虑症，并伴随着 HPA 轴敏感性持续性增强；孕期鸦片暴露可使子代大鼠 HPA 轴对免疫应激因子和社会应激因子的反应性异常，并伴随着成年期行为学异常。作者团队研究也表明，孕期咖啡因暴露的子代成年后对多种慢性应激表现出高反应性(Xu et al.，2018b，2012a；Pei et al.，2017)，这种 HPA 轴高应激敏感性反应可部分延续至孙代(Luo et al.，2014)。

18.3.1.2　糖皮质激素-胰岛素样生长因子-1 轴编程相关机制

IGF-1 是一类具有胰岛素样生物活性的细胞生长因子，IGF-1 信号通路是出生前后机体内分泌调节系统的核心。IGF-1 与其受体 IGF-1R 结合后，一方面通过磷酸化 MEK/调节细胞激酶启动有丝分裂原活化蛋白激酶，促进细胞的增殖和抗凋亡过程；另一方面通过磷酸化磷脂酰肌醇 3-激酶/Akt，调节细胞内糖、脂代谢。已知子代出生后多脏器 IGF-1 的表达主要受生长激素的调节。然而，宫内时期 IGF-1 表达的主要调节激素（生长激素或糖皮质激素）及其机制至今尚未见其他实验室报道。作者团队近期研究结果发现，宫内时期胎儿各脏器中 IGF-1 的表达主要受母源性糖皮质激素的调控，并提出 GC-IGF-1 轴编程介导了出生前后生长发育异常，GC-IGF-1 轴编程是宫内发育迟缓子代成年慢性疾病易感的主要机制（Huang et al.，2015；Wang et al.，2014）。

研究发现（He et al.，2017；Huang et al.，2015；Wang et al.，2014），孕期咖啡因暴露的胎鼠和哺乳期仔鼠血糖皮质激素水平升高的同时，血和多个组织（如肝脏、肾上腺、骨骼肌）的 IGF-1 水平降低；断奶后直至成年的仔鼠血糖皮质激素水平逐步降低的同时，血和组织（肝脏、肾上腺、骨、软骨、性腺、胸腺）的 IGF-1 水平却逐步升高；断奶后的高脂饮食可加重血糖皮质激素水平降低、血/组织 IGF-1 水平升高。这种血糖皮质激素和血/组织 IGF-1 水平之间的良好负向作用，提示宫内母源性高糖皮质激素编程了胎儿多组织 IGF-1 表达及其下游信号通路的功能变化，即所谓的 GC-IGF-1 轴编程。

流行病学研究表明，血胆固醇与骨关节炎的发生息息相关。作者团队研究发现，孕期咖啡因暴露宫内发育迟缓子代大鼠成年后血总胆固醇水平升高，表现为高胆固醇血症（Xu et al.，2018a），进一步研究证实，这些子代大鼠出生后在高脂饮食下，低密度脂蛋白胆固醇与高密度脂蛋白胆固醇的比值升高。

大量研究表明，高糖皮质激素可抑制多种组织细胞内的 IGF-1 表达（Inder et al.，2010；Hyatt et al.，2007）。C/EBP 包括 α、β 等家族成员，其是协同糖皮质激素/皮质激素受体快速调控下游基因表达的重要转录因子之一。研究发现，C/EBPα 可抑制 *IGF-1R* 基因表达，而敲除小鼠肝脏 *C/EBPβ* 基因可致循环 IGF-1 水平降低；宫内发育迟缓大鼠出生后骨骼肌 C/EBPβ 表达和血 IGF-1 浓度均增加。这些研究提示，糖皮质激素活化系统（包括 11β-HSD1、11β-HSD2、盐皮质激素受体、GR、C/EBPα 和 C/EBPβ）可能参与多种胎组织的 GC-IGF-1 轴编程。

18.3.1.3　宫内肾素-血管紧张素系统编程相关机制

肾素-血管紧张素系统（renin-angiotensin system，RAS）是一个多级酶联反应系统。血管紧张素原在肾素作用下转化为血管紧张素Ⅰ，血管紧张素Ⅰ经血管紧张素转换酶(angiotensin converting enzyme，ACE)降解为血管紧张素Ⅱ，后者主要通过两个受体Ⅰ型血管紧张素受体1(angiotensin Ⅱ receptor type 1，AT1R)和Ⅱ型血管紧张素受体2(angiotensin Ⅱ receptor type 2，AT2R)来发挥作用。宫内时期 RAS 的功能主要由 AT2R 介导，出生后则主要由 AT1R 介导。AT1R 主要表现为促细胞增殖作用，而 AT2R 则表现为促细胞分化作用；AT1R 可促进血管内皮细胞增殖，AT2R 则表现为抑制血管发生、促细胞凋亡作用。RAS 不仅参与体液-电解质平衡及血压调节的生理与病理过程，还参与多种心血管疾病(如高血压、休克、心脏病)、代谢性疾病(如糖尿病、代谢综合征)和肾脏疾病(如肾小球硬化)的发生。

骨组织局部 RAS 参与了骨髓间充质干细胞(BMSC)的成骨定向分化，在骨发育过程中起着重要作用。在个体发育的不同时段，宫内时期 RAS 的功能主要由 AT2R 介导，出生后则主要由 AT1R 介导。研究提示，AT1R 主要表现为促进骨髓间充质干细胞增殖，而 AT2R 则表现为促分化作用。RAS 持续激活(如肾素、血管紧张素Ⅰ转基因鼠或血管紧张素Ⅱ长时间暴露)可抑制成骨细胞分化，降低啮齿动物身长和骨量。我们研究也发现，孕期咖啡因暴露子代大鼠从宫内至出生后出现股骨发育迟缓，成年后骨量降低，骨局部血管紧张素Ⅱ高于对照，ACE 持续高表达，且 *ACE* 基因启动子区持续低甲基化改变，而这些改变可能与孕期咖啡因暴露所致的母源性糖皮质激素过暴露有关(Shangguan et al.，2017)。鉴于骨发育不良及成年低骨量与骨质疏松症的关系密切，我们认为，孕期咖啡因暴露可能引起子代骨质疏松症易感，母源性高糖皮质激素暴露所致的骨局部 RAS 持续激活可能介导了这一过程。

18.3.2　孕期咖啡因暴露所致子代骨与关节疾病易感的宫内编程机制

18.3.2.1　胎源性骨关节炎的宫内编程机制

骨关节炎是一种以关节软骨退行性病变为主要病理特征的中老年最常见慢性关节疾病。流行病学资料显示，低出生体重者成年后发生骨关节炎的比例明显较高(Jordan et al.，2005；Sayer et al.，2003)，提示骨关节炎存在胎儿起源(Aigner and Richter，2012)。作者团队首次证实，孕期咖啡因暴露所致的宫内发育迟缓胎鼠软骨 IGF-1 信号通路抑制且发育不良(Tan et al.，2012)，出生后高脂饮食下子代血胆固醇水平升高，导致关节软骨局部胆固醇蓄积，从而降低了关节软骨质量甚至诱发骨关节炎；子代关节软骨细胞外基质(如Ⅱ型胶原和聚集蛋白聚糖)的表达在出生前后持续降低，这种细胞外基质合成功能的持续低下可能与局部的 IGF-1 信号通路的低功能编程有关(Tan et al.，2018；Luo et al.，2015)。进一步在整体和细胞水平证实，孕期咖啡因暴露的宫内发育迟缓胎鼠关节软骨 TGF-β 信号通路低功能编程并延续至出生后，造成关节软骨细胞外基质合成功能降低，成年后骨关节炎易感性增强。这种编程与孕期咖啡因暴露所致高糖皮质激素介导的 TGF-β 受体表观遗传改变有关。此外,咖啡因对于软骨细胞还有直接的损伤作用。

结合母源性糖皮质激素过暴露所致 GC-IGF-1 轴编程改变对肝脏胆固醇代谢的影响,我们提出,孕期咖啡因暴露可引起子代骨关节炎易感性增加,并存在"两种编程"和"两次打击"机制:"第一种编程"为咖啡因对软骨的直接损伤,导致软骨细胞凋亡增加和宫内高糖皮质激素所致子代关节软骨低 IGF-1/TGF-β 介导的基质合成功能编程改变,导致软骨发育不良;"第二种编程"为肝脏 GC-IGF-1 轴编程所致的成年子代高胆固醇血症,后者可增加软骨细胞局部胆固醇蓄积。这"两种编程"构成了对关节软骨的"第一次打击",共同导致关节软骨质量低下及骨关节炎易感性增加,成年后的"第二次打击"(如高脂饮食、跑步),诱导或加重了骨关节炎(图 18-1)。

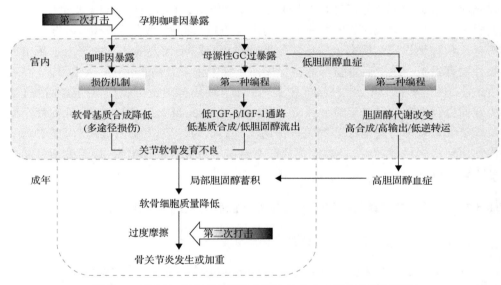

图 18-1　孕期咖啡因暴露所致胎源性骨关节炎发生的机制假说

18.3.2.2　胎源性骨质疏松症的宫内编程机制

骨质疏松症是一种骨量下降、骨微细结构破坏的代谢性骨病。研究证实,孕期不良环境可引起子代长骨发育不良及成年后骨质疏松症易感(Godfrey et al., 2011)。流行病学调查证实,出生体重与老年时期骨矿物质含量呈正相关关系,且与老年男性骨矿物质密度之间存在高度正相关关系(Dennison et al., 2005);成人股骨颈、腰椎的骨矿物质含量和骨矿物质密度与出生体重呈高度正相关性(Antoniades et al., 2003);孕期吸烟、糖皮质激素暴露和营养限制可致子代幼年时期脊椎和股骨颈骨显著降低(Sliwa et al., 2010; Bourrin et al., 2000)。而出生后的慢性应激或老年状态可诱导骨质疏松症的发生(Wang and Yu, 2013; Zhang et al., 2011)。作者团队动物实验表明，孕期咖啡因暴露可引起子代大鼠长骨长度、形态异常，出生后长骨长度发生追赶性生长，但成骨细胞分化能力及骨量仍持续低下并在去势后出现骨质疏松症(Shangguan et al., 2017)。其机制与宫内高糖皮质激素所致骨组织局部RAS的持续激活有关，具体为糖皮质激素活化GR并招募C/EBPα、CBP/p300入核，共同促进ACE启动子区乙酰化增加及RAS激活，而且上述ACE表观遗传修饰改变可从宫内持续至出生后，导致RAS持续激活并引起骨髓间充质干细胞成骨定向分化减少和骨形成能力降低，从而介导子代成年后峰值骨量降低。不仅如此，还存在高糖皮质激素介导的长骨GC-IGF-1轴编程机制。

　　综上，我们首次提出孕期咖啡因暴露所致宫内发育迟缓子代大鼠成年后骨质疏松症发生存在"两种编程"和"两次打击"(图18-2)："第一种编程"为宫内高糖皮质激素所致骨组织局部RAS的持续激活导致的成骨分化抑制；"第二种编程"为长骨GC-IGF-1轴编程所致的宫内骨发育抑制而出生后追赶性生长，这种编程在出生后亦不能全方位地代偿"节俭表型"所带来的骨发育不良。这"两种编程"构成了对长骨的"第一次打击"，而这正是宫内发育迟缓个体出生后骨质疏松症易感的基础。成年后的"第二次打击"(如去势诱导老年模型)，可诱导和加速骨质疏松症的到来。

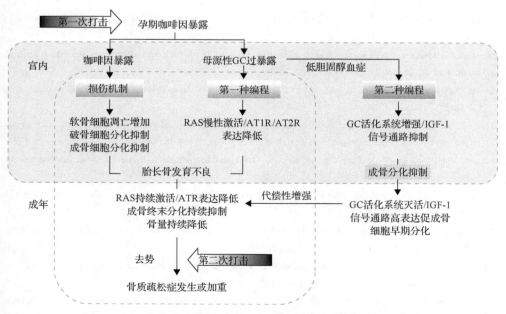

图18-2　孕期咖啡因暴露所致胎源性骨质疏松症发生的机制假说

18.4　研　究　展　望

随着含咖啡因的食物与饮品消费量的日益增长，咖啡因所涉及的健康安全问题备受关注。虽然有研究提到咖啡因具有生殖和发育毒性，但对于其远期效应研究较少，特别是对于骨骼系统的影响几乎没有相关报道。我们证实，在孕期咖啡因暴露所致的不良宫内环境下，母体通过打开胎盘糖皮质激素屏障，使得胎儿过暴露于母源性高糖皮质激素，引发 GC-IGF-1 轴编程改变，造成多脏器功能发育异常，存活的胎儿出现节俭表型，并在出生后追赶性生长。宫内发育不良与出生后的追赶性生长可诱导和加剧骨骼局部功能发育与全身发育的不协调性，最终导致骨与关节疾病易感性增加。在以后的工作中，更多关注咖啡因对胎儿的直接作用，有利于我们完备现有的理论体系，更全面地了解咖啡因的生殖及发育毒理，探寻孕期咖啡因暴露的安全剂量及早期干预措施，指导优生优育。而深入对神经内分泌代谢编程中所涉及的表观遗传学的研究，可在分子层面更清晰地解释神经内分泌代谢编程的发生机制，为早期预测及干预异常的神经内分泌代谢编程提供理论上的可行性。随着"胎源性疾病"理论研究的进步，相信会出现更多的手段来克服咖啡因对孕妇及儿童的毒理作用。彻底消除由咖啡因暴露引起的各种发育源性疾病，对于提高整个社会的人口质量、提升生活幸福程度具有重大意义。

参 考 文 献

Aigner T, Richter W. 2012. OA in 2011: Age-related OA—a concept emerging from infancy? Nat Rev Rheumatol, 8(2): 70-72

Antoniades L, MacGregor A J, Andrew T, et al. 2003. Association of birth weight with osteoporosis and osteoarthritis in adult twins. Rheumatology (Oxford), 42(6): 791-796

Aranda J V, Beharry K, Valencia G B, et al. 2010. Caffeine impact on neonatal morbidities. J Matern Fetal Neonatal Med, 23 Suppl 3: 20-23

Bakker R, Steegers E A, Obradov A, et al. 2010. Maternal caffeine intake from coffee and tea, fetal growth, and the risks of adverse birth outcomes: the Generation R Study. Am J Clin Nutr, 91(6): 1691-1698

Barone L M, Tassinari M S, Bortell R, et al. 1993. Inhibition of induced endochondral bone development in caffeine-treated rats. J Cell Biochem, 52(2): 171-182

Bourrin S, Toromanoff A, Ammann P, et al. 2000. Dietary protein deficiency induces osteoporosis in aged male rats. J Bone Miner Res, 15(8): 1555-1563

Brent R L, Christian M S, Diener R M. 2011. Evaluation of the reproductive and developmental risks of caffeine. Birth Defects Res B Dev Reprod Toxicol, 92(2): 152-187

Chen M, Wang T, Liao Z X, et al. 2007. Nicotine-induced prenatal overexposure to maternal glucocorticoid and intrauterine growth retardation in rat. Exp Toxicol Pathol, 59(3-4): 245-251

Cubukcu D, Ardic F, Karabulut N, et al. 2005. Hylan G-F 20 efficacy on articular cartilage quality in patients with knee osteoarthritis: clinical and MRI assessment. Clin Rheumatol, 24(4): 336-341

Dahlberg L. 2012. Cartilage quality, overweight and osteoarthritis: a case for new behaviour? Ann Rheum Dis, 71 (1)：1-3

Dennison E M, Syddall H E, Sayer A A, et al. 2005. Birth weight and weight at 1 year are independent determinants of bone mass in the seventh decade: the Hertfordshire cohort study. Pediatr Res, 57 (4)：582-586

Entringer S, Kumsta R, Hellhammer D H, et al. 2009. Prenatal exposure to maternal psychosocial stress and HPA axis regulation in young adults. Horm Behav, 55 (2)：292-298

Fowden A L, Li J, Forhead A J. 1998. Glucocorticoids and the preparation for life after birth: are there long-term consequences of the life insurance? Proc Nutr Soc, 57 (1)：113-122

Frary C D, Johnson R K, Wang M Q. 2005. Food sources and intakes of caffeine in the diets of persons in the United States. J Am Diet Assoc, 105 (1)：110-113

Godfrey K M, Inskip H M, Hanson M A. 2011. The long-term effects of prenatal development on growth and metabolism. Semin Reprod Med, 29 (3)：257-265

Goland R S, Jozak S, Warren W B, et al. 1993. Elevated levels of umbilical cord plasma corticotropin-releasing hormone in growth-retarded fetuses. J Clin Endocrinol Metab, 77 (5)：1174-1179

He Z, Lv F, Ding Y, et al. 2017. High-fat diet and chronic stress aggravate adrenal function abnormality induced by prenatal caffeine exposure in male offspring rats. Sci Rep, 7 (1)：14825

Huang H, He Z, Zhu C, et al. 2015. Prenatal ethanol exposure-induced adrenal developmental abnormality of male offspring rats and its possible intrauterine programming mechanisms. Toxicol Appl Pharmacol, 288 (1)：84-94

Hyatt M A, Budge H, Walker D, et al. 2007. Ontogeny and nutritional programming of the hepatic growth hormone-insulin-like growth factor-prolactin axis in the sheep. Endocrinology, 148 (10)：4754-4760

Inder W J, Jang C, Obeyesekere V R, et al. 2010. Dexamethasone administration inhibits skeletal muscle expression of the androgen receptor and IGF-1—implications for steroid-induced myopathy. Clin Endocrinol (Oxf), 73 (1)：126-132

Jordan K M, Syddall H, Dennison E M, et al. 2005. Birthweight, vitamin D receptor gene polymorphism, and risk of lumbar spine osteoarthritis. J Rheumatol, 32 (4)：678-683

Kirsten T B, Lippi L L, Bevilacqua E, et al. 2013. LPS exposure increases maternal corticosterone levels, causes placental injury and increases IL-1Beta levels in adult rat offspring: relevance to autism. PLoS One, 8 (12)：e82244

Kuczkowski K M. 2009. Caffeine in pregnancy: a cause for concern? Ann Fr Anesth Reanim, 28 (6)：605-607

Liang G, Chen M, Pan X L, et al. 2011. Ethanol-induced inhibition of fetal hypothalamic-pituitary-adrenal axis due to prenatal overexposure to maternal glucocorticoid in mice. Exp Toxicol Pathol, 63 (7-8)：607-611

Liu L, Liu F, Kou H, et al. 2012. Prenatal nicotine exposure induced a hypothalamic-pituitary-adrenal axis-associated neuroendocrine metabolic programmed alteration in intrauterine growth retardation offspring rats. Toxicol Lett, 214 (3)：307-313

Luo H, Deng Z, Liu L, et al. 2014. Prenatal caffeine ingestion induces transgenerational neuroendocrine metabolic programming alteration in second generation rats. Toxicol Appl Pharmacol, 274 (3)：383-392

Luo H, Li J, Cao H, et al. 2015. Prenatal caffeine exposure induces a poor quality of articular cartilage in male adult offspring rats via cholesterol accumulation in cartilage. Sci Rep, 5: 17746

Momoi N, Tinney J P, Liu L J, et al. 2008. Modest maternal caffeine exposure affects developing embryonic cardiovascular function and growth. Am J Physiol Heart Circ Physiol, 294 (5)：H2248-H2256

Nielsen P R, Mortensen P B, Dalman C, et al. 2013. Fetal growth and schizophrenia: a nested case-control and case-sibling study. Schizophr Bull, 39 (6)：1337-1342

Nomura Y, Wickramaratne P J, Pilowsky D J, et al. 2007. Low birth weight and risk of affective disorders and selected medical illness in offspring at high and low risk for depression. Compr Psychiatry, 48 (5)：470-478

O'Connor M J, Shah B, Whaley S, et al. 2002. Psychiatric illness in a clinical sample of children with prenatal alcohol exposure. Am J Drug Alcohol Abuse, 28 (4) : 743-754

Painter R C, Osmond C, Gluckman P, et al. 2008. Transgenerational effects of prenatal exposure to the Dutch famine on neonatal adiposity and health in later life. BJOG, 115 (10) : 1243-1249

Pei L G, Yuan C, Guo Y T, et al. 2017. Prenatal caffeine exposure induced high susceptibility to metabolic syndrome in adult female offspring rats and its underlying mechanisms. Reprod Toxicol, 71: 150-158

Picone S, Bedetta M, Paolillo P. 2012. Caffeine citrate: when and for how long. A literature review. J Matern Fetal Neonatal Med, 25 Suppl 3: 11-14

Reis A M, Raad R V, Ocarino Nde M, et al. 2013. In vitro effects of caffeine in growth cartilage of rats. Acta Ortop Bras, 21 (6) : 307-309

Reynolds R M. 2013. Glucocorticoid excess and the developmental origins of disease: two decades of testing the hypothesis—2012 Curt Richter Award Winner. Psychoneuroendocrinology, 38 (1) : 1-11

Sayer A A, Poole J, Cox V, et al. 2003. Weight from birth to 53 years: a longitudinal study of the influence on clinical hand osteoarthritis. Arthritis Rheum, 48 (4) : 1030-1033

Shangguan Y, Jiang H, Pan Z, et al. 2017. Glucocorticoid mediates prenatal caffeine exposure-induced endochondral ossification retardation and its molecular mechanism in female fetal rats. Cell Death Dis, 8 (10) : e3157

Sliwa E, Dobrowolski P, Piersiak T. 2010. Bone development of suckling piglets after prenatal, neonatal or perinatal treatment with dexamethasone. J Anim Physiol Anim Nutr (Berl), 94 (3) : 293-306

Sohi G, Revesz A, Hardy D B. 2011. Permanent implications of intrauterine growth restriction on cholesterol homeostasis. Semin Reprod Med, 29 (3) : 246-256

Szostak-Wegierek D, Szamotulska K. 2011. Fetal development and risk of cardiovascular diseases and diabetes type 2 in adult life. Med Wieku Rozwoj, 15 (3) : 203-215

Tan Y, Liu J, Deng Y, et al. 2012. Caffeine-induced fetal rat over-exposure to maternal glucocorticoid and histone methylation of liver IGF-1 might cause skeletal growth retardation. Toxicol Lett, 214 (3) : 279-287

Tan Y, Lu K, Li J, et al. 2018. Prenatal caffeine exprosureincreases adult female offspring rat's susceptibility to osteoarthritis via low-functional programming of cartilage IGF-1 with histone acetylation. Toxicol Lett, 295: 229-236

Veenendaal M V, Painter R C, de Rooij S R, et al. 2013. Transgenerational effects of prenatal exposure to the 1944-45 Dutch famine. BJOG, 120 (5) : 548-553

Wang J, Yu R K. 2013. Interaction of ganglioside GD3 with an EGF receptor sustains the self-renewal ability of mouse neural stem cells in vitro. Proc Natl Acad Sci USA, 110 (47) : 19137-19142

Wang L, Shen L, Ping J, et al. 2014. Intrauterine metabolic programming alteration increased susceptibility to non-alcoholic adult fatty liver disease in prenatal caffeine-exposed rat offspring. Toxicol Lett, 224 (3) : 311-318

Weng X, Odouli R, Li D K. 2008. Maternal caffeine consumption during pregnancy and the risk of miscarriage: a prospective cohort study. Am J Obstet Gynecol, 198 (3) : 279.e1-279.e8

Xita N, Tsatsoulis A. 2010. Fetal origins of the metabolic syndrome. Ann N Y Acad Sci, 1205: 148-155

Xu D, Luo H W, Hu W, et al. 2018a. Intrauterine programming mechanism for hypercholesterolemia in prenatal caffeine-exposed female adult rat offspring. FASEB J, 32 (10) : 5563-5576

Xu D, Wu Y, Liu F, et al. 2012a. A hypothalamic-pituitary-adrenal axis-associated neuroendocrine metabolic programmed alteration in offspring rats of IUGR induced by prenatal caffeine ingestion. Toxicol Appl Pharmacol, 264 (3) : 395-403

Xu D, Zhang B, Liang G, et al. 2012b. Caffeine-induced activated glucocorticoid metabolism in the hippocampus causes hypothalamic-pituitary-adrenal axis inhibition in fetal rats. PLoS One, 7 (9) : e44497

Xu D, Zhang C, He X, et al. 2018b. High expression of hippocampal glutamic acid decarboxylase 67 mediates hypersensitivity of the hypothalamic-pituitary-adrenal axis in response to prenatal caffeine exposure in rats. Toxicol Lett, 283: 39-51

Zhang X, Tamasi J, Lu X, et al. 2011. Epidermal growth factor receptor plays an anabolic role in bone metabolism *in vivo*. J Bone Miner Res, 26 (5) : 1022-1034

Zheng X, Wang Y, Ren W, et al. 2012. Risk of metabolic syndrome in adults exposed to the great Chinese famine during the fetal life and early childhood. Eur J Clin Nutr, 66 (2) : 231-236

（李　景，文印宪）

第 19 章 孕期地塞米松暴露与胎源性骨、关节疾病

引 言

地塞米松是一种合成类糖皮质激素，由于其脂溶性高、容易透过胎盘进入胎儿体内，可促进胎肺成熟、减少新生儿呼吸窘迫综合征发生及显著降低围产儿死亡率(Crowther et al., 2015)，因此，在临床上被广泛用于治疗多种妊娠相关疾病，如(先兆)早产、前置胎盘、多胎妊娠等(Rajadurai and Tan, 2003)。世界卫生组织对 29 个国家 359 个机构的母婴健康调查资料显示，各国对孕 22～36 周早产儿出生前使用地塞米松进行预防性治疗率平均为 54%，在某些国家使用率可高达91%(Beck et al., 2010; Rajadurai and Tan, 2003)。20 世纪 90 年代以来，临床对于孕期满 24 周而不足 34 周的早产倾向孕妇，一般给予地塞米松进行治疗(Iwasa et al., 2014)。但近年来，流行病学调查和动物实验发现孕期应用地塞米松具有双刃剑效应。有利的一面体现在使用地塞米松治疗能促进胎肺等重要脏器成熟，利于胎儿出生后很好地存活；不利之处在于孕期地塞米松暴露可对子代造成多种近期、远期危害，包括低出生体重、多脏器发育毒性和成年后多疾病易感，这些危害甚至可遗传至下一代(Iwasa et al., 2014; Drake et al., 2005; Drake and Walker, 2004)。

孕期地塞米松暴露对子代造成的骨发育毒性和成年后骨与关节疾病易感是其近期、远期危害表现形式之一。前期研究发现，产前接受地塞米松治疗婴儿的出生体重和体长均比相同胎龄儿低，是导致幼年子代骨矿物质含量及骨矿物质密度降低的一个重要因素(Cheng et al., 2014; Sliwa et al., 2010; Miller et al., 2009)。临床研究表明，出生后早期应用地塞米松的儿童会出现长骨变短、骨量降低和成年后骨质疏松症患病率升高(Tsampalieros et al., 2013)。作者团队通过动物实验也系统证实了孕期地塞米松暴露后子代出现骨发育不良现象(Chen et al., 2018a, 2018b; Xiao et al., 2018; Zhang et al., 2016)，这种改变可导致成年后骨与关节疾病易感，主要表现为易患骨关节炎和骨质疏松症。但目前关于胎源性成年骨与关节疾病的研究多数集中在现象层面，其宫内起源的发病机制和成年后如何演变成具体疾病的机制尚未被阐明，更未形成系统的理论体系。本章将结合国内外研究及作者实验室的工作，系统阐述孕期地塞米松暴露对子代骨发育的影响及成年后骨与关节疾病发生现象及其宫内编程机制，以加深对地塞米松多脏器发育毒性及相关胎源性疾病发生机制的理解，同时为有效防治胎源性疾病提供实验与理论依据。

19.1　孕期地塞米松暴露所致子代骨骼系统近期和远期危害

孕期地塞米松暴露可致子代骨骼系统出现多种近期、远期危害，主要表现为软骨发育不良及软骨内成骨障碍，并且这种骨发育毒性改变可持续至成年后，导致胎源性骨关节炎和骨质疏松症易感。

19.1.1　孕期地塞米松暴露所致子代关节软骨发育异常及骨关节炎易感

作者团队研究发现，孕期地塞米松等外源物暴露导致宫内发育迟缓胎鼠关节软骨发育迟缓，具体表现为软骨静止区变薄，细胞数量减少，细胞外基质含量下降。此外，若在发育早期缺失转化生长因子-β（transforming growth factor-β，TGF-β）受体将导致软骨增殖能力降低，进一步影响软骨内成骨，小鼠表现为肢体短小等软骨发育不全的表型（Hu et al.，2009）。诸多研究表明，孕期暴露于不利环境因素将导致软骨形成异常。孕期糖皮质激素过暴露可导致雌性动物胎儿胫骨关节软骨变薄、雄性胎儿关节软骨浅层变薄（Chrysis et al.，2005；Fujita et al.，2004）。Paradis 和 Hales（2013）研究得出，孕期丙戊酸暴露导致软骨形成异常，其机制与丙戊酸对组蛋白去乙酰化的抑制作用和 Runt 相关转录因子 2（Runt-related transcription factor 2，*Runx2*）基因表达下调有关。在利用 2,3,7,8-四氯代二苯并二噁英（2,3,7,8-tetrachlorodibenzo-dioxin，TCDD）作用于青鳉胚胎发育期的研究中发现，TCDD 导致软骨形成受到严重影响：间充质干细胞的凝聚，以及软骨细胞的增殖、分化受限，软骨细胞进一步肥大，II 型胶原的表达与其尾骨发育异常成正向的衰减（Dong et al.，2012）。此外，胚胎发育期乙醇的暴露也导致青鳉头颅变小、变短和头颅软骨化异常（Hu et al.，2009）。近期，作者团队在成功建立的孕期地塞米松暴露大鼠模型上发现，地塞米松可致关节软骨发育异常，主要表现为关节软骨细胞密度减小、基质含量降低。这种改变具有暴露时间、剂量、疗程依赖性，以孕早期、多疗程及大剂量暴露后关节软骨发育毒性为著（Chen et al.，2018a）。同时，这种子代关节软骨发育毒性的改变可从宫内持续至出生后成年，导致子代成年后骨关节炎易感，上述改变甚至具有多代遗传效应。

19.1.2　孕期地塞米松暴露所致子代软骨内成骨障碍及骨质疏松症易感

孕期地塞米松的使用对骨发育的毒性全面且广泛，其对软骨内成骨过程中的多个环节有不利影响，并且这种骨发育毒性与地塞米松的使用剂量密切相关。临床研究表明，孕期地塞米松暴露是引起新生儿骨矿物质含量及骨矿物质密度降低的一个重要因素（Tsampalieros et al.，2013）。动物实验研究发现，不同剂量地塞米松暴露对骨发育具有双向效应。给鸡胚微量（$10^{-8} \sim 10^{-6}$ μmol/egg）地塞米松处理，

可促进鸡胚长骨骨矿沉积、抑制胎软骨细胞增殖、促进软骨细胞和骨细胞凋亡
(Cheng et al.，2014)。在离体实验中发现，地塞米松可抑制ATDC5软骨细胞系的
细胞数量、细胞增殖和蛋白多糖合成并增加碱性磷酸酶活性，并且影响细胞的凋
亡(Fujita et al.，2004)。在成骨分化方面，地塞米松的作用也十分明显。细胞实验
发现，较高浓度地塞米松可抑制骨髓间充质干细胞(BMSC)成骨定向分化，促进
其成脂分化。在骨组织的血管生成方面，地塞米松可直接抑制生长板软骨细胞中
血管内皮生长因子(vascular endothelial growth factor，VEGF)的表达，从而抑制生
长板中的血管生成，导致骨发育迟缓(Tomaszewska et al.，2013)。

　　综上，地塞米松对骨发育的毒性是复杂的，其毒性作用与其使用的剂量密切
相关。在毒性剂量下地塞米松可以抑制软骨细胞增殖、成骨细胞增殖和骨髓间充
质干细胞定向分化，抑制骨组织中血管生成，从而多种途径影响软骨内成骨过程。
而且，上述地塞米松对子代骨发育毒性效应可从宫内持续至出生后，导致子代成
年后骨质疏松症易感。

19.2　孕期地塞米松暴露所致子代神经内分泌编程机制

　　"宫内编程"(intrauterine programming)是指宫内时期胎儿遭遇不良环境，可
导致胎儿的脏器发育和功能改变，并且可以持续至出生后。在正常生理条件下，
多种神经内分泌激素参与"编程"胎儿脏器的发育与功能，所以宫内编程更像是
妊娠期间胎儿所必经的且其生长发育所必需的一个正常事件。至今孕期地塞米松
暴露所致宫内发育迟缓子代成年后骨与关节疾病易感的宫内编程机制尚未系统阐
明。越来越多的学者提出，孕期地塞米松暴露所致子代下丘脑-垂体-肾上腺
(hypothalamic-pituitary-adrenal，HPA)轴相关的神经内分泌代谢编程改变是宫内发
育迟缓子代慢性疾病易感最可能的机制。因此，下文将从神经内分泌代谢编程改
变角度阐述孕期地塞米松暴露所致子代成年骨与关节疾病易感的宫内编程机制。

19.2.1　下丘脑-垂体-肾上腺轴编程相关机制

　　HPA轴是调节个体应激反应的主要神经-内分泌途径。下丘脑分泌的促肾上腺
皮质激素释放激素(corticotropin-releasing hormone，CRH)促进垂体后叶合成和释
放促肾上腺皮质激素(adrenocorticotropic hormone，ACTH)，后者通过血液循环至
肾上腺，促进糖皮质激素(在人为皮质醇，在啮齿动物为皮质酮)的合成与分泌。
糖皮质激素是CRH与ACTH分泌的重要负反馈调节因素，在调节胚胎发育成熟
及成年后的代谢稳态中发挥重要作用。

　　HPA轴宫内编程与出生后器官系统功能改变，特别是成年后疾病易感等关系
密切(Reynolds，2013；Braun et al.，2013)。大量临床研究证明，孕期地塞米松暴

露可对子代 HPA 轴造成近期和远期影响(Long et al.，2013；Alexander et al.，2012；
Xu et al.，2011)。临床对 38 名孕 13～15 周妇女采用 1 mg 地塞米松单剂量治疗
后，胚胎血皮质醇及 ACTH 水平与对照组无显著差别，提示孕期该剂量地塞米松
暴露对胚胎 HPA 轴无显著抑制效应(Mesogitis et al.，2011)。但是，近期有研究对
209 例曾接受出生前单疗程地塞米松治疗的 6～11 岁龄儿童进行了跟踪调查，这
些儿童在急性心理应激状态下体内皮质醇的反应性比对照组显著增高，表明单疗
程地塞米松治疗性暴露也可引起子代 HPA 轴功能发生永久改变，并与应激相关的
行为及心理障碍发病易感性具有密切关系(Alexander et al.，2012)。作者实验室和
其他实验室的动物研究进一步证实了地塞米松暴露对子代 HPA 轴功能的宫内编
程效应(Zhang et al.，2014；Xu et al.，2011)。基础状态下，子代 HPA 轴呈低基础
活性，血糖皮质激素水平显著降低。在强迫游泳实验、级联倍增强化程序应激状
态下，子代 HPA 轴呈高敏感性改变，且以雄性子代明显，表现为血 ACTH 及糖
皮质激素含量增加更为显著，且子代应激状态下的皮质酮反应性与暴露量呈正相
关关系(Hauser et al.，2009)。这种 HPA 轴高应激反应性与子代焦虑、攻击性行为
发生具有密切相关性(Ahmed et al.，2014)。

　　孕期地塞米松暴露可显著下调胎盘 11β-羟类固醇脱氢酶 2 型
(11β-hydroxysteroid dehydrogenase type 2，11β-HSD2)表达，引起胚胎(胎儿)过暴
露于外源性糖皮质激素，从而直接抑制胚胎 HPA 轴功能及发育。研究发现，孕期
地塞米松暴露引起子代室旁核(PVN)血管密度明显减小(Frahm and Tobet，2015)。
与此结构改变相应的为其功能下调，室旁核 CRH 表达显著下降(Burlet et al.，
2005)，进而引起肾上腺皮质发育抑制及功能下调。地塞米松暴露也可通过相关基
因表观遗传修饰改变导致 HPA 轴功能持续变化，并具有跨代遗传效应。单次高剂
量地塞米松暴露显著上调幼年子代下丘脑 CRH 启动子区域的 DNA 甲基化水平，
引起 CRH 表达下调(Ahmed et al.，2014)。此外，地塞米松暴露还可通过影响 HPA
轴功能来调节脑区的盐皮质激素受体(mineralocorticoid receptor，MR)与糖皮质激
素受体(glucocorticoid receptor，GR)表达比值平衡，引起 HPA 轴低基础活性改变。
已发现，与 HPA 轴功能调节密切相关的海马、下丘脑及垂体等部位均高表达 MR
和 GR。其中，海马 MR 信号是负反馈抑制性调节 HPA 轴基础活性的重要脑区
(Berardelli et al.，2010)。研究表明，孕期地塞米松多疗程暴露可显著上调雌性子
代海马脑区的 GR 及 MR 表达，且出生后子代 HPA 轴在黄体期呈低基础活性(Dunn
et al.，2010)。但在孕期地塞米松持续暴露的雄性子代，出生后海马 GR 及 MR 表
达下调，且基础皮质酮水平升高，MR 特异性阻断剂可增强基础状态下的 HPA 轴
活性(Spiga et al.，2007)。提示，孕期地塞米松暴露所致海马 MR 上调可导致海马
对 HPA 轴功能的负调节增强，致 HPA 轴低基础活性。

　　与上述 MR 调控 HPA 轴低基础活性不同的是，海马 GR 主要负反馈调节 HPA

轴在应激状态下的反应性(Franko et al., 2010)。已知糖皮质激素与 MR 具有高亲和力，而与 GR 的亲和力低。在基础状态下，低水平糖皮质激素主要与 MR 结合，但在应激状态下，大量糖皮质激素与 MR 结合达饱和后，进而与 GR 结合。海马GR 信号起负反馈调节 HPA 轴的作用，是应激状态下参与调节 HPA 轴反应性的主要因素之一(Gomes et al., 2014)。研究表明，孕期多次地塞米松暴露可激活海马GR 表达，且孕晚期地塞米松持续暴露的雄性成年子代海马 11β-HSD1 表达上调，HPA 轴对应激呈高反应性(Xu et al., 2011)。11β-HSD1 可激活糖皮质激素为有活性的糖皮质激素(皮质醇或皮质酮)，从而引起海马局部内源性糖皮质激素过暴露，进一步激活 GR。有研究表明，肾上腺皮质所分泌的皮质酮可作用于腺垂体 GR，进而抑制 ACTH 分泌；也可作用于室旁核神经内分泌细胞的 GR，下调 CRH 合成与分泌。在应激状态下，室旁核是负反馈调节 HPA 轴活动度的重要脑区。室旁核特异性 *GR* 基因敲除小鼠呈高应激行为改变与 HPA 轴高活性，表现为 CRH 表达上调、血 ACTH 及皮质酮含量升高(Mesogitis et al., 2011；Tegethoff et al., 2009)，表明室旁核区的 GR 信号是调节 HPA 轴高应激敏感性的重要因素。研究表明，孕期地塞米松暴露子代青少年期下丘脑 GR 的表达下调并伴随 HPA 轴应激高敏感性(Liu et al., 2001)。综上，孕期地塞米松暴露通过上调海马 GR 表达，增强海马对HPA 轴的正反馈效应，或通过下调下丘脑 GR 表达，抑制体内糖皮质激素对下丘脑的负反馈作用，最终导致 HPA 轴应激高敏感性。

19.2.2　糖皮质激素-胰岛素样生长因子-1 轴编程相关机制

胰岛素样生长因子-1(insulin-like growth factor-1，IGF-1)是介导机体对早期发育内、外环境改变所致适应性反应的主要调节因子(Chitnis et al., 2008)。IGF-1在细胞生长、分化、迁移及存活，乃至组织和器官生长、个体繁殖和寿命等生命活动调节中均发挥重要作用。宫内发育期间，胎儿 IGF-1 水平与胚胎发育程度直接相关。IGF-1 及其下游信号通路作为内分泌调节系统的核心，参与调节宫内时期各组织的发育、分化及代谢过程。IGF-1 与其受体 IGF-1R 结合后，一方面激活MEK/调节细胞激酶通路，调控细胞增殖和抗凋亡；另一方面激活磷脂酰肌醇 3-激酶/Akt 通路，调节细胞糖脂代谢。

研究证实，地塞米松暴露不仅可以引起胎盘 IGF-1 及 IGF-1R 表达下调，还可抑制胚胎下丘脑生长激素轴，引起胎血 IGF-1 水平下降(Carbone et al., 2012)。子代出生后的疾病发生严重程度也与 IGF-1 水平密切相关。高脂饮食可引发地塞米松暴露子代发生严重肝纤维化，且肝纤维化程度与血 IGF-1 浓度具有密切关系(Carbone et al., 2012)。在体实验证实，地塞米松对生长发育的负调节作用与生长激素抵抗的 IGF-1 表达下调相关。离体细胞实验也表明，地塞米松可浓度依赖性地抑制生长激素所诱导的 IGF-1 表达(Crudo et al., 2013)。这提示，IGF-1 可能是

HPA 轴调节生长发育的主要效应分子，介导孕期地塞米松暴露所致胎儿发育迟缓及成年疾病易感的近期和远期效应编程。地塞米松等糖皮质激素治疗导致的骨发育障碍受生长激素轴和糖皮质激素对生长板软骨细胞的局部直接作用调控。长期使用高剂量糖皮质激素可减少生长激素分泌，降低生长激素受体和 IGF-1R 表达。体外实验结果与在动物模型和糖皮质激素治疗的儿童中观察到的结果一致，表明糖皮质激素对骨形成的抑制作用通过降低 IGF-1 自分泌和旁分泌表达来调节，糖皮质激素的抑制作用能被高于生理水平的生长激素或 IGF-1 补偿（Dietert et al.，2003）。在胚胎跖骨培养中，地塞米松持续处理和间隔处理诱导相同程度的生长迟缓（Coe and Lubach，2000）。地塞米松抑制细胞增殖，而 IGF-1 的单独使用或与地塞米松联合使用均促进长骨生长（Vogel et al.，2014）。IGF-1 显著增加了肥大带长度，而地塞米松单独使用对此没有显著影响。IGF-1 单独使用或与地塞米松联合使用处理成骨祖细胞，集落形成或碱性磷酸酶的表达没有显著变化。地塞米松处理虽然增加了共表达 IGF-1 和碱性磷酸酶的细胞数量，但没有影响 IGF-1R 的表达。总的来说，IGF-1 对骨生成的作用不是通过调控骨祖细胞实现的，而是对成骨细胞系中较成熟的细胞发挥作用（Pattanittum et al.，2008）。地塞米松处理软骨细胞上调 IGFBP-5 和 IGF-1R 的表达，下调 IGFBP-2 的表达，该抑制效应能被 GR 抑制剂阻断。因此，药理剂量的地塞米松能抑制细胞增殖，改变 IGFBP-2、IGFBP-5 和 IGF-1R 的表达，提示了在糖皮质激素诱导的生长迟缓中 IGF-1 轴的作用（Kurl et al.，2000）。同时，作者团队发现，孕期地塞米松暴露子代在宫内时期出现低糖皮质激素和低 IGF-1，提示地塞米松削弱子代 GC-IGF-1 轴反向编程，致使其多器官功能失代偿提前并由此诱发多种疾病。

19.3　孕期地塞米松暴露所致子代骨与关节疾病易感的宫内编程机制

19.3.1　胎源性骨关节炎的宫内编程机制

骨关节炎以关节软骨退行性变为主要特征。越来越多的学者认为，骨关节炎属于代谢综合征范畴。流行病学资料显示，男性低出生体重者发生手部骨关节炎的比例明显较高，女性也有相似的趋势（Sayer et al.，2003；Poole et al.，2003）。一项针对低出生体重和腰部骨关节炎患病率关系的流行病学调查也得出了类似的结论（Clynes et al.，2014）。这些提示，骨关节炎存在胎儿发育起源。作者团队首次通过系列动物实验证实，孕期外源物暴露的宫内发育迟缓子代出生后软骨发育不良，并通过高脂饮食、过度运动、老年和化学诱导骨关节炎模型证实这些子代大鼠成年后骨关节炎的易感性增加（Tan et al.，2016；Tie et al.，2016）。作者团队在国际上首次通过系列动物实验提出并证实了胎源性骨关节炎的宫内编程机制。孕期地塞米松暴露一方面可引起软骨细胞 TGF-β/IGF-1 低功能编程致关节软骨发育不良（为第一种编程）（Chen et al.，2018b）；另一方面可引起软骨细胞胆固醇流出系统编程性抑制，后者可加重出生后高胆固醇血症下的软骨内胆固醇蓄积（为第二种编程）。这两种编程可导致子代出生后软骨质量进一步降低，由此增加了成年后骨关节炎的易感性，并在高脂饮食、过度运动等第二次打击下发生骨关节炎（图 19-1）。

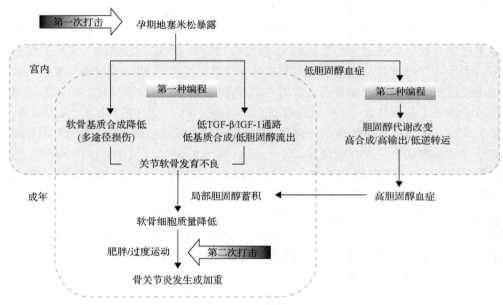

图 19-1　孕期地塞米松暴露所致胎源性骨关节炎的宫内编程机制

19.3.2　胎源性骨质疏松症的宫内编程机制

　　骨质疏松症是一种代谢性骨病，其特征是骨量下降、骨微细结构破坏。流行病学调查提示，出生体重与老年时期骨矿物质含量呈正相关关系，且与老年男性骨矿物质密度之间存在高度正相关关系；孕期地塞米松暴露和营养限制可致子代幼年时期脊椎和股骨颈骨量显著降低。这提示，骨质疏松症具有胎儿发育起源。作者团队研究结果表明，孕期地塞米松暴露可致子代大鼠长骨的长度变短、生长板形态异常、软骨内成骨迟缓，其发生机制与胎血高浓度地塞米松所致骨局部肾素-血管紧张素系统（renin-angiotensin system，RAS）持续激活导致的骨髓间充质干细胞成骨分化抑制有关（Xiao et al.，2018），还和成骨细胞 IGF-1 信号通路抑制导致的胎成骨细胞增殖与分化障碍相关。这些子代大鼠出生后长骨局部出现 IGF-1

信号通路表达增强及骨长度追赶性生长，但肾素-血管紧张素系统持续慢性激活、成骨细胞分化能力及骨量仍持续低下，并在去势后出现明显骨质疏松症。由此我们提出，胎源性骨质疏松症的宫内编程机制为："第一种编程"为出生前后骨组织肾素-血管紧张素系统持续慢性激活，导致骨髓间充质干细胞成骨分化能力持续降低并延续至出生后；"第二种编程"为孕期地塞米松暴露所致 GC-IGF-1 轴编程改变导致骨发育宫内抑制及出生后追赶性生长。这两种编程使得子代出生后长骨增长过快但骨量不足，由此增加了成年后骨质疏松症的易感性，并在"第二次打击"（如去势诱导老年模型）下发生骨质疏松症（图 19-2）。

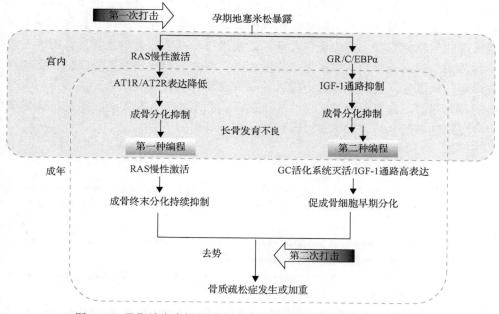

图 19-2　孕期地塞米松暴露所致胎源性骨质疏松症的宫内编程机制

19.4　研　究　展　望

综上所述，孕期地塞米松暴露可致子代骨、软骨发育毒性及成年后骨与关节疾病易感，其发生机制主要与宫内神经内分泌代谢编程改变有关。基于前期系列研究，我们提出：孕期地塞米松暴露所致成年骨与关节疾病的发生存在"两种编程"和"两次打击"机制。地塞米松暴露引起软骨细胞 TGF-β/IGF-1 低功能编程致关节软骨发育不良，同时抑制软骨细胞胆固醇流出并在出生后高胆固醇血症情况下出现软骨内胆固醇蓄积，这两种编程增加了成年后骨关节炎的易感性，在高脂饮食、过度运动等第二次打击下发生骨关节炎；同时，地塞米松可致子代出生前后骨组织肾素-血管紧张素系统持续慢性激活，骨髓间充质干细胞成骨分化能力持续降低并延续至出生后，并诱导骨局部 GC-IGF-1 轴编程改变，引起宫内骨发育抑制及出生后追赶性生长，这两种编程使得子代出生后长骨增长过快但骨量不足，由此增加了成年后骨质疏松症的易感性，在性激素撤离等二次打击下发生骨质疏松症。

　　由此可见，胎源性骨与关节疾病的发生是一个系统、复杂的过程，众多的信号通路、关键节点参与其中。随着研究的不断深入，骨与关节疾病发育起源的宫内编程机制将愈加丰富和深入，这也为我们早期预警和干预治疗提供了可能的靶点。同时，转化医学也在不断推动胎源性疾病基础研究成果向临床实践或应用的转化。但我们仍需认识到，胎源性疾病的转化研究重点在于探讨其起源机制并寻找可能的生物标志物。但由于目前孕期地塞米松暴露所致骨与软骨发育毒性及成年骨与关节疾病易感的研究多出自作者团队，研究视野及当前所确立的靶点均存在一定的局限性，亟须更多、更深入的研究来填补该领域的空白，完善骨与关节疾病发育起源的宫内编程机制，并在机制研究的不断深入和实验技术的持续发展中，发掘越来越多的可靠靶点以针对性地制定早期防治策略。

参 考 文 献

Ahmed A A, Ma W, Ni Y, et al. 2014. Embryonic exposure to corticosterone modifies aggressive behavior through alterations of the hypothalamic pituitary adrenal axis and the serotonergic system in the chicken. HormBehav, 65(2): 97-105

Alexander N, Rosenlocher F, Stalder T, et al. 2012. Impact of antenatal synthetic glucocorticoid exposure on endocrine stress reactivity in term-born children. J Clin Endocrinol Metab, 97(10): 3538-3544

Beck S, Wojdyla D, Say L, et al. 2010. The worldwide incidence of preterm birth: a systematic review of maternal mortality and morbidity. Bull World Health Organ, 88(1): 31-38

Berardelli R, Karamouzis I, Marinazzo E, et al. 2010. Effect of acute and prolonged mineralocorticoid receptor blockade on spontaneous and stimulated hypothalamic-pituitary-adrenal axis in humans. Eur J Endocrinol, 162(6): 1067-1074

Braun T, Challis J R, Newnham J P, et al. 2013. Early-life glucocorticoid exposure: the hypothalamic-pituitary-adrenal axis, placental function, and long-term disease risk. Endocr Rev, 34(6): 885-916

Burlet G, Fernette B, Blanchard S, et al. 2005. Antenatal glucocorticoids blunt the functioning of the hypothalamic-pituitary-adrenal axis of neonates and disturb some behaviors in juveniles. Neuroscience, 133(1): 221-230

Carbone D L, Zuloaga D G, Hiroi R, et al. 2012. Prenatal dexamethasone exposure potentiates diet-induced hepatosteatosis and decreases plasma IGF-I in a sex-specific fashion. Endocrinology, 153(1): 295-306

Chen Z, Zhao X, Li Y, et al. 2018a. Course-, dose-, and stage-dependent toxic effects of prenatal dexamethasone exposure on long bone development in fetal mice. Toxicology & Applied Pharmacology, 351: 12-20

Chen Z, Zhao Z, Li Y, et al. 2018b. Course-, dose-, and stage-dependent toxic effects of prenatal dexamethasone exposure on fetal articular cartilage development. Toxicology Letters, 286: 1-9

Cheng X, Chen J L, Ma Z L, et al. 2014. Biphasic influence of dexamethasone exposure on embryonic vertebrate skeleton development. Toxicol Appl Pharmacol, 281 (1): 19-29

Chitnis M M, Yuen J S, Protheroe A S, et al. 2008. The type 1 insulin-like growth factor receptor pathway. Clin Cancer Res, 14 (20): 6364-6370

Chrysis D, Zaman F, Chagin A S, et al. 2005. Dexamethasone induces apoptosis in proliferative chondrocytes through activation of caspases and suppression of the Akt-phosphatidylinositol 3'-kinase signaling pathway. Endocrinology, 146 (3): 1391-1397

Clynes M A, Parsons C, Edwards M H, et al. 2014. Further evidence of the developmental origins of osteoarthritis: results from the Hertfordshire cohort study. J Dev Orig Health Dis, 5 (6): 453-458

Coe C L, Lubach G R. 2000. Prenatal influences on neuroimmune set points in infancy. Ann N Y Acad Sci, 917: 468-477.

Crowther C A, McKinlay C J, Middleton P, et al. 2015. Repeat doses of prenatal corticosteroids for women at risk of preterm birth for improving neonatal health outcomes. Cochrane Database Syst Rev, (7): D3935

Crudo A, Suderman M, Moisiadis V G, et al. 2013. Glucocorticoid programming of the fetal male hippocampal epigenome. Endocrinology, 154 (3): 1168-1180

Dietert R R, Lee J E, Olsen J, et al. 2003. Developmental immunotoxicity of dexamethasone: comparison of fetal versus adult exposures. Toxicology, 194 (1-2): 163-176

Dirckx N, Van Hul M, Maes C. 2013. Osteoblast recruitment to sites of bone formation in skeletal development, homeostasis, and regeneration. Birth Defects Res C Embryo Today, 99 (3): 170-191

Dong W, Hinton D E, Kullman S W. 2012. TCDD disrupts hypural skeletogenesis during medaka embryonic development. Toxicol Sci, 125 (1): 91-104

Drake A J, Walker B R. 2004. The intergenerational effects of fetal programming: non-genomic mechanisms for the inheritance of low birth weight and cardiovascular risk. J Endocrinol, 180 (1): 1-16

Drake A J, Walker B R, Seckl J R. 2005. Intergenerational consequences of fetal programming by in utero exposure to glucocorticoids in rats. Am J PhysiolRegul Integr Comp Physiol, 288 (1): R34-R38

Dunn E, Kapoor A, Leen J, et al. 2010. Prenatal synthetic glucocorticoid exposure alters hypothalamic-pituitary-adrenal regulation and pregnancy outcomes in mature female guinea pigs. J Physiol, 588 (5): 887-899

Frahm K A, Tobet S A. 2015. Development of the blood-brain barrier within the paraventricular nucleus of the hypothalamus: influence of fetal glucocorticoid excess. Brain StructFunct, 220 (4): 2225-2234

Franko K L, Forhead A J, Fowden A L. 2010. Differential effects of prenatal stress and glucocorticoid administration on postnatal growth and glucose metabolism in rats. J Endocrinol, 204 (3): 319-329

Fujita T, Fukuyama R, Enomoto H, et al. 2004. Dexamethasone inhibits insulin-induced chondrogenesis of ATDC5 cells by preventing PI3K-Akt signaling and DNA binding of Runx2. J Cell Biochem, 93 (2): 374-383

Gomes P R, Graciano M F, Pantaleao L C, et al. 2014. Long-term disruption of maternal glucose homeostasis induced by prenatal glucocorticoid treatment correlates with miR-29 upregulation. Am J Physiol Endocrinol Metab, 306 (1): E109-E120

Hauser J, Feldon J, Pryce C R. 2009. Direct and dam-mediated effects of prenatal dexamethasone on emotionality, cognition and HPA axis in adult Wistar rats. Hormones and Behavior, 56 (4): 364-375

Hu Y, Willett K L, Khan I A, et al. 2009. Ethanol disrupts chondrification of the neurocranial cartilages in medaka embryos without affecting aldehyde dehydrogenase 1A2 (Aldh1A2) promoter methylation. Comp Biochem Physiol C Toxicol Pharmacol, 150 (4): 495-502

Iwasa T, Matsuzaki T, Munkhzaya M, et al. 2014. Prenatal exposure to glucocorticoids affects body weight, serum leptin levels, and hypothalamic neuropeptide-Y expression in pre-pubertal female rat offspring. Int J Dev Neurosci, 36: 1-4

Kurl S, Heinonen K, Lansimies E. 2000. Effects of prematurity, intrauterine growth status, and early dexamethasone treatment on postnatal bone mineralisation. Arch Dis Child Fetal Neonatal Ed, 83 (2): F109-F111

Las H F, Gahunia H K, Pritzker K P. 2012. Articular cartilage development: a molecular perspective.Orthop Clin North Am, 43 (2): 155-171

Liu L, Li A, Matthews S G. 2001. Maternal glucocorticoid treatment programs HPA regulation in adult offspring: sex-specific effects. Am J Physiol Endocrinol Metab, 280 (5): E729-E739

Long N M, Ford S P, Nathanielsz P W. 2013. Multigenerational effects of fetal dexamethasone exposure on the hypothalamic-pituitary-adrenal axis of first- and second-generation female offspring. Am J ObstetGynecol, 208 (3): 211-217

Maes, C. 2013. Role and regulation of vascularization processes in endochondral bones. Calcif Tissue Int, 92 (4): 307-323

Mesogitis S, Daskalakis G, Papapetrou P, et al. 2011. The effect on the fetal pituitary-adrenal axis of dexamethasone administration early in the second trimester of pregnancy. J Matern Fetal Neonatal Med, 24 (1): 109-112

Miller D R, Jackson R B, Blache D, et al. 2009. Metabolic maturity at birth and neonate lamb survival and growth: the effects of maternal low-dose dexamethasone treatment. J Anim Sci, 87 (10): 3167-3178

Paradis F H, Hales B F. 2013. Exposure to valproic acid inhibits chondrogenesis and osteogenesis in mid-organogenesis mouse limbs. Toxicological Sciences, 131 (1): 234-241

Pattanittum P, Ewens M R, Laopaiboon M, et al. 2008. Use of antenatal corticosteroids prior to preterm birth in four South East Asian countries within the SEA-ORCHID project. BMC Pregnancy Childbirth, 8: 47

Poole J, Sayer A A, Cox V, et al. 2003. Birth weight, osteoarthritis of the hand, and cardiovascular disease in men. Ann Rheum Dis , 62 (10): 1029

Rajadurai V S, Tan K H. 2003. The use and abuse of steroids in perinatal medicine. Ann Acad Med Singapore, 32 (3): 324-334

Reynolds, R M. 2013. Glucocorticoid excess and the developmental origins of disease: two decades of testing the hypothesis—2012 Curt Richter Award Winner. Psychoneuroendocrino, 38 (1): 1-11

Sayer A A, Poole J, Cox V, et al. 2003. Weight from birth to 53 years: a longitudinal study of the influence on clinical hand osteoarthritis. Arthritis Rheum, 48 (4): 1030-1033

Sliwa E, Dobrowolski P, Piersiak T. 2010. Bone development of suckling piglets after prenatal, neonatal or perinatal treatment with dexamethasone. J Anim Physiol Anim Nutr (Berl), 94 (3): 293-306

Spiga F, Harrison L R, Wood S A, et al. 2007. Effect of the glucocorticoid receptor antagonist Org 34850 on basal and stress-induced corticosterone secretion. J Neuroendocrinol, 19 (11): 891-900

Tan Y, Liu J, Deng Y, et al. 2012. Caffeine-induced fetal rat over-exposure to maternal glucocorticoid and histone methylation of liver IGF-1 might cause skeletal growth retardation. Toxicol Lett, 214 (3): 279-287

Tan Y, Wu Y, Ni Q, et al. 2016. Prenatal food restriction induces poor-quality articular cartilage in female rat offspring fed a post-weaning high-fat diet and its intra-uterine programming mechanisms. Br J Nutr, 116 (8): 1346-1355

Tegethoff M, Pryce C, Meinlschmidt G. 2009. Effects of intrauterine exposure to synthetic glucocorticoids on fetal, newborn, and infant hypothalamic-pituitary-adrenal axis function in humans: a systematic review. Endocr Rev, 30 (7): 753-789

Tie K, Tan Y, Deng Y, et al. 2016. Prenatal nicotine exposure induces poor articular cartilage quality in female adult offspring fed a high-fat diet and the intrauterine programming mechanisms. Reprod Toxicol, 60: 11-20

Tomaszewska E, Dobrowolski P, Puzio I. 2013. Morphological changes of the cartilage and bone in newborn piglets evoked by experimentally induced glucocorticoid excess during pregnancy. J Anim Physiol Anim Nutr (Berl), 97(4): 785-796

Tsampalieros A, Gupta P, Denburg M R, et al. 2013. Glucocorticoid effects on changes in bone mineral density and cortical structure in childhood nephrotic syndrome. J Bone Miner Res, 28(3): 480-488

Vogel J P, Souza J P, Gulmezoglu A M, et al. 2014. Use of antenatal corticosteroids and tocolytic drugs in preterm births in 29 countries: an analysis of the WHO Multicountry Survey on Maternal and Newborn Health. Lancet, 384(9957): 1869-1877

Xiao H, Wen Y X, Pan Z Q, et al. 2018. Increased H3K27ac level of ACE mediates the intergenerational effect of low peak bone mass induced by prenatal dexamethasone exposure in male offspring rats. Cell Death and Disease, 9: 638

Xu D, Chen M, Pan X L, et al. 2011. Dexamethasone induces fetal developmental toxicity through affecting the placental glucocorticoid barrier and depressing fetal adrenal function. Environ Toxicol Pharmacol, 32(3): 356-363

Zhang C, Xu D, Luo H, et al. 2014. Prenatal xenobiotic exposure and intrauterine hypothalamus-pituitary-adrenal axis programming alteration. Toxicology, 325: 74-84

Zhang X, Shang-Guan Y, Ma J, et al. 2016. Mitogen-inducible gene-6 partly mediates the inhibitory effects of prenatal dexamethasone exposure on endochondral ossification in long bones of fetal rats. Br J Pharmacol, 173(14): 2250-2262

（文印宪，肖　浩）

第 20 章　孕期摄食限制与胎源性骨、关节疾病

引　言

近年来，基于大量有关孕期不良环境、胎儿出生体重与成年慢性疾病之间的循证研究证据，有学者提出了人类疾病起源的新概念 "健康与疾病的发育起源"（developmental origins of health and disease，DOHaD）学说（Calkins and Devaskar，2011；Livy et al.，2004；Fowden et al.，1998）。并由此延伸出疾病起源的宫内编程（intrauterine programming）机制，具体是指宫内时期多种损伤所致组织形态和功能出现永久性改变的过程（Zhang et al.，2014；Moisiadis and Matthews，2014a，2014b）。目前对于"健康与疾病的发育起源"学说的解释较为公认的是"宫内内分泌发育编程"假说（Fowden et al.，2005；Fowden and Forhead，2004），认为不良的宫内环境会引起胎儿多种内分泌轴发育改变，一方面引起胎儿生长迟缓，另一方面增加外周组织对代谢激素的敏感性，以最大化利用能量并确保胎儿存活；胎儿出生后在过营养环境下会出现"追赶式生长"和后续的脂肪沉积，进而增加发展为胰岛素抵抗及代谢综合征的风险。

除了前文中提及的孕期外源物暴露等不良孕期环境外，孕期营养不良也是影响胎儿发育及其成年疾病易感的关键因素。大量的研究表明，孕期营养不良可引起宫内发育迟缓（intrauterine growth retardation，IUGR），表现为低出生体重及体长（Da et al.，2017；Rogne et al.，2017；Papathakis et al.，2016；Roy，2016）。而低出生体重与成年慢性疾病如代谢综合征、骨关节炎、骨质疏松症之间的关系非常密切（Plotnikoff et al.，2015；Callreus et al.，2013；Dotsch，2011；Jordan et al.，2005）。因此，学者们纷纷就孕期营养不良与成年慢性疾病之间的关系展开研究并证实了两者的联系。针对我国 1956～1965 年出生人群的流行病学调查发现，孕期处于饥荒状态下分娩的中国胎儿成年后脂肪肝、高血压等代谢性疾病的患病率明显增加；荷兰大饥荒时期出生的婴儿低出生体重比例明显增加，而这些婴儿成年后表现出高血压、肥胖等成年慢性疾病易感（Jackson et al.，1996）；Weisz 和 Albury（2013）对第二次世界大战期间出生的人群研究发现，孕期或出生后营养不良的人群成年后出现包括骨质疏松症在内的多种代谢性疾病易感现象；作者团队研究发现，孕期摄食限制的子代大鼠关节软骨发育不良，并出现成年后骨关节炎易感的表现（Tan et al.，2016）。

本章内容将从营养因素的角度总结和综述营养不良与胎源性骨与关节疾病的

关系,并从健康与疾病的宫内起源及其宫内编程机制层面探讨其可能的发生机制,以加深读者对营养与胎儿骨骼发育、孕期营养与胎源性骨与关节疾病关系的理解,同时为指导孕期合理膳食及有效防治胎源性疾病发生提供实验与理论依据。

20.1　孕期营养不良与子代骨骼系统发育迟缓

孕期营养不良与胎儿低出生体重关系密切。Monteiro 等(2010)研究发现,孕期蛋白质摄入不足可引起子代低出生体重,并伴随股骨重量及长度的降低;但对子代大鼠股骨骨矿物质含量无明显影响。Oreffo 等(2003)研究表明,孕期蛋白质摄入不足可致子代大鼠出生后早期骨局部细胞活性降低,表现为 8 周前碱性磷酸酶阳性的细胞集落显著减少,但这一改变可在出生后 8~12 周逆转,表现出追赶性生长趋势。维生素 D 是骨骼发育的关键因子,孕期维生素 D 缺乏可导致胎儿骨骼发育延迟,出现骨骼长度降低及脊柱发育迟缓。孕期仅补充维生素 D 对胎儿体长及骨骼发育无明显影响,但同时补充维生素 D 及钙可增加胎儿出生体重及体长。Zhang 等(2012)研究发现,母体维生素 A 缺乏可导致子代新生大鼠股骨长度降低,而补充维生素 A 可逆转这一改变,增加股骨肥大区的长度,但不能增加股骨的骨矿物质含量(Zhang et al.,2012)。作者团队研究也发现,孕期摄食限制的子代大鼠出现软骨发育不良及成年骨关节炎易感,主要表现为低出生体重及胎软骨 II 型胶原含量降低(Tan et al.,2016)。这些都表明,孕期营养不良与子代骨骼发育密切相关。

20.2　孕期营养不良与子代成年骨、关节疾病易感现象

越来越多的研究发现,骨与软骨的发育和成年骨与关节疾病的关系密切。正如前文所述,孕期营养不良可致子代骨、软骨发育不良,而骨、软骨的发育不良与成年骨质疏松症及骨关节炎密切相关。基于此,我们不难推测孕期营养不良与成年骨与关节疾病的关系。Lanham 等(2011)总结了大量的动物研究及流行病学资料,认为孕期营养不良子代成年后存在骨质疏松症易感效应。Cooper 等(2005)认为,孕期维生素 D 缺乏与子代宫内及出生后早期骨矿物质含量密切相关,孕期维生素 D 缺乏所致的低出生体重者成年后髋部骨质疏松性骨折的可能性更大。Javaid 等(2006)研究发现,宫内或出生后一年内发育迟缓可导致成年后股骨近端骨矿物质含量降低、机械强度下降,股骨近端骨折风险增加。作者团队研究发现,孕期摄食限制的子代大鼠出生体重降低且软骨发育不良,出生后高脂饮食状态下出现骨关节炎易感表型(Tan et al.,2016)。这些表明,孕期营养不良与成年骨与关节疾病易感密切相关。

20.3　孕期营养不良所致子代骨与关节疾病 易感的宫内编程机制

　　"宫内编程"是指宫内时期胎儿遭遇不良环境，可导致胎儿的脏器发育和功能改变，并且可以持续至出生后(Fowden and Forhead，2004)。在正常生理条件下，多种神经内分泌激素参与"编程"胎儿脏器的发育与功能，所以宫内编程更像是妊娠期间胎儿所必经的且其生长发育所必需的一个正常事件，而孕期不良环境所致的子代出生前后脏器发育和功能异常则应称为"宫内编程改变"。至今宫内发育迟缓子代慢性疾病易感的宫内编程机制尚未系统阐明。越来越多的学者提出，宫内糖皮质激素水平是决定胎儿出生后命运的关键(Fowden and Forhead，2004)。

20.3.1　孕期营养不良与子代糖皮质激素过暴露

　　宫内时期，基础水平的糖皮质激素(人为皮质醇，啮齿动物为皮质酮)是调节胎儿发育成熟的重要因素，也是决定胎儿出生后命运的关键(Fowden et al.，1998)，其中母体糖皮质激素是维持胎儿糖皮质激素水平的主要来源。研究发现，宫内发育迟缓子代出生时脐带血皮质醇浓度是增加的，孕期多种有害因素可导致胎血糖皮质激素升高并引起胎儿发育异常(Reynolds，2013)。已有大量文献提示，母源性高糖皮质激素编程胎儿疾病易感(Moisiadis and Matthews，2014a，2014b)。Correia-Branco 等(2015)认为，高糖皮质激素是孕期蛋白质限制的子代成年后代谢性疾病尤其肥胖易感的关键因子。作者团队研究发现，孕期摄食限制可致子代母源性糖皮质激素过暴露(Zhang et al.，2013)。这些提示，孕期营养不良所致的胎儿发育不良可能与其所致的母源性糖皮质激素过暴露有关。

20.3.2　孕期营养不良与子代下丘脑-垂体-肾上腺轴功能编程

　　近年来，越来越多的研究提示疾病宫内起源及编程假说的核心机制为下丘脑-垂体-肾上腺(hypothalamic-pituitary-adrenal，HPA)轴的功能改变，主要表现为 HPA 轴低基础活性和高应激敏感性(Smith and Vale，2006；Barker，2004；Sebaai et al.，2004；Hawkins et al.，2001)。孕期摄食限制作为宫内发育迟缓的确切诱因，可致子代 HPA 轴功能编程改变，主要表现为幼年期 HPA 轴功能低下及成年期 HPA 轴高应激敏感性(Tegethoff et al.，2009；Vieau et al.，2007；Leonhardt et al.，2003；Hawkins et al.，2000)。作者团队研究发现，孕期摄食限制所致的 HPA 轴低基础活性和高应激敏感性改变的宫内编程机制为：孕期摄食限制所致的母源性高糖皮质激素一方面损伤胎鼠下丘脑结构及 HPA 轴相关功能，另一方面损伤胎海马的结构及其对 HPA 轴的负反馈调节机制，削弱海马与下丘脑的互作机制；这些改变可进一步延续致出生后，表现为 HPA 轴的低基础活性；而由于海马负反馈调节功能的持续缺陷，慢性刺激时下丘脑局部兴奋性增强且缺乏负反馈调节抑制，最终表现为 HPA 轴的高应激敏感性。

作者团队研究发现，孕期摄食限制子代出现 HPA 轴相关的神经内分泌代谢编程，表现为子代大鼠高脂饮食刺激下出现高胰岛素、高血糖、高血脂及代谢综合征易感表型(Xiao et al.，2017；Zhang et al.，2013)。Askari 等(2017)认为低血清胰岛素水平有助于预防骨关节炎进展并可辅助骨关节炎治疗。Courties 等(2017)通过系统综述发现，2 型糖尿病与骨关节炎密切相关，且体重、肥胖相关炎症改变及滑膜细胞胰岛素抵抗效应均参与代谢综合征相关骨关节炎的进展。Farnaghi 等(2017)则认为，机体胆固醇代谢异常参与关节炎相关疾病的发生。Sugimoto 等(2016)研究发现，亚洲人群骨折风险与糖尿病密切相关，糖尿病患者骨折风险大大增加。Tan 等(2017)通过总结前人的研究结果也发现，糖尿病患者骨折风险增加，其机制可能与骨局部干细胞成骨分化及增殖减弱有关。作者团队研究发现，孕期摄食限制子代大鼠存在软骨发育不良现象，成年后在高脂饮食刺激下则出现胰岛素样生长因子-1(insulin-like growth factor-1，IGF-1)低功能编程下的胆固醇流出障碍，并最终导致软骨局部胆固醇蓄积及骨关节炎易感(Tan et al.，2016)。这提示，孕期营养不良所致的子代骨与关节疾病易感可能与子代 HPA 轴相关的代谢紊乱有关。

20.3.3　孕期营养不良所致子代骨关节炎易感的"两次打击"机制

作者团队研究发现，孕期摄食限制子代大鼠存在软骨发育不良现象，而成年后在高脂饮食刺激下则出现 IGF-1 低功能编程下的胆固醇流出障碍，并最终导致软骨局部胆固醇蓄积及骨关节炎易感(Tan et al.，2016)。其他研究也证实，孕期营养不良子代出现骨发育异常及成年骨质疏松症易感性增加。HPA 轴相关的神经内分泌代谢编程参与了孕期摄食限制所致的成年骨关节炎及骨质疏松症易感效应。因此，基于作者团队研究结果及其他学者的研究结论，我们总结出孕期营养不良所致成年骨与关节疾病易感的"两次打击"机制：孕期营养不良可引起胎儿软骨细胞 IGF-1 信号通路低功能编程致关节软骨发育不良，以及关节软骨局部胆固醇流出通路的低功能编程(第一次打击)。而成年后在高脂饮食等不良刺激下出现 HPA 轴相关的神经内分泌代谢编程改变及血胰岛素、血脂、血糖适应性的表型变化，引起软骨局部胆固醇蓄积，最终在长距离跑步、木瓜蛋白酶化学刺激等情况下发生骨关节炎(第二次打击)。

20.4 研 究 展 望

综上所述，孕期营养不良所致的子代骨与软骨发育异常及成年后骨与关节疾病易感的发生机制主要与宫内神经内分泌代谢编程改变有关。基于作者团队前期系列研究，我们认为孕期营养不良所致的骨关节炎的发生存在"两次打击"机制，孕期营养不良作为第一次打击首先引起软骨发育不良，成年软骨质量低下，增加子代骨关节炎易感性，而成年后的机械磨损、化学刺激等因素进一步作为第二次打击引起骨关节炎易感。由于胎源性疾病起源于宫内阶段，而发病于成年期，且成年期出现显著的临床症状后尚无有效的治疗手段逆转疾病的发生和发展。因此，明确且有效的早期诊断方法显得尤为重要，而这其中的关键就在于系统、深入的胎源性骨与关节疾病的宫内编程机制研究。

遗憾的是，目前鲜见孕期营养不良所致的子代骨与关节疾病易感的研究报道，其具体的相关性及宫内编程机制尚不明确。由于目前孕期营养不良所致骨、软骨发育毒性及成年骨与关节疾病易感的分子机制尚不清楚，关键的防治靶标尚未证实和确立。因此，全面和更进一步的编程机制研究值得深入。另外，由于社会和经济的发展，孕期营养不良的现象愈发少见，反而是孕期营养过剩、孕期微量元素或单一营养缺乏等更为常见。最新的研究也提示孕期营养过剩与子代出生后肥胖、代谢综合征等相关，而孕期叶酸、维生素 D 等缺乏也与成年骨质疏松症等诸多疾病相关。从目前的研究结论来看，孕期适当补充精蛋白、维生素 A、维生素 D 及钙剂可能有助于避免宫内骨骼系统发育障碍，进一步降低胎源性骨与关节疾病的发生风险。这些领域目前研究均不充分，更多、更深入的研究是作者愿意看到的，也希望更多志同道合的研究者加入骨与关节疾病的发育起源这一研究领域，推动其早期干预靶点和手段研究的临床转化。

参 考 文 献

Askari A, Ehrampoush E, Homayounfar R, et al. 2017. Serum insulin in pathogenesis and treatment of osteoarthritis. Med Hypotheses, 99: 45-46

Barker D J. 2004. The developmental origins of chronic adult disease. Acta Paediatr Suppl, 93 (446): 26-33

Calkins K, Devaskar S U. 2011. Fetal origins of adult disease. Curr Probl Pediatr Adolesc Health Care, 41 (6): 158-176

Callreus M, McGuigan F, Akesson K. 2013. Birth weight is more important for peak bone mineral content than for bone density: the PEAK-25 study of 1,061 young adult women. Osteoporos Int, 24 (4): 1347-1355

Cooper C, Javaid K, Westlake S, et al. 2005. Developmental origins of osteoporotic fracture: the role of maternal vitamin D insufficiency. J Nutr, 135 (11): 2728S-2734S

Correia-Branco A, Keating E, Martel F. 2015. Maternal undernutrition and fetal developmental programming of obesity: the glucocorticoid connection. Reprod Sci, 22 (2): 138-145

Courties A, Sellam J, Berenbaum F. 2017. Metabolic syndrome-associated osteoarthritis. Curr Opin Rheumatol, 29 (2): 214-222

Da S L K, Ota E, Shakya P, et al. 2017. Effects of nutrition interventions during pregnancy on low birth weight: an overview of systematic reviews. BMJ Glob Health, 2 (3): e389

Dotsch J. 2011. Low birth weight, bone metabolism and fracture risk. Dermatoendocrinol, 3 (4): 240-242

Farnaghi S, Crawford R, Xiao Y, et al. 2017. Cholesterol metabolism in pathogenesis of osteoarthritis disease. Int J Rheum Dis, 20 (2): 131-140

Fowden A L, Forhead A J. 2004. Endocrine mechanisms of intrauterine programming. Reproduction, 127 (5): 515-526

Fowden, A L, Giussani D A, Forhead A J. 2005. Endocrine and metabolic programming during intrauterine development. Early Hum Dev, 81 (9): 723-734

Fowden A L, Li J, Forhead A J. 1998. Glucocorticoids and the preparation for life after birth: are there long-term consequences of the life insurance? Proc Nutr Soc, 57 (1): 113-122

Hawkins P, Hanson M A, Matthews S G. 2001. Maternal undernutrition in early gestation alters molecular regulation of the hypothalamic-pituitary-adrenal axis in the ovine fetus. J Neuroendocrinol, 13 (10): 855-861

Hawkins P, Steyn C, McGarrigle H H, et al. 2000. Effect of maternal nutrient restriction in early gestation on responses of the hypothalamic-pituitary-adrenal axis to acute isocapnic hypoxaemia in late gestation fetal sheep. Exp Physiol (1), 85: 85-96

Jackson A A, Langley-Evans S C, McCarthy H D. 1996. Nutritional influences in early life upon obesity and body proportions. Ciba Found Symp, 201: 118-129, discussion 129-137, 188-193

Javaid M K, Lekamwasam S, Clark J, et al. 2006. Infant growth influences proximal femoral geometry in adulthood. J Bone Miner Res, 21 (4): 508-512

Jordan K M, Syddall H, Dennison E M, et al. 2005. Birthweight, vitamin D receptor gene polymorphism, and risk of lumbar spine osteoarthritis. J Rheumatol, 32 (4): 678-683

Lanham S A, Bertram C, Cooper C, et al. 2011. Animal models of maternal nutrition and altered offspring bone structure—bone development across the lifecourse. Eur Cell Mater, 22: 321-332, discussion 332

Leonhardt M, Lesage J, Croix D, et al. 2003. Effects of perinatal maternal food restriction on pituitary-gonadal axis and plasma leptin level in rat pup at birth and weaning and on timing of puberty. Biol Reprod, 68 (2): 390-400

Livy D J, Maier S E, West J R. 2004. Long-term alcohol exposure prior to conception results in lower fetal body weights. Birth Defects Res B Dev Reprod Toxicol, 71 (3): 135-141

Moisiadis V G, Matthews S G. 2014a. Glucocorticoids and fetal programming part 2: Mechanisms. Nat Rev Endocrinol, 10 (7): 403-411

Moisiadis V G, Matthews S G. 2014b. Glucocorticoids and fetal programming part 1: Outcomes. Nat Rev Endocrinol, 10 (7): 391-402

Monteiro A C, Paes S T, Dos S J, et al. 2010. Effects of physical exercise during pregnancy and protein malnutrition during pregnancy and lactation on the development and growth of the offspring's femur. J Pediatr (Rio J), 86 (3): 233-238

Morrison J L, Botting K J, Soo P S, et al. 2012. Antenatal steroids and the IUGR fetus: are exposure and physiological effects on the lung and cardiovascular system the same as in normally grown fetuses? J Pregnancy, 2012: 839656

Oreffo R O, Lashbrooke B, Roach H I, et al. 2003. Maternal protein deficiency affects mesenchymal stem cell activity in the developing offspring. Bone, 33 (1): 100-107

Papathakis P C, Singh L N, Manary M J. 2016. How maternal malnutrition affects linear growth and development in the offspring. Mol Cell Endocrinol, 435: 40-47

Plotnikoff R, Karunamuni N, Lytvyak E, et al. 2015. Osteoarthritis prevalence and modifiable factors: a population study. BMC Public Health, 15: 1195

Reynolds R M. 2013. Glucocorticoid excess and the developmental origins of disease: two decades of testing the hypothesis—2012 Curt Richter Award Winner. Psychoneuroendocrinology, 38(1): 1-11

Rogne T, Tielemans M J, Chong M F, et al. 2017. Associations of maternal vitamin B12 concentration in pregnancy with the risks of preterm birth and low birth weight: a systematic review and meta-analysis of individual participant data. Am J Epidemiol, 185(3): 212-223

Roy M P. 2016. Maternal infection, malnutrition, and low birth weight. J Postgrad Med, 62(4): 270-271

Sebaai N, Lesage J, Breton C, et al. 2004. Perinatal food deprivation induces marked alterations of the hypothalamo-pituitary-adrenal axis in 8-month-old male rats both under basal conditions and after a dehydration period. Neuroendocrinology, 79(4): 163-173

Smith S M, Vale W W. 2006. The role of the hypothalamic-pituitary-adrenal axis in neuroendocrine responses to stress. Dialogues Clin Neurosci, 8(4): 383-395

Sugimoto T, Sato M, Dehle F C, et al. 2016. Lifestyle-related metabolic disorders, osteoporosis, and fracture risk in Asia: a systematic review. Value Health Reg Issues, 9: 49-56

Tan J, Zhou L, Zhou Y, et al. 2017. The influence of diabetes mellitus on proliferation and osteoblastic differentiation of MSCs. Curr Stem Cell Res Ther, 12(5): 388-400

Tan Y, Wu Y, Ni Q, et al. 2016. Prenatal food restriction induces poor-quality articular cartilage in female rat offspring fed a post-weaning high-fat diet and its intra-uterine programming mechanisms. Br J Nutr, 116(8): 1346-1355

Tegethoff M, Pryce C, Meinlschmidt G. 2009. Effects of intrauterine exposure to synthetic glucocorticoids on fetal, newborn, and infant hypothalamic-pituitary-adrenal axis function in humans: a systematic review. Endocr Rev, 30(7): 753-789

Vieau D, Sebaai N, Leonhardt M, et al. 2007. HPA axis programming by maternal undernutrition in the male rat offspring. Psychoneuroendocrinology, 32 Suppl, 1: S16-S20

Weisz G M, Albury W R. 2013. Osteoporosis in survivors of early life starvation. Aust J Prim Health, 19: 3-6

Xiao D, Kou H, Zhang L, et al. 2017. Prenatal food restriction withpostweaning high-fat diet alters glucose metabolic function in adult rat offspring. Arch Med Res, 48(1): 35-45

Zhang C, Xu D, Luo H, et al. 2014. Prenatal xenobiotic exposure and intrauterine hypothalamus-pituitary-adrenal axis programming alteration. Toxicology, 325: 74-84

Zhang L, Xu D, Zhang B, et al. 2013. Prenatal food restriction induces a hypothalamic-pituitary-adrenocortical axis-associated neuroendocrine metabolic programmed alteration in adult offspring rats. Arch Med Res, 44(4): 335-345

Zhang Y, Wray A E, Ross A C. 2012. Perinatal exposure to vitamin A differentially regulates chondrocyte growth and the expression of aggrecan and matrix metalloprotein genes in the femur of neonatal rats. J Nutr, 142(4): 649-654

（文印宪，陆开航）